普通高等教育护理专业创新教材

实用内科护理学

主　编　卜秀梅　王文刚　刘晓亭

副主编　张少茹　王　雪　董　博　何彩云

编　者（按姓氏笔画排序）

卜秀梅　辽宁中医药大学

王　雪　辽宁中医药大学

王文刚　沈阳医学院附属医院

刘　曼　辽宁中医药大学

刘晓亭　辽宁中医药大学

孙晓婷　辽宁中医药大学

何彩云　湖南师范大学医学院

张少茹　西安交通大学医学院

李悦玮　吉林大学

陈　雷　沈阳医学院附属医院

陈凯明　沈阳医学院附属医院

周英凤　复旦大学

郑　瑾　中国医科大学附属第一医院

赵丽萍　中南大学附属第二医院

董　博　辽宁中医药大学

U0229696

西安交通大学出版社
XI'AN JIAOTONG UNIVERSITY PRESS

图书在版编目（CIP）数据

实用内科护理学/卜秀梅，王文刚，刘晓亭主编. —西安:西安交通大学
出版社,2016.8
ISBN 978 - 7 - 5605 - 8755 - 4

Ⅰ.①实… Ⅱ.①卜… ②王… ③刘… Ⅲ.①内科学-护理学-教材
Ⅳ.①R473.5

中国版本图书馆 CIP 数据核字(2016)第 165038 号

书　　名	实用内科护理学
主　　编	卜秀梅　王文刚　刘晓亭
责任编辑	宋伟丽

出版发行	西安交通大学出版社
	（西安市兴庆南路 10 号　邮政编码 710049)
网　　址	http://www.xjtupress.com
电　　话	(029)82668357　82667874(发行中心)
	(029)82668315(总编办)
传　　真	(029)82668280
印　　刷	陕西丰源印务有限公司

开　　本	787mm×1092mm　1/16　**印张** 26　**字数** 636 千字
版次印次	2016 年 8 月第 1 版　　2016 年 8 月第 1 次印刷
书　　号	ISBN 978 - 7 - 5605 - 8755 - 4/R · 1332
定　　价	50.00 元

读者购书、书店添货、如发现印装质量问题,请与本社发行中心联系、调换。
订购热线:(029)82665248　(029)82665249
投稿热线:(029)82668803　(029)82668804
读者信箱:med_xjup@163.com

前　言

　　实用内科护理学是护理的核心课程,是建立在基础医学、临床医学、人文社会科学知识的基础上,具有鲜明的护理学专业特色,是临床护理学中的综合性学科。本教材紧密结合临床一线对高素质护士的要求,以临床护理岗位胜任力为导向设计课程体系,即知识、技能、能力、素质为主线,围绕内科护理"三基"重点,吸收该学科最新研究成果,体现岗位胜任力指标体系,内容编排力求科学性、系统性、逻辑性,突出内科护理学"注重整体,加强保健,强调应用"的特点,旨在培养具备"岗位胜任力"的应用型护理人才。

　　本教材共分两部分:上篇为专科护理知识,下篇为临床案例解析。上篇主要阐述较成熟的知识理论及技术,与护士执业资格考试接轨,注重知识点的精炼、强化、巩固。值得一提的是,为便于记忆及强调全人护理理念,在每一疾病的护理措施阐述中,均从休息与活动、病情观察、用药护理、对症护理、饮食护理及心理护理六方面进行,有助于护士全面准确分析病例,解决患者的护理问题,从而提高护理服务质量。下篇密切结合临床实际及全国护理专业学生临床护理技能大赛考核指标体系,将临床案例作为教学载体,通过设计内科常见病、多发病的典型案例,利于学生自主学习,引导教师在理论讲授或实践培训中综合运用案例教学法、情景教学法等,有助于培养学生运用护理程序进行整体护理的能力。本教材适用于护理专业本科生、高职高专院校学生、临床工作者及带教教师参考使用。

　　在教材编写过程中,承蒙各参编单位的大力支持及各位参编专家的鼎力合作,在此我们一并表示诚挚的谢意。

　　本教材虽经多次讨论、修改及审校,仍难免出现疏漏之处,恳请各位读者提出宝贵意见并予以指正,以利于我们今后不断改进。

卜秀梅

2016 年 6 月

目　录

上篇　专科护理知识

下篇　临床案例解析

上 篇

专科护理知识

第一章 呼吸系统疾病患者的护理

第一节 呼吸系统解剖生理

呼吸系统由呼吸道、肺和胸膜组成。

一、呼吸系统解剖

(一)呼吸道

呼吸道是气体进出肺的通道,以环状软骨为界,分为上、下呼吸道。

1. 上呼吸道

由鼻、咽、喉组成。鼻对吸入气体有加温、加湿、净化作用;咽是呼吸系统和消化系统的共同通路;喉由甲状软骨和环状软骨等构成,是发音的主要器官,在咳嗽中起重要作用。环甲膜连接甲状软骨和环状软骨,是喉梗阻时进行环甲膜穿刺的部位。

2. 下呼吸道

由环状软骨以下的气管、支气管组成。气管在隆凸处(位于胸骨角)分为左右两主支气管,在肺门处分为肺叶支气管,进入肺叶。右支气管粗、短而陡直,左支气管相对较细长,且趋于水平。因此,异物吸入更易进入右肺。气管向下分级为主支气管(1级),主支气管向下逐渐分支为肺叶支气管(2级)、肺段支气管(3级)直至终末细支气管(16级),均属传导气道,呼吸性细支气管(17级)以下直到肺泡囊,为气体交换场所。肺泡上皮细胞包括Ⅰ型细胞、Ⅱ型细胞和巨噬细胞。其中Ⅱ型细胞产生表面活性物质,维持肺泡的表面张力,防止其萎陷。

(二)肺和胸膜

1. 肺

位于胸腔内纵隔的两侧,左、右各一。左肺分为上、下两叶,右肺分上、中、下三叶,肺表面被胸膜所覆盖。在肺叶内,肺叶支气管又依支气管和血管分支再分为肺段。肺泡是气体交换的场所,肺泡周围有丰富的毛细血管网,有利于气体交换。

2. 胸膜

分为脏层、壁层,脏层紧贴在肺表面,壁层衬于胸壁内面,两层胸膜在肺根处相互移行,构成潜在的密闭腔隙,称为胸膜腔。正常胸膜腔内为负压,腔内仅有少量浆液起润滑作用。由于壁胸膜有感觉神经分布,病变累及胸膜时可引起胸痛。

(三)肺的血液供应

肺有双重血液供应,即肺循环和支气管循环。肺循环具有低压力、低阻力、高血容量等特点;支气管静脉与动脉伴行,收纳各级支气管的静脉血,因此血容量丰富,一旦破裂容易形成咯血。

二、呼吸系统生理功能

(一)肺的呼吸功能

肺具有通气与换气的功能。肺通气是指外环境与肺之间的气体交换,通过呼吸肌运动引起胸腔容积的改变,使气体有效地进入或排出肺泡;肺换气是利用肺泡毛细血管血液之间的气体分压差交换,主要通过肺泡内呼吸膜,以气体弥散的方式进行。

1.肺通气

肺通气是指通过呼吸肌运动引起胸腔容积的改变。

每分钟通气量(MV):指静息状态下,每分钟进入或排出肺的气体总量。MV=潮气量×呼吸频率。正常情况下,成人潮气量400~500ml,呼吸频率12~18次/分。

2.肺换气

肺换气指肺泡与毛细血管血液之间通过呼吸膜以弥散的方式进行的气体交换,常见的指标如肺弥散量、肺泡气-动脉血氧分压差等。

机体通过呼吸中枢、神经反射和化学反射完成对呼吸的调节,以达到提供足够的氧气、排出二氧化碳及稳定内环境酸碱度的目的。

(二)呼吸系统的防御、免疫功能

呼吸系统具有防止有害物质入侵的功能。通过上呼吸道的加温、加湿和过滤作用,调节和净化吸入的空气;呼吸道黏膜和黏液纤毛运载系统,参与净化空气和清除异物;咳嗽反射、喷嚏和支气管收缩等反射性防御功能可避免吸入异物;以肺泡巨噬细胞为主的防御力量,对各种吸入性尘粒、微生物等有吞噬或中和解毒的作用。

(董 博)

第二节 呼吸系统疾病患者常见症状体征的护理

一、咳嗽与咳痰

咳嗽(cough)是呼吸道黏膜受刺激引起的一种防御动作,借以清除呼吸道内的分泌物和异物。

咳痰(expectoration)是借助支气管黏膜上皮细胞的纤毛运动、支气管平滑肌的收缩及咳嗽反射,将呼吸道分泌物从口腔排出体外的动作。

咳嗽无痰或痰量甚少,称为干性咳嗽;咳嗽伴有咳痰,称为湿性咳嗽。

【病因】

1.感染

感染(病毒、细菌)如急、慢性呼吸道感染、肺炎、肺脓肿等。

2.机械性刺激

吸入尘埃、异物、气管受压或牵拉以及痉挛,如气管异物、支气管肺癌、支气管哮喘等。

3.胸膜疾病

胸膜炎、自发性气胸引起胸膜受刺激。

4.心血管疾病

如肺水肿、肺淤血等。

5.理化因素刺激

如吸入各种烟雾、过冷或过热的空气等。

【观察要点】

1.注意咳嗽性质、出现时间及音色

(1)急性干咳常为上呼吸道感染、肺部病变早期或理化因素所致,应积极处理。

(2)慢性连续性咳嗽常见于慢性支气管炎、支气管扩张、肺脓肿和空洞型肺结核等。

(3)刺激性呛咳常见于呼吸道受刺激、支气管肺癌,后者应争取早诊断、早治疗。

(4)犬吠样咳嗽见于会厌、喉部疾患和气管受压或异物;金属音调咳嗽见于纵隔肿瘤、主动脉瘤或支气管癌压迫气管所致。

(5)变换体位时咳嗽见于支气管扩张。

(6)夜间咳嗽较重者见于左心功能不全、肺结核。

(7)咳声嘶哑见于声带发炎或纵隔肿瘤压迫喉返神经,带金属音的咳嗽提示支气管腔狭窄或受压,应警惕肿瘤的可能。

2.注意痰液的性质、气味和量

(1)白色泡沫痰或黏稠痰多见于支气管炎、肺炎或支气管哮喘,如痰多黏稠不易咳出,宜用降低痰黏度的祛痰药。

(2)黄色浓痰见于呼吸系统化脓性感染,应积极用抗生素治疗。

(3)粉红色浆液泡沫痰见于急性肺水肿,需迅速控制充血性心力衰竭。

(4)血性痰见于肺结核、支气管肺癌、肺梗死出血,应加强病情观察。

(5)脓臭痰提示厌氧菌感染、肺脓肿。支气管扩张继发感染的痰液亦可有恶臭,需痰菌培养和药敏试验选用有效抗生素。

(6)铁锈色痰见于肺炎球菌性肺炎。

(7)痰量增减可反映病情进展,痰量多提示感染严重;经治疗痰量明显减少,表明炎症被控制;如痰量骤然减少,而体温增高,应考虑排痰不畅。

【护理措施】

1.休息与活动

(1)改善环境,提供整洁、舒适的环境,保持室内空气新鲜、洁净,维持合适的温度(18～22℃)和湿度(50％～60％)。减少不良刺激,避免尘埃、烟雾、花粉、香粉、化学原料或刺激性气体,避免剧烈运动及进出空气污染的公共场所,减少接触冷空气,外出时注意保暖及戴口罩,教育患者戒烟。

(2)保证足够的休息,采取合适的体位,取侧卧深屈膝位、半坐位或坐位,经常变换体位有利于痰液咳出。

2.病情观察

密切观察咳嗽、咳痰情况,详细记录痰液的颜色、量和性质。

3.促进排痰

按医嘱应用祛痰药物,并采用以下措施。

(1)深呼吸和有效咳嗽 适用于神志清醒尚能咳嗽的患者。有效咳嗽的正确方法:①患者取舒适体位(身体前倾有利于痰的排出);②进行 5～6 次深而缓慢的腹式呼吸;③在深吸气末保持张口状,连续咳嗽数次使痰液到咽部,再用力咳嗽将痰排出。同时可用自己的手按压上腹部,帮助咳嗽。

(2)拍背与胸壁震荡 适用于长期卧床、久病体弱、排痰无力的患者。禁用于未经引流的气胸、肋骨骨折、咯血、低血压、肺水肿等患者。

(3)湿化和雾化疗法 适用于痰液黏稠不易咳出者。常用蒸汽吸入或超声雾化吸入。气管切开者可于插管内滴液。湿化和雾化疗法注意事项:①防止窒息;②避免湿化过度,湿化时间一般 10～20 分钟为宜;③控制湿化温度为 35～37℃;④防止感染,并及时观察药物副作用。

(4)体位引流 适用于痰量较多、呼吸功能尚好的支气管扩张、肺脓肿等患者。

(5)机械吸痰 适用于肺脓肿、支气管扩张等痰量较多而咳嗽反射弱的患者,尤其是昏迷或已行气管切开、气管插管的患者。每次吸引时间应少于 15 秒。两次抽吸间隔时间大于 3 分钟。

4. 饮食护理

慢性咳嗽使能量消耗增加,应补充营养与水分。给予高蛋白、高维生素饮食。多饮水,每日饮水量保持在 1500ml 以上,以利痰液稀释和排出。避免油腻、辛辣刺激的食物。

5. 用药护理

遵医嘱给予抗生素、止咳祛痰药物,用药期间注意观察药物的疗效及不良反应。向咳嗽及排痰困难的患者解释并说明可待因等强镇咳药会抑制咳嗽反射,加重痰液的积聚,切勿自行服用。

6. 预防并发症

对咳脓痰者,要加强口腔护理,餐前及排痰后应充分漱口;昏迷患者每 2 小时翻身 1 次,每次翻身前后注意吸痰,以免口腔分泌物进入支气管造成窒息。

二、咯血

【常见病因】

1. 呼吸系统疾病

以支气管扩张、肺癌、肺炎、肺结核最常见。

2. 心血管疾病

如风湿性心脏病二尖瓣狭窄、左心功能不全、肺梗死等。

【观察要点】

咯血者常有胸闷、喉痒和咳嗽等先兆,咯出的血色多数鲜红,伴泡沫或痰,呈碱性。咯血量少时仅为痰中带血。每日咯血量小于 100ml 为小量咯血;每日咯血量 100～500ml 为中量咯血;一次咯血量大于 300ml 或每日咯血量超过 500ml 为大量咯血。咯血时除有原发病的体征外,还可有出血部位呼吸音的减弱和湿啰音。大咯血患者常有紧张不安,血压下降等表现。

【并发症】

窒息和休克是咯血的主要并发症,也是致死的主要原因。

窒息的表现:大咯血时出现咯血不畅、胸闷气促、情绪紧张、面色灰暗、喉部有痰鸣音,或喷射性大咯血突然中止等窒息的先兆表现。若出现表情恐怖、张口瞪目、两手乱抓、抽搐、大汗淋漓、牙关紧闭或神志突然丧失,提示发生了窒息。如不及时抢救可因心跳、呼吸停止而死亡。

【护理措施】

1.休息与活动

(1)静卧休息,减少翻动,少量吸氧,有助于缓解焦虑情绪。

(2)避免不必要的谈话。

2.保持呼吸道通畅

(1)让患者取患侧卧位,有利于健侧通气。对结核患者还可以防止病灶扩散。

(2)对咳嗽无力的患者、老年患者,要特别注意呼吸情况和呼吸音的变化。

3.用药护理

(1)止血药物 咯血量较大者常用垂体后叶素 5～10U 加入 10％葡萄糖液 40ml 缓慢静脉推注,或用垂体后叶素 10～20U 加入 10％葡萄糖液 250ml 静脉滴注。该药有收缩血管和子宫平滑肌的作用,因此冠心病、高血压及妊娠者禁用。

(2)镇静剂 对烦躁不安者常用镇静剂,如地西泮 5～10mg 肌内注射。禁用吗啡、哌替啶,以免抑制呼吸。

(3)镇咳剂 年老体弱、肺功能不全者应慎用镇咳剂。

4.饮食护理

大咯血者暂禁食,小量咯血者宜进少量凉或温的流质饮食,咯血停止后,暂停流质饮食,避免饮用浓茶、咖啡、酒等刺激性饮料。多饮水及多食富含纤维素食物,保持大便通畅。

5.窒息预防及抢救配合

(1)预防 当患者大口咯血时,取患侧卧位。劝告患者身体放松,防止声门痉挛或屏气,尽量将血轻轻咯出。充分吸氧,保持呼吸道通畅,加强病情观察,并备好抢救物品,如吸痰器、气管插管、气管镜、鼻导管及气管切开用具等。

(2)紧急处理 ①体位引流:立即置患者于俯卧头低脚高位,并拍其背部,使气管内淤血排出;②负压抽吸:迅速用鼻导管经口或鼻腔盲插抽吸,以清除呼吸道的血块;③气管插管或气管镜吸引:必要时可进行气管插管或用气管镜在直视下吸出潴留血块;④高流量吸氧:以改善组织缺氧,如呼吸表浅,按医嘱应用呼吸兴奋剂或其他辅助呼吸措施。

(3)窒息后护理 患者呼吸恢复,由于体力和肺功能均受影响,若继续咯血有再窒息的可能,仍需要严密观察病情变化,监测血气分析和凝血机制。

6.心理护理

咯血患者常情绪紧张,尤其当咯出较多新鲜血液时会产生恐惧心理,易加重出血。应守护在旁,并加宽慰,说明不宜屏气,有血应尽量轻轻咯出。咯血后应漱口并清理被污染的环境和用具,以减少对患者的不良刺激。

三、肺源性呼吸困难

【概述】

肺源性呼吸困难是指呼吸系统疾病引起患者自感空气不足、呼吸不畅,客观表现为呼吸用力,呼吸频率、深度及节律异常。

【类型及病因】

可分为三种类型。

1. 吸气性呼吸困难

以吸气显著困难为特点。重症患者可出现三凹征,即胸骨上窝、锁骨上窝及肋间隙在吸气时明显下陷,并伴有干咳及高调的吸气性哮鸣音,其发生与大气道狭窄梗阻有关。

2. 呼气性呼吸困难

以呼气明显费力,呼气时间延长伴有广泛哮鸣音为特点,由肺组织弹性减弱及小支气管痉挛狭窄所致,如肺气肿、支气管哮喘等。

3. 混合性呼吸困难

其特点为吸气和呼气均感费力,呼吸浅而快。由于广泛性肺部病变使呼吸面积减少所致,如严重肺炎、肺结核、大量胸腔积液、气胸等。

【观察要点】

1. 分度

依据呼吸困难与活动的关系分为轻、中、重三度。

(1)轻度 仅在重体力活动时出现呼吸困难。

(2)中度 表现为轻微体力活动(如走路、日常活动等)即出现呼吸困难。

(3)重度 即使在安静休息状态下也出现呼吸困难。重度呼吸困难可表现为端坐呼吸,即患者平卧时呼吸困难加重,坐起时呼吸困难减轻,因而迫使患者端坐呼吸。

2. 呼吸频率、深度、节律的改变

呼吸系统疾病可引起呼吸频率加快、呼吸变浅,如慢性阻塞性肺气肿,当出现肺性脑病时,呼吸节律发生变化:呼吸中枢受抑制时呼吸频率减慢;酸中毒引起的呼吸困难,呼吸加深且较快,称酸中毒大呼吸;肺气肿等慢性病引起的呼吸困难逐渐发生;肺不张、大量胸腔积液时呼吸困难突然发生。

【护理措施】

1. 休息与环境

保持病室内空气新鲜,温湿度适宜,避免刺激性气体,保证患者良好休息。严重呼吸困难者尽量减少不必要的谈话,以减少氧消耗。

2. 调整体位

患者取半坐位或端坐位,必要时设置跨床小桌,以便患者伏桌休息,减轻体力消耗。严重呼吸困难患者应尽量减少活动和不必要的谈话,以减少耗氧量和能量消耗;病情许可时,鼓励患者有计划地逐渐增加每日活动量,以保持和改善肺功能;避免穿紧身衣服或盖过厚被褥而加重胸部压迫感。帮助患者采取舒适的体位,一般采取身体前倾坐位或半卧位,也可抬高床头,自发性气胸患者取健侧卧位,大量胸腔积液者取患侧卧位。

3. 保持呼吸道通畅

气道分泌物较多者,协助患者充分排出。张口呼吸者应每日清洁口腔 2～3 次,并补充因呼吸丧失的水分。

4. 氧疗护理

氧气疗法是纠正缺氧、缓解呼吸困难最有效的方法。它能提高动脉血氧分压,减轻组织损

伤,恢复脏器功能,提高机体运动的耐受力。根据疾病和严重程度的不同,选择合理的氧疗方式。临床上根据病情及血气分析结果合理用氧,如缺氧严重而无二氧化碳潴留者,可用面罩给氧;缺氧而有二氧化碳潴留者,可用鼻导管或鼻塞法给氧。如患者血气分析 PaO_2 在 $6.7\sim8.0kPa$($50\sim60mmHg$),$PaCO_2$ 在 $6.7kPa$($50mmHg$)以下,可用一般流量($2\sim4L/min$)氧浓度($29\%\sim37\%$)给氧;如患者 PaO_2 在 $5.3\sim6.7kPa$($40\sim50mmHg$),$PaCO_2$ 正常,可短时间、间歇高流量($4\sim6$ L/min),高浓度($45\%\sim53\%$)给氧;如果患者 PaO_2 低于 $8.0kPa$($60mmHg$),$PaCO_2$ 在 $6.7kPa$($50mmHg$)以上时,应持续低流量($1\sim2L/min$)低浓度($25\%\sim29\%$)给氧,以防纠正缺氧过快,抑制呼吸中枢,加重二氧化碳潴留。应密切观察氧疗效果,以防发生氧中毒和二氧化碳麻醉。

5.心理护理

增加巡视次数,进行必要的解释,以缓解其紧张情绪。

四、胸痛

【概述】

胸痛是由于胸内脏器或胸壁组织病变引起的胸部疾病。可表现为急痛、钝痛、刺痛、灼痛、刀割样或压榨样疼痛。胸膜炎所致的胸痛为尖锐刺痛或撕痛,以腋下为明显,且可因咳嗽和深呼吸而加剧;自发性气胸的胸痛在剧烈咳嗽或劳动中突然发生且较剧烈;肋间神经痛沿肋间神经呈带状分布,为刀割样、触电样或灼痛;冠心病的胸痛位于心前区,呈压榨样痛或窒息样痛。

【护理措施】

1.休息与活动

注意休息,调整情绪,转移注意力,可减轻疼痛。采取舒适的体位,如半坐位、坐位,以防止疼痛加重。胸膜炎患者取患侧卧位,以减少局部胸壁与肺的活动,缓解疼痛。

2.对症护理

止痛,如因胸部活动引起剧烈疼痛者,可在呼气末用 15cm 宽胶布固定患侧胸廓(胶布长度超过前后正中线),以降低呼吸幅度,达到缓解疼痛的目的。亦可采用局部热湿敷、冷湿敷或肋间神经封闭疗法止痛。

3.用药护理

疼痛剧烈影响休息时,可按医嘱适当使用镇静剂和镇痛剂。

（董　博）

第三节　肺炎患者的护理

肺炎是肺实质(包括终末气道、肺泡腔和肺间质等)的炎症,可由病原微生物、理化因素、免疫损伤、过敏及药物所致。

【分类及特点】

1.按解剖位置分类

(1)大叶性肺炎　指炎症累及单个、多个肺叶或整个肺段,又称肺泡性肺炎。主要表现为肺实质炎症,不累及支气管。致病菌多为肺炎链球菌。

(2)小叶性肺炎　指炎症累及细支气管、终末细支气管和肺泡,又称支气管肺炎。

(3)间质性肺炎　以肺间质炎症为主,病变累及支气管周围间质组织及肺泡壁,有肺泡壁增生及间质水肿。

2.按病因学分类

(1)细菌性肺炎　最为常见,最常见的病原菌是肺炎链球菌。

(2)病毒性肺炎　如冠状病毒、流感病毒、麻疹病毒等感染。

(3)非典型病原体肺炎　如支原体、衣原体、军团菌等感染。

(4)真菌性肺炎　如白色念珠菌感染。

3.根据感染来源分类

(1)社区获得性肺炎　也称院外肺炎,指在医院外罹患的感染性肺实质炎症,包括有明确潜伏期的病原体感染而在入院后平均潜伏期内发病的肺炎。肺炎链球菌为主要致病菌。

(2)医院获得性肺炎　是指患者入院时既不存在、也不处于潜伏期,而于入院48小时后在医院内发生的肺炎。以呼吸机相关肺炎最为多见。

【临床表现】

1.全身症状

起病急骤,多数患者有高热、寒战、体温可达39℃以上,呈稽留热,老年体弱者体温可不高,提示病情严重。此外,可有头痛、全身肌肉酸痛、食欲欠佳。肺炎链球菌肺炎患者口角和鼻周常可出现单纯性疱疹。

2.呼吸系统症状

(1)胸痛　多发生于患侧,可放射至肩部,咳嗽时加剧,患者常取患侧卧位。

(2)咳嗽、咳痰　痰由黏稠逐渐变为脓性。肺炎链球菌肺炎因肺泡内浆液渗出和红细胞浸润,痰可呈典型的铁锈色。

(3)呼吸困难　病变范围较广时可因缺氧出现呼吸困难和发绀。

3.体征

病变早期或病变在肺叶深部,体检可无明显异常体征,或仅有少量湿性啰音。病变范围较广可出现实变体征,语颤增强,叩诊呈浊音,病变处可闻及管状呼吸音及湿性啰音。

【并发症】

可并发胸腔积液、感染性休克、肺外感染。

【重症肺炎诊断标准】

诊断标准:①意识障碍;②呼吸频率>30次/分;③$PaO_2<60mmHg$、$PaO_2/FiO_2<300$,需行机械通气治疗;④血压<90/60mmHg;⑤胸片显示双侧或多肺叶受累,或入院48小时内病变扩大≥50%;⑥少尿,尿量<20ml/h,或<80ml/4h或急性肾衰竭需要透析治疗。

【治疗原则】

1.抗感染治疗

抗感染治疗是肺炎治疗的最主要环节。治疗原则:初始采用经验治疗,初始治疗后根据临床反应、细菌培养和药物敏感试验,给予特异性的抗生素治疗。抗生素治疗48～72小时应对病情进行评价,治疗有效表现为体温下降、症状改善、白细胞逐渐降低或恢复正常,而X线胸片病灶吸收较迟。

2.对症和支持治疗

包括祛痰、降温、吸氧、维持水电解质平衡、改善营养及加强机体免疫功能等治疗。

3.预防并及时处理并发症

肺炎球菌肺炎、葡萄球菌肺炎、革兰阴性杆菌肺炎等出现严重败血症或毒血症可并发感染性休克,应及时给予抗休克治疗。并发肺脓肿、呼吸衰竭等应给予相应治疗。

一、肺炎链球菌肺炎

肺炎链球菌肺炎是由肺炎球菌所引起的肺实质的炎症,约占院外感染肺炎的半数以上。起病急骤,以高热、寒战、咳嗽、血痰和胸痛为特征。

【病因及发病机制】

本病由肺炎链球菌感染发病。肺炎链球菌是革兰阳性双球菌,是上呼吸道寄居的正常菌群,当机体免疫功能降低时,细菌进入下呼吸道,繁殖滋长,引起整个肺叶或肺段的炎症。肺炎链球菌在干燥痰中可存活数月,但经阳光直射 1 小时,或加热至 52℃ 10 分钟即可杀灭,对苯酚等消毒剂也较敏感。

【临床表现】

1.症状

病前常有上呼吸道感染、受凉、淋雨、疲劳等情况。典型表现起病多急骤,寒战、高热,数小时内体温可高达 39～41℃,呈稽留热型。全身肌肉酸痛,患侧胸痛明显,咳嗽时加剧。干咳,少量黏痰,典型者在发病 2～3 天时咳铁锈色痰。

2.休克型肺炎

感染严重患者可出现面色苍白、出冷汗、四肢厥冷、少尿或无尿及意识模糊、烦躁不安、嗜睡、谵妄、昏迷等神经精神症状;体温可以不升,常无咳嗽、咳痰现象。休克型肺炎出现休克体征。

3.体征

急性病容,面颊绯红、鼻翼扇动、呼吸浅快、口唇青紫。肺实变时表现为患侧呼吸运动减弱,语颤增强,叩诊浊音,听诊出现支气管呼吸音,干湿性啰音,累及胸膜时,可闻及胸膜摩擦音。

【医学检查】

1.血常规

白细胞增多,中性粒细胞多在 80％ 以上,并有核左移或中毒颗粒出现。

2.痰液检查

痰涂片检查有大量中性粒细胞和革兰阳性、带荚膜的双球菌或链球菌。

3.X 线检查

早期肺纹理增多或受累肺段、肺叶稍模糊。病情发展,肺段或肺叶出现淡薄、均匀阴影,实变期可见大片均匀致密的阴影。消散期,炎性浸润逐渐吸收,可有片状区域吸收较快而呈"假空洞"征,一般起病 3～4 周后才完全消散。

【治疗原则】

(1)肺炎链球菌肺炎首选青霉素治疗。为维持有效血浓度,青霉素静点量每次尽可能在 1 小时滴完。青霉素过敏者,可用红霉素、林可霉素、头孢菌素。如抗生素治疗有效,24～72 小时后体温即可恢复正常,抗生素疗程一般为 5～7 天,或热退后 3 天即可停药或改为口服,维持数天。

(2)尽量不用退热药,避免大量出汗而影响临床判断。有低氧血症者,应予以吸氧,如发绀明显且病情不断恶化者,可进行机械通气。若患者出现烦躁不安、谵妄、失眠,给予地西泮 5mg 肌注或水合氯醛 1～1.5g 保留灌肠,禁用抑制呼吸的镇静药。如体温 3 天后不降或降而复升时,应考虑并发症或其他疾病存在的可能,如脓胸、心包炎、关节炎等。

(3)休克型肺炎:首先应注意补充血容量,可根据中心静脉压调整;使用适量的血管活性药物,维持收缩压在 90～100mmHg;宜选用 2～3 种广谱抗生素联合、大剂量、静脉给药。对病情严重者可考虑使用糖皮质激素;纠正水、电解质及酸碱失衡,但输液速度不宜太快,防止心力衰竭和肺水肿的发生。

【护理问题/诊断】

(1)体温过高　与感染有关。

(2)气体交换受损　与肺部感染引起呼吸面积减少有关。

(3)疼痛　与胸膜炎症有关。

【护理措施】

1.休息与活动

(1)病室环境保持安静、阳光充足、空气清新,室温为 18～20℃,湿度 55%～60%。高热寒战时可用暖水袋或电热毯等保暖,适当增加被褥。

(2)高热者于头部、腋下、腹股沟等处置冰袋,或酒精擦浴降温,或按医嘱给予小剂量退热剂。退热时需补充液体,以防虚脱。

(3)胸痛时嘱患者患侧卧位。

2.病情观察

密切观察生命体征和神志、尿量的变化,下列情况应考虑有中毒型肺炎的可能:①出现精神症状;②体温不升或过高;③心率>140 次/分;④血压逐步下降或降至正常以下;⑤脉搏细弱,四肢厥冷,冷汗多,发绀;⑥白细胞过高(>30×10⁹/L)或过低(<4×10⁹/L)。

3.对症护理

促进排痰,改善呼吸。气急者给予半卧位,或遵医嘱给予氧气吸入,流量 2～4L/min。痰黏不易咳出时,可鼓励患者多饮水,亦可给予蒸汽或超声雾化吸入,或遵医嘱给予祛痰剂,以稀释痰液,并配合翻身拍背促进痰液排出。

4.中毒型肺炎的抢救与护理

(1)患者应平卧,头部抬高 20°,下肢抬高 30°。同时注意为患者保暖、给氧治疗。

(2)迅速建立两条静脉通道,保证液体及药物输入,输液速度不宜过快。

(3)严密观察病情,注意体温、脉搏、呼吸、血压及神志的变化,记录 24 小时出入量;同时配合医师做好抢救工作。

(4)进行抗休克与抗感染治疗。①纠正休克,补充血容量:补充水分,一般先静脉输给 5%

葡萄糖氯化钠溶液或低分子右旋糖酐,以维持血容量,减低血液黏度,预防血管内凝血。②按医嘱给予血管活性药(如异丙基肾上腺素等),使收缩压维持在 12~13.3kPa,或用血管扩张药改善微循环;严密监测血压变化。③注意水电解质和酸碱失衡;输液不宜太快,以免发生心力衰竭和肺水肿,如血容量已补足而 24 小时尿量仍少于 400ml,应考虑有肾功能不全。④监测血气及电解质,维持动脉血氧分压在 60mmHg 以上。⑤抗感染治疗:按医嘱定时给予抗生素,并注意其不良反应。

5.饮食护理

提供足够热量、蛋白质和维生素的流质或半流质食物,以补充高热引起的营养物质消耗。鼓励患者多饮水,以保证足够的入量并有利于稀释痰液。

6.用药护理

遵医嘱使用抗生素,观察疗效和不良反应。应用头孢唑林钠可出现发热、皮疹、胃肠道不适等不良反应;喹诺酮类药物偶见皮疹、恶心等不良反应;氨基糖苷类抗生素有肾、耳毒性,老年人或肾功能减退者应特别注意有无耳鸣、头晕、唇舌发麻等不良反应,患者一旦出现严重不良反应,应及时与医生沟通,并做相应处理。

【健康教育】

(1)向患者宣传肺炎的基本知识,强调预防的重要性。平时应注意锻炼身体,尤其要加强耐寒锻炼。

(2)指导患者增加营养,保证充足的休息时间,以增强机体对感染的抵抗能力。

(3)纠正吸烟等不良习惯,避免受寒、过劳、酗酒等诱发因素。

(4)对老年人及原患慢性病患者尤应注意气温变化,预防上呼吸道感染。

二、葡萄球菌肺炎

由葡萄球菌引起的急性肺化脓性炎症,病情较重,病死率较高。本病以医院获得性肺炎多见,如糖尿病、血液病、艾滋病、肝炎或慢性阻塞性肺疾病等原有基础疾病者。X 线表现为肺部多发性浸润病灶和空洞。

【临床表现】

1.症状

多数起病急骤,表现为寒战、高热,体温达 39~40℃,伴咳嗽及咳痰,由咳黄脓痰演变为脓血痰或粉红色乳样痰,无臭味。重症患者胸痛和呼吸困难进行性加重,并出现血压下降、少尿等周围循环衰竭表现。通常全身中毒症状突出,表现为衰弱、乏力、大汗,全身关节肌肉酸痛,血源性、老年人、伴有慢性病者及医院获得性葡萄球菌肺炎临床表现多不典型,起病较缓慢,体温逐渐上升,痰量少。

2.体征

早期肺部体征轻微,常与严重的中毒症状和呼吸道症状不平行。一侧或双侧肺部可闻及散在湿啰音,典型的肺实变体征少见,如病变较大或融合时可有肺实变体征。

【治疗原则】

抗生素总疗程较长,治疗期间不宜频繁更换抗生素,首选耐青霉素酶的半合成青霉素或头孢菌素,如苯唑西林钠、头孢呋辛钠等,联合氨基糖苷类如阿米卡星可增强疗效。

三、革兰阴性杆菌肺炎

革兰阴性杆菌肺炎是医院内获得性肺炎的主要类型。常见于老年人、原有肺部疾病者，或正在接受抗生素、激素、细胞毒性药物等治疗的患者，或正在行呼吸道创伤性治疗的患者。本病病情危重，易并发休克，治疗困难，死亡率高。

【病因】

常见致病菌有铜绿假单胞菌（绿脓杆菌）、流感嗜血杆菌、大肠埃希菌（大肠杆菌）、肺炎杆菌等。一般存在肺外感染灶。

【临床表现】

常见革兰阴性杆菌肺炎特点比较见表 1-3-1。

表 1-3-1　常见革兰阴性杆菌肺炎特点比较

病原体	病史、症状和体征	X 线征象
流感嗜血杆菌	高热、呼吸困难、衰竭	支气管肺炎，肺叶实变，无空洞
克雷白杆菌	起病急，寒战、高热，全身衰竭，咳砖红色、胶冻状痰	肺叶或肺段实变，蜂窝状脓肿，叶间隙下坠
铜绿假单胞菌	毒血症状明显，浓痰可呈蓝绿色	弥漫性支气管炎，早期肺脓肿

1. 症状

（1）起病隐匿，症状不典型。

（2）咳嗽、咳痰、发热、精神萎靡。

2. 体征

一般仅闻及湿性啰音。

【并发症】

中毒症状重，出现早，常并发休克（又称休克型肺炎、中毒性肺炎）。

【医学检查】

1. 血常规

白细胞升高或不升高，中性粒细胞增多，有核左移。

2. 胸部 X 线检查

显示两肺下方散在片状浸润阴影，可有小脓肿形成。

3. 痰培养

2 次以上革兰阴性杆菌阳性有诊断意义。

【治疗原则】

病因不明时试用氨基糖苷类抗生素加青霉素或头孢菌素。病因明确后选择敏感抗生素。

四、真菌性肺炎

真菌性肺炎是由于真菌感染所引起的肺部炎症。是最常见的深部真菌病。近年来由于广谱抗生素、糖皮质激素、细胞毒药物及免疫抑制剂的广泛使用，人免疫缺陷病毒感染和艾滋病的增多,肺部真菌感染的发生率呈上升趋势。

【病因】

1.外源性

真菌被大量吸入。

2.内源性

有些真菌为寄生菌,当机体免疫力降低时可引起感染。

3.医源性

长期使用大量广谱抗生素、糖皮质激素、细胞毒药物及免疫抑制剂,放射治疗、化学治疗,或患者存在各种肺部基础疾病,或使用导管、插管等也可引起。

4.自身免疫性

人免疫缺陷病毒(HIV)感染和艾滋病等患者为易感者。

【临床表现】

(1)精神萎靡、乏力、纳差、呼吸困难、咳嗽、咳痰,痰常为白色黏痰,呈拉丝状,不易咳出,不易吐出。

(2)若细菌感染和真菌感染同时存在,称为"二重感染"。

【医学检查】

1.痰培养

需多次痰培养证实有真菌感染。

2.X线检查

可表现为大叶性肺炎、小叶性肺炎,也可表现为孤立球形病灶或数个结节状病灶。

【治疗原则】

1.对症支持

首先治疗原发病,去除诱发因素,立即停用广谱抗生素,加强支持疗法,增强机体免疫力。

2.抗真菌治疗

轻症患者经去除诱因后病情常能逐渐好转,念珠菌感染常使用氟康唑、氟胞嘧啶治疗,肺曲霉病首选两性霉素 B,该药毒性反应大,应溶于 5％葡萄糖溶液中静滴,注意避光和控制滴速,并观察畏寒、发热、心律失常和肝肾功能损害等不良反应。

(董　博)

第四节　支气管扩张症患者的护理

支气管扩张症(bronchiectasis)是由于急慢性呼吸道感染和支气管阻塞后,反复发生支气管炎症,引起直径大于 2mm 的支气管管壁的肌肉和弹性组织破坏导致的慢性异常持久扩张。临床上以慢性咳嗽、大量脓痰和反复咯血为特征。多见于儿童和青年。

【病因及发病机制】

1.支气管-肺组织的感染

儿童期的麻疹、百日咳、肺炎等导致支气管-肺组织的炎性感染,使支气管壁的平滑肌纤维和弹性纤维遭到破坏,管壁抵抗力减弱,大量分泌物长期积存于气管腔内,加重支气管壁的炎症和破坏,并逐渐形成支气管扩张。

2.支气管阻塞

肺结核和慢性肺脓肿多伴慢性炎症,可损伤支气管壁和分泌物阻塞管腔,肺结核因纤维组织增生和收缩的牵拉等导致支气管扩张。

3.支气管先天发育障碍

较少见,如囊性纤维化、纤毛运动障碍和严重的 α_1-抗胰蛋白酶缺乏、软骨缺陷等,以及变应性支气管肺曲霉病等常见疾病的少见并发症。

【临床表现】

1.慢性咳嗽和大量脓性痰

咳嗽多为阵发性,与体位变动有关,晨起及晚上临睡时咳嗽和咳痰尤多,每日痰量可达数百毫升,其严重度可用痰量估计:每天少于 10ml 为轻度;每天在 10～150ml 为中度;每天多于 150ml 为重度。将痰放置数小时后可分三层,上层为泡沫黏液,中层为浆液,下层为脓性物和坏死组织,如合并有厌氧菌感染,则痰及呼气具有臭味。

2.咯血

反复咯血为本病的特点。咯血量多少不等,可由痰中带血到大咯血。咯血主要由于支气管小动脉压力较高而破裂所致。少数患者平时无明显咳嗽、咳痰,而以咯血为唯一症状,此类患者一般情况较好,临床称此类型为"干性支气管扩张"。

3.反复肺部感染

其特点是同一肺段反复发生肺炎并迁延不愈。

4.慢性感染中毒症状

如反复感染,可出现发热、乏力、食欲减退、消瘦、贫血等,儿童可影响生长发育。

5.体征

早期或病变轻者可无异常发现,病变严重或有继发感染者可在病变部位,尤其在肺下部听到湿性啰音。长期反复感染多伴有营养不良和肺功能障碍,并可见发绀和杵状指(趾)。

【医学检查】

1.影像学检查

肺纹理增多及增粗。可见一侧或双侧下肺纹理增多或增粗,典型者可见不规则的蜂窝状透亮阴影或沿支气管的卷发状阴影,感染时阴影内可有液平面。如柱状扩张的典型 X 线为轨道征,囊状扩张典型的 X 线为卷发样阴影。

2.纤维支气管镜

纤维支气管镜有助于发现患者的出血部位或阻塞原因,还可局部灌洗,取灌洗液进行细菌学和细胞学检查。

【治疗原则】

1.保持呼吸道通畅

可应用祛痰药及支气管舒张药稀释浓痰和促进排痰,再经体位引流清除痰液,痰液引流和抗生素治疗同等重要,它可保持气道通畅,减少继发感染和减轻全身中毒症状。

(1)祛痰剂　常用复方甘草合剂 10ml 或氯化铵 0.3g,溴己新 16mg,每日 3 次,口服。痰液黏稠加用超声雾化吸入,每日 2~3 次。有喘息者加入支气管扩张剂以提高祛痰效果。

(2)体位引流　应根据病变部位采取相应体位进行引流。引流时,尤其是进行头低脚高位引流时,要密切观察患者的心肺功能及咳痰的情况,以防发生意外。

2.控制感染

急性感染时应根据病情、痰培养及药物敏感试验选用合适抗生素。常用阿莫西林、环丙沙星或头孢类抗生素口服,或青霉素或庆大霉素肌内注射,每日 2 次。

3.咯血的处理

见咯血症状的护理。

4.手术治疗

病灶较局限,内科治疗无效者应考虑手术治疗。

5.其他

加强营养,纠正贫血等。

【护理问题/诊断】

(1)清理呼吸道无效　与大量脓痰滞留呼吸道有关。

(2)焦虑/恐惧　与反复咯血有关,恐惧与大咯血有关。

(3)有窒息的危险　与大咯血有关。

(4)营养失调:低于机体需要量　与消耗增多、摄入不足有关。

(5)活动无耐力　与营养不良、贫血等有关。

【护理措施】

1.休息与活动

急性感染或病情严重者应卧床休息,保持室内空气流通,维持适宜的温湿度,注意保暖。

2.病情观察

观察痰液的量、颜色、性质、气味和与体位的关系,痰液静置后是否有分层现象,记录 24 小时痰液排出量。观察咯血的颜色、性质及量。病情严重者需观察患者缺氧情况,是否有发绀、气促等表现。注意患者有无发热、消瘦、贫血等全身症状。

3.清除痰液

可先用生理盐水超声雾化吸入或蒸汽吸入使痰变稀,并辅以叩背,指导做有效咳嗽;或遵医嘱给予祛痰药物。

4.体位引流

体位引流是利用重力作用促使呼吸道分泌物流出气管、支气管,从而排出体外的方法,其效果与需引流部位所对应的体位有关。体位引流方法如下。

(1)引流前准备　向患者解释体位引流的目的、过程和注意事项,测量生命体征,听诊肺部明确病变部位。引流宜在饭前进行,早晨清醒后立即进行效果最好。引流前 15 分钟遵医嘱给予支气管扩张剂。

(2)引流体位　引流体位的选择取决于分泌物潴留的部位和患者的耐受程度,依病变部位不同而采取不同的体位,原则上抬高病灶部位的位置,使引流支气管开口向下,有利于潴留的分泌物随重力作用流入支气管和气管排出。首先引流上叶,然后引流下叶后基底段。如患者不能耐受,应及时调整姿势。支气管扩张患者不同病变部位体位引流,见图 1-4-1。

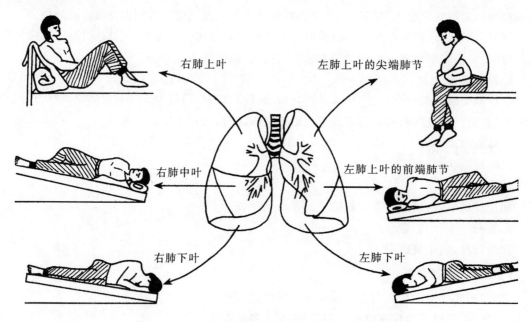

右肺上叶

左肺上叶的尖端肺节

右肺中叶

左肺上叶的前端肺节

右肺下叶

左肺下叶

图 1-4-1　支气管扩张患者不同病变部位体位引流

（3）引流时间　根据病变部位、病情和患者状况，每天 1～3 次，每次 15～20 分钟，引流时嘱患者间歇做深呼吸后用力咳痰，同时叩患部以提高引流效果。

（4）引流的观察　引流时应有护士或家人协助，引流过程中注意观察病情，若患者出现咯血、发绀、头晕、出汗、疲劳等情况，应及时终止引流；痰量较多的患者引流时，应注意将痰液逐渐咳出，以防发生痰量同时涌出过多而窒息；患有高血压、心力衰竭及高龄患者禁止体位引流。

（5）引流后处理　体位引流结束后，帮助患者采取舒适体位，给予清水或漱口液漱口。观察患者咳痰的性质、量及颜色，听诊肺部呼吸音的改变，评价体位引流的效果，并记录。

5.大咯血的护理

（1）小量咯血者以静卧休息为主，大量咯血者应绝对卧床休息，尽量避免搬动。取患侧卧位，可减少患侧胸部的活动度，既防止病灶向健侧扩散，同时也有利于健侧肺通气功能。

（2）大量咯血者应禁食，小量咯血者宜进食少量温、凉流质饮食，因过冷或过热的食物均易诱发或加重出血。多饮水，多食用富含纤维素食物，以保持排便通畅，避免便秘时腹压增加而引起再度咯血。

（3）安排专人护理并安慰患者，保持口腔清洁，咯血后为患者漱口，擦净血迹，防止因口咽部异物刺激引起剧烈咳嗽而诱发咯血。及时清理患者咯出的血块及污染的衣物，有助于稳定患者情绪，增加安全感，避免因精神过度紧张而加重病情。对精神极度紧张、咳嗽剧烈的患者，可建议给予小剂量镇静剂或镇咳剂。

（4）密切观察患者咯血的量、颜色、性质及出血的速度，观察生命体征及意识状态的变化，有无胸闷、气促、呼吸困难、发绀、面色苍白、出冷汗、烦躁不安等窒息征象；有无阻塞性肺不张、肺部感染及休克等并发症的表现。

（5）痰液黏稠无力咳出者，可经鼻腔吸痰。重症患者在吸痰前后应适当提高吸氧浓度，以防止吸痰引起低氧血症。嘱患者将气管内痰液和积血轻轻咳出，保持呼吸道通畅。咯血时轻拍健侧背部,嘱患者不要屏气,以免诱发喉头痉挛,使血液引流不畅形成血块,导致窒息。

(6)遵医嘱应用药物。①垂体后叶素:可收缩小动脉,减少肺血流量,从而减轻咯血。但也能引起子宫、肠道平滑肌收缩和冠状动脉收缩,故冠心病、高血压患者及孕妇忌用。静点时速度勿过快,以免引起恶心、便意、心悸、面色苍白等不良反应。②镇咳药:年老体弱、肺功能不全者在应用镇咳剂和镇静剂后,应注意观察呼吸中枢和咳嗽反射受抑制的情况,以早期发现因呼吸抑制导致的呼吸衰竭和不能咯出血块而发生窒息。

(7)窒息的抢救措施:对大咯血及意识不清的患者,应在床旁备好抢救器械,一旦患者出现窒息征象,应立即取头低足高45°俯卧位,面向一侧,轻拍背部,迅速排除在气道和口咽部的血块,或直接刺激咽部以咳出血块。必要时用吸痰管进行负压吸引。给予高浓度吸氧。做好气管插管或气管切开的准备与配合工作,以解除呼吸道阻塞。

6.饮食护理

饮食宜高热量、高蛋白质、富含维生素,以补充消耗。保持口腔清洁,要勤漱口,以减少感染并增进食欲。

7.用药护理

遵医嘱使用抗生素、祛痰剂和支气管扩张剂,指导患者掌握药物的疗效、剂量、用法和不良反应。

【健康教育】

(1)向患者及家属介绍呼吸道感染、支气管阻塞与支气管扩张的发生、发展存在着密切的关系。

(2)积极预防呼吸道感染,及时治疗上呼吸道慢性感染病灶,避免受凉及刺激性气体吸入,戒烟,注意口腔卫生。

(3)指导患者掌握有效咳嗽、雾化吸入、体位引流的方法。

(4)指导患者学会自我监测病情,指导咯血时要保持镇静,尽量将血咯出以免窒息。

(5)说明营养的补充对机体康复的重要意义,保证高热量、高蛋白、高维生素的摄入,以增加抗病能力。

(6)对并发肺气肿者,应鼓励及指导其坚持进行适当的呼吸运动锻炼,促进呼吸功能的改善,保存和恢复肺功能。戒烟,避免到空气污浊的公共场所和有烟雾的场所,避免接触呼吸道感染的患者等。

(何彩云)

第五节　肺结核患者的护理

肺结核是结核分枝杆菌引起的肺部慢性传染性疾病。结核分枝杆菌可侵及全身多个脏器,但以肺部最为常见。排菌的肺结核患者为重要传染源。结核病是全球流行的传染病之一。我国为结核病第二大国,仅次于印度,是世界上结核病疫情负担最重的22个国家之一。我国结核病的疫情呈现感染率高、患病率高、死亡人数多和地区患病率差异大的特点。因此,结核病的防治仍是一个需要高度重视的公共卫生问题。

【病因及发病机制】

1.结核分枝杆菌

结核分枝杆菌可侵及全身几乎所有脏器,但以肺部最为常见。

结核菌属分枝杆菌,染色具有抗酸性,对人类致病的主要是人型菌,其次是牛型菌。此菌为需氧菌,生长缓慢,对外界抵抗力较强,在阴湿处能生存5个月以上,在干燥的环境中,可存活6~8个月,甚至数年;但在烈日暴晒下2小时或煮沸1分钟能被杀死,因此煮沸和高压消毒是最有效的消毒法,将痰吐在纸上直接焚烧是最简易的灭菌方法。结核菌菌体结构复杂,主要是类脂质、蛋白质及多糖类。

2.传播方式

肺结核主要经呼吸道传播,传染源主要是排菌的肺结核患者,尤其是未经治疗者;也可通过被污染的食物或食具感染。传染性的大小取决于痰内细菌量的多少,痰涂片检查阳性者属于大量排菌;痰涂片阴性者而仅痰培养阳性者属于微量排菌。

3.结核菌感染和肺结核的发生与发展

人体感染结核菌后是否发病,取决于人体的免疫状态、变态反应或感染细菌的数量、毒力。

(1)人体感染结核菌后,可发生两种反应 ①免疫反应:结核病患者的免疫主要是细胞免疫,表现为淋巴细胞致敏和吞噬细胞的功能增强。人体对结核菌的免疫力有非特异性免疫和特异性免疫。②迟发性变态反应:结核菌侵入人体后4~8周,身体组织对结核菌及其代谢产物所发生的反应称为变态反应。此时如用结核菌素做皮肤试验,呈阳性反应。人只有受大量毒力强的结核菌入侵而人体的免疫力又低下时,才会发病。结核病变态反应、免疫反应是同时存在的。

(2)原发感染与继发感染 ①原发感染:指机体首次感染结核分枝杆菌。人体初次感染后,若结核杆菌未被吞噬细胞完全清除,并在肺泡巨噬细胞内外生长繁殖,这部分肺组织即出现炎症病变,成为原发灶。原发病灶继续扩大,结核菌可直接或经血液播散至临近组织器官,引起相应部位的结核感染。若随着机体对结核菌的特异性免疫力加强,原发病灶炎症吸收或留下少量钙化灶,肿大的肺门淋巴结逐渐缩小、纤维化或钙化,播散到全身各器官的结核分枝杆菌大部分被消灭,这就是原发感染的良性过程。②继发感染:指初次感染后再次感染结核分枝杆菌,多为原发感染时潜伏下来的结核菌重新生长、繁殖所致,称内源性复发,也可以受分枝杆菌的再感染而发病,称为外源性重染。

1890年,Koch观察到,将结核分枝杆菌注射到未感染的豚鼠,10~14天后注射局部红肿、溃烂,形成深的溃疡乃至局部淋巴结肿大,最后分枝杆菌全身播散,造成豚鼠死亡。将同量结核分枝杆菌注射到3~6周前已受少量结核分枝杆菌感染且结核菌素皮肤试验转阳的豚鼠,2~3天后注射局部皮肤出现剧烈反应,但不久即愈合且无局部淋巴结肿大和全身播散,不导致死亡。这种机体对结核分枝杆菌再感染和初感染所表现不同反应的现象称为Koch现象。

(3)结核的基本病理改变 结核病的基本病理改变为渗出、增生和干酪样坏死。三种基本病变可同时存在于一个病灶中,多以某一种病变为主,且可相互转变。

【临床类型】

1.Ⅰ型肺结核(原发型肺结核)

人体初次感染结核菌后在肺内形成病灶,并引起淋巴管炎和淋巴结炎。肺内原发病灶、淋巴管炎和肺门淋巴结炎,统称为原发综合征。多见于儿童或边远偏僻山区的成人,病灶通常位于肺上叶底部、中叶或下叶上部等肺通气较大的部位。症状多轻微而短暂,有微热、咳嗽、食欲减退、体重减轻等,数周好转。

2. Ⅱ型肺结核(血行播散型肺结核)

Ⅱ型肺结核是各型肺结核中较严重者。急性粟粒性肺结核,由一次大量结核菌侵入血液循环引起。急性粟粒性肺结核起病急,全身中毒症状重,可有高热、呼吸困难,常伴发结核性脑膜炎。X线显示双肺满布粟粒状阴影,大小及密度均匀。亚急性或慢性血行播散型肺结核由多次少量结核菌入血所致,临床上可无明显中毒症状,病情发展也较缓慢,患者常无明显感觉。

3. Ⅲ型肺结核(浸润型肺结核)

Ⅲ型肺结核为临床上最常见的一种类型。其来源多由于原发感染后潜伏在肺内的结核菌,当机体抵抗力减弱时结核菌重新繁殖,亦可由于与排菌的结核病患者密切接触,反复经呼吸道感染引起。多为成年患者,病灶部位多在锁骨上下,临床症状轻者仅在健康检查时发现,一般可有低热、盗汗等,如人体过敏性高,结核菌量大,病灶呈干酪样坏死,临床即可有高热、呼吸困难等明显毒血症症状。X线检查可见片状、絮状阴影,边缘模糊,病灶干酪样坏死,液化可形成空洞。干酪样坏死灶部分消散后,周围形成纤维包膜,空洞内干酪样物质不能排出,凝成球形病灶,称"结核球"。

4. Ⅳ型肺结核(慢性纤维空洞型肺结核)

肺结核未及时发现或治疗不当,空洞长期不得闭合,洞壁逐渐变厚、病灶广泛纤维化。随着机体免疫力高低的变化,病灶吸收、修补与恶化、进展交替发生而形成。常有反复的支气管播散、病程迁延、症状起伏,痰中常有结核菌,为结核病的重要传染源。

5. Ⅴ型肺结核(结核性胸膜炎)

结核菌可由肺部病灶直接蔓延,也可经淋巴或血行到胸膜。青少年多见,有干性和渗出性两个阶段。前者主要表现为胸痛,并可听到胸膜摩擦音;胸液渗出时,胸痛消失,出现逐渐加重的呼吸困难。胸水为渗出液,呈草黄色,有时为血性,蛋白含量高,在体外较易凝固。

【临床表现】

(一)症状

1. 全身毒性症状

表现为乏力、午后低热伴颧部潮红、食欲减退、体重减轻、盗汗等。当肺部病灶急剧进展播散时,可有高热。妇女可有月经失调或闭经。

2. 呼吸系统症状

(1)咳嗽、咳痰　早期为干咳或仅有少量黏液痰。病灶发展时痰量增多,伴继发感染时,痰呈黏液脓性或脓性。

(2)咯血　近半数患者可发生不同程度咯血。炎性病灶的毛细血管扩张,通透性增加可引起痰中带血;小血管损伤或结核空洞内血管瘤破裂,则可致中等量以上的咯血。咯血后常伴数天低热,常因小支气管内血液吸收引起;高热则往往提示病灶播散。

(3)胸痛　炎症波及壁层胸膜可引起相应部位的刺痛,随咳嗽、呼吸而加重。

(4)呼吸困难　一般肺结核患者无呼吸困难,慢性重症结核患者,因肺组织破坏较广泛,肺功能明显受损,或胸膜广泛粘连,胸廓活动受限,可出现呼吸困难,并日益加重。并发气胸或大量胸腔积液时,可突然出现明显的呼吸困难。

(二)体征

早期可无任何体征。病变范围较大时可出现患侧呼吸运动减弱,语颤增强,叩诊呈浊音,听诊可有支气管呼吸音和湿啰音。因肺结核好发于肺尖,故在肩胛间区或锁骨上下部位于咳嗽后闻及湿啰音时,对诊断具有重要意义。

【并发症】

可并发自发性气胸、脓气胸、支气管扩张症、慢性肺源性心脏病,以及肺外结核。

【医学检查】

1.痰结核菌检查

痰结核菌检查是确诊肺结核最特异的方法,也是制定化疗方案和考核疗效的主要依据。临床上直接涂片镜检最常用,弱抗酸杆菌阳性,则肺结核诊断基本可成立。痰菌阳性说明病灶是开放的,具有传染性。痰结核菌培养的敏感性和特异性较高,一般需 2～6 周,培养至 8 周仍未见细菌生长则报告为阴性。

2.X 线检查

X 线检查是早期诊断肺结核的主要方法,且可观察病情变化及治疗效果。最常见 X 线表现如原发综合征呈哑铃状阴影;纤维钙化的硬结病灶,表现为密度较高、边缘清晰的斑点、条索或结节;干酪样病灶表现为密度较高,浓淡不一,有环形边界的不规则透光区或空洞形成。

3.结核菌素试验

结核菌素试验用以测定人体是否受过结核菌感染。有旧结素(OT)和纯结素(纯化蛋白衍生物,PPD)两种,目前多采用 PPD。通常取 0.1ml(51U)纯结素,在左前壁屈侧中、上 1/3 交界处做皮内注射,注射后 48～72 小时测量皮肤硬结的直径,平均直径＝(横径＋纵径)/2。直径≤4mm 为阴性,5～9mm 为弱阳性,10～19mm 为阳性,≥20mm 或不足 20mm 但出现水泡、坏死为强阳性。

结核菌素试验常作为结核感染的流行病学指标,也是卡介苗接种后效果的炎症指标,但其对成人结核病的诊断意义不大。结核菌素试验阳性仅表示结核感染,并不一定患病,对婴幼儿的诊断价值大,3 岁以下强阳性者,应视为有新近感染的活动性结核病,须予治疗。结核菌素试验阴性反应除提示没有结核菌感染外,还见于:①结核感染后,4～8 周以内,处于变态反应前期。②麻疹、百日咳等感染。③严重营养不良。④应用糖皮质激素或免疫抑制剂。⑤淋巴细胞免疫系统缺陷。⑥严重结核病和危重患者。

【诊断程序与记录方式】

根据结核病的症状和体征、肺结核接触史,结合胸部 X 线检查及痰结核分枝杆菌检查多可做出诊断。其诊断程序为:可疑症状患者筛选—是否肺结核—有无活动性—是否排菌。按结核病的分类、病变部位、范围、痰菌情况、化学治疗史、并发症、并存症、手术等顺序书写。

【治疗原则】

(一)抗结核化学药物治疗

抗结核化学药物治疗(简称化疗)对结核病的控制起着决定性作用。原则上,凡是活动性肺结核(有结核毒性症状,痰菌阳性,X 线显示病灶进展或好转阶段)患者均需进行化疗。化疗的主要作用在于缩短结核病的传染期,降低死亡率、感染率和患病率,使患者达到临床治愈和生物学治愈的目的。早期、联合、适量、规律和全程治疗是化疗的原则。常用结核药如下。

1.杀菌剂

如异烟肼(INH)、利福平(RFP)、链霉素(SM)、吡嗪酰胺(PZA)。

2.抑菌剂

如乙胺丁醇(EMB)、对氨基水杨酸(PAS)、氨硫脲(TB)、卡那霉素(KM)。

3.抗结核药物的使用方法

(1)标准化疗　分强化治疗和巩固治疗两个阶段。强化治疗一般为 3 个月,需选用 2 种杀菌剂加一种抑菌剂,经强化治疗后痰菌转阴性或病灶吸收好转则进入巩固治疗。巩固治疗一般为 9~15 个月,可选用 1 种杀菌剂加 1 种抑菌剂。

(2)短程化疗　为 6~9 个月,联用高效杀菌剂。一般认为前 2 个月联用异烟肼、利福平、乙胺丁醇,后 7 个月减去乙胺丁醇。

4.常用抗结核药物的剂量及主要不良反应

常用抗结核药物的剂量及主要不良反应见表 1-5-1。

表 1-5-1　常用抗结核药物的剂量及主要不良反应

药名	缩写	成人每日药量(g)	主要不良反应	注意事项
异烟肼	INH	0.3~0.4	偶有末梢神经炎,肝功能损害	避免与抗酸药同时应用
利福平	RFP	0.45~0.6	肝功能损害,变态反应	体液及分泌物呈橘黄色,使隐形眼镜永久变色
链霉素	SM	0.75~1.0	听力障碍,眩晕,肾功能损害	用药前和用药后 1~2 个月进行听力检查
吡嗪酰胺	PZA	8~12	尿酸血症,肝功能损害	监测肝功能,注意关节疼痛、皮疹等反应
乙胺丁醇	EMB	0.75~1.0	视神经炎	用药前,用药后 1~2 个月检查视觉灵敏度和颜色的鉴别力
对氨基水杨酸	PAS	8~12	胃肠道不适,变态反应	定期复查肝功能
氢硫脲	TB	0.1~0.15	胃肠道不适,肝损害,造血抑制	定期复查肝功能
卡那霉素	KM	0.75~1.0	听力障碍,眩晕,肾功能损害	定期复查肾功能

(二)对症处理

1.毒性症状

如 Ⅱ 型肺结核、结核性脑膜炎、结核性心包炎有高热等严重毒性症状时,可在有效抗结核药的基础上短期用糖皮质激素。

2.咯血

年老体弱肺功能不全者要慎用强镇咳药,以免抑制咳嗽反射发生窒息。咯血较多时应取患侧半卧位,轻轻将气管内积血咯出,并给予垂体后叶素 5U 加入 50% 葡萄糖 40ml 中,缓慢静注。此药同时引起冠状动脉和子宫平滑肌收缩,故高血压、冠心病及孕妇禁用此药。窒息是咯血致死的原因之一,需注意防范,伴失血性休克时需及时纠正。

3.胸腔穿刺抽液

结核性胸膜炎患者需及时抽液以缓解症状,防止胸膜肥厚影响肺功能,一般每次抽液量不超过1L。抽液时患者出现头晕、出汗、面色苍白、心悸、脉细、四肢发凉等"胸膜反应"时应立即停止抽液,让患者平卧,必要时皮下注射0.1%肾上腺素0.5ml,并密切观察血压变化,预防休克发生。抽液过多可使纵隔复位太快,引起循环障碍;抽液过快,可发生肺水肿。

【护理问题/诊断】

(1)活动无耐力　与活动性肺结核有关。

(2)知识缺乏:缺乏有关肺结核传播及化疗方面的知识。

(3)体温过高　与急性血行播散型肺结核、干酪型肺炎等有关。

(4)有传染的危险　与开放性肺结核有关。

(5)营养失调:低于机体需要量　与机体消耗增加、食欲减退有关。

(6)有窒息的危险　与大咯血有关。

【护理措施】

1.休息与活动

合理休息可以调整新陈代谢,使机体各器官的功能得以调节和平衡,并使机体耗氧量降低,呼吸次数和深度亦降低,使肺脏获得相应休息,有利于病灶愈合。休息的程度与期限决定于患者的代谢功能、病灶的性质和病变的趋势。①肺结核患者症状明显,有咯血、高热等严重结核病毒性症状,或结核性胸膜炎伴大量胸腔积液者,应卧床休息。恢复期可适当增加户外活动,以提高机体的抗病能力。②轻症患者应避免劳累和重体力劳动,保证充足的睡眠和休息,做好劳逸结合。③有效抗结核治疗4周以上且痰涂片证实无传染性或传染性极低的患者,应恢复正常的家庭和社会生活,以减轻患者的社会隔离感和焦虑情绪。

2.病情观察

(1)若高热持续不退,脉搏快速、呼吸急促,均提示病情较重,应加强护理。

(2)密切观察有无咯血窒息先兆表现,一旦发现应及时抢救。

(3)用药过程要注意观察并询问患者用药后的副反应,以便及时发现与医师联系,完善治疗方案。

3.对症护理

高热、盗汗的患者,及时用毛巾擦干身体和更换衣被。做特殊检查时,应提前做好解释工作,避免产生恐惧心理,积极配合各项检查。

4.咯血护理

(1)小量咯血者以静卧休息为主,大量咯血者应绝对卧床休息,尽量避免搬动。取患侧卧位,可减少患侧胸部的活动度,既防止病灶向健侧扩散,同时也有利于健侧肺的通气功能。

(2)大量咯血者应禁食,小量咯血者宜进食少量温、凉流质饮食,避免过冷或过热的食物摄入,因过冷或过热的食物均易诱发或加重出血。多饮水,多食用富含纤维素的食物,以保持排便通畅,避免便秘时腹压增加而引起再度咯血。

(3)安排专人护理并安慰患者,保持口腔清洁,咯血后为患者漱口,擦净血迹,防止因口咽部异物刺激引起剧烈咳嗽而诱发咯血。及时清理患者咯出的血块及污染的衣物,有助于稳定患者情绪,增加安全感,避免因精神过度紧张而加重病情。对精神极度紧张、咳嗽剧烈的患者,可建议给予小剂量镇静剂或镇咳剂。

(4)密切观察患者咯血的量、颜色、性质及出血的速度,观察生命体征及意识状态的变化,有无胸闷、气促、呼吸困难、发绀、面色苍白、出冷汗、烦躁不安等窒息征象;有无阻塞性肺不张、肺部感染及休克等并发症的表现。

(5)痰液黏稠无力咳出者,可经鼻腔吸痰。重症患者在吸痰前后应适当提高吸氧浓度,以防止吸痰引起低氧血症。嘱患者将气管内痰液和积血轻轻咳出,保持呼吸道通畅。咯血时轻拍健侧背部,嘱患者不要屏气,以免诱发喉头痉挛,使血液引流不畅形成血块,导致窒息。

(6)遵医嘱应用药物。①垂体后叶素:此药可收缩小动脉,减少肺血流量,从而减轻咯血。但也能引起子宫、肠道平滑肌收缩和冠状动脉收缩,故冠心病、高血压患者及孕妇忌用。静点时速度勿过快,以免引起恶心、便意、心悸、面色苍白等不良反应。②镇咳药:年老体弱、肺功能不全者在应用镇咳剂和镇静剂后,应注意观察呼吸中枢和咳嗽反射受抑制的情况,以早期发现因呼吸抑制导致的呼吸衰竭和不能咯出血块而发生窒息。

(7)窒息的抢救措施:对大咯血及意识不清的患者,应在床旁备好抢救器械,一旦患者出现窒息征象,应立即取头低足高45°俯卧位,面向一侧,轻拍背部,迅速排除在气道和口咽部的血块,或直接刺激咽部以咳出血块。必要时用吸痰管进行负压吸引。给予高浓度吸氧。做好气管插管或气管切开的准备与配合工作,以解除呼吸道阻塞。

5. 用药护理

指导患者坚持用药。

(1)抗结核化疗对控制结核病起决定性作用,护士应向患者及其家属反复强调化疗的重要性及意义,督促患者按医嘱服药,坚持完成规则、全程化疗,以提高治愈率、减少复发。

(2)向患者说明化疗药的用法、疗程、可能出现的不良反应及表现,督促患者定期检查肝功能及听力情况,如出现巩膜黄染、肝区疼痛、胃肠不适、眩晕、耳鸣等不良反应要及时与医生联系,不要自行停药,大部分不良反应经相应处理可以消除。

6. 饮食护理

(1)制订膳食计划　肺结核是一种慢性消耗性疾病,宜选用高热量、富含维生素、高蛋白质的易消化饮食,以增强抵抗力,促进病灶愈合,忌烟酒及辛辣刺激性食物。蛋白质可增加机体的抗病能力及机体的修复能力,建议每天蛋白质摄入量为 $1.5\sim2.0g/kg$,其中鱼、肉、蛋、牛奶等优质蛋白摄入量占一半以上;多进食新鲜蔬菜和水果,以补充维生素。食物中的维生素 C 有减轻血管渗透性的作用,可以促进渗出病灶的吸收;维生素 B 对神经系统及胃肠神经有调节作用,可促进食欲。

(2)增进食欲　增加膳食品种,饮食中注意添加具有促进消化、增进食欲作用的食物,如藕粉、山楂、新鲜水果,于正餐前后适量摄入;选用合适的烹调方法,保证饭菜的色、香、味,以促进食欲,尽量采用患者喜欢的烹调方法,以增进患者的食欲;进餐时应心情愉快,可促进食物的消化吸收。食欲减退者可少量多餐。

(3)监测体重　每周测量体重 1 次并记录,了解营养状况是否改善。

7. 心理护理

肺结核病程长、恢复慢,且病情易反复,使患者产生急躁、恐惧心理,护士应耐心向患者讲解疾病的知识,并给予患者帮助与支持,使其坚持正规治疗,建立良好的心态,配合治疗,早日康复。

【健康教育】

1.疾病预防指导

(1)控制传染源　加强卫生宣教,早期发现及治疗患者,保证患者合理用药,治愈肺结核。肺结核病程长、易复发和具有传染性,因此,必须长期随访。对确诊的结核患者,应及时转至结核病防治机构进行统一管理,并实行全程督导化学治疗。

(2)切断传播途径　开窗通风,保持空气新鲜,可有效降低结核病传播。涂阳肺结核患者住院治疗需进行呼吸道隔离,每天紫外线消毒病室。患者咳嗽或打喷嚏时应用双层纸巾遮掩;不随意吐痰,痰液应吐入带盖的容器内,与等量的1%消毒灵浸泡1小时后再弃去,或吐入纸巾中,含有痰液的纸巾应焚烧处理;接触痰液后用流动水清洗双手。餐具煮沸消毒或用消毒液浸泡消毒,同桌共餐时使用公筷,以防传染。衣物、书籍等污染物可在烈日下暴晒进行杀菌。

(3)保护易感染人群　未受感染的新生儿、儿童及青少年应接种卡介苗,以获得对结核病的特异性免疫力。对于高危人群如与涂阳肺结核患者有密切接触且结核菌素试验强阳性者、HIV感染者、长期使用糖皮质激素及免疫抑制剂者、糖尿病等,可以服用异烟肼和利福平以预防发病。

2.疾病知识指导

嘱患者合理安排休息,恢复期逐渐增加活动,以提高机体免疫力,但避免劳累;保证营养的摄入,戒烟酒;避免情绪波动及呼吸道感染。指导患者及家属保持居室通风、干燥,按要求对痰液及污染物进行消毒处理。与涂阳患者密切接触的家属必要时应接受预防性化学治疗。

3.用药指导

向患者强调坚持规律、全程、合理用药的重要性。督促患者治疗期间定期复查胸片和肝肾功能,指导患者观察药物疗效和不良反应,若出现药物不良反应及时就诊。定期随访。

附:胸腔穿刺术

胸膜腔穿刺术(thoracentesis)常用于检查胸腔积液的性质、抽液减压或通过穿刺胸膜腔内给药。

【适应证】

(1)胸腔积液,诊断性穿刺。做胸水涂片、培养、细胞学和生化学检查以明确病因。

(2)胸腔积液、积气,抽液、抽气减压以缓解症状。

(3)胸腔给药。如脓胸胸腔内注射抗生素,癌性胸腔积液者,胸腔内注射抗肿瘤药物。

【禁忌证】

(1)有出血倾向、应用抗凝剂、出血时间延长或凝血机制障碍者。如血小板计数<50×10^9/L者,应操作前先输血小板。

(2)对麻醉药过敏者。

(3)在胸穿部位有皮肤感染,如脓皮病或带状疱疹患者,感染控制后再实施操作。

(4)狂躁或精神病等不能合作者。

（5）严重肺结核和肺气肿、体质衰弱、病情危重，不能坚持而穿刺又非必须者。

【准备工作】

（1）向患者及家属说明穿刺的目的，签字同意后实施。对精神紧张者，可于术前半小时给地西泮 10mg 或可待因 30mg。为患者进行查体（复查）测血压、脉搏，X 光片、B 超检查定位，叮嘱患者在操作过程中避免深呼吸和咳嗽，有任何不适应及时提出。

（2）有药物过敏史者，需做利多卡因皮试，皮试阴性者方可实施。

（3）器械准备。胸腔穿刺包：包内有弯盘 1 个、8 号或 9 号穿刺针和玻璃橡胶套管 1 个、消毒碗 1 个、镊子 1 把、止血弯钳 2 把、消毒杯 2 个、纱布 2 块、无菌试管数只（留送常规，生化，细菌，病理标本等，必要时加抗凝剂）；无菌洞巾、无菌手套（2 个），5ml、60ml 注射器各 1 个、2％利多卡因。如果需要胸腔内注药，应准备好所需药物。

【操作方法】

总体过程：说明目的→准备物品→安置体位→确定穿刺点→常规消毒→固定孔巾→协助抽取局麻药→协助固定穿刺针，配合抽液或抽气→密切观察病情→抽液完毕，拔针，固定纱布→做好患者术后指导→清理用物，标本送检→洗手，记录。

1. 体位选择

取直立坐位，面向椅背，两前臂平放于椅背上，前额伏于前臂上；不能起床者，可取半卧位，患侧前臂上举抱于枕部。

2. 穿刺点选择

（1）活动性胸腔积液的患者，先进行胸部叩诊，选择实音明显的部位，并在 B 超定位后进行穿刺。

（2）包裹性胸腔积液的患者，应在 B 超定位后进行穿刺。

（3）穿刺点可行超声波定位，或选在胸部叩诊实音最明显部位进行，胸液较多时一般常取肩胛线或腋后线第 7～8 肋间，有时也选腋中线第 6～7 肋间或腋前线第 5 肋间隙为穿刺点。包裹性积液可结合 X 线胸透或 B 超确定穿刺方向与深度。气胸患者选择锁骨中线第 2 肋间或腋中线第 4～5 肋间。

（4）穿刺点用龙胆紫在皮肤上做标记。

3. 消毒

由助手持持物钳将 2.5％～3％碘伏棉球（注意持物钳应水平或向下持拿，整个过程避免污染），以穿刺点为中心自内向外消毒局部皮肤 3 遍，直径大约 15cm。消毒时弯盘应置患者体侧，消毒后的棉球，弯止血钳置于消毒碗内由助手取走。铺无菌洞巾，用胶布固定。

4. 局部麻醉范围及方法

以 5ml 注射器抽取 2％利多卡因 3ml，在下一肋骨上缘于穿刺点垂直进针，先打一皮丘，做自皮肤到胸膜壁层的逐层局部麻醉，麻醉过程中边回抽边进针，回抽无血液后再注射麻药。在估计进入胸腔前，应多注药以麻醉胸膜。在回抽积液后，拔出局麻针。

5. 穿刺

夹闭穿刺针后的橡胶管，以左手固定穿刺部位局部皮肤，右手持穿刺针沿麻醉部位经肋骨上缘垂直缓慢刺入，当针尖抵抗感突然消失后表明针尖已经进入胸膜腔。术者固定穿刺针，接上 60ml 注射器，松开橡皮管，由助手抽吸胸腔液体，注射器抽满后，夹闭橡皮管，取下注射器，将液体注入盛器中,计量并送化验检查。抽液量:诊断性胸穿抽液量满足检查要求即可(50~100ml),大量胸腔积液首次抽液不能超过 600ml,以后每次抽液不超过 1000ml,抽液速度应平缓。

6.胸腔内注药

在抽液完后,将药物用注射器抽好,接在穿刺针后胶管上,回抽少量胸腔积液然后缓慢注入胸腔内。

7.抽液结束后处理

抽液完毕后,拔出穿刺针,局部消毒,覆盖无菌纱布,稍用力压迫穿刺部位,以胶布固定,嘱咐患者静卧 30 分钟休息。观察患者反应,再次测血压、脉搏等,注意并发症如气胸、肺水肿等。

【操作后护理】

(1)记录穿刺的时间、抽液抽气量、胸水的颜色以及患者在术中的状态。

(2)监测患者穿刺后的反应,观察脉搏和呼吸情况,注意有无血胸、气胸、肺水肿等并发症的发生。观察穿刺部位,如出现红、肿、热、痛,体温升高或液体溢出等及时通知医生。

(3)嘱患者卧床休息,24 小时后方可洗澡,以免穿刺部位感染。

(4)鼓励患者深呼吸,促进肺膨胀。

【注意事项】

(1)操作前必须征求患者及家属意见,签字同意后实施。

(2)穿刺前应明确积液大体部位,并行 B 超定位。穿刺时应保持与超声扫描相同的体位,并常规叩诊,确定穿刺点无误后实施操作。

(3)避免在第 9 肋以下穿刺,以免穿透膈肌而损伤腹腔内脏器。

(4)严格无菌操作,操作中防止气体进入胸腔,始终保持胸腔负压。

(5)穿刺过程叮嘱患者避免深呼吸和咳嗽,如咳嗽应中止操作。

(6)由肋骨上缘进针,避免损伤肋间神经和血管。抽液中固定穿刺针,避免针头摆动损伤肺组织。

(7)诊断性胸穿抽液量满足检查要求即可,大量积液首次抽液不能超过 600ml,以后每次抽液不能超过 1000ml,抽液速度应平缓。检查瘤细胞,至少需 100ml,并应立即送检,以免细胞自溶。

(8)患者穿刺中有任何不适,不能坚持的,应立即停止抽液,拔出穿刺针。操作中应密切观察患者反应,如有头晕、面色苍白、出汗、心悸、胸部压迫感或剧痛、昏厥等胸膜过敏反应;或出现连续性咳嗽、气短、咳泡沫痰等现象时,立即停止抽液,并皮下注射 0.1%肾上腺素 0.3~0.5ml,或进行其他对症处理。

(9)少量胸腔积液或包裹性胸腔积液的患者,应根据实际情况,可以考虑在 B 超引导下穿刺。

(10)积液应尽快送检,穿刺应常规送积液及生化检查,并根据实际情况送检细菌涂片、培养及瘤细胞检查等。检查瘤细胞至少要 100ml,不能及时送检瘤细胞者,应在胸液中加入防腐剂(9 毫升胸液中加入 1 毫升 40%甲醛)。

恶性胸腔积液,可注射抗肿瘤药或注射硬化剂诱发化学性胸膜炎,促使脏层与壁层胸膜粘连,闭合胸腔,防止胸液重新积聚。具体方法是于抽液 500~1200ml 后,将药物加生理盐水20~30ml稀释后注入。推入药物后回抽胸液,再推入,反复 2~3 次,拔出穿刺针覆盖固定后,嘱患者卧床 2～4 小时,并不断变换体位,使药物在胸腔内均匀分布。如注入药物刺激性强,可致胸痛,应在术前给强痛定等镇痛剂。

【并发症及处理】

1.胸膜反应

患者在穿刺过程中出现头晕、面色苍白、出汗、心悸、胸部压迫感或剧痛、血压下降、脉细、肢冷、晕厥等。立即停止抽液,让患者平卧,观察血压、脉搏变化。必要时皮下注射 1∶1000 肾上腺素 0.3～0.5ml,或静脉注射葡萄糖液。在操作前,积极做好患者思想工作,打消患者思想顾虑,可在操作前半小时给予地西泮。

2.复张性肺水肿

超量抽液引起,首次抽液不能超过 600ml,以后每次抽液不能超过 1000ml,抽液速度应平缓。

3.血胸

多由于操作时刺激肋间动静脉所致。发现抽出血液应与血性胸腔积液鉴别:血液可凝,而血性胸腔积液不凝。如果是血液立即停止抽液,观察血压、脉搏、呼吸变化。

4.气胸

如果由于漏入空气所导致,患者无症状可以不必处理。如果穿刺后出现呼吸困难,应常规拍胸片,除外大量气胸,此时应该按照气胸处理。

5.穿刺点出血

一般少量出血,消毒棉球按压即可止血。

6.胸壁蜂窝组织炎及脓胸

为穿刺时消毒不严格导致的细菌感染,需要抗生素治疗,大量脓胸可以行胸腔闭式引流。

7.麻醉意外

少见,应该预先皮试,阴性才进行操作,如出现麻醉意外,应皮下注射 1∶1000 肾上腺素 0.5～1ml,必要时 3～5 分钟后可以重复。

8.空气栓塞

少见,多见于人工气胸治疗时,病情危重可引起死亡。

(何彩云)

第六节　慢性阻塞性肺疾病患者的护理

【概述】

慢性阻塞性肺疾病是一种以气流受限为特征的肺部疾病,气流受限不完全可逆,呈进行性发展。慢性支气管炎和慢性阻塞性肺气肿都有气流受阻的现象,临床上把具有气流受阻为特征的一类疾病称为慢性阻塞性肺疾病,简称 COPD。

慢性支气管炎(简称慢支)是指气管、支气管黏膜及其周围组织的慢性非特异性炎症。临床上以咳嗽、咳痰、喘息及反复发生感染为特征,如患者每年咳嗽、咳痰 3 个月以上,连续 2 年或以上,并排除其他已知原因的慢性咳嗽,即可诊断,常可并发慢性阻塞性肺气肿。

阻塞性肺气肿是指终末支气管远端的气道弹性减退、气道异常扩大,或同时伴有气道壁破坏的病理状态。慢性支气管炎引起的慢性阻塞性肺气肿是由于慢性炎症蔓延至气道远端，累及细支气管管壁及周围组织，造成气体排出受阻，使肺泡过度膨胀和肺泡壁弹性减弱或破坏，融合成肺大泡所致。患者在咳嗽、咳痰的基础上出现逐渐加重的呼吸困难。可并发慢性肺源性心脏病和Ⅱ型呼吸衰竭。

【病因及发病机制】

（一）病因

1.吸烟

吸烟为主要的发病因素，吸烟可使支气管痉挛，呼吸道上皮细胞纤毛运动受抑制，纤毛脱落，而易致感染。

2.职业性粉尘和化学物质

如烟雾、过敏原、工业废气及室内空气污染等，浓度过大或接触时间过长，均可致COPD。

3.感染

感染是COPD发生发展的主要因素。包括病毒感染与细菌感染。常见病毒为鼻病毒、流感病毒、腺病毒及呼吸道合胞病毒；常见细菌为肺炎球菌和流感嗜血杆菌等。

4.蛋白酶-抗蛋白酶失衡

在正常情况下，弹性蛋白酶与其抑制因子处于平衡状态。蛋白酶增多或抗蛋白酶不足均可导致组织结构破坏，α_1抗胰蛋白酶缺乏与肺气肿的发生有密切关系。

5.其他

冷空气刺激、气候突然变化，呼吸道防御功能及免疫功能降低、自主神经功能失调等可使呼吸道黏膜防御能力减弱，易继发感染。

（二）发病机制

在病因的作用下，支气管壁可有各种炎性细胞浸润，炎性物质释放，如前列腺素、白三烯、组胺、淋巴因子及溶酶体成分，导致黏膜下腺体增生、分泌增加及黏液纤毛运动障碍和气道清除能力削弱，出现黏膜充血水肿、增厚，加重了气道阻塞，易于感染及发病。慢性炎症使巨噬细胞和中性粒细胞释放弹性蛋白酶，水解肺泡壁内的弹性蛋白，使肺泡壁破坏失去弹性，肺泡腔扩大，同时毛细血管损伤使组织营养障碍而发展成肺气肿。在发生气流阻塞时，小气道病变是主要原因。

【临床表现】

（一）症状

1.慢性咳嗽

晨间起床时咳嗽明显，白天较轻，睡眠时有阵咳或排痰。

2.咳痰

清晨排痰较多，一般为白色黏液或浆液性泡沫痰，偶可带血丝。急性发作伴感染时，痰量增多，可有脓性痰。

3.气短或呼吸困难

气短或呼吸困难是COPD的标志性症状。早期仅在体力劳动时出现，随着病情的发展逐渐加重，日常生活甚至休息时也感到气短。

4.喘息和胸闷

中毒患者或急性加重时出现。

(二)体征

早期可无异常,随疾病进展出现桶状胸,呼吸浅快,严重者可有缩唇呼吸等;语颤减弱或消失,叩诊呈过清音,心浊音界缩小,两肺呼吸音减弱,呼气延长,部分患者可闻及干湿啰音。

【医学检查】

1.血液检查

继发细菌感染时,白细胞总数及中性粒细胞比例增多。喘息患者可有嗜酸性粒细胞增高。在阻塞性肺气肿感染加重期,还可有氧分压下降及二氧化碳分压升高。

2.X线检查

可见肺纹理增多及紊乱。肺气肿时,两肺叶透亮度增加,肋间隙增宽。

3.肺功能检查

肺功能检查是判断气流受限的主要客观指标,第一秒用力呼气容积占用力肺活量的百分比(FEV_1/FVC)是评价气流受限的敏感指标,第一秒用力呼气容积占预计值百分比($FEV_1\%$预计值)是评估 COPD 严重程度的良好指标,当 $FEV_1/FVC<70\%$ 及 $FEV_1<80\%$ 预计值,可确定为不能完全可逆的气流受限。COPD 同时伴有肺总量、功能残气量和残气量增高,肺活量降低。COPD 的严重程度分级见表 1-6-1。

表 1-6-1 COPD 严重程度分级

分级	病史及表现	FEV_1/FVC	FEV_1 占预计值%
0 级(高危)	有	正常	正常
Ⅰ级(轻度)	有	<70%	≥80%
Ⅱ级(中度)	有	<70%	50%～80%
Ⅲ级(重度)	有	<70%	30%～50%
Ⅳ级(极重度)	有	<70%	<30%

【治疗原则】

稳定期主要的目的是减轻症状,阻止 COPD 病情发展,缓解或阻止肺功能下降,改善 COPD 患者的活动能力,提高其生活质量,降低死亡率;急性加重期应住院治疗,积极治疗细菌或病毒感染,减轻气道炎症和气流受限症状。

1.戒烟,控制各种诱因

由于慢性支气管炎及肺气肿为慢性病,应帮助患者了解疾病,增加其治疗疾病的信心。

2.药物治疗

(1)支气管舒张药 常选用 β_2 受体激动剂如沙丁胺醇;抗胆碱药如异丙托溴铵;茶碱类如氨茶碱,可缓解支气管痉挛的症状。

(2)祛痰药 对痰不易咳出者可用盐酸氨溴索,也可使用中药化痰。对老人、体弱者及痰多者,不应使用强镇咳剂,如可待因等。

(3)长期家庭氧疗(LTOT) 持续低流量吸氧,1～2L/min,每天 15 小时以上。LTOT 的指征：①$PaO_2 \leqslant 55mmHg$ 或 $SaO_2 \leqslant 88\%$，有或没有高碳酸血症。②$PaO_2 \leqslant 55 \sim 60mmHg$ 或 $SaO_2 \leqslant 88\%$，并有肺动脉高压，心力衰竭所致的水肿或红细胞增多症。

（4）抗生素　应根据致病菌的性质及药物敏感程度选择。较轻患者，多选择口服及肌注抗生素，而对于较重患者，多选用静脉注射抗菌谱较广的药物。常用的药物包括青霉素类、头孢菌素类、大环内酯类、氨基糖苷类和喹诺酮类。

（5）雾化吸入　痰液黏稠者可采用雾化吸入，雾化液中可加入抗生素及痰液稀释剂。

（6）糖皮质激素　目前认为 $FEV_1 < 50\%$ 预计值并有并发症或反复加重的 COPD 患者可规律吸入糖皮质激素治疗，有助于减少发作频率。

（7）夜间无创机械通气　部分严重夜间低氧血症的 COPD 患者能够获益于夜间无创机械通气，常用的方法有经鼻持续气道正压、经鼻间歇正压通气和经鼻/面罩双水平气道正压通气。

【护理问题/诊断】

（1）气体交换受损　与呼吸道阻塞、肺组织弹性降低、通气/血流比例失调致通气和换气功能障碍有关。

（2）活动无耐力　与肺功能下降引起慢性缺氧、活动时供氧不足有关。

（3）清理呼吸道无效　与呼吸道分泌物增多、黏稠及支气管痉挛有关。

（4）营养失调:低于机体需要量　与呼吸道感染致消耗增加而摄入不足有关。

（5）潜在并发症:自发性气胸、肺部感染、呼吸衰竭。

【护理措施】

1. 休息与活动

中度以上 COPD 急性加重期患者应卧床休息，协助患者采取舒适体位，极重度患者宜采取身体前倾位，使辅助呼吸肌参与呼吸。视病情安排适当活动，以不感到疲劳、不加重症状为宜。室内保持合适的温湿度，冬季注意保暖，避免直接吸入冷空气。

全身运动锻炼结合呼吸锻炼能有效挖掘呼吸功能潜力，可进行步行、骑自行车、气功、太极拳、家庭劳动等，锻炼方式及锻炼时速度、距离根据身体状况决定。

2. 病情观察

观察咳嗽、咳痰及呼吸困难的程度，监测动脉血气分析和水电解质、酸碱平衡情况。

3. 氧疗护理

呼吸困难伴低氧血症者，遵医嘱给予氧疗。一般采用鼻导管持续低流量吸氧，氧流量 $1 \sim 2L/min$，应避免吸入氧浓度过高而引起氧中毒。提倡长期家庭氧疗，睡眠时间不可间歇，以防熟睡时呼吸中枢兴奋性更低或上呼吸道阻塞而加重缺氧。氧疗的有效指标:患者呼吸困难减轻、呼吸频率减慢、发绀减轻、心率减慢、活动耐力增加。

4. 对症护理

（1）气道湿化　临床常用的湿化装置有两种。①气泡式湿化器:用于鼻导管或面罩的低流量吸氧。室温下相对湿度达 40%。简单方便，缺点是不能加温，冬季效果较差，应及时给湿化瓶加水（最好是蒸馏水），注意无菌操作。②雾化器:包括喷射雾化器和超声雾化器。鼓励患者每天液体入量 2000 $\sim$ 2500ml，保持分泌物稀薄。

（2）有效咳嗽　如晨起时咳嗽，可排除夜间聚积在肺内的痰液，就寝前咳嗽排痰有利于患者的睡眠。咳嗽时，患者取坐位，头略前倾，双肩放松，屈膝，前臂垫枕，如有可能应使双足着地,有利于胸腔的扩展,增加咳痰的有效性。护士或家属协助给予胸部叩击和体位引流,有利于分泌物的排出。

（3）呼吸训练　包括缩唇呼气和腹式呼吸训练。

1）缩唇呼气:肺气肿患者因肺泡弹性回缩力减低,小气道阻力增高,呼气时小气道提早闭合致使气体滞留在肺泡内。如在呼气时将口唇缩成吹笛子状,气体经缩窄的口唇缓慢呼出称缩唇呼气。其作用是提高支气管内通气时间,防止呼气时小气道过早陷闭,以利肺泡气体排出。

2）腹式呼吸:肺气肿患者常呈浅速呼吸,呼吸效率低。让患者做深而慢的腹式呼吸,通过腹肌的主动舒张与收缩加强腹肌训练,可使呼吸阻力减低,肺泡通气量增加,提高呼吸效率。训练方法如下:开始训练时以半卧位、膝半屈曲最适宜。立位时上半身略向前倾,可使腹肌放松,舒缩自如,全身肌肉特别是辅助呼吸肌尽量放松,情绪稳定,平静呼吸。用鼻吸气,经口呼气,呼吸要缓慢均匀,切勿用力呼气,吸气时腹肌放松,腹部鼓起,呼气时腹肌收缩,腹部下陷。开始训练时,患者可将一手放在腹部,一手放在前胸,以感知胸腹起伏,呼吸时应使胸廓保持最小的活动度,呼与吸时间比例为(2~3)：1,每分钟 10 次左右,练习数次后可稍事休息,两手交换位置后继续进行训练。每日训练 2 次,每次 10~15 分钟,熟练后可增加训练次数和时间,并可在各种体位时随时进行练习。

5. 用药护理

遵医嘱应用抗生素、支气管舒张药和祛痰药,注意观察疗效及不良反应。①止咳药:喷托维林不良反应有口干、恶心、腹胀、头痛等。②祛痰药:溴己新偶见恶心、转氨酶增高,消化性溃疡者慎用。

6. 饮食护理

应制定高热量、高蛋白、高维生素的饮食计划。正餐进食量不足时,应安排少量多餐,避免在餐前和进餐时过多饮水。腹胀的患者应进软食。避免进食产气食物,如汽水、啤酒、豆类等;避免容易引起便秘的食物,如油煎食物、干果、坚果等。

7. 心理护理

由于长期呼吸困难,患者容易丧失信心,多有焦虑、抑郁等心理障碍,护士应帮助患者消除导致焦虑的原因,针对患者及其家属对疾病的认知和态度以及由此引起的心理、性格、生活方式等方面的改变,与患者和家属共同制定和实施康复计划,消除诱因、定期进行呼吸肌功能锻炼、坚持合理用药、减轻症状,增强战胜疾病的信心。同时教会患者缓解焦虑的方法,如听音乐、下棋等,以分散注意力,减轻焦虑。

【健康教育】

（1）向患者及其家属介绍 COPD 虽是不可逆的病变,但积极预防和治疗可减少急性发作、改善呼吸功能、延缓病情、提高生活质量。

（2）治疗和锻炼必须持之以恒。

（3）向患者及家属宣传饮食治疗的意义和原则,解释摄取足够的营养,对满足机体需要、保持和恢复体力的重要性。鼓励患者进食高热量、高蛋白、高维生素饮食,避免食用产气食物。

（4）教会患者家庭氧疗技术,生活中注意防寒保暖,可进行凉水洗脸、食醋熏蒸、体育锻炼等,提高机体抗病能力。

（5）告知患者及其家属家庭氧疗的方法如氧疗装置的更换及清洁、消毒等注意事项。

（6）教会患者自我监测病情的方法，告知患者发现气促、咳嗽、咳痰、发热等症状明显或出现并发症表现时，应及时就医，以防病情恶化。

（董　博）

第七节　支气管哮喘患者的护理

支气管哮喘简称哮喘，是一种以嗜酸性粒细胞和肥大细胞反应为主的气道变应性炎症和以气道高反应性为特征的疾病。气道阻塞的可逆性是本病的特点。临床表现为反复发作的呼气性呼吸困难伴哮鸣音，可自行或经治疗后缓解。为减少或避免哮喘发作，缓解期仍须进行病因治疗，预防复发。近年来哮喘发病的严重程度和死亡率均有上升趋势。我国哮喘发病率接近 1％，半数在 12 岁以下起病，成人男女发病率大致相同，约 20％的患者有家族史。

【病因】

病因未完全清楚，一般认为哮喘是多基因遗传病，受遗传和环境因素的双重影响。

1.遗传因素

调查资料表明哮喘患者亲属患病率高于群体患病率，而且血缘关系越近，患病率越高。哮喘患儿双亲大多数存在不同程度气道反应性增高。有遗传过敏体质者对外界抗原极易产生 IgE 抗体，并吸附在肥大细胞和嗜碱性粒细胞后使机体处于致敏状态。

2.环境因素

（1）过敏原　以吸入性为主，如花粉、尘螨、动物的毛屑等。一些过敏体质者在接触过敏原后立即发作，为速发型哮喘反应，属 IgE 介导的 I 型变态反应。另一些患者在接触抗原后数小时哮喘才发作或再次发作、加重，称迟发型哮喘反应，一般认为是气道变应性炎症的结果。

（2）感染　呼吸道感染（尤其是病毒感染）是哮喘急性发作的常见原因。

（3）其他因素　环境、气候因素；某些食物，如鱼、虾蟹、蛋类、牛奶等；某些药物，如阿司匹林、β 受体阻滞剂（普萘洛尔）等，精神因素、剧烈运动均可诱发哮喘。

【发病机制】

哮喘发病与气道的变应性炎症有关，包括速发型及迟发型哮喘反应。在哮喘发病中，多种炎症细胞参与，如肥大细胞、嗜酸性粒细胞、巨噬细胞、中性粒细胞、T 淋巴细胞。并释放炎症介质和细胞因子，使支气管平滑肌痉挛，气道黏膜水肿，腺体分泌增多，从而引起支气管广泛狭窄与阻塞及哮喘发作。气道的变应性炎症直接损伤气道上皮，上皮内神经末梢裸露，进一步加重黏膜水肿、腺体分泌和支气管平滑肌痉挛，使哮喘反复发作，难以缓解。

【临床表现】

1.症状

典型表现为发作性呼气性呼吸困难或发作性胸闷和咳嗽，伴有哮鸣音。严重者呈强迫坐位或端坐呼吸，甚至出现发绀等；干咳或咳出大量白色泡沫样痰。部分患者仅以咳嗽为唯一症状（咳嗽变异性哮喘）。一些青少年可在运动时出现胸闷、咳嗽和呼吸困难（运动性哮喘）。在夜间及凌晨发作和加重常是本病的特征之一。

2.体征

发作时胸部呈过度充气征象，双肺可闻及广泛的哮鸣音，呼气音延长。重者可出现心率加快、奇脉、胸腹反常运动和发绀,但在轻度或非常严重的哮喘发作时,可不出现哮鸣音,称为寂静胸。

3.临床分期

(1)急性发作期 患者出现以喘息为主的各种症状,其发作时间及程度各异。

(2)慢性持续期 在哮喘的非急性发作期,患者仍有不同程度的哮喘症状。

(3)缓解期 经治疗或未经治疗,症状、体征消失,肺功能恢复到急性发作前水平,并维持4周以上。

4.重症哮喘

重症哮喘又称哮喘持续状态。严重的哮喘发作,持续24小时以上,经一般支气管舒张剂治疗无效者称重症哮喘。常因呼吸道感染未控制、持续接触大量的过敏原、脱水使痰液黏稠形成痰栓阻塞细支气管、治疗不当或突然停用糖皮质激素所致。患者表现为极度呼吸困难、端坐呼吸、发绀明显、大汗淋漓、心慌、焦虑不安或意识障碍,甚至出现呼吸及循环衰竭。哮喘严重发作时可有颈静脉怒张、发绀、胸部呈过度充气状态,叩诊呈过清音,听诊有广泛的哮鸣音,呼气时间延长。

【并发症】

气胸、纵隔气肿、肺不张,长期反复发作和感染可并发慢性支气管炎、肺气肿、支气管扩张症、间质性肺炎、肺纤维化和肺源性心脏病。

【医学检查】

1.血象检查

嗜酸性粒细胞常升高;血清 IgE 在外源性哮喘时增高;并发感染时白细胞计数和中性粒细胞比例增高。

2.痰液检查

可见大量嗜酸性粒细胞和黏液栓。

3.呼吸功能检测

(1)通气功能检测 发作时呈阻塞性通气功能障碍,呼气流速指标下降,FEV_1、FEV_1/FVC 和呼气流量峰值(PEF)均减少;肺容量指标可见用力肺活量减少,残气量、功能残气量和肺总量增加。

(2)支气管激发试验 用以测定气道反应性,常用吸入激发剂为醋甲胆碱、组胺。只适用于 FEV_1 在正常预计值的 70% 以上的患者,如 FEV_1 下降>20%,可诊断为激发试验阳性。

(3)支气管舒张试验 测定气道气流的可逆性。常用吸入的支气管舒张药如沙丁胺醇、特布他林等。如 FEV_1 较用药前增加>12%,且其绝对值增加≥200ml,为舒张试验阳性。

(4)PEF 及其变异率测定 可反应气道通气功能的变化。昼夜 PEF 变异率≥20%,则符合气道气流受限可逆性的特点。

4.血气分析

PaO_2 下降,呼吸性碱中毒,重症哮喘可表现为呼吸性酸中毒。

5.胸部 X 线检查

两肺透亮度增加,双肺过度充气。

6.特异性变应原检测

变应性哮喘患者血清特异性 IgE 可较正常人明显增高。

【治疗原则】

目前无特效的治疗方法,但长期规范化治疗可使哮喘症状得到控制,减少复发乃至不发作。防治原则为消除病因、控制发作及预防复发。

(一)消除病因

去除过敏原及引起哮喘的刺激因素。

(二)药物治疗

治疗哮喘的药物分为控制药物和缓解药物。控制药物指需要长期每天使用的药物,以达到减少发作的目的;缓解药物指按需使用的药物,能迅速解除支气管痉挛、缓解哮喘症状。

1. 缓解哮喘发作

缓解哮喘发作主要应用支气管舒张药。

(1)β_2受体激动剂　为控制哮喘急性发作的首选药,平喘效果迅速,有口服制剂、气雾剂吸入或静注。

(2)茶碱类　可增强呼吸肌的收缩,同时具有气道纤毛清除功能和抗炎功能。常用口服制剂,必要时用葡萄糖注射液稀释后静脉注入或滴注。本药有较强的碱性,局部刺激性强,不宜肌内注射。静脉用药速度过快或浓度过高,可强烈兴奋心脏,引起头晕、心悸、心律失常、血压剧降,严重者可致心搏骤停。急性心肌梗死及血压降低者禁用。

2. 控制哮喘发作

此类药主要治疗哮喘的气道炎症。

(1)糖皮质激素　是当前控制哮喘发作最有效的药物。其作用是抑制气道变应性炎症,降低气道高反应性。吸入治疗是目前推荐长期抗感染治疗哮喘的最常用的方法。一般不宜长期应用。

(2)白三烯(LT)拮抗剂　具有抗炎和舒张支气管平滑肌的作用。

(3)其他　色甘酸钠为非糖皮质激素类抗炎药,可稳定肥大细胞膜,对预防运动和过敏原诱发的哮喘最有效。主要不良反应为对呼吸道的刺激,个别患者可引起恶心、胸闷等不适感;酮替芬和新一代组胺 H_1 受体拮抗剂阿司咪唑等对轻症哮喘和季节性哮喘有一定效果,可与 β_2 受体激动剂合用。酮替芬有镇静、头晕、口干、嗜睡等不良反应。

3. 急性发作期的治疗

(1)轻度　吸入短效 β_2 激动剂或/和口服长效 β_2 激动剂＋吸入糖皮质激素(200～600ug/d)。

(2)中度　规则吸入或口服 β_2 激动剂＋吸入糖皮质激素剂量或口服。

(3)重度至危重度　持续雾化吸入 β_2 激动剂±茶碱＋静脉点滴糖皮质激素＋氧疗＋水电解质平衡＋处理并发症。

4. 非急性发作期的处理

(1)间歇至轻度　支气管舒张剂±吸入激素。

(2)中度持续　支气管舒张剂＋吸入激素(200～600ug/d)。

(3)重度　支气管舒张剂＋吸入激素(＞600ug/d)。

治疗总原则:治疗应个体化,以最小的剂量、最简单的联合、最少的不良反应达到最佳控制症状为原则。每 3～6 个月对病情进行一次评估,然后再根据病情进行调整治疗方案,或升级或降级治疗。

【护理问题/诊断】

（1）焦虑/恐惧　与健康状况不佳、哮喘发作时伴濒死感有关。

（2）气体交换受损　与气道阻力增加、通气不良有关。

（3）清理呼吸道无效　与无效咳嗽、痰液黏稠有关。

（4）活动无耐力　与呼吸困难、疲惫、乏力有关。

（5）睡眠型态紊乱　与哮喘发作时呼吸困难、焦虑有关。

【护理措施】

1. 休息与活动

病室湿度在 50%～60%，定期空气加湿；室温维持在 18～22℃，不宜在室内放置花草，不宜用羽绒枕头、羽绒被子，以免吸入刺激性物质引起哮喘发作。

为患者调整舒适的坐位或半坐位，或于床上放置一横跨患者腿部的小桌，令其伏于桌上，以减少疲劳，注意观察患者呼吸型态，避免接触环境中的过敏原。要求室内空气流通、新鲜。

2. 病情观察

（1）密切观察生命体征和病情：重症哮喘患者应专人护理，每 10～20 分钟测生命体征，查血气和肺功能。

（2）严密观察病情变化，每隔 10～30 分钟测量呼吸、脉搏、血压一次。保持呼吸道通畅，及时清除呼吸道分泌物。若因痰液黏稠造成痰栓而加重呼吸困难，出现明显发绀神志不清时，可准备做气管插管或气管切开，以清除痰栓，改善呼吸。并进行血气分析。

3. 氧疗护理

适当给氧 2～4L/min，缺 O_2 伴高碳酸血症时给予低流量吸氧。同时注意呼吸道湿化，避免引起气道痉挛。明显发绀神志不清时，可准备气管插管或紧急气管切开，以清除痰栓，减少死腔。氧浓度和氧流量换算法：吸氧浓度%＝21＋4×氧流量（L/分）。

4. 协助排痰

指导患者咳嗽时坐起，身体前倾，尽量将痰咳出。痰液黏稠时多饮水，每日进液量至少为 2500ml，或使用蒸汽吸入，或遵医嘱给予祛痰药物，并定期为患者翻身、拍背，促使痰液排出。哮喘持续状态者每日宜静脉补液 2500～3000ml 以稀释痰液，滴速为 40～50 滴/分。哮喘患者不宜用超声雾化吸入，因雾液刺激可使支气管痉挛使哮喘症状加重。

5. 用药护理

（1）β_2 受体兴奋剂　不良反应主要有头痛、头晕、心悸、手指震颤等，应告诉患者停药或坚持用药一段时间后症状可消失。应用气雾剂时，指导患者在喷药时深吸气，使药物吸入细小支气管发挥最佳疗效。

（2）糖皮质激素　对胃有刺激性，口服激素宜在饭后。治疗过程中，患者不能自行停药或减量。喷吸治疗后应注意漱口，以防口咽部念珠菌感染。

（3）氨茶碱　主要不良反应是肠道、心脏和中枢神经系统的毒性反应，用量过大或静脉注射过快，轻者会引起恶心、呕吐。严重时出现心律失常、血压下降、甚至导致死亡，故需充分稀释后缓慢推注。

（4）定量雾化吸入器（MDI）　简述如下。

1）优点：①药物直接作用于气道，见效快。②药物剂量小，副作用小，不易产生药物依赖。

③使用方法简单,容易掌握,携带方便。

2)副作用:①口、咽部真菌(念珠菌)感染。②声音嘶哑。③刺激性咳嗽。④长期、大剂量(每天>800μg)可能影响儿童的发育。

3)使用方法:打开盖子,摇匀药液,深呼气至不能再呼时张口,将 MDI 喷嘴置于口中,双唇抱住咬口,以慢而深的方式经口吸气,同时以手指按压喷药,至吸气末屏气 10 秒,使较小的雾粒沉降在气道远端,然后缓慢呼气,休息 3 分钟后可重复使用。

6. 口腔与皮肤护理

哮喘发作时,患者常会大量出汗,应每天进行温水擦浴,勤换衣服和床单,保持皮肤的清洁、干燥和舒适。协助并鼓励患者咳嗽后用温水漱口,保持口腔清洁。

7. 饮食护理

哮喘发作时勿讲话及进食,缓解时给予营养丰富、高维生素的清淡流质或半流质饮食,鼓励患者饮水,饮水量大于 2500ml/d。多吃水果和蔬菜,避免进食可能诱发哮喘的食物,如鱼、虾、蛋等。

8. 心理护理

陪伴患者身边,耐心解释病情,给予心理疏导和安慰,消除紧张情绪。必要时遵医嘱给镇静剂,注意禁用吗啡和大量镇静剂,以免抑制呼吸。

9. 防治并发症

常见并发症为感染、呼吸衰竭及自发性气胸。应定期巡视病室,严密观察呼吸困难的程度及生命体征情况,发现并发症,及时采取措施协助医生抢救。

【健康教育】

1. 疾病知识指导

指导患者增加对哮喘的激发因素、发病机制、控制目的和效果的认识,以提高患者的治疗依从性。使患者了解哮喘虽不能彻底治愈,但只要坚持充分的正规治疗,完全可以有效地控制哮喘的发作,即患者可达到没有或仅有轻度症状,能坚持日常工作和生活。

2. 避免诱因

指导患者有效地控制可诱发哮喘发作的各种因素,如应保持室内空气新鲜,不放花草,不使用地毯、羊毛毯、羽毛枕及不穿羽绒衣;经常打扫房间,清洗床上用品;在打扫和喷洒农药时,保证患者离开现场;避免摄入引起过敏的食物,避免强烈的精神刺激和剧烈运动,避免持续喊叫等过度换气动作,不饲养猫、狗、鸟等动物,避免接触刺激性气体及预防呼吸道感染,戴围巾或口罩以减少冷空气刺激,在缓解期加强体育锻炼,增加抗病能力。

3. 病情监测指导

指导患者识别哮喘发作的先兆和病情加重的征象,学会哮喘发作时进行简单的紧急自我处理方法。学会用峰流速仪来监测最大呼气峰流速,做好哮喘日记。峰流速仪的使用方法:取站立位,尽可能深吸一口气,然后用唇齿部分包住口含器后,以最快的速度,用 1 次最有利的呼气吹动游标滑动,游标最终停止的刻度,就是此次峰流速值。峰流速测定是发现早期哮喘发作最简便易行的方法,在没有出现症状前,其指标下降,提示将发生哮喘的急性发作。

4. 用药指导

哮喘患者应了解自己所用各种药物的名称、用法、用量及注意事项、了解药物的主要不良反应及应对措施。指导患者或家属掌握正确的药物吸入方法。

5.心理指导

精神心理因素在哮喘的发生发展过程中起重要作用,培养良好的情绪和战胜疾病的信心是哮喘治疗和护理的主要内容。给予患者心理疏导,使患者保持有规律的生活和乐观情绪,积极参加体育锻炼,最大程度上保持劳动能力。此外,应指导患者充分利用社会支持系统,动员患者及家属参与对哮喘患者的管理。

(陈　雷)

第八节　慢性肺源性心脏病患者的护理

慢性肺源性心脏病(简称慢性肺心病)是由于肺组织、肺血管或胸廓的慢性病变引起肺组织结构和(或)功能异常,产生肺血管阻力增加,肺动脉压力增高,使右心室扩张和(或)肥厚,甚至发生右心衰竭的心脏病。慢性肺心病主要由 COPD 引起。

慢性肺心病是我国呼吸系统的常见病,其患病率存在地区差异,寒冷地区高于温暖地区,高原地区高于平原地区,农村高于城市,并随年龄增加而增加。吸烟者比不吸烟者患病率增多,男女无明显差异。冬春季节和气候骤变时,容易急性发作。

【病因及发病机制】

(一)病因

1.支气管、肺疾病

以慢支并发阻塞性肺气肿为多见(占 80%~90%),其次为支气管哮喘、支气管扩张、重症肺结核、尘肺等所并发的肺气肿或肺纤维化。

2.胸廓运动受限的疾病

较少见,如胸廓和脊柱畸形、脊椎结核、广泛胸膜粘连以及神经肌肉疾患(如脊髓灰质炎)。

3.肺血管病变

少见,广泛或反复发生的结节性肺动脉炎、肺动脉栓塞,以及原因不明的肺动脉高压症。

4.其他

原发性肺泡通气不足及先天性口咽畸形、睡眠呼吸暂停综合征等均可产生低氧血症,引起肺血管收缩,导致肺动脉高压,发展成慢性肺心病。

(二)发病机制

引起右心室扩大、肥厚的因素很多,肺功能和结构的不可逆改变是先决条件,发生反复的气道感染和低氧血症,导致一系列体液因子和肺血管的变化,使肺血管阻力增加,肺动脉血管的结构重塑,产生肺动脉高压。

1.肺动脉高压的形成

由于各种病因引起肺泡内压增高,压迫肺毛细血管,造成管腔狭窄或闭塞,以及毛细血管网的毁损,使肺循环阻力增大;缺氧、高碳酸血症和呼吸性酸中毒均可引起肺血管阻力增高,形成肺动脉高压。

2.右心室肥大和右心功能不全

长期肺循环阻力增加,使右心负担加重,右心室代偿性肥厚。随着病情发展,心脏储备能力逐渐减退,缺氧又使心肌损害,当呼吸道发生感染,使缺氧加重或由于其他原因使肺动脉压进一步增高超过右心室的负荷时,右心室即行扩张,最后导致右心衰竭。

3.其他重要器官的损害

缺氧和高碳酸血症可导致重要器官如脑、肝、肾、胃肠及内分泌系统、血液系统的病理改变,引起多器官的功能损害。

【临床表现】

本病发展缓慢,临床上除原有肺、胸疾病的各种症状和体征外,主要是逐步出现肺、心功能衰竭以及其他器官损害的表现。

(一)肺、心功能代偿期

(1)支气管肺部及胸廓原发疾病的症状和体征。

(2)活动后感心悸、呼吸困难。并发呼吸道感染时咳嗽加剧,痰量增多。

(3)明显的肺气肿、肺动脉高压和右心室肥大的体征,可有不同程度的发绀,心音遥远,肺动脉瓣区第二心音亢进,剑突下的心脏收缩期搏动。

(4)体征以发绀、肺气肿体征为主,包括以下几方面。

1)视诊:桶状胸。

2)触诊:呼吸运动减弱、语颤减弱。

3)叩诊:肺部呈过清音、肝浊音界下降,心浊音界缩小,甚至消失。

4)听诊:呼吸音减弱、肺底可有干、湿啰音,心音遥远。三尖瓣区出现收缩期杂音或剑突下有心脏收缩期搏动。部分病例可见轻度颈静脉怒张但静脉压无明显增高。

(二)肺、心功能失代偿期

1.呼吸衰竭

呼吸衰竭是肺功能不全的晚期表现。常先表现为缺氧症状,进一步发生二氧化碳潴留。缺氧的症状是气短、胸闷、心悸、头痛等,当 PaO_2 低于 40mmHg 时,可出现明显发绀。严重缺氧可引起脑的损伤,表现为谵妄、抽搐、甚至昏迷。二氧化碳潴留早期可无症状,当 $PaCO_2$ 超过 60mmHg 或急剧上升时,症状较明显。最初出现头痛、头胀、多汗、失眠等。重者发生肺性脑病。

(1)低氧血症 明显发绀、呼吸困难加重,夜间为甚。心率加快和脑功能紊乱引起反应迟钝、谵妄、抽搐、昏迷等。

(2)肺性脑病 因缺氧和二氧化碳潴留引起精神障碍、神经系统症状和体征的一个综合征。表现为头痛、神志恍惚、淡漠、谵妄、抽搐、昏迷、球结膜充血水肿、皮肤潮红、多汗。

(3)呼吸性酸中毒合并代谢性酸中毒,动脉血氧分压降低,二氧化碳分压升高,血 pH 降低。

2.右心衰竭

(1)症状 明显气促、心悸、食欲不振、腹胀、恶心等。

(2)体征 严重发绀、颈静脉怒张、肝大有压痛、肝颈静脉回流征阳性、下肢水肿、心率增快、三尖瓣区或剑突下收缩期吹风样杂音更加明显并可听到舒张期奔马律。

【并发症】

肺性脑病、电解质及酸碱平衡紊乱、心律失常、休克、消化道出血和弥散性血管内凝血。其中肺性脑病是慢性肺心病死亡的首要原因。

【医学检查】

1.**血液检查**

红细胞和血红蛋白可增高,全血黏度及血浆黏度增加。合并感染时白细胞总数增加或有核左移。

2.**肝肾功能检查**

丙氨酸氨基转移酶和血肌酐、尿素增高。

3.**血气分析**

低氧血症、高碳酸血症,早期 pH 值正常,重症 pH 值下降。呼吸衰竭时 $PaO_2 <$ 60mmHg,$PaCO_2 > 50$mmHg。

4.**X 线检查**

除肺、胸基础疾患的 X 线征象外,尚有肺动脉高压和右心肥大的征象。如右下肺动脉干扩张,其横径≥15mm;横径与气管横径比值≥1.07;肺动脉段明显突出或其高度≥3mm;中央动脉扩张,外周血管纤细,形成"残根"征,皆为诊断慢性肺心病的主要依据。

X 线诊断标准:右肺下动脉干扩张,横径≥15mm;或右肺下动脉横径与气管横径比值≥1.07;或经动态观察较原肺下动脉干增宽 2mm 以上。肺动脉段中度凸出或其高度≥3mm。中心肺动脉扩张和外周分支纤细形成鲜明对比。肺动脉圆锥部显著凸出(右前斜位)或"锥高"≥7mm。右心室增大(结合不同体位判断)。

5.**心电图**

示右心室肥大和右心房肥大。如电轴右偏,额面平均电轴≥＋90°,重度顺钟向转位,$R_{V1} + S_{V5} \geq 1.05$mV 及肺型 P 波。也可见右束支传导阻滞及低电压。V_1、V_2 甚至 V_3 可出现 QS 波。

具有上述五项中的一项可以诊断。

【治疗原则】

肺心病的治疗以治肺为本、治心为辅为原则。

(一)急性加重期治疗

1.**控制感染**

根据感染的环境(院内或院外)、痰涂片、痰培养和药敏结果选用抗生素。

2.**维持呼吸道通畅,纠正缺氧和二氧化碳潴留**

使用止喘、祛痰药(氨茶碱、喘定等支气管扩张剂缓解支气管痉挛)、翻身、胸部叩击、雾化吸入等,是保持气道通畅的重要措施。必要时,需进行气管插管切开、使用呼吸机辅助呼吸促进通气,纠正呼吸衰竭。纠正缺氧通常采用低浓度、低流量持续给氧,流量 1～2L/min,24 小时持续吸氧。长期氧疗,采取一昼夜持续吸氧 15 小时以上,吸入氧浓度在 25％～29％,可以提高生存率,改善生活质量。通气不足伴有明显缺氧和二氧化碳潴留者,在应用氧疗的同时,可考虑应用呼吸兴奋剂。

3.**强心、利尿治疗**

肺心病利尿是以缓慢、小量、间歇为原则,以避免大量利尿引起血液浓缩、痰液黏稠,加重气道阻塞及低钾血症。心衰控制仍不满意时可加用强心药。由于肺心病患者长期处于缺氧状态,对洋地黄类药物的耐受性低,容易中毒,故使用洋地黄类药时应以快速、小剂量(常规剂量的 1/2 或 2/3)为原则,用药前要积极纠正缺氧和低钾血症,用药过程中密切观察毒副作用。

4.抗凝治疗

应用普通肝素或低分子肝素防止肺微小动脉原位血栓的形成。

(二)缓解期治疗

原则上采用中西医结合的综合治疗措施,目的是增强免疫功能,去除诱因,减少或避免急性加重的发生,使肺、心功能得到部分或全部恢复。

【护理问题/诊断】

(1)气体交换受损　与低氧血症、CO_2 潴留、肺血管阻力增高有关。

(2)清理呼吸道无效　与呼吸道感染、痰液黏稠有关。

(3)体液过多　与心脏负荷增加、心肌收缩力下降、心排血量减少有关。

(4)活动无耐力　与肺、心功能不全或缺氧有关。

(5)睡眠型态紊乱　与呼吸困难、不能平卧、环境刺激有关。

(6)潜在并发症:肺性脑病、电解质紊乱。

【护理措施】

1.休息与活动

让患者充分了解休息有助于心肺功能的恢复,在心肺功能失代偿期,应绝对卧床休息,协助采取舒适体位,如半卧位或坐位,以减少机体耗氧量,促进心肺功能的恢复,减慢心率和减轻呼吸困难。代偿期以量力而行、循序渐进为原则,鼓励患者进行适量活动,活动量以不引起疲劳、不加重症状为度。对于卧床患者,应协助定时翻身、更换姿势。根据患者的耐受能力指导患者在床上进行缓慢的肌肉松弛活动。鼓励患者进行呼吸功能锻炼,提高活动耐力。

2.病情观察

观察患者的生命体征及意识状态,注意有无发绀和呼吸困难及其严重程度;定期监测动脉血气分析,观察有无有心力衰竭的表现,密切观察患者有无头痛、烦躁不安、神志改变等。

3.氧疗护理

持续低流量吸氧,氧浓度一般在 25%～29%,氧流量 1～2L/min,经鼻导管持续吸入,必要时可通过面罩或呼吸机给氧,吸入的氧必须湿化。低浓度给氧的依据是:失代偿期患者多为慢性Ⅱ型呼衰,患者的呼吸中枢对二氧化碳刺激的敏感性降低,甚至已处于抑制状态,呼吸中枢兴奋主要依靠缺氧对外周化学感受器的刺激作用,当吸入氧浓度过高时,随缺氧的短暂改善,解除了对中枢的兴奋作用,结果使呼吸受到抑制,二氧化碳潴留加剧,甚至诱发肺性脑病。采取持续低流量给氧,既能提高 PaO_2 改善缺氧,又不致加重二氧化碳的潴留。

4.清除痰液,改善肺泡通气

对体弱卧床、痰多而黏稠的患者,宜每 2～3 小时帮助翻身一次,同时鼓励患者咳嗽,给予拍背,促进痰液排出。对神志不清者,可进行机械吸痰,每次抽吸时间不超过 15 秒,以免加重缺氧。

5.水肿的护理

注意观察全身水肿情况、有无压疮发生。患者容易出现营养不良和身体下垂部位水肿,若长期卧床,极易形成压疮。指导患者穿宽松、柔软的衣服;定时更换体位,受压处垫气圈或海绵垫,或使用气垫床。

宜限制水、盐摄入；做好皮肤护理，避免皮肤长时间受压；正确记录24小时出入量；按医嘱应用利尿剂，注意观察水肿消长情况。

6.饮食护理

应摄入高蛋白、高维生素、高热量、易消化及低盐饮食。防止因便秘、腹胀而加重呼吸困难。避免含糖高的食物，以免引起痰液黏稠，如患者出现水肿、腹水或尿少时，应限制盐和水的摄入，钠盐<3g/d，水分<1500ml/d。少食多餐，减少用餐时的疲劳，进餐前后漱口，保持口腔清洁，促进食欲。必要时遵医嘱静脉补充营养。

7.用药护理

应用利尿剂后易出现低钾、低氯性碱中毒而加重缺氧，过度脱水引起血液浓缩、痰液黏稠不易排出等不良反应，应注意观察及预防。使用排钾利尿剂时，督促患者遵医嘱补钾。利尿剂尽可能在白天给药，避免夜间频繁排尿而影响患者睡眠；使用洋地黄类药物时，注意观察药物毒性反应；应用血管扩张剂时，注意观察患者心率及血压情况。

患者烦躁不安时要警惕呼吸衰竭、电解质紊乱等。禁用麻醉剂及影响呼吸中枢功能的镇静剂如吗啡、哌替啶、巴比妥类；必要时可选择地西泮，以免诱发或加重肺性脑病。

【健康教育】

（1）疾病预防指导：向患者及家属讲解慢性肺心病是各种原发肺胸疾病的晚期并发症，向患者和家属介绍疾病发生、发展过程及去除病因和诱因的重要性。应劝导高危人群戒烟、积极防治 COPD 等慢性支气管肺疾病，以降低发病率。

（2）积极防治原发病，避免各种导致疾病加重的诱因，避免吸入尘埃、刺激性气体，避免进入空气污浊的公共场所及接触上呼吸道感染者。指导患者适当休息，摄取足够的热量、营养、维生素和水分。

（3）指导患者坚持呼吸锻炼和全身运动锻炼，但避免活动过度。用力活动应在呼气阶段进行，如用调节呼法配合登梯运动，先慢慢深吸气后，在呼气时上几级楼梯，停下来再慢慢做深吸气，再上几级楼梯，避免因活动导致呼吸短促。鼓励患者坚持进行呼吸运动锻炼，缩唇呼吸法和腹式呼吸法的训练。

（4）指导患者合理使用药物，保持呼吸道通畅，坚持家庭氧疗。告知患者及家属病情变化的征象，定期随访。

（陈　雷）

第九节　原发性支气管肺癌患者的护理

原发性支气管肺癌简称肺癌，为起源于支气管黏膜或腺体的恶性肿瘤，目前位于男性肿瘤的首位，由于早期诊断不足致使预后较差。

【病因】

1.吸烟

吸烟是肺癌的重要危险因素。纸烟中含有多种致癌物质，与肺癌有关的主要是苯并芘。

2.职业因素

如从事石棉、砷、烟尘和沥青等职业者发病率高。

3.空气污染

污染主要来自汽车废气、工业废气、公路沥青等。小环境污染如烹调时的烟雾、室内用煤、装修材料的污染也是肺癌的危险因素。

4.电离辐射

大剂量电离辐射可引起肺癌。

5.饮食与营养

如食物中维生素 A 含量低或血清维生素 A 低,得肺癌的危险性高。

6.其他

肺部慢性炎症、结核瘢痕、遗传因素等对肺癌的发生可能也有一定的作用。

【分类】

(一)按解剖学分类

1.中央型肺癌

中央型肺癌指发生在段支气管以上至主支气管的癌肿。

2.周围型肺癌

周围型肺癌指发生在段支气管以下的癌肿。

(二)根据细胞分化程度和形态特征分类

1.鳞状上皮细胞癌(鳞癌)

最常见的肺癌,多见于老年男性,与吸烟的关系最密切。鳞癌细胞生长缓慢,转移较晚,手术切除机会相对较多。但对化疗、放疗不如小细胞未分化癌敏感。

2.小细胞未分化癌(小细胞癌)

肺癌中恶性度最高的一种。小细胞癌对化疗、放疗较其他类型敏感。

3.大细胞未分化癌(大细胞癌)

恶性度较高,但转移较小细胞癌晚,手术切除机会相对较大。

4.腺癌

腺癌包括腺泡状腺癌、细支气管-肺泡细胞癌、实体癌黏液形成。早期侵犯血管、淋巴管,常在原发瘤引起症状前已转移。女性多见,出现症状相对较晚,恶性度介于鳞癌与小细胞癌之间,对化疗、放疗敏感性较差。

【临床表现】

(一)症状

1.呼吸系统症状

(1)咳嗽 常以阵发性刺激性呛咳为首发症状。无痰或有少许白色黏液痰,多见于中央型,肿瘤在气管内。肿瘤肿大引起支气管狭窄,咳嗽呈高金属音。继发感染时痰量增多。

(2)咯血 以中央型肺癌多见,多为持续性痰中带血,当癌肿侵犯大血管引起大咯血。

(3)胸痛 病变累及胸膜或胸壁时,患者出现持续、固定、剧烈的胸痛。

(4)呼吸困难 多与癌肿引起支气管狭窄或阻塞气道及并发肺炎、肺不张或胸腔积液等有关。

(5)声音嘶哑 肿瘤或肿大的纵隔淋巴结使喉返神经受压或受累所致,多见于左侧。

（6）Horner综合征　位于肺尖部的肺癌称肺上沟癌（Pancoast癌）。若压迫颈部交感神经，可引起患侧眼睑下垂、瞳孔缩小、眼球内陷，同侧额部与胸壁无汗或少汗，即Horner综合征。

2.全身症状

（1）发热多由继发感染引起，肿瘤坏死也可引起癌性发热。

（2）食欲减退、消瘦、明显乏力。

3.癌肿压迫与转移

如压迫喉返神经使声音嘶哑；侵犯或压迫食管引起吞咽困难；肝转移出现黄疸等。

4.其他

肿瘤作用于其他系统引起的肺外表现又称副癌综合征。如异位内分泌综合征、神经肌肉综合征及肥大性骨关节病、高钙血症等。

（二）体征

早期可无阳性体征，肺癌部分阻塞支气管时，可有局限性哮鸣音；随癌症进展，患者消瘦，可有声音嘶哑；气管移位、肺不张、肺炎及胸腔积液体征。如肿瘤压迫或阻塞上腔静脉，出现颈部、胸部浅表静脉怒张。可有右锁骨上及腋下淋巴结肿大。部分肺癌患者有杵状指、肥大性骨关节病。

【医学检查】

1.X线检查

X线检查是发现肺癌的重要方法之一。中央型肺癌主要表现为单侧性不规则的肺门肿块；周围型肺癌表现为边界毛糙的结节状或团块状阴影。

2.痰脱落癌细胞检查

痰脱落癌细胞检查是简单有效的早期诊断肺癌的方法之一。

3.纤维支气管镜检查

纤维支气管镜检查对明确肿瘤的存在和组织学诊断具有重要意义，可直接观察并配合活检等手段诊断肺癌。

4.其他

淋巴结活检、胸腔积液细胞学检查等有助于确诊。

【治疗原则】

（1）早期肺癌首选手术治疗。

（2）化学药物治疗对小细胞未分化癌最敏感，鳞癌次之，腺癌治疗效果最差。常用的抗癌药物有环磷酰胺、盐酸氮芥、阿霉素、长春新碱、顺铂等。

（3）放射治疗主要用于不能手术的患者，同时配合化疗，小细胞未分化癌效果最好，鳞癌次之，腺癌效果最差。

【护理措施】

1.对症护理

肺癌患者晚期最突出的病症是疼痛和呼吸困难，对症护理以提高晚期肺癌患者的生活质量。

（1）疼痛　与患者共同寻找减轻疼痛的方法，如采取舒适体位、避免剧烈咳嗽、局部按摩、冷敷、使用放松技术、分散注意力等,或遵医嘱使用止痛药物,用药原则如下。

1)按照WHO三阶段止痛方案用药。

一阶段:非阿片类,阿司匹林、布洛芬。

二阶段:弱阿片类,可待因、曲马朵、布桂嗪。

三阶段:强阿片类,吗啡,以能控制患者痛苦的最小剂量为宜。

2)24小时内按钟点给药,而不是在患者疼痛已发作或加重时才给药,其目的是使疼痛处于持续被控制状态。

3)首选口服,必要时采用非肠胃给药,尽量避免肌内注射,必要时也可采用患者自控给药。

4)肺癌止痛应个体化。

(2)呼吸困难　给予患者高斜坡卧位,遵医嘱吸氧,据病情鼓励患者下床活动以增加肺活量,大量胸腔积液者,协助医生进行胸腔穿刺抽积液。

2.饮食护理

向患者及家属强调增加营养与促进康复、配合诊疗的关系,了解患者的饮食习惯、营养状态和摄入情况,原则是给予高蛋白、高热量、高纤维素、易消化的食物,动植物蛋白应合理搭配,如蛋、鸡肉、大豆等。避免产气食物。并注意调整好食物的色、香、味。餐前休息片刻,做好口腔护理,创造愉快的进餐环境。少食多餐,有吞咽困难者应给予流质饮食,进食宜慢,取半卧位以避免发生吸入性肺炎或呛咳,甚至窒息。

3.心理护理

医护人员要根据患者的年龄、职业、文化程度及性格等情况,给予沟通和心理支持。确诊后,可据患者的心理承受能力决定是否向其透露实情。尽量给患者创造一个安静和谐的环境,建立良好的护患关系,取得患者的信任。

【健康教育】

(1)宣传肺癌的预防保健知识,以减少肺癌的发生,或争取早期诊断及治疗。

(2)大力宣传吸烟对机体的危害,提倡不吸烟或戒烟。

(3)治理大气污染,加强环境卫生和劳动保护,改善工矿劳动条件是减少肺癌发病的重要措施。

(4)防治肺癌慢性疾病,如慢支、结核等。

(5)组织肺癌普查,特别是对40岁以上有重度吸烟史者和高危职业人群、高危地区人群。

(6)教育人们,尤其是40岁以上吸烟者,有不明原因的咳嗽、咯血等症状要及时就医,以便早发现、早治疗。

(7)指导患者尽快脱离过激的心理反应,保持良好的精神状态,增强治疗疾病的信心。解释治疗可能出现的反应,使患者做好必要的准备,消除恐惧心理,完成治疗方案。

(陈凯明)

第十节　慢性呼吸衰竭患者的护理

呼吸衰竭(简称呼衰)是由于各种原因引起的肺通气和(或)换气功能严重障碍,以致在静息状态下亦不能进行有效的气体交换,导致缺氧伴(或不伴)二氧化碳潴留,从而出现一系列生理功能和代谢紊乱的临床综合征。静息条件下呼吸大气压空气时,动脉血氧分压(PaO_2)<8.0kPa(60mmHg)伴或不伴动脉血二氧化碳分压($PaCO_2$)>6.7kPa(50mmHg)即为呼吸衰竭。

根据血气的变化将呼衰分为低氧血症型(Ⅰ型)和高碳酸血症型(Ⅱ型)。前者仅有 PaO_2 下降,$PaCO_2$ 正常;后者为 PaO_2 下降,同时有 $PaCO_2$ 升高。根据呼衰发生的缓急分为急性呼衰和慢性呼衰。

【病因及发病机制】

(一)病因

引起呼吸衰竭的病因很多,参与肺通气和肺换气的任何一个环节的严重病变,都可能导致呼吸衰竭,包括:

(1)呼吸道病变　喉水肿、支气管痉挛、呼吸道分泌物或异物阻塞等。

(2)肺组织病变　COPD、各种肺炎、重症肺结核等。

(3)胸廓病变　胸廓畸形、外伤、手术创伤、大量气胸、胸腔积液等。

(4)神经肌肉疾病　脑血管病变、脑炎、脑外伤、脊髓灰质炎、多发性神经炎及重症肌无力等。

(5)其他　肺水肿、肺栓塞等。

(二)发病机制

1.缺氧和二氧化碳潴留的发生机制

(1)肺泡通气不足　正常情况下,肺泡通气量约需 4L/min 才能维持正常的肺泡氧、二氧化碳分压和肺泡毛细血管之间的分压差,使氧和二氧化碳能有效地进行交换。若肺泡通气量减少或肺泡中氧分压降低,二氧化碳分压上升,必将妨碍肺泡与毛细血管间的气体交换,其后果是缺氧和二氧化碳潴留。阻塞性和限制性通气功能障碍均可引起肺泡通气不足。

(2)通气/血流比例失调　通气/血流比例是指每分钟肺泡通气量与每分钟肺毛细血管总血流量之比,正常通气/血流比例为0.8,若通气/血流比例大于正常,如慢性阻塞性肺疾病时,部分肺泡壁毛细血管床总面积减少,血流灌注不足,造成无效腔通气,其结果是缺氧。肺末梢支气管阻塞,通气/血流比例小于正常,虽有血流通过,但由于通气减少,造成生理性静-动脉分流,其结果也是缺氧。

通气/血流比例失调,产生缺氧,而无二氧化碳潴留。因动、静脉血之间氧分压差远大于 CO_2,CO_2 的扩散系数是氧的 20 倍。PO_2 的下降、PCO_2 的升高刺激呼吸,增加肺泡通气量,有助于 CO_2 的排出。肺部病变如肺泡萎陷、肺不张、肺水肿和肺炎实变均可引起肺动-静脉样分流增加。分流量越大,吸氧后提高动脉血的氧分压效果越差。分流量超过30%以上,吸氧对氧分压的影响有限。

(3)气体弥散障碍　肺组织广泛破坏、间质水肿、肺泡内有渗出物等,都可使肺泡毛细血管膜增厚,导致气体弥散障碍。由于氧的弥散力仅为二氧化碳的 1/20,所以弥散障碍主要影响氧的交换。

2.缺氧和二氧化碳潴留对机体的影响

(1)对中枢神经系统的影响　脑对缺氧十分敏感,通常完全停止供氧 4～5 分钟即可引起不可逆的脑损害。轻度缺 O_2 可引起注意力不集中、视力和智力减退等。严重缺 O_2 可导致头痛、精神错乱、昏迷、抽搐等。CO_2 潴留可引起精神神经症状。

二氧化碳轻度增加时,对皮质下层刺激加强,间接引起皮质兴奋,患者往往出现失眠、精神兴奋、烦躁不安、言语不清、精神错乱。当二氧化碳潴留使脑脊液 H^+ 浓度增加时,可影响脑细胞代谢,降低脑细胞兴奋性,抑制皮质活动,表现为嗜睡、昏迷、抽搐和呼吸抑制。这种缺氧和二氧化碳潴留导致的神经精神障碍症候群称为肺性脑病。

(2)对心脏、循环的影响 缺氧和二氧化碳潴留均可刺激心脏,使心率加快,心搏量增加,血压上升;缺氧使右心负荷加重;长期缺 O_2 可使心肌发生变性、坏死和心肌收缩力降低,导致心力衰竭。缺氧和二氧化碳潴留还可引起严重心律失常。

(3)对呼吸的影响 缺氧主要通过颈动脉窦和主动脉体化学感受器的反射作用刺激通气,但若缺氧缓慢加重,这种反射迟钝。只有当 $PaO_2 < 60mmHg$ 时,才出现兴奋呼吸中枢的作用。二氧化碳是强有力的呼吸中枢兴奋剂,一般 $PaCO_2$ 每增加 $1mmHg$,通气量增加 $2L/min$。但二氧化碳过分升高时,呼吸中枢受抑制,通气量反而下降。缺氧可反射刺激通气,若缺氧缓慢加重,则这种反射迟钝。$PaCO_2$ 过高反而抑制和麻痹呼吸中枢。

(4)对肝、肾和造血系统的影响 缺氧可导致干细胞损害和丙氨酸氨基转移酶上升。严重缺氧和二氧化碳潴留时,可引起肾血管痉挛,肾血流量减少,尿量减少,组织氧分压降低可使红细胞生成素增加,血液黏稠度增加,加重肺循环和右心负担。

(5)对酸碱平衡和电解质的影响 严重缺氧可引起代谢性酸中毒,造成细胞内酸中毒和高钾血症;急性二氧化碳潴留可导致低氯血症。

【分类】

1. 按照动脉血气分类

(1)I 型呼衰 仅有 PaO_2 下降,$<60mmHg$,$PaCO_2$ 降低或正常。

(2)II 型呼衰 $PaCO_2$ 升高,同时有 PaO_2 下降。动脉血气分析为 $PaO_2 < 60mmHg$ 和 $PaCO_2 > 50mmHg$。

2. 按发病急缓分类

可分为急性呼衰和慢性呼衰。

3. 按发病机制分类

分为泵衰竭和肺衰竭。

【临床表现】

除原发病症状外,其临床表现主要与缺氧和高碳酸血症有关。

1. 呼吸困难

呼吸困难是最早、最突出的表现,表现为呼吸浅速、出现"三凹征",严重者有呼吸节律的改变。呼吸中枢受损时,呼吸频率变慢且常伴节律的变化,如潮式呼吸。

2. 发绀

发绀是缺氧的典型表现,当动脉血氧饱和度低于 90% 或氧分压 $<50mmHg$ 时,可见口唇、指甲等处发绀。如同时肢端皮肤厥冷,常提示周围循环不良;如上肢青紫而湿暖,则多属肺泡通气不足,二氧化碳潴留产生的血管扩张所致。

3. 精神神经症状

缺氧早期脑血流量增加,可出现搏动性急性头痛;轻度缺氧可出现注意力分散,定向力减退;缺氧程度加重,出现烦躁不安、神志恍惚、嗜睡、昏迷。轻度二氧化碳潴留表现兴奋症状,如多汗、烦躁、白天嗜睡、夜间失眠;中等二氧化碳潴留表现颜面发红、肿胀、球结膜水肿、四肢及皮肤温暖潮湿,二氧化碳潴留严重时可对中枢神经系统抑制,表现神志淡漠,间歇抽搐、昏睡、昏迷等二氧化碳麻醉现象,称为肺性脑病。

4. 心血管系统症状

早期血压升高、心率加快,晚期心率减慢、血压下降、心律失常甚至心脏停搏。

5. 肾功能损害

慢性呼吸衰竭如果呼吸性酸中毒失代偿,肾血管痉挛,肾血流量减少,可引起肾功能损害,表现为蛋白尿、红细胞尿、管型尿、氮质血症及少尿。

【医学检查】

1. 血气分析

显示 $PaO_2 < 8.0kPa$,$PaCO_2 > 6.7kPa$,动脉血氧饱和度 $< 75\%$;血 pH 常降低。

2. 影像学检查

胸片、CT 和放射性核素肺通气、灌注扫描等可协助分析呼衰的原因。

3. 痰液检查

痰液涂片与细菌培养。

4. 血和尿检查

尿中见红细胞、蛋白及管型,亦可有低血钾、高血钾、低血钠、低血氯。

【治疗原则】

呼衰治疗的基本原则是:氧疗迅速纠正严重缺氧和二氧化碳潴留,积极处理原发病或诱因,维持心、脑、肾等重要脏器的功能,预防和治疗并发症。

1. 保持呼吸道通畅

保持呼吸道通畅是纠正缺氧和二氧化碳潴留的先决条件。

(1)清除呼吸道分泌物,防止反流。

(2)缓解支气管痉挛,鼓励咳痰,加强吸痰,必要时纤支镜吸痰。

(3)建立人工气道,必要时气管插管、气管切开。

2. 氧疗

急性呼吸衰竭患者应使 PaO_2 维持在接近正常范围;慢性缺氧患者吸入的氧浓度应使 PaO_2 在 60mmHg 以上或 SaO_2 在 90% 以上;一般状态较差的患者应尽量使 PaO_2 在 80mmHg 以上。吸入氧浓度(FiO_2)与吸入氧流量大致呈如下关系:$FiO_2 = 21 + 4 \times$ 吸入氧流量(L/min)。对缺氧不伴二氧化碳潴留的患者,应给予高浓度吸氧($> 35\%$);对缺氧伴有二氧化碳潴留的患者,应给予低浓度吸氧($< 35\%$)。

3. 增加通气量、减少 CO_2 潴留

应用呼吸兴奋剂,如尼可刹米、洛贝林等,尼可刹米是最常用的呼吸中枢兴奋剂。必须在保持气道通畅的前提下使用,否则会促发和(或)加重呼吸肌疲劳。对于严重呼衰患者,可用机械通气。

4. 抗感染,纠正酸碱平衡和电解质紊乱

(1)呼吸性酸中毒　最常见,改善肺通气,一般不宜补碱。

(2)呼吸性酸中毒合并代谢性酸中毒　酸中毒严重影响血压,pH < 7.25 时补碱;高通气

量纠正 CO_2 潴留,治疗代谢性酸中毒的病因。

(3)呼吸性酸中毒合并代谢性碱中毒　防止医源性因素和避免 CO_2 排出过快,适量补氯补钾。

(4)电解质紊乱　以低钾、低氯、低钠最为常见。

5.病因治疗

在解决呼吸衰竭本身造成危害的前提下,针对不同病因采取适当的治疗措施是治疗呼吸衰竭的根本所在。

6.重要脏器功能的监测与支持

重症患者需要预防和治疗肺动脉高压、肺源性心脏病、肺性脑病、肾功能不全和消化功能障碍等,尤其要注意预防多器官功能障碍综合征的发生。

【护理问题/诊断】

(1)气体交换受损　与呼吸衰竭有关。

(2)清理呼吸道无效　与呼吸功能受损、呼吸道分泌物黏稠积聚有关。

(3)生活自理能力缺陷　与意识障碍有关。

(4)潜在并发症:水及电解质紊乱、上消化道出血、肺性脑病。

【护理措施】

1.休息与活动

帮助患者取舒适且有利于改善呼吸状态的体位,一般呼吸衰竭的患者取半卧位或坐位,趴伏在床桌上,借此增加辅助呼吸肌的效能,促进肺膨胀。为减少体力消耗,降低氧耗量,患者需卧床休息,并尽量减少自理活动和不必要的操作。

2.病情观察

(1)估计病情轻重,主要根据血气分析及发绀程度、神志改变。据此可将呼吸衰竭分为以下三度,呼吸衰竭的分度见表 1-10-1。

1)意识:神志与精神的改变,对发现肺性脑病先兆极为重要。如精神恍惚、白天嗜睡,夜间失眠、多语或躁动为肺性脑病表现。

2)呼吸:注意呼吸幅度、频率、节律的变化。若呼吸变浅、减慢、节律不齐或呼吸暂停,为呼吸中枢受抑制的表现。

3)心率与血压:病程早期心率加速、血压上升;后期心脏功能失代偿可致心率减慢,血压下降。

表 1-10-1　呼吸衰竭分度

项目	中度	重度
氧饱和度(动脉血)	0.75～0.85	<0.75
PaO_2(mmHg)	40～50	<40
$PaCO_2$(mmHg)	>60	>90
发绀	有或明显	严重
神志	嗜睡、谵妄	昏迷

4)痰:注意痰量、性状及排痰是否通畅。痰量及颜色的改变可直接反应感染的程度及治疗

效果。如痰量增多,黄色脓性,表示感染加重;原有大量痰液突然减少,常见于快速利尿,分泌物干结、病情加重、痰栓堵塞小支气管等情况。

5)尿量和粪便颜色:尿量多少反映患者体液平衡和心、肾功能的情况。在呼吸衰竭尤其是合并心力衰竭、肾衰竭、休克患者,应每日记录尿量。呼吸衰竭患者常合并消化道出血,应注意观察粪便颜色,并做隐血试验,以便及早发现。

6)呕吐物颜色:合并上消化道出血时,可出现呕血。

7)并发症:呼吸衰竭患者出现严重并发症,死亡率甚高,因此需密切观察。如发现在输液过程容易发生针头堵塞、注射部位出血或有瘀斑、皮肤黏膜自发出血等,均提示有合并弥散性血管内凝血的可能,应及时与医师联系,尽早积极采取治疗措施,以免耽误病情。

8)观察应用呼吸兴奋剂的反应:应用呼吸兴奋剂后,若出现颜面潮红、面部肌肉颤动、烦躁不安等现象,表示过量,应减慢滴速或停用。

3. 氧疗护理

(1)对Ⅱ型呼吸衰竭患者应给予低浓度(25%～29%)、低流量(1～2L/min)鼻导管持续吸氧,以免缺氧纠正过快引起呼吸中枢抑制。如配合使用呼吸器和呼吸中枢兴奋剂可稍提高给氧浓度。给氧过程中若呼吸困难缓解、心率减慢、发绀减轻,表示氧疗有效;若呼吸过缓或意识障碍加深,须警惕二氧化碳潴留。$FiO_2=21+4\times$吸入氧流量(L/min)。

(2)给氧方法:双腔鼻管、鼻导管、鼻塞、面罩供氧。面罩供氧利用氧射流产生负压,吸入空气以稀释氧,调节空气进量可控制氧浓度在 25%～50% 范围内。慢阻肺呼衰患者长期低浓度氧疗(尤在夜间)能降低肺动脉压和右心负荷。

(3)用氧效果:氧疗过程中,应注意观察氧疗效果,如吸氧后呼吸困难缓解、发绀减轻、心率减慢,表示氧疗有效;如意识障碍加深或呼吸过度表浅、缓慢,可能为二氧化碳潴留加重。应根据动脉血气分析结果和患者的临床表现,及时调整吸氧流量和浓度,保证用氧效果,防止氧中毒和二氧化碳麻醉。

(4)注意事项:氧疗时注意保持吸入氧气的湿化,以免干燥的氧气对呼吸道产生刺激,并促进气道黏液栓形成。输送氧气的导管、面罩、气管导管等应妥善固定,使患者舒适;保持导管的清洁与通畅,定时更换消毒,防止交叉感染。保证用氧安全。

4. 对症护理

(1)保持呼吸道通畅　要采取各种措施,促进痰液引流,保证呼吸道通畅。具体方法包括:①指导并协助患者进行有效的咳嗽、咳痰。②每1～2 小时翻身1 次,并给予拍背,促使痰液排出。③病情严重、意识不清的患者应取仰卧位,头后仰,托起下颌,并用多孔导管或经口机械吸引,已清除口咽部分泌物。④多饮水、口服或雾化吸入祛痰药,以利于痰液排出。

(2)促进有效通气　指导Ⅱ型呼吸衰竭的患者进行呼吸功能锻炼,通过腹式呼吸时膈肌的运动和缩唇呼吸促使气体均匀而缓慢地呼出,以减少肺内残气量,增加有效通气量,改善呼吸功能。

5. 用药护理

(1)按医嘱选择使用有效的抗生素控制呼吸道感染。

(2)按医嘱使用呼吸兴奋剂(如尼可刹米、洛贝林等),必须保持呼吸道通畅。注意观察用药后反应,防药物过量;对烦躁不安、夜间失眠患者,慎用镇静剂,以防引起呼吸抑制。呼吸兴奋剂机理:刺激呼吸中枢或周围化学感受器,增加呼吸频率和潮气量改善通气。氧耗量和 CO_2

产生量增加。因此呼吸兴奋剂主要用于以中枢抑制为主的呼吸衰竭,不宜用于以换气功能障碍为主的呼吸衰竭。

(3)呼吸兴奋剂的使用原则:①必须在保持气道通畅的前提下使用,否则会促发呼吸肌疲劳,进而加重二氧化碳潴留。②脑缺氧、脑水肿未纠正而出现频繁抽搐者慎用。③患者的呼吸肌功能应基本正常。④不可突然停药。

(4)呼吸兴奋剂的注意事项:静点时速度不宜过快,注意观察患者呼吸频率、节律、神志的变化以及动脉血气结果,以便调节剂量。如出现恶心、呕吐、烦躁、面色潮红、皮肤瘙痒等现象,需减慢滴速。若经 4~12 小时未见疗效,或出现肌肉抽搐等严重不良反应时,应及时通知医生。

呼吸兴奋剂改善通气的效果,有赖于气道的通畅。若患者气道阻力高,肺胸顺应性差,呼吸驱动的增加反而增加呼吸功,加重耗氧。

6.饮食护理

患者有腹水、水肿、尿少时限制钠盐的摄入。提供高蛋白、高维生素、高纤维素、低糖饮食,少食多餐。

7.心理护理

呼吸衰竭患者容易产生紧张、焦虑等情绪,应多了解和关心患者的心理状况,特别是对建立人工气道和使用呼吸机的患者,应经常巡视,让患者说出或写出引起或加重焦虑的因素,指导患者应用放松、分散注意力等技术,缓解紧张和焦虑的情绪。

【健康教育】

(1)向患者及家属讲解疾病的发生机制、诱发因素、发展和转归,使患者理解康复保健的意义与目的。

(2)鼓励患者进行呼吸运动锻炼如缩唇呼吸、腹式呼吸。加强耐寒锻炼如冷水洗脸,教会患者和家属有效咳嗽、咳痰、体位引流、拍背等技术和家庭氧疗方法。

(3)告知药物的用法、剂量和注意事项等,嘱其遵医嘱准确用药。指导患者加强营养,合理膳食。

(4)指导患者避免各种引起呼吸衰竭的诱因,如预防上呼吸道感染,避免吸入刺激性气体,劝告吸烟患者戒烟,避免劳累、情绪激动等不良因素刺激,少去人群拥挤的地方,尽量避免与呼吸道感染者接触,减少感染的机会。

(5)告诫患者若痰液增多且颜色变黄、咳嗽加剧、气急加重或出现神志改变等病情变化时,应尽早就医。

(李悦玮)

第十一节 机械通气

机械通气是由于各种原因发生呼吸衰竭,肺泡通气量不能满足机体需要时,以人工通气装置辅助或代替呼吸肌功能。

【呼吸机的基本结构及其工作原理】

呼吸机必须具有下列基本结构。

(1)呼吸机的动力来源:压缩气体、电力或二者相结合。气动靠压缩气体推动呼吸机的阀门、活瓣,运用气体射流原理调控呼吸机的运行。电动呼吸机则靠电力来驱动呼吸机运转。

(2)具有灵敏而准确、可变的通气压力及通气容积的调控装置。

(3)具有可调节吸、呼转换和控制呼吸频率、气体流速的装置。

(4)具有可调节触发呼吸机运行的灵敏度调控装置。

【呼吸机的分类】

目前常用的呼吸机为微电脑控制呼吸机。

(1)定容　潮气量稳定。

(2)定压　多种因素影响。

(3)定时　新生儿和婴幼儿常用。

(4)微电脑控制　按需选择使用。

【机械通气的适应证和禁忌证】

(一)适应证

(1)阻塞性通气功能障碍　如 COPD、哮喘。

(2)限制性通气功能障碍　如神经肌肉病变、间质性肺疾病、胸廓畸形等。

(3)肺实质病变　如 ARDS、重症肺炎、肺水肿。

(4)心肺复苏。

(5)强化气道管理。

(6)预防性使用。

(二)需行机械通气的参考指标

(1)呼吸频率>35～40 次/分或<6～8 次/分。

(2)呼吸节律异常或自主呼吸微弱或消失。

(3)PaO_2<50mmHg,尤其是吸氧后仍<50mmHg。

(4)$PaCO_2$进行性升高,pH 动态下降。

(5)呼吸衰竭伴有严重意识障碍。

(三)禁忌证

无绝对禁忌证,正压通气禁忌:伴有肺大泡的呼衰;未经引流的气胸和纵隔气肿;肺出血;急性心梗;休克。

【呼吸机的常用通气模式】

1.控制通气(CV)

有节律、周期性、强制性为患者通气,不考虑患者的自身呼吸状态,即完全由呼吸机控制患者的呼吸,主要呼吸参数由呼吸机控制。有压力控制通气和容积控制通气。

2.辅助控制通气(VCV)

当患者呼吸频率高于设置机械通气频率时,辅助通气;当患者自主呼吸的频率小于预置通气频率时,控制呼吸。

应用此模式需设置参数:潮气量、吸气流率、气流模式、触发灵敏度、机械通气频率等参数。吸气向呼气的切换为时间切换或容量切换。

3.**间歇强制通气(IMV)**

控制呼吸与自主呼吸相结合的通气方式,即预先设定指令通气频率,呼吸机按此频率定时送气,在指令通气的间期内,患者以自主呼吸方式呼吸。IMV 指令通气由呼吸机控制,可出现人机对抗。

4.**同步间歇强制通气(SIMV)**

指令通气需由患者的自主呼吸触发。一般在触发窗内如患者有吸气触发,则按预设的潮气量、气体流率、吸气时间给患者送气。如在触发窗内患者无吸气触发,则在该指令通气周期结束后,呼吸机按预设的条件强制送气。

5.**压力支持通气(PSV)**

在辅助通气方式上,设定一定的通气支持压力,对患者的每一次呼吸均给予支持。患者吸气时,呼吸机提供预定的气道正压,以帮助患者克服吸气阻力、扩张气道和肺泡,提高通气效率。用于有一定自主呼吸能力、呼吸中枢驱动稳定或要撤机的患者。应用 PSV 需设置的参数包括预设压力水平和触发灵敏度。

6.**呼气末正压(PEEP)**

指呼气结束时保持气道内压力为正压,即高于大气压。PEEP 可以提高气道内压力,增加功能残气量,逆转肺泡萎陷,改善通气/血流比值。

7.**持续气道正压(CPAP)**

在整个呼吸周期内,气道内形成持续的正压,防止肺与气道萎缩,改善氧合。CPAP 完全靠患者的自主呼吸,因此,使用该模式的患者必须具有正常的呼吸驱动功能。

【机械通气的并发症及处理】

(一)通气不足

1.**原因**

最常见的原因包括以下几点。

(1)呼吸机与气管套管衔接不严,气管插管或气管切开管气囊破裂、气囊充气不足或漏气,引起气囊封闭不严。

(2)气道分泌物潴留、呼吸机管道积水或扭曲。

(3)呼吸机潮气量设定水平过低或呼吸机故障,致送气量减少。

(4)SIMV 和 CPAP 时,如患者病情加重,自主呼吸浅,每分钟通气量降低,而呼吸机支持水平未相应提高,也可造成通气量降低。

2.**表现**

(1)二氧化碳潴留 如头痛、外周血管扩张、出汗、意识淡漠,严重者可呈现昏迷。

(2)严重通气不足 如低氧血症。

(二)通气过度

潮气量和呼吸频率调节不当,每分钟通气量太大导致通气过度。通气过度主要原因如下。

(1)CV 提示每分钟通气量设置过高。

(2)容量辅助/控制通气时,自主呼吸频率过快。

(3)SIMV 或 PSV 提示患者病情改善,自主呼吸增强、气道阻力减低或顺应性改善等因素均可导致潮气量和分钟通气量增加而导致通气过度。

(4)临床表现:呼吸性碱中毒表现为兴奋、谵妄、震颤、肌肉痉挛等神经系统兴奋症状,出现心律失常、低血压甚至昏迷。

(5)纠正通气过度:应根据动脉血气分析的结果,调整潮气量和呼吸频率,适当降低通气量。对自主呼吸快而不规则的患者可采用 SIMV 通气,以控制自主呼吸触发的送气次数。延长气管导管以加大无效腔。对中枢性通气过度患者,可给予适当镇静剂,抑制自主呼吸。

(三)气胸

张力性气胸是机械通气最严重的并发症之一。

1.原因

(1)气压伤的后果　吸气压峰值增高是导致气压伤的直接原因。由于机械通气应用不当,引起肺泡跨壁压过高,肺泡过度膨胀,导致肺泡破裂,气体漏入纵隔或胸腔。

(2)肺大泡破裂　慢性阻塞性肺部疾病患者实施机械通气时,由于小气道狭窄,阻力较大。吸气时呼吸机通过正压将气体送入肺泡及肺大泡,呼气时肺大泡内的气体不易呼出,导致肺大泡内空气闭陷,跨壁压升高,超过肺大泡的耐受极限时,肺大泡破裂,引起气胸。

(3)创伤或创伤性胸部操作　胸部损伤、纤维支气管镜活检或胸腔穿刺引起肺损伤,均可引起气胸。

2.临床表现

机械通气过程中,如患者出现烦躁不安,心率增快,血压下降,呼吸音降低或消失,纵隔移位,患侧叩诊鼓音等表现时,应考虑气胸的可能。

3.处理方法

患者一旦出现气胸,需立即行胸腔穿刺抽气,必要时行胸腔闭式引流。

(四)肺不张

1.原因

肺不张的主要原因包括:通气量严重不足;气管插管过深,插入右主支气管,导致左肺无通气而发生萎陷;气道分泌物潴留;肺部感染;吸入纯氧时间过长,导致吸收性肺不张。

2.防治措施

(1)吸痰后,用手动气囊以较大潮气量鼓肺 3～5 次。

(2)避免长时间吸入氧浓度过高气体。

(3)检查气管插管的位置,避免插入过深。

(4)加强吸痰、气道湿化等管理。

(5)加强胸部物理治疗:翻身、叩背、体位引流。

(五)人机对抗

机械通气患者与呼吸机对抗,即患者呼吸与呼吸机不同步。

(1)患者呼吸与呼吸机不同步　①患者自主呼气,而呼吸机送气,结果导致气道压力升高,常常超过气道压力报警上限,引起呼吸机报警。②若呼吸机送气过程中患者出现自主吸气,可使气道压力明显降低,若达不到气道压力的报警下限,则亦引起气道低压报警。

(2)表现　患者出现自主吸气,若无空气吸入,气道压力表上可表现为指针摆动明显。

(3)潮气量波动　潮气量突然很小或很大,很不稳定。

(4)清醒患者出现烦躁、躁动、焦虑,不耐受机械通气或气管插管,严重者可出现呼吸频速、肋间肌等呼吸辅助肌参与呼吸动作、胸部与腹部出现矛盾运动、心动过速,甚至出现低血压和心律失常。

(5)当发现患者发生严重人机对抗时,特别是患者出现剧烈烦躁、呼吸困难、氧饱和度降低,甚至出现血压降低时,紧急处理步骤如下。

1)立即脱开呼吸机。

2)利用气囊或简易麻醉机予人工辅助呼吸,吸纯氧。

3)进行快速的体格检查,特别是心肺功能检查。

4)注意生命体征监测指标的改变。

5)如果患者生命垂危,则立即处理可能的原因,例如气道梗阻或张力性气胸。

6)如果患者情况改善,则就人机对抗的有关原因逐项分析,并针对病因处理。

(董　博　李悦玮)

第二章 循环系统疾病患者的护理

第一节 循环系统解剖生理

循环系统由心脏、血管和调节血液循环的神经体液装置组成。循环系统的主要功能是为全身组织器官运输血液，将氧、营养物质输送到组织，在内分泌腺和靶器官之间传递激素，并将组织代谢废物运走，以保证人体新陈代谢的正常进行，维持机体内部理化环境的相对稳定。循环系统疾病包括心脏和血管的疾病，合称心血管病。

一、心脏

心脏是一个由肌肉构成的圆锥形、中空的器官，分四个腔室，即左心房、左心室、右心房、右心室。左、右心房之间，左、右心室之间各有肌性的房间隔和室间隔相隔，左右心之间互不相通。左房、室间通过二尖瓣相通；右房、室间通过三尖瓣相通；左、右房室瓣均有腱索与心室乳头肌相连；左心室与主动脉之间有主动脉瓣，左心室和主动脉通过主动脉瓣相通；右心室与肺动脉之间有肺动脉瓣，右心室和肺动脉通过肺动脉瓣相通；心瓣膜具有防止心房和心室在收缩或舒张时出现血液反流的功能。

心脏壁分为3层，由外向内依次为心外膜、肌层、心内膜。心外膜即心包的脏层，紧贴于心脏表面，与心包壁层形成心包腔，腔内含少量浆液起润滑作用。

冠状动脉是营养心脏的血管，起源于主动脉根部，有左、右两支，围绕在心脏的表面并穿透至心肌内。左冠状动脉又分成前降支和回旋支，主要供给左心房、左心室前壁、侧壁及室间隔前2/3部位心肌的血液；右冠状动脉主要供血给右心房、右心室、左心室后壁、室间隔后1/3部位的心肌和窦房结、房室交界区等处。

心脏在心脏传导系统的作用下，进行着自动地有节律的收缩和舒张活动。心脏传导系统包括窦房结、结间束、房室结、希氏束、左右束支及其分支和浦肯野纤维，负责心脏正常冲动的形成和传导。窦房结是心脏正常的起搏点，窦房结内的起搏细胞发生的兴奋经过渡细胞传至心房肌，使心房肌收缩，同时兴奋经结间束下传至房室结，将窦房结发出的冲动传至心室肌引起心室收缩，从而产生一次完整的心动周期。正常情况下，心室除极始于室间隔中部，水平面上自左向右除极，额状面上自上向下除极，左右心室游离壁从心内膜向心外膜除极；左右心室基底部与右心室肺动脉圆锥部是右心室最后除极的部分。

二、血管

循环系统的血管包括动脉、静脉和毛细血管。动脉是使血液流出心脏的管道，其主要功能是输送富含氧的血液到全身各组织器官，动脉管壁有肌纤维和弹力纤维，能在各种血管活性物质的作用下收缩和舒张,改变外周血管的阻力,又称"阻力血管";静脉是将血液送回心脏的管道,其主要功能是汇集从毛细血管来的血液,其容量大,机体血液约有 $60\%\sim70\%$ 存在于静脉中,又称"容量血管"。毛细血管位于小动脉与小静脉之间,呈网状分布,其管壁由单层的内皮细胞和基膜组成,是血液与组织液进行物质交换的场所,又称"功能血管"。

三、循环系统的神经体液调节

调节循环系统的神经是交感神经和副交感神经,交感神经兴奋时,心率加快、心肌收缩力增强、外周血管收缩、血管阻力增加、血压升高;副交感神经兴奋时,心率减慢、心肌收缩力减弱、外周血管扩张、血管阻力减小、血压下降。调节循环系统的体液因素包括肾素-血管紧张素-醛固酮系统、电解质、某些激素、心肌细胞和血管内皮细胞等,其中肾素-血管紧张素-醛固酮系统对调节钠钾平衡、血容量和血压起重要作用;心肌细胞和血管内皮细胞具有内分泌功能,能分泌心钠肽、内皮素、内皮舒张因子等活性物质,心肌细胞还具有受体和信号转达功能,在调节心、血管的运动和功能方面有重要作用。

(卜秀梅)

第二节　循环系统疾病患者常见症状体征的护理

一、心源性呼吸困难

心源性呼吸困难是由于各种心血管疾病引起的呼吸困难,患者自觉呼吸时空气不足,呼吸费力的状态。按严重程度,表现为劳力性呼吸困难、阵发性夜间呼吸困难、心源性哮喘、端坐呼吸、急性肺水肿。

【病因及发病机制】

最常见的病因是左心衰竭,也见于右心衰竭、心包积液、心脏压塞时。左心功能不全造成的呼吸困难,是由于肺循环淤血导致的肺循环毛细血管压升高,组织液聚集肺泡和肺组织间隙中,而形成肺水肿,肺水肿影响肺泡壁毛细血管的气体交换,妨碍肺的扩张和收缩,引起通气和换气功能的异常,致肺泡内氧分压降低和二氧化碳分压升高,刺激和兴奋呼吸中枢,患者感觉呼吸费力。

【临床表现】

1.劳力性呼吸困难

劳力性呼吸困难是最先出现的呼吸困难,在体力活动时发生,休息即缓解,系由于体力活动时,增加回心血量,加重肺淤血所致。

2.阵发性夜间呼吸困难

常发生在夜间,患者平卧时肺淤血加重,于睡眠中突然憋醒,被迫坐起。轻者经数分钟至数十分钟后症状消失;有些患者伴有咳嗽、咳白色泡沫样痰;有些患者伴支气管痉挛,双肺干啰音,与支气管哮喘类似,又称心源性哮喘;重症者咳粉红色泡沫样痰,发展成急性肺水肿。

3.端坐呼吸

心功能不全后期,患者休息时亦感呼吸困难,不能平卧,被迫采取坐位或半卧位以减轻呼吸困难,称为端坐呼吸。坐位时,膈肌下降,回心血量减少,故患者采取的坐位越高,反映患者左心功能不全程度越严重。

【护理措施】

1. 休息与体位

根据心功能分级情况,安排适宜的活动量,详见本章心功能不全护理。安置患者坐位或半卧位,对已有心力衰竭且呼吸困难者,夜间睡眠亦保持半卧位。护士照顾患者的饮食起居,协助大小便,给予必要的生活护理,以减轻心脏负荷,减少心肌耗氧量,缓解呼吸困难症状。

2. 病情监测

观察呼吸困难的特点、程度、发生时间及伴随症状,及时发现心功能变化情况;加强夜间巡视及护理。一旦发生急性肺水肿,应配合医生进行抢救,具体详见本章急性心力衰竭护理。

3. 氧疗

给予中等流量(2～4L/min)、中等浓度(29％～37％)氧气吸入。

4. 用药护理

静脉输液时,严格控制输液的量和速度,滴速在 20～30 滴/分,避免输液量骤增,防止诱发急性肺水肿。

5. 心理护理

呼吸困难患者常因影响日常生活及睡眠而心情烦躁、痛苦、焦虑。应与家属一起安慰鼓励患者,帮助树立战胜疾病的信心,稳定患者情绪,以降低交感神经兴奋性,减少心肌氧耗,利于减轻呼吸困难,必要时遵医嘱予以镇静剂。

二、心源性水肿

心源性水肿是指心血管病引起体循环系统静脉淤血,使组织间隙积聚过多液体。

【病因及发病机制】

右心衰竭是最常见的病因。右心功能不全时,体循环静脉淤血,有效循环血量减少,导致肾血流量减少,继发性醛固酮分泌增多引起水钠潴留。此外,静脉淤血使静脉压升高致毛细血管静脉端静水压增高,组织液生成增加而回收减少也能发生水肿。

【临床表现】

心源性水肿出现的部位受重力影响,从身体最低垂部位开始,如卧床患者的腰骶部、会阴或阴囊,非卧床患者的踝部、胫前;水肿的性质为凹陷性水肿;视疾病严重程度水肿分为轻度、中度、重度,重者全身皮肤紧张发亮,出现胸水、腹水;伴随尿量减少、体重增加。患者水肿部位因长期受压和营养不良易致水肿液外渗、皮肤破溃而形成压疮;也可因利尿剂使用不当或液体摄入过多,致水、电解质紊乱。

【护理措施】

1. 饮食护理

向患者及家属说明低钠饮食的重要性以提高其依从性,并监督执行。限制钠盐摄入,给予低钠、高蛋白、易消化、少产气饮食,少量多餐。每天食盐摄入量在 5g 以下为宜。限制含钠量高的食品如腌制食品、熏制品、干海货、发酵面点、含钠的饮料和调味品,以免加重水肿;注意患者口味及烹饪技巧以促进食欲,可适当使用一些调味品如醋、葱、蒜、香料、柠檬、酒等。在应用排钾利尿剂时,适当补充含钾丰富食物,如深色蔬菜、瓜果、红枣、蘑菇等。心衰进行性加重者,24 小时饮水量不应超过 800ml,应根据患者习惯在白天饮用,一半量在进餐时饮用,一般量在两餐间饮用。

2. 维持体液平衡

水肿严重且利尿效果不好时,每日入液量应控制在前 1 天尿量加 500ml 左右,注意保持出入液量平衡。记录 24 小时出入液量,准确测量尿量及体重。静脉输液时应根据血压、心率、呼吸及病情,随时调整。遵医嘱随时监测电解质变化情况。

3. 皮肤护理

严重水肿时局部血液循环障碍,营养不良,皮肤抵抗力低,易破损和发生感染。应保持床单和患者内衣的清洁、干燥;如需使用热水袋取暖,水温 40~50℃为宜,以免烫伤;特别是注意会阴部皮肤清洁、干燥,有阴囊水肿的男性患者可用托带支托阴囊;进行有创伤性操作时,要严格执行无菌原则,水肿液外渗局部用无菌巾包裹,防止继发感染;注意观察有无压疮发生。

三、心前区疼痛

心前区疼痛是因各种理化因素刺激支配心脏、主动脉或肋间神经的传入纤维,引起的心前区或胸骨后疼痛。

【常见病因及临床表现】

常见的引起心前区疼痛疾病的胸痛特点比较,见表 2 - 2 - 1。

表 2 - 2 - 1　常见的引起心前区疼痛的疾病胸痛特点比较

病因	临床特点
心绞痛	胸骨后阵发性压榨样痛,有诱因,含药缓解
急性心肌梗死	无诱因,程度重,时限长,药效差
急性主动脉夹层	出现胸骨后或心前区撕裂样剧痛,向背部放散
急性心包炎	因呼吸和咳嗽加剧疼痛,呈刺痛,时限长
心血管神经症	心前区针刺痛,不固定,休息发生,神经衰弱

【护理措施】

1. 休息与体位

胸痛发作时,安置患者于温湿度适宜通风良好的环境休息,协助患者采取平卧位或舒适体位,协助患者满足生活需要。解开衣领、腰带等束缚,做针对性健康指导。

2. 用药护理

根据医嘱给予镇静药、止痛药、扩血管药或进行病因治疗。

3. 心理护理

观察患者情绪状态,使其保持冷静,与患者共同分析疼痛的发展过程,转移注意力,消除患者对疼痛的恐惧感。指导患者采用行为疗法及放松技术,如深呼吸、全身肌肉放松训练等。

四、心悸

心悸是患者自觉心慌或伴有心前区不适的主观感受,常自述心搏强而有力、心脏停跳感或心前区震动感。

【病因】

各种器质性心脏病、甲状腺功能亢进症、严重贫血、高热、低血糖反应等可引起心悸;健康人在高强度体力劳动、精神高度紧张、大量饮酒、饮浓茶或咖啡、使用阿托品、咖啡因、氨茶碱、肾上腺素等药物时,亦可以引起心悸。

【护理措施】

1.休息与体位

对严重心律失常引起心悸者,卧床休息;对偶有心悸并不影响心功能者,适当活动,劳逸结合,避免焦虑而致交感神经兴奋,加重心悸;分析患者心悸的原因,向患者及家属说明其影响因素,采取适当措施避免诱因。

2.病情观察

测量患者的心率、心律、血压,对严重心律失常者予心电监护。如患者出现呼吸困难、发热、胸痛、晕厥、抽搐等,应警惕心功能不全、风湿热、冠心病、心肌炎和严重心律失常的发生,及时与医师联系,采取相应的处理措施。

3.心理护理

帮助患者通过散步、看书、交谈等方式转移注意力,进行自我情绪调节。

五、心源性晕厥

心源性晕厥是由于心排血量骤减、中断或严重低血压而引起暂时性广泛脑组织缺血、缺氧而出现短暂的可逆性意识丧失,常伴人体张力丧失而不能维持一定体位。近乎晕厥指一过性黑矇,人体张力降低或丧失,但不伴意识丧失。晕厥是暂时性广泛脑组织缺血、缺氧引起的急性而短暂的可逆性意识丧失。

【病因】

常见心血管系统病因有严重心律失常、主动脉瓣狭窄、急性心肌梗死引起急性心源性脑缺血综合征、高血压脑病等。

【护理措施】

1.休息与体位

将患者置于通风处,平卧,头部略低、偏一侧,解松领口,保持气道通畅。去除口中异物及分泌物,以防窒息。指导患者避免过度疲劳、紧张、恐惧等诱因,积极治疗相关疾病。

2.病情观察

检查患者有无呼吸和脉搏,观察反射是否存在。根据情况做好心肺复苏及除颤等。救治过程中密切注意神志、生命体征及皮肤黏膜颜色和温度等。

3.用药护理

迅速建立静脉通路,遵医嘱应用各种急救药物。

(卜秀梅)

第三节 心力衰竭患者的护理

心力衰竭简称心衰,是各种心脏结构或功能性疾病导致心室充盈和(或)射血功能受损,心排出量不能满足机体代谢需要,以肺循环和(或)体循环淤血,器官、组织血液灌注不足为临床表现的一组临床综合征。充血性心力衰竭常是各种心脏病发展的终末阶段。按发病的缓急分为慢性心力衰竭和急性心力衰竭,以慢性心力衰竭居多。

一、慢性心力衰竭

【病因】

(一)基本病因

1. 心肌损害

各种原发心血管疾病,如冠心病、糖尿病心肌病等。

2. 心脏负荷过重

(1)后负荷(压力负荷)过重　见于高血压、肺动脉高压、主动脉瓣狭窄等。

(2)前负荷(容量负荷)过重　可由于二尖瓣关闭不全、主动脉瓣关闭不全、全身性血容量增多(甲状腺功能亢进、慢性贫血、妊娠)引起。

3. 心室舒张充盈受限

如缩窄性心包炎、肥厚性心肌病。

(二)诱因

1. 感染

感染是心衰最常见和最主要诱因,特别是呼吸道感染。

2. 心律失常

房颤是诱发心衰的重要因素。其他各种类型快速性心律失常及严重缓慢性心律失常亦可诱发。

3. 身心压力过大

如剧烈运动、情绪激动、精神过于紧张等。

4. 循环血量骤增或锐减

如输液过多过快、摄入高盐食物、大量失血及严重脱水等。

5. 妊娠及分娩

妊娠及分娩过程中加重心脏负荷,诱发心衰。

6. 治疗不当

如洋地黄过量或用量不足、利尿剂使用不当等。

7. 其他

水、电解质、酸碱平衡紊乱,合并甲状腺功能亢进、贫血等。

【发病机制】

心力衰竭的发病机制有代偿机制、心室重塑及舒张功能不全,以及体液因子变化,其中代偿机制尤为重要。

1. Frank - Starling 机制

心肌纤维伸展,以增加心腔容积、增加前负荷,从而增加心排血量,但心肌纤维伸展有一定限度,且扩张的心脏又增加氧耗量,可造成心肌缺氧,严重时出现肺淤血或腔静脉系统淤血。

2.神经体液机制

(1)交感神经兴奋性增强　心衰患者血中去甲肾上腺素水平升高,以增强心肌收缩力、提高心率、增加心排血量;同时周围血管收缩,增加心脏后负荷,心肌耗氧量增加;对心肌细胞有直接毒性,促使心肌细胞凋亡,参与心脏重塑。

(2)肾素-血管紧张素-醛固酮系统(RAAS)激活　心排血量降低,肾血流量减少,RAAS被激活,增强心肌收缩力,收缩血管,保证心、脑等脏器血供;能促进醛固酮分泌,使水、钠潴留,增加心脏前负荷;血管紧张素Ⅱ(AⅡ)及醛固酮分泌增加使心肌、血管平滑肌、血管内皮细胞等发生一系列变化,参与心血管重塑。

3.心肌肥厚

心肌纤维直径增加,使心室壁增厚,增加心肌收缩力,但这种增加是有限度的,肥大的心肌耗氧量也增加,且因供血致肌纤维的血管数量不变,血液从微血管弥散至肌纤维的距离增加,造成心肌缺氧和代谢受损,心肌整体能源不足终致心肌细胞死亡。

【临床表现】

1.早期

初时可无症状,或仅出现心动过速、面色苍白、出汗、疲乏和活动耐力降低等。

2.左心衰竭

主要表现为肺循环淤血。

(1)症状　包括以下几方面。

1)呼吸困难:最早出现劳力性呼吸困难,经休息后缓解;最典型的是阵发性夜间呼吸困难,严重者可发生急性肺水肿;晚期出现端坐呼吸。

2)咳嗽、咳痰、咯血:早期夜间常出现咳嗽、咳痰,痰液为白色泡沫样,随肺泡内液体积聚,刺激肺或支气管黏膜充血、支气管炎以及扩大的心脏和肺动脉压迫支气管等,可出现干咳或咳出大量血丝痰,急性肺水肿时则咳出大量粉红色泡沫痰。

3)乏力:心排出量减少,机体供血不足,组织缺氧,代谢废物堆积,致患者易疲倦。

(2)体征　患者呈中心性发绀,心尖搏动增强且向左下移位,左心室增大为主伴左心房扩大,心率加快,第一心音减弱、心尖部舒张期奔马律,肺部可闻及湿啰音或干啰音,部分患者出现交替脉,是左心衰竭的特征性体征。

3.右心衰竭

主要表现为体循环淤血。

(1)症状　主要包括食欲减退、恶心呕吐和肝区胀痛等,其中胃肠道症状最早出现。

(2)体征　包括以下几方面。

1)水肿:早期在身体下垂部位和组织疏松部位出现凹陷性水肿,重者以足背、内踝和胫前明显,长期卧床的患者以腰背部和骶尾部明显。严重右心衰者全身水肿,并伴有胸水、腹水和阴囊水肿。

2)颈静脉怒张和肝颈静脉回流征阳性:右心衰竭可见颈静脉怒张,其程度与静脉压升高的程度正相关;压迫患者的腹部或肝脏,回心血量增加而使颈静脉怒张更明显,称为肝颈静脉回流征阳性,此为右心衰竭的特征性体征。

3)肝大和压痛:肝脏因长期心衰而持续淤血,肝细胞缺氧坏死,终致心源性肝硬化。

4)发绀:体循环淤血致血流缓慢,血液中还原血红蛋白增多致周围性发绀。

4. 全心衰竭

患者同时有左心衰竭和右心衰竭的表现。先出现左心衰者,当右心衰竭后,在一定程度上减轻了肺淤血的症状。

5. 心功能分级

根据临床表现和活动能力,心功能分为四级,见表 2-3-1。

表 2-3-1 心功能分级及临床表现

分级	临床表现
心功能 I 级	体力活动不受限制
心功能 II 级	体力活动轻度受限制,日常活动可引起气急、心悸
心功能 III 级	体力活动明显受限制,稍事活动即引起气急、心悸,轻度脏器淤血体征
心功能 IV 级	体力活动重度受限制,休息时亦气急、心悸,重度脏器淤血体征

【医学检查】

1. X 线检查

心影大小及外形为病因诊断提供重要依据,有无肺淤血及其程度直接反映心功能状态。早期肺静脉压增高者肺门血管影增强;肺动脉压力增高者右下肺动脉增宽;肺间质水肿者肺野模糊;慢性肺小叶间隔内积液者则在肺野外侧可见 Kerley B 线水平线状影。

2. 超声心动图

超声心动图比 X 线检查更能准确提供各心腔大小变化及心瓣膜结构情况,评估心脏功能。

3. 有创性血流动力学检查

目前多采用漂浮导管在床边进行,经静脉插管直至肺小动脉,可测定各部位的压力及血液含氧量,计算心脏指数(CI)及肺小动脉楔压(PCWP),直接反映左心功能。正常时 $CI > 2.5L/$ $(min \cdot m^2)$,$PCWP < 12mmHg$。

4. 放射性核素检查

放射性核素心血池显影帮助判断心室腔大小,计算射血分数和左心室最大充盈速率。射血分数反映心脏收缩功能,正常射血分数 $> 50\%$。

【治疗原则】

(一)病因治疗

去除或限制基本病因,消除诱因。

(二)一般治疗

1. 休息

限制体力活动,注意身心休息,减轻心脏负荷。

2. 饮食

少量多餐,低钠饮食,水肿明显时限制水的摄入量。

3. 吸氧

予持续吸氧,氧流量 2~4L/min,增加血氧饱和度,改善呼吸困难。

(三)药物治疗

1.利尿剂

通过排出体内潴留的液体,减轻心脏前负荷,改善心脏功能。见表2-3-2。

表2-3-2 常用的利尿剂种类及特点

种类	药效	代表药	作用	副作用	剂量及用法
排钾类	强	呋塞米(速尿)	作用于Henle袢的升支,排钠同时也排钾	低血钾、低血压、低血容量	轻度:20mg/d 1~2次口服 重度:100mg/d 2次口服或静注,补钾
	中	氢氯噻嗪	作用于肾远曲小管,抑制钠吸收,由于钠-钾交换机制使钾的吸收降低	低血钾、高尿酸、高血糖、干扰胆固醇代谢、胃部不适、呕吐、腹泻	轻度:首选,25mg/d 1次口服,逐渐加量 重度:75~100mg/d 2~3次口服,注意补钾
保钾类	弱	螺内酯(安体舒通)	作用于肾远曲小管,干扰醛固酮作用,钾离子吸收增加,排钠利尿	高血钾、嗜睡、运动失调、男性乳房发育、面部多毛	20mg/d 3次口服 防止高钾
		氨苯喋啶	作用于肾远曲小管,排钠保钾	高血钾、胃肠道反应、嗜睡、乏力、皮疹	50~100mg/d 2次口服 防止高钾
		阿米洛利	与氨苯喋啶相似,利尿强而保钾弱	高血钾	5~10mg/d 2次口服

电解质紊乱是长期使用利尿剂最容易出现的副作用,特别是高血钾或低血钾均可导致严重后果,应注意监测。血管紧张素转换酶抑制剂、血管紧张素受体拮抗剂等有较强的保钾作用,与不同类型利尿剂合用时应特别注意监测血钾变化。

2.扩血管药物

通过扩张小静脉以减轻心脏前负荷,扩张小动脉以减轻心脏后负荷。

(1)血管紧张素转换酶抑制剂(ACEI) 作用机制为扩张小动脉和静脉,降低心脏前、后负荷,预防和逆转心血管重构,抑制醛固酮分泌。副作用包括干咳、直立性低血压和头晕、一过性肾损害(蛋白尿)、皮炎、间质性肺炎、高钾血症、血管神经性水肿等。如卡托普利、贝那普利、培哚普利等。

(2)血管紧张素Ⅱ受体拮抗剂(ARB) 阻断RAAS的效应与ACEI相同,副作用除干咳外与ACEI相同,适用于因ACEI的干咳不能耐受的心衰患者,如坎地沙坦、氯沙坦等。

(3)肼苯达嗪和硝酸异山梨酯 硝酸酯类制剂通过静脉或舌下含服给药,如硝酸甘油舌下含服0.3~0.6mg,数分钟起效,可维持20~30分钟。对于不能耐受ACEI患者可考虑应用小静脉扩张剂硝酸异山梨酯和扩张小动脉的肼苯哒嗪等。

3.正性肌力药物

此类药物适用于治疗以收缩功能异常为特征的心力衰竭患者。

(1)洋地黄类药物　具有增加心肌收缩力、减慢心率和负性传导作用。在增加心肌收缩力时,不增加心肌耗氧量,是临床最常用的强心药物。

1)适应证:适用于充血性心力衰竭,尤其对伴有心房颤动和心室率增快的心力衰竭患者有效,对室上性心动过速、心房颤动和心房扑动均有效。

2)禁忌证:洋地黄中度或过量、急性心肌梗死24小时内、严重房室传导阻滞、梗阻型肥厚性心肌病、严重低钾血症者均不宜使用。

3)常用制剂:毛花苷C为静脉注射制剂,应稀释后缓慢注射,注射后10分钟起效,1~2小时达高峰,每次0.2~0.4mg,适用于急性心衰或慢性心衰加重时,尤其适用于心衰伴快速房颤者;毒毛花苷K,稀释后静注,0.25mg/次,注射后5分钟起作用,用于急性心力衰竭者;地高辛为口服制剂,维持剂量为0.25mg,每日一次。

4)毒性反应:洋地黄类药物的治疗剂量和中毒剂量接近,患者处于急性心肌梗死及急性心肌炎引起心肌损害、低血钾、严重缺氧、肾衰竭、老年人等情况时,机体对洋地黄类制剂耐受性差,易发生洋地黄中毒。洋地黄类药物毒性反应有以下几点。①胃肠道表现:食欲下降、恶心、呕吐等。②心血管系统表现:是较严重的毒性反应,常出现各种心律失常,以室性期前收缩二联律最常见,亦有室上心动过速伴房室传导阻滞、窦性心动过缓等。长期心房颤动患者若使用洋地黄后心律变得规则,心电图ST段出现鱼钩样改变,提示发生洋地黄中毒。③神经系统表现:头晕、头痛、视物模糊、黄绿色视等。

5)毒性反应处理:①立即停用洋地黄类药物。②停用排钾利尿剂。③观察血钾情况,积极补充钾盐。④纠正心律失常。若患者出现快速性心律失常且血钾不低,用利多卡因或苯妥英钠,一般禁用电复律,因其致室颤;若患者出现缓慢性心律失常,可用阿托品0.5~1.0mg治疗或安置临时起搏器。

(2)非洋地黄类药物　包括β受体兴奋剂和磷酸二酯酶抑制剂。

1)β受体兴奋剂:常用的有多巴酚丁胺,无洋地黄类药物副作用,特别适用于急性心肌梗死伴心力衰竭的患者;小剂量多巴胺能扩张肾动脉,增加肾血流量和排钠利尿,大剂量多巴胺可维持血压,用于心源性休克治疗。

2)磷酸二酯酶抑制剂:具有正性肌力作用和扩张周围血管作用,常用的氨力农等可缓慢静脉滴注,宜短期使用。

4. β受体阻滞剂

对抗代偿机制中交感神经激活,明显提高运动耐量,降低死亡率,改善心衰预后。适用于以舒张功能不全为特征的轻度、中度心力衰竭的治疗。首先由小剂量开始,逐渐加量,适量维持。不良反应为心动过缓、低血压、重度心衰者心功能恶化。常用药如美托洛尔12.5mg/d、比索洛尔1.25mg/d、卡维地洛6.25mg/d等。

【护理诊断/问题】

(1)气体交换受损　与左心衰肺淤血致气体弥散功能下降有关。

(2)体液过多　与右心衰体循环淤血致水钠潴留、低蛋白血症有关。

(3)活动无耐力　与心功能不全致心排血量减少有关。

(4)恐惧/绝望　与机体功能状态减弱担心疾病预后有关。

(5)知识缺乏:缺乏心力衰竭用药知识及防止诱因的知识。

(6)潜在并发症:洋地黄中毒。

【护理措施】

1.休息与活动

根据心功能分级决定活动量,保证患者充分休息,从而减轻心脏负担(表 2 - 3 - 3)。

表 2 - 3 - 3　心功能分级及运动指导

分级	运动指导
心功能 Ⅰ 级	不限制一般体力活动,增加午休时间,避免剧烈运动和重体力劳动
心功能 Ⅱ 级	适当轻体力工作和家务劳动,但需增加活动的间歇时间和睡眠时间
心功能 Ⅲ 级	以卧床休息、限制活动量为宜,日常生活自理或他人协助自理
心功能 Ⅳ 级	绝对卧床休息,协助半卧位或坐位

对卧床患者应照顾其起居,方便患者生活。病情好转后可逐渐增加活动量,避免因长期卧床,而导致肌肉萎缩、静脉血栓形成、皮肤损伤、消化功能减退及精神变化等不良后果。

2.病情观察

(1)观察呼吸频率、节律、深度及肺啰音的改变　如出现劳力性呼吸困难或夜间阵发性呼吸困难、心率增加、乏力、头昏、失眠、烦躁、尿量减少等症状,应及时与医师联系,一般吸氧流量为 2~4L/min;如迅速发生极度烦躁不安、大汗淋漓、口唇青紫等表现,同时胸闷、咳嗽、呼吸困难、发绀、咯大量白色或粉红色泡沫痰,应警惕急性肺水肿发生,立即准备配合抢救。

(2)监测水、电解质变化及酸碱平衡情况　低钾血症者出现乏力、腹胀、心悸、心电图示 U 波增高及心律失常,诱发洋地黄中毒。少数因肾功能减退,补钾过多而致高血钾,严重者可引起心搏骤停。低钠血症表现为乏力、食欲减退、恶心、呕吐、嗜睡等。

(3)观察水肿消长情况　每日测量体重、腹围及记录出入液体量。

(4)观察肢体远端情况　观察皮肤及黏膜色泽,了解末梢循环灌注、局部肿胀及是否发绀等。

3.用药护理

(1)严格控制静脉输液量及速度　控制在 20~30 滴/分为宜。

(2)使用洋地黄类药物的护理　①洋地黄类药物用量的个体差异大,治疗量和中毒量接近,根据疗效和药物反应,每天调整和记录药物用量。②对老年人、肺心病、梗阻型肥厚性心肌病、高排血量性心脏病、房室传导阻滞、低钾血症等患者慎用或不用。③不宜与钙剂、肾上腺素等药物同时应用,以免增加毒性。④地高辛经肾脏排泄,肾功能不全者应减量。洋地黄毒苷在肝内代谢,肝功能障碍者应适当减量,必要时监测血清地高辛浓度。⑤严密观察洋地黄类药物毒性反应,给药前须详细询问患者有何不适,听心率、心律。如心率低于 60 次/分或节律变化,应停药并与医师取得联系,进行心电图检查,以了解心律失常的性质,分析原因,及时处理。

(3)使用利尿剂的护理　过度利尿可致循环血容量减少、血液黏滞度升高,使其易于发生静脉血栓形成;排钾利尿剂一般与保钾利尿剂配伍使用,或在利尿时补充氯化钾,防止低钾血症诱发洋地黄中毒和心律失常。利尿剂应间断使用,并定期测量体重、记录每日出入量。

(4)使用血管扩张剂的护理　用药过程中观察头痛、面红、心动过速、血压下降等反应,尤其在初用扩血管药物时,须监测血压变化,注意根据血压调节滴速。静脉滴注速度过快可引起血压骤降甚至休克。嘱咐患者起床和改变体位时,动作宜缓慢,以防发生低血压反应。

4.饮食护理

给予低热量、高蛋白、高维生素、易消化、清淡饮食。低热量饮食降低基础代谢率,减轻心脏负担;限制水、钠摄入,含钠高的食物如腌制品、海产品、发酵面食、罐头、味精、啤酒、碳酸饮料等;避免进食产气食物,加重呼吸困难;避免刺激性食物;宜少量多餐,选择富有维生素、镁的食品,根据血钾水平决定食物中含钾量;增加粗纤维食物,保证大便通畅,必要时口服缓泻剂或应用开塞露。

5.对症护理

(1)皮肤感染　　长期卧床患者应上气垫床、穿系带、宽松衣物,保持床铺平整干燥,以防压疮发生;任何侵入性操作遵循严格无菌原则;做好会阴部皮肤护理;勤翻身,并避免推、拉、拽动作。

(2)口腔感染　　加强口腔护理,因用药易引起菌群失调,导致口腔黏膜感染。

(3)静脉血栓形成　　长期卧床、使用利尿剂引起血流动力学改变,下肢静脉易形成血栓。应鼓励患者在床上活动下肢和做下肢肌肉收缩,协助患者做下肢肌肉按摩。用温水浸泡下肢以加速血液循环,减少静脉血栓形成。当患者肢体远端出现局部肿胀时,提示已发生静脉血栓,应及早与医师联系。

(4)呼吸道感染　　每日开窗通风两次,保持室内空气流通,寒冷天气及沐浴时注意保暖,鼓励长期卧床者翻身,协助拍背,以防发生坠积性肺炎。

6.心理护理

患者常因严重缺氧有濒死感,紧张和焦虑可使心率加快,加重心脏负担。应加强床旁监护,给予精神安慰及心理支持,减轻焦虑,以增加安全感。

【健康教育】

1.避免诱因

强调控制血压、血糖、血脂异常、吸烟、饮酒等高危因素。避免诱因对预防心衰尤为重要,如感染(尤其呼吸道感染)、过劳、情绪激动、输液过快过多等。保持情绪稳定,预防感冒,尽量不去公共场所,避免交叉感染。育龄妇女应在医师指导下决定是否可以妊娠和自然分娩,定期复查。

2.用药指导

告知药物的疗效、副作用、剂量、用法,尤其是洋地黄类药物的毒副反应的识别。教会患者服地高辛前自测脉搏,当脉搏在60次/分以下时或感觉到厌食、恶心、腹泻、视物不清、心悸等时,为洋地黄中毒,应停药并就诊。服用血管扩张剂时,避免突然改变体位,以防发生体位性低血压。

3.饮食指导

饮食应低盐、低脂、低热量、高维生素、清淡、易消化饮食。少量多餐、避免过饱、多食蔬菜、水果,防止便秘。严格限制钠盐摄入,每日食盐不超过5克。使用排钾利尿剂者,应进食含钾丰富食品,如西红柿、香蕉、马铃薯等。

4.活动指导

根据心脏功能和体力状况,选择适当运动方式及运动量,如散步、打太极拳、练气功等,避免竞技性耗氧量大的运动如举重、快跑等,保证充足的睡眠。

二、急性心力衰竭

急性心力衰竭是心肌遭受急性损害或心脏负荷突然增加,使心排血量急剧下降,甚至丧失排血功能,导致组织灌注不足和淤血的综合征。以急性左心衰竭最常见,多表现为急性肺水肿。

【病因】

心脏解剖或功能突发异常,如急性广泛心肌梗死、高血压急症、严重心律失常、输液过多过快、瓣膜穿孔等。

【临床表现】

患者突发严重呼吸困难,频率达 30~40 次/分,咳嗽、咳痰,咯大量粉红色泡沫痰,乏力、尿少、血压降低;极度烦躁不安、大汗淋漓、口唇青紫、面色苍白,被迫采取坐位、两腿下垂、双臂支撑以助呼吸。查体见心率和脉率增快,两肺满布湿啰音和哮鸣音,心尖区可闻及舒张期奔马律。

【病理生理】

急性心力衰竭病理生理见表 2-3-4。

表 2-3-4 急性心力衰竭的病理生理过程

【医学检查】

胸部 X 线显示:早期间质水肿时,上肺静脉充盈、肺门血管影模糊、小叶间隔增厚;肺水肿时表现为蝶形肺门;严重肺水肿时,为弥漫满肺的大片阴影。重症患者采用漂浮导管行床边血流动力学监测,肺毛细血管嵌压(PCWP)随病情加重而增高。

【护理诊断/问题】

(1)气体交换受损　与肺水肿有关。

(2)恐惧　与极度呼吸困难有关。

(3)清理呼吸道无效　与肺淤血、呼吸道内大量泡沫痰有关。

(4)潜在并发症:心源性休克、呼吸道感染、下肢静脉血栓形成。

【治疗与护理】

1.体位

立即协助患者取坐位,双腿下垂,以减少静脉回流,增加肺活量。可应用四肢轮流结扎法,减少静脉回心血量,亦降低心脏前负荷。

2.吸氧

开放气道,立即 6～8L/min 高流量鼻导管给氧,对病情特别严重者应采用面罩呼吸机持续加压(CPAP)或双水平气道正压(BiPAP)给氧,增加肺泡内压,湿化瓶内加入 20%～30%酒精,以消除肺泡内泡沫。不耐受者可间断吸氧,维持血氧饱和度在 95%～98%水平,以满足重要脏器血供。以上措施无法提高氧供时,使用气管插管。

3.迅速建立静脉通路,正确用药

(1)镇静　吗啡具有镇静、降低心率,减少机体氧耗,扩张小血管作用。皮下注射或静推吗啡 3～5mg,必要时每间隔 15 分钟重复 1 次,共 2～3 次。老年患者可酌减或改为肌内注射。

(2)利尿　强效利尿剂减轻心脏前负荷,给予呋塞米 20～40mg 静注,于 2 分钟内推完,4 小时后可重复 1 次。此外,本药还能扩张静脉,有利于缓解肺水肿。

(3)扩血管　严格遵医嘱用药并定时监测血压,尽量用输液泵控制滴速,根据血压调节剂量,维持收缩压在 90～100mmHg。血管扩张剂以硝酸甘油、硝普钠静脉滴注。

1)硝酸甘油:扩张小静脉。一般从 10μg/min 开始,每 10 分钟调整 1 次,每次增加 5～10μg。

2)硝普钠:为动、静脉血管扩张剂。硝普钠静注后 2～5 分钟起效,严密监测血压,起始剂量 0.3μg/(kg·min)滴入。硝普钠含有氰化物,大剂量长期使用会发生硫氰酸中毒,连续用药不宜超过 24 小时。硝普钠见光易变质分解,应避光滴注。因稀释后的硝普钠溶液不稳定,故应现用现配。

3)酚妥拉明:静脉滴注,扩张小动脉及毛细血管。

(4)强心　洋地黄类药物最适用于有心房颤动伴有快速心室率并已知有心室扩大伴左心室收缩功能不全者。以毛花苷 C 0.4mg 或毒毛花苷 K 0.25mg 稀释后缓慢静脉注射,近期使用过洋地黄药物的应注意洋地黄中毒。重度二尖瓣狭窄患者禁用;急性心肌梗死 24 小时内一般不宜使用。

(5)解痉　氨茶碱有效解除支气管痉挛、平喘,并有一定的正性肌力、利尿、扩血管作用,缓慢静脉滴注氨茶碱 0.25g,应警惕氨茶碱过量,肝肾功能减退患者、老年人应减量。

(6)糖皮质激素　地塞米松 10～20mg 或琥珀酸氢化可的松 100mg 静脉滴注,可降低外周阻力,减少回心血量,减少肺毛细血管通透性从而减轻肺水肿。

4.病情监测

严密监测血压、呼吸、血氧饱和度、心率、心电图、血电解质、血气分析等,对安置漂浮导管者监测血流动力学指标的变化,准确记录 24 小时出入水量。观察意识、精神状态、呼吸频率和深度的变化、皮肤颜色及温度等变化。

5.心理护理

窒息感使患者极其恐惧,交感神经系统兴奋性增高,加重呼吸困难,医护人员抢救过程中必须保持镇静、动作稳准快,忙而不乱,给患者以信任与安全感。勿在患者面前讨论病情,必要时留陪护,护士与家属密切接触,提供情感支持。

6.基础护理

做好日常生活护理,减少心肌耗氧。

(卜秀梅)

第四节 心律失常患者的护理

正常心脏以一定范围的频率产生有规律的收缩,冲动起源于窦房结,沿心脏的传导系统按一定顺序传导至心房与心室,形成正常窦性心律。心律失常是指心脏冲动的频率、节律、起源部位、传导速度与激动次序的异常。几乎每个人都可在生理性或病理性因素下出现心律失常。

【分类】

根据发生原理,心律失常可分为冲动形成异常和冲动传导异常两大类。

1.冲动形成异常

(1)窦性心律失常 包括窦性心动过速、窦性心动过缓、窦性心律不齐、窦性停搏。

(2)异位心律 分为被动性异位心律和主动性异位心律。

1)被动性异位心律:①逸搏(房性、房室交界区性、室性);②逸搏心律(房性、房室交界区性、室性)。

2)主动性异位心律:①期前收缩(房性、房室交界区性、室性);②阵发性心动过速(房性、房室交界区性、室性);③心房扑动、心房颤动;④心室扑动、心室颤动。

2.冲动传导异常

(1)生理性 干扰和房室分离。

(2)病理性 ①窦房传导阻滞;②房内传导阻滞;③房室传导阻滞;④束支或分支阻滞(左、右束支及左束支分支传导阻滞)或室内阻滞。

(3)房室间传导途径异常 如预激综合征。

根据心率快慢,心律失常分为快速性心律失常和缓慢性心律失常两大类。快速性心律失常包括期前收缩、心动过速、扑动和颤动等;缓慢性心律失常包括窦性心动过缓、房室传导阻滞等。

【发病机制】

1.冲动形成异常

(1)自律性异常 正常情况下,窦房结自律性最高,处于主导地位,其他部位具有自律性的心肌细胞为潜在起搏点。自主神经系统兴奋性改变或心脏传导系统的自身病变,导致原有正常自律性的心肌细胞不适当冲动的发放。此外,原来无自律性的心肌细胞(如心房、心室肌细胞)亦可在病理状态下出现异常自律性,如心肌缺血、药物、电解质紊乱、儿茶酚胺增多等均可致自律性增高。

(2)触发活动 是指心房、心室与希氏束、浦肯野组织在动作电位后产生除极活动,被称为后除极。若后除极的振幅增高并抵达阈值,便可引起反复激动,亦可导致持续性快速性心律失常。多见于局部儿茶酚胺浓度增高、心肌缺血-再灌注、低血钾、高血钙、洋地黄中毒时。

2. 冲动传导异常

(1)传导阻滞 冲动传导异常主要表现为各种传导阻滞,当冲动传到某处心肌时,如适逢生理不应期,可形成生理性阻滞或干扰现象。传导障碍并非生理性不应期所致者,称为病理性传导阻滞。

(2)折返现象 折返是所有快速性心律失常最常见的发病机制。产生折返的基本条件:①心脏两个或多个部位的传导性与不应期各不相同,相互联结形成一个闭合环;②其中一条通道发生单向传导阻滞;③另一通道传导缓慢,使原先发生阻滞的通道有足够时间恢复兴奋性;④原先阻滞的通道恢复激动,从而完成 1 次折返激动。冲动在环内反复循环,产生持续而快速的心律失常。

(3)传导紊乱 异常旁路存在时,由心房至心室的冲动有一部分通过旁路过快地传到心室,使部分心室肌提前受到激动,如预激综合征。

一、窦性心律失常

心脏的正常起搏点位于窦房结,其冲动产生频率是 60～100 次/分,产生的心律称为窦性心律。

窦性心动过速

成人窦性心律在 100～150 次/分,一般不超过 160 次,偶尔高达 200 次/分,称窦性心动过速。

【病因】

大多属生理现象,健康人常在吸烟、饮用含咖啡因的饮料、剧烈运动、情绪激动等情况下发生;在某些疾病如发热、贫血、甲亢、休克、心肌缺血、心力衰竭等时也可发生。

【心电图特征】

窦性 P 波规律出现,频率>100 次/分,P-P 间期<0.6 秒,

【治疗原则】

大多不需特殊治疗。必要时应用 β 受体阻滞剂如普萘洛尔等,减慢心率。

窦性心动过缓

成人窦性心律,频率<60 次/分,一般每分钟 40～60 次,称窦性心动过缓。常伴发窦性心律不齐。

【病因】

多为迷走神经张力增高所致,常见于健康的青年人、运动员、睡眠状态、老年人;病理情况下见于颅内压增高、器质性心脏病、甲减、阻塞性黄疸等。服用拟胆碱药、胺碘酮、β 受体阻滞

剂、洋地黄过量或非二氢吡啶类钙通道阻滞剂等药物,也可出现。

【心电图特征】

窦性 P 波规律出现,频率<60 次/分,P-P 间期>1 秒。

【临床表现】

大多数患者无自觉症状。当心率过于缓慢(少于 40 次/分)时,出现心排血量不足,可有胸闷、头晕甚至晕厥等症状。

【治疗原则】

无明显症状的窦性心动过缓者不需治疗。因心率过慢出现症状者则可用阿托品、异丙基肾上腺素等药物,但不宜长期使用,长期不能缓解症状者宜考虑安装心脏起搏器。

窦性心律不齐

窦性心律,频率在 60~100 次/分,快慢不规则,称窦性心律不齐。

【心电图特征】

窦性 P 波,P-P(或 R-R)间期长短不一,相差>0.12 秒以上。

病态窦房结综合征

病态窦房结综合征简称病窦综合征,是由窦房结病变导致功能障碍,从而产生多种心律失常的综合表现。

【病因】

众多病变过程,如淀粉样变性、甲状腺功能减退、纤维化与脂肪浸润、硬化与退行性变等均可损害窦房结,窦房结周围神经和心房肌的病变、窦房结动脉供血减少、迷走神经张力增高、某些抗心律失常药物抑制窦房结功能,亦可导致其功能障碍。

【临床表现】

患者可出现与心动过缓有关的心、脑等脏器供血不足的症状,如发作性头晕、黑矇、乏力等,严重者可发生晕厥。如有心动过速发作,则可出现心悸、心绞痛等症状。

【心电图特征】

主要包括:①持续而显著的窦性心动过缓(50 次/分以下);②窦性停搏与窦房传导阻滞;③窦房传导阻滞与房室传导阻滞并存;④心动过缓-心动过速综合征(慢-快综合征),是指心动过缓与房性快速性心律失常(如房性心动过速、心房扑动、心房颤动)交替发作;⑤在未用抗心律失常药物下,房颤的心室率缓慢、或其发作前后有窦性心动过缓和(或)一度房室传导阻滞;⑥房室交界区性逸搏心律等。

【治疗原则】

无症状者不必治疗,仅定期随诊观察;有症状者应接受起搏器治疗。心动过缓-过速综合征患者发生心动过速,单独应用抗心律失常药物治疗,可能加重心动过缓。应用起搏治疗后,患者仍有心动过速发作,可同时应用各种抗心律失常药物。

二、期前收缩

期前收缩是窦房结以外的异位起搏点兴奋性增高,过早发出冲动引起的心脏搏动。根据异位起搏点部位的不同,可分为房性、交界区性和室性期前收缩。

【病因】

过度劳累、情绪激动、大量吸烟和饮酒、进食咖啡、器质性心脏病、电解质紊乱、药物中毒等可引起期前收缩。

【相关概念】

期前收缩偶尔出现,称偶发性;频繁出现,超过 5 次/分,称频发性。每一窦性搏动后出现一个期前收缩,称为二联律;每两个窦性搏动后出现一个期前收缩,称为三联律;每一个窦性搏动后出现两个期前收缩,称为成对期前收缩。期前收缩起源于一个异位起搏点,称单源性;起源于多个异位起搏点,称多源性。

【临床表现】

偶发性期前收缩大多无症状,可有心悸或感到心跳加重或有心跳暂停感。频发期前收缩使心排出量降低,引起乏力、头晕、胸闷等。

脉搏检查可有脉搏不齐,脉搏减弱或脉搏短绌。听诊心律不齐,期前收缩等第一心音增强,第二心音相对减弱甚至消失。

【心电图特征】

1.房性期前收缩

提早出现 P′波,其形态与窦性 P 波不同;P′-R 间期≥0.12 秒。QRS 波群形态与正常窦性心律的 QRS 波群相同,期前收缩后有不完全代偿间歇。

2.房室交界性期前收缩

QRS 波群提前出现,其形态与窦性 P 波相同;QRS 波群前或中或后有逆行的 P′波(P′-R 间期<0.12 秒,R-P′间期<0.20 秒),期前收缩后有完全代偿间歇。

3.室性期前收缩

QRS 波群提前出现,形态宽大畸形,QRS 时限>0.12 秒,其前无相关的 P 波;T 波常与 QRS 波群的主波方向相反;期前收缩后有完全代偿间歇。

【治疗原则】

(1)积极治疗原发病因,消除诱因。

(2)偶发期前收缩无重要临床意义,一般不需特殊治疗,亦可用小量镇静剂(如地西泮)或 β 受体阻滞剂如普萘洛尔等。

(3)对反复发生、呈联律的期前收缩需应用抗心律失常药物治疗,如频发房性、交界区性期前收缩常选用维拉帕米、胺碘酮等;室性期前收缩常选用利多卡因、美西律等。洋地黄中毒引起的室性期前收缩应立即停用洋地黄,并给予补钾和苯妥英钠治疗。

三、阵发性心动过速

【病因】

1.阵发性室上性心动过速

常见于无器质性心脏病的正常人,也可见于各种心脏病患者,如冠心病、高血压、风心病、甲亢、洋地黄中毒等患者。

2.阵发性室性心动过速

多见于器质性心脏病患者,如冠心病,特别是心肌梗死。

【临床表现】

1.阵发性室上性心动过速

突发突止,持续数分钟至数小时或数天不等。发作时有心悸、胸闷、乏力、头痛等。心脏听诊心率快而规则,常达150～250次/分。

2.阵发性室性心动过速

由于快速心率及心房、心室收缩不协调而致心排出量降低,血流动力学明显障碍,心肌缺血,可出现呼吸困难、心绞痛、血压下降和晕厥。心脏听诊心率增快,心律可有轻度不齐,第一心音强弱不一。

【心电图特征】

1.阵发性室上性心动过速

连续3次或以上快而规则的房性或交界区性期前收缩(QRS波群形态正常),频率每分钟在150～250次,P波不易分辨。

2.阵发性室性心动过速

连续3次或3次以上室性期前收缩,QRS波群宽大畸形、时限>0.1秒,T波常与QRS波群主波方向相反,心室率100～250次/分,节律可略不规则。

【治疗原则】

1.阵发性室上性心动过速

(1)采取兴奋迷走神经方法　刺激咽部诱导恶心呕吐反射、Valsalva动作(深吸气后屏气,再用力做呼气动作)、按摩颈动脉窦(患者取仰卧位,先右侧,每次约5～10秒,切勿双侧同时按摩)、将面部浸于冰水内、按压眼球(青光眼除外)等。

(2)药物治疗　上述方法无效,则可选用药物治疗。首选药物为腺苷,6～12mg快速静注,无效时改为静注维拉帕米(首次5mg,无效时隔10分钟再静注5mg)。其他可选用三磷酸腺苷,普罗帕酮,短效β受体阻滞剂,升压药物如间羟胺、去甲肾上腺素等。对于合并心力衰竭的患者,洋地黄可作首选。发作控制后,可继续服用控制发作的药物。

2.阵发性室性心动过速

发作时治疗首选利多卡因静脉注射,其他药物有普鲁卡因胺、苯妥英钠、胺碘酮等。如上述药物无效,或患者已出现低血压、休克、心绞痛、充血性心力衰竭、脑血流灌注不足时,可用同步直流电复律。洋地黄中毒引起室速者则不宜应用电复律。

四、颤动

心房颤动

心房内多处异位起搏点发出极快而不规则的冲动,心房内心肌纤维极不协调地乱颤,心房丧失有效的收缩。

【病因】

常发生于器质性心脏病患者,如风湿性心瓣膜病、心力衰竭、冠心病、高血压性心脏病、甲亢、心肌病等。正常人在情绪激动、运动或急性酒精中毒时可发生房颤。发生在无心脏病变的中青年房颤称孤立性房颤。

【临床表现】

心室率不快者,患者仅有心悸、气促、心前区不适等;心室率极快者(>150次/分),可因心排出量降低而发生晕厥、急性肺水肿、心绞痛或休克。心脏听诊时心律绝对不规则、第一心音强弱不一致,脉搏亦快慢不均、强弱不等,发生脉搏短绌现象。持久性旁颤易形成左心房附壁血栓,若脱落可引起动脉栓塞,可出现脑栓塞、外周肢体动脉栓塞、视网膜动脉栓塞、肠系膜动脉栓塞等。

【心电图特征】

窦性 P 波消失,代之以大小、形态及规律不一的基线波动(f 波),频率 350~600 次/分。心室率通常在 100~160 次/分,心室律极不规则。QRS 波群形态一般正常,当心室率过快,伴有室内差异性传导时,QRS 波群增宽变形。

【治疗原则】

急性期应首选电复律治疗。心室率不快,发作时间短暂者无需特殊治疗;如心室率快且发作时间长,可用洋地黄、维拉帕米等药物。

持续性房颤不能自动转复为窦性心律,可选用普罗帕酮、索他洛尔、胺碘酮进行复律,若选用同步直流电复律,应提前几天给予抗心律失常药物,预防复发。

慢性房颤患者若既往有栓塞病史、瓣膜病、高血压、糖尿病、左心房扩大、冠心病等或老年患者,具有较高栓塞发生率,均应接受长期抗凝治疗,如口服华法林、阿司匹林或皮下注射低分子肝素等,并定期监测凝血酶原活性等指标。

房颤发作频繁、心室率很快、药物治疗无效者,可施行房室结阻断消融术,同时植入起搏器,其他方法包括射频消融术、外科手术等。

心室颤动

心室内心肌纤维发生快而微弱的、不协调的乱颤,心室完全丧失射血能力,是最严重的心律失常。

【病因】

最常见于急性心肌梗死,洋地黄中毒、严重低血钾、心脏手术、电击伤等也可引起。

【临床表现】

一旦发生室颤,患者迅速出现意识丧失、发绀、抽搐,查体心音消失、脉搏触不到、血压测不到,继而呼吸停止,瞳孔散大甚至死亡。

【心电图特征】

QRS 波群与 T 波消失,呈形状、频率、振幅高低各异、完全无规则的波浪状曲线。

【治疗原则】

室颤可致心搏骤停,一旦发生立即行非同步直流电除颤,同时配合胸外心脏按压和口对口人工呼吸,经静脉注射复苏药物和抗心律失常药物等抢救措施。

五、房室传导阻滞

冲动在心脏传导系统的任何部位传导时均可发生减慢或阻滞,发生在心房与心室之间,称房室传导阻滞。按照传导阻滞的严重程度,通常将其分为三度。第一度传导阻滞的传导时间延长,全部冲动仍能传导。第二度传导阻滞分为两型,即莫氏Ⅰ型(文氏型)和莫氏Ⅱ型,其中二度Ⅰ型阻滞表现为传导时间进行性延长,直至一次冲动不能传导;二度Ⅱ型阻滞表现为间歇出现的传导阻滞。第三度传导阻滞又称完全性传导阻滞,此时全部冲动不能被传导。

【病因】

多见于器质性心脏病,如冠心病、心肌炎、心肌病、原发性高血压、电解质紊乱、药物中毒等,偶见于迷走神经张力过高者。

【临床表现】

1.第一度房室传导阻滞

患者多无自觉症状。

2.第二度房室传导阻滞

二度Ⅰ型房室传导阻滞患者常有心悸和心搏落感;二度Ⅱ型房室传导阻滞患者心室率较慢时,可有心悸、头晕、气急、乏力等症状,脉搏可不规则或慢而规则。

3.第三度房室传导阻滞

如心率 30～50 次/分,则患者心跳缓慢,脉率慢而规则,出现心力衰竭和脑供血不全表现,有心悸、头昏、乏力的感觉,当心率<20 次/分,可引起阿-斯综合征,系心脏因素造成脑组织急性缺血缺氧而产生的一系列临床综合征,患者出现意识丧失、严重发绀、心跳呼吸暂停、两眼上翻和四肢抽搐等。

【心电图特征】

1.第一度房室传导阻滞

P-R 间期>0.20 秒,无 QRS 波群脱落。

2.第二度房室传导阻滞

文氏型特征为:P-R 间期进行性延长,直至 P 波后 QRS 波群脱落,之后 P-R 间期又恢复以前时限,如此周而复始;莫氏Ⅱ型的特征为 P-R 间期固定(正常或延长),每隔 1、2 个或 3 个 P 波后有 QRS 波群脱落。

3.第三度房室传导阻滞

心房和心室独立活动,P 波与 QRS 波群完全脱离关系,P-P 距离和 R-R 距离各自相等,心室率慢于心房率。

【治疗原则】

(1)积极治疗原发病,如洋地黄中毒引起者应停药,应用阿托品等药。

(2)第一度及第二度文氏型房室传导阻滞者,若患者无症状,心室率不慢者,一般不需治疗;若心室率<40次/分或症状明显时,可选用阿托品、麻黄碱或异丙肾上腺素,提高心室率。

(3)第二度Ⅱ型房室传导阻滞和完全性房室传导阻滞患者,心室率缓慢,伴有血流动力学障碍,出现阿-斯综合征时,应立即按心搏骤停处理。反复发作者应及时安装人工心脏起搏器。

六、心律失常患者的护理诊断/问题及措施

【护理诊断/问题】

(1)舒适的改变 与心、脑等器官灌注不足有关。

(2)活动无耐力 与心律失常导致心排血量减少有关。

(3)焦虑 与心律失常导致躯体及心理不适有关。

(4)恐惧 与严重心律失常、心脏骤停、晕厥史,电复律、植入起搏器、手术等有关。

(5)有受伤的危险 与心律失常引起的头晕、晕厥有关。

(6)有皮肤完整性受损的危险 与心电监护,电复律、植入起搏器、手术、心肺复苏术等有关。

(7)潜在并发症:猝死、心源性休克、心力衰竭。

【护理措施】

1.休息与活动

当患者心律失常发作导致胸闷、心悸、头晕等不适时应采取高枕卧位、半卧位或其他舒适体位,尽量避免左侧卧位,因左侧卧位时患者常能感觉到心脏的搏动而加重不适感。对血流动力学改变不大者宜劳逸结合,避免劳累及感染;严重心律失常影响心脏排血量者应绝对卧床休息,直至病情好转后,再逐渐起床活动。

2.病情观察

(1)密切观察脉搏、心率、心律、呼吸、神志以及面色的变化。

(2)遵医嘱予心电监护,观察患者有无心律失常、心律失常种类、发生频率及时间、持续时间和药物治疗前后变化。

(3)观察有无引起猝死危险的心律失常:频发、多源、成对R on T室性期前收缩,阵发性室上性心动过速,房扑与房颤,二度Ⅱ型房室传导阻滞等。

(4)观察有无猝死危险的严重心律失常:阵发性室性心动过速、室扑与室颤、三度房室传导阻滞等。

3.用药及特殊治疗的护理

(1)正确使用抗心律失常药物,观察疗效及不良反应 见表2-4-1。

(2)心脏电复律的护理 简述如下。

1)适应证:非同步直流电复律适用于室颤、持续性室速。同步直流电复律适用于有R波存在的各种快速异位心律失常,如房颤、阵发性室速等。

2)禁忌证:病史长、心脏明显扩大、同时伴二度Ⅱ型或三度房室传导阻滞的房颤和房扑患者、洋地黄中毒或低血钾患者。

表 2 - 4 - 1 常用抗心律失常药物的不良反应

药物	不良反应
奎尼丁	畏食、恶心、呕吐、腹痛、腹泻;视听觉障碍、意识模糊;皮疹、发热、血小板减少、溶血性贫血;窦性停搏、房室传导阻滞、QT 间期延长与尖端扭转型室速、晕厥、低血压
普鲁卡因胺	胃肠道反应较奎尼丁少见,中枢神经系统反应较利多卡因多见;发热、粒细胞减少症;药物性狼疮;中毒浓度抑制心肌收缩力,低血压、传导阻滞、QT 间期延长与多形性室速
利多卡因	眩晕、感觉异常、意识模糊、谵妄、昏迷;心脏方面:少数引起窦房结抑制、室内传导阻滞
普罗帕酮	眩晕、口内金属味、视力模糊;胃肠道不适;加重支气管痉挛;窦房结抑制、房室传导阻滞、加重心力衰竭
β 受体阻滞剂	加重哮喘与慢性阻塞性肺疾病、间歇性跛行、雷诺现象、精神抑郁;糖尿病患者可能引起低血糖、乏力;心脏方面:低血压、心动过缓、心力衰竭
胺碘酮	最严重心外毒性为肺纤维化;转氨酶升高,偶致肝硬化;光过敏、角膜色素沉着;甲亢或甲减;胃肠道反应;心动过缓,心律失常少发,偶有尖端扭转型室速
维拉帕米	偶有肝毒性,增加地高辛血药浓度;已应用 β 受体阻滞剂或有血流动力学障碍者易引起低血压、心动过缓、房室传导阻滞、心搏停顿
腺苷	面部潮红、呼吸困难、胸部压迫感,持续短于 1 分钟,窦性停搏、室性期前收缩或短阵室速

3)操作配合:准备用物如除颤器、氧气、吸引器、心电监护仪、抢救车等。患者仰卧于绝缘床上,连接心电监护仪,建立静脉通路,静脉注射地西泮 0.3～0.5mg/kg。放置电极板,电极板须用盐水纱布包裹或均匀涂上导电糊,并紧贴患者皮肤。放电过程中医护人员注意身体任何部位均不能直接接触铁床及患者,以防电击伤。

4)术后观察:严密观察患者心率、心律、呼吸、血压,每半小时测量并记录 1 次直至平稳,注意面色、神志、肢体活动情况。

(3)心脏起搏器安置术后护理 简述如下。

1)术后观察:心电监护 24 小时,注意心率与起搏频率是否一致。

2)活动指导:术后绝对卧床 1～3 天,取非植入侧平卧位或半卧位,术后 6 周内限制体力活动,避免剧烈咳嗽、植入侧手臂及肩部过度活动,以防电极移位或脱落。

3)用药指导:遵医嘱应用抗生素及抗凝治疗,不要按压伤口并注意有无出血、感染。

4)术后宣教:向患者及家属介绍保证起搏器工作情况的重要性,应距离发出电磁辐射的物体至少 10 米,如磁铁、微波炉、电视机、手机等,注意电池的使用情况并及时更换,定期评估仪器的效能。强调定期复查、随身携带"心脏起搏器卡",上面标明患者姓名、家庭住址、联系电话、安装起搏器或 ICD 的型号、主管医师的电话等。

4. 对症护理

(1)患者因严重心律失常致心源性休克时,表现为神志不清、面色苍白、四肢厥冷、出冷汗、尿少、脉搏细速,收缩压低于 10.6kPa,脉压小于 2.6kPa,立即进行抗休克处理。

(2)患者心搏骤停时,因心脏突然停止有效的排血、血液循环突然中断,引起全身组织广泛缺氧,其临床表现为突然意识丧失、昏迷或抽搐;大动脉搏动消失(颈动脉、肱动脉、股动脉);心音消失、血压测不到;呼吸停止或发绀;瞳孔放大及发绀,立即进行心脏电复律及心肺复苏抢救。

5.饮食护理

摄入低脂、易消化、多食纤维素丰富的食物,少量多餐,避免饱餐。避免摄入刺激性食物,如咖啡、可乐、浓茶、烈酒等。心力衰竭引起的心律失常者应限制钠盐摄入。

6.心理护理

介绍心律失常可治性,以消除患者紧张情绪,尤其是功能性心律失常者,往往需精神上得到安慰,情绪平稳后心律失常也随之消失。对过度烦躁、焦虑及精神敏感者可酌情使用镇静剂。

【健康教育】

1.知识指导

向患者及家属介绍心律失常的常见病因、诱因及防治知识。指导患者保持乐观、稳定的情绪,分散注意力,不要过分注意心悸。无器质性心脏病者,积极参加体育锻炼,调整自主神经功能。有器质性心脏病者,根据心功能情况,适当活动。有晕厥史者避免从事有危险性工作,头晕时平卧,以免摔伤。

2.避免诱因

患者应生活规律,保证充足的休息与睡眠。快速心律失常者应戒烟酒。避免劳累、感染,防止诱发心力衰竭。保持大便通畅,心动过缓患者避免排便时过度屏气用力动作,以免兴奋迷走神经而加重心动过缓。避免精神紧张和情绪激动。

3.自我护理

教会患者自测脉搏的方法以利于自我监测病情,每日至少测量脉搏一次,每次应在1分钟以上。对反复发生严重心律失常,危及生命者,教会家属心肺复苏术以备应急。告诉患者药物疗效及不良反应,不可自行增减药量、停药或擅自改用其他药物,有异常时及时就诊。定期接受医院随访,复查心电图。

(王文刚)

第五节　慢性风湿性心脏瓣膜病患者的护理

心脏瓣膜病是由于炎症、黏液样变性、退行性改变等原因引起的单个或多个瓣膜结构的功能或结构异常,导致瓣口狭窄及(或)关闭不全。在慢性瓣膜病变的发展过程中,又可有风湿炎症的反复发作,称为"风湿活动"。慢性风湿性心脏瓣膜病(简称风心病)是指急性风湿性炎症反复发作后所遗留的心脏瓣膜病变,主要表现为心脏瓣膜狭窄或关闭不全。最常受累者为二尖瓣,其次为主动脉瓣。

【病因】

风湿性心脏瓣膜病与甲组乙型溶血性链球菌反复感染有关,感染后患者对链球菌产生免疫反应,使心脏结缔组织发生炎症病变。急性炎症的修复过程中,心脏瓣膜增厚、变硬、畸形、相互粘连致瓣膜的开放受到限制,阻碍血液正常流通,称为瓣膜狭窄;如心脏瓣膜因增厚、缩短而不能完全闭合,称为关闭不全。

【常见临床类型及表现】

(一)二尖瓣狭窄

1.病理生理

(1)左房衰竭期 在心室舒张时,由于二尖瓣狭窄,使左心房不能正常排空,引起左心房压力增高,左心房通过扩张和肥厚来代偿,一旦失代偿便发生左房衰竭。

(2)右心衰竭期 随着左房压力增高,肺静脉及肺毛细血管压力亦升高,引起肺淤血,严重时可致肺水肿、肺动脉高压及右心室压力增高、右心室肥大致右心衰竭。同时因通过二尖瓣口的血流减少,心排出量降低导致冠状动脉及外周动脉灌注减少。

2.临床表现

(1)症状 劳力性呼吸困难为最常出现的早期症状,伴有咳嗽、咯血,随着瓣口狭窄加重,出现阵发性夜间呼吸困难,严重时可致急性肺水肿,此时咳大量粉红色泡沫痰。因左心房增大压迫喉返神经可致声音嘶哑。因心律失常(尤其是房颤)可致心悸。因心功能减退,心排出量减少可致乏力、疲劳。右心衰竭时,可因胃肠道淤血和体循环淤血,出现食欲减退、腹胀、肝区疼痛、下肢水肿。

(2)体征 患者出现面颊紫红、口唇轻度发绀,称"二尖瓣面容"。在心尖区可触及舒张期震颤;心尖部可闻及舒张期隆隆样杂音是最重要的体征;心尖区第一心音亢进及二尖瓣开瓣音;肺动脉瓣区第二心音亢进、分裂。此外,患者可有脉搏短绌,第一心音强弱不等,心律绝对不齐,心室率大于脉率等房颤体征。

(二)二尖瓣关闭不全

1.病理生理

当心室收缩时,由于二尖瓣不能完全关闭,大部分血液进入主动脉时,部分血液反流到左心房,使左心房的充盈度和压力增加,而左心室的排血量降低。心室舒张时,由于左心房流入左心室的血量较正常增多,导致左心房和左心室肥大,引起左心衰竭。左心衰竭使左心室舒张末期压力增高,左心房压力进一步增高,以致肺淤血和肺动脉压力增高,引起右心室肥大和衰竭,最后发展为全心衰竭。

2.临床表现

(1)症状 代偿期较长,轻者可终身无症状,无症状期常超过20年,较重者出现疲倦、心悸、劳力性呼吸困难等左心衰的表现,后期可出现右心衰的表现。

(2)体征 心尖搏动增强并向左下移位;心尖部第一心音减弱;肺动脉瓣区第二心音亢进。心尖区全收缩期粗糙吹风样杂音向左腋下、左肩胛下区传导是最重要的体征。

(三)主动脉瓣狭窄

1.病理生理

由于主动脉瓣狭窄,排血受阻,使左心室后负荷加重,久之使左心室向心性肥厚,导致左心衰竭。左心衰竭使左心室舒张末期压力增高,左心房压力进一步增高,以致肺淤血和肺动脉压力增高,引起右心室肥大和衰竭,最后发展为全心衰竭。

2.临床表现

(1)症状 因左心室排出量显著降低,使冠状动脉及脑的血流量减少,可出现主动脉瓣狭窄三联征,即呼吸困难、心绞痛、晕厥,重者猝死。当左心衰竭时,出现疲乏、劳力性呼吸困难等肺循环淤血表现。

（2）体征　主动脉瓣第一听诊区可听到响亮粗糙的吹风样收缩期喷射性杂音是主动脉瓣狭窄最重要的体征，向颈部传导，触及收缩期震颤。收缩压和脉压晚期均下降。

（四）主动脉瓣关闭不全

1.病理生理

主动脉瓣关闭不全时，左心室在舒张期不仅接受左心房流入的血液，还要接受由主动脉反流回来的血液，引起左心室舒张末期容量增加，使每搏容量增加和主动脉收缩压增加，而有效每搏容量降低。左心室扩张，不至于因容量负荷过度而明显增加左心室舒张末压，继而左室心肌肥大，增加心肌氧耗，主动脉舒张压降低使冠状动脉血流减少，引起心肌缺血缺氧，产生左心衰竭，继后可引起右心衰竭。若反流量大，主动脉舒张压显著降低，可引起冠状动脉灌注不足而产生心绞痛。

2.临床表现

（1）症状　早期可无症状，最先因每搏容量增加，患者常主诉心悸、心前区不适、头部动脉强烈搏动感，常有体位性头晕，亦可出现心绞痛，晚期出现左心衰竭，最后可发生全心衰竭。

（2）体征　心尖搏动左下移位，呈抬举性搏动。主动脉瓣第二听诊区可听到高调叹气样舒张早期杂音，坐位前倾和深呼气时明显。收缩压增高，舒张压降低，脉压增大而产生周围血管征，如点头运动、毛细血管搏动征、水冲脉、大动脉枪击音等。颈动脉搏动明显。

（五）联合瓣膜病

同时具有两个或两个以上瓣膜受损时，称为联合瓣膜病。风湿性心瓣膜病以二尖瓣狭窄伴主动脉瓣关闭不全较常见。

【并发症】

1.充血性心力衰竭

最常见并发症，是本病就诊和致死主要原因。常因风湿活动、妊娠、感染、心律失常、洋地黄使用不当和劳累而诱发。

2.心律失常

以心房颤动最多见，并发心房颤动后常诱发或加重心力衰竭。

3.亚急性感染性心内膜炎

见于主动脉瓣关闭不全患者，常见致病菌为草绿色链球菌。临床上常有发热、寒战、皮肤黏膜瘀点、进行性贫血，病程长的患者可出现脾大、杵状指等全身感染的表现。心内膜赘生物脱落引起周围动脉栓塞，其中以脑动脉栓塞最多见。

4.栓塞

多见于二尖瓣狭窄伴有房颤患者，血栓脱落引起周围动脉栓塞，以脑动脉栓塞最为常见。此外，长期卧床心衰者有下肢静脉血栓形成时，如血栓脱落可导致肺栓塞。

【医学检查】

1.超声心动图

为明确诊断和判断二尖瓣及主动脉瓣狭窄程度的可靠方法。二尖瓣狭窄者 M 型超声呈"城墙样"改变。脉冲多普勒和彩色多普勒血流显像是确定二尖瓣关闭不全及主动脉瓣关闭不全者反流的最敏感方法。二维超声心动图探测主动脉瓣异常十分敏感，有助于显示瓣膜结构，多普勒超声可测定跨膜压差以及瓣口面积。

2. X 线检查

中、重度二尖瓣狭窄左心房显著增大时,呈"梨形心"(二尖瓣型心脏)。二尖瓣关闭不全时,急性者心影正常或伴肺淤血,甚至肺水肿征;慢性者重度反流常见左心房、左心室增大,左心衰可见肺淤血和间质性肺水肿征。主动脉瓣狭窄常见升主动脉根部狭窄后扩张,主动脉瓣钙化。主动脉瓣关闭不全者左心室增大,升主动脉继发性扩张明显,呈"靴型心"(主动脉型心)。

3. 心电图

二尖瓣狭窄左房扩大时可出现"二尖瓣型 P 波",P 波宽度>0.12 秒,伴切迹,QRS 波群示电轴右偏和右心室肥厚表现。二尖瓣关闭不全时,左心房增大,部分有左心室肥厚和非特异性 ST－T 改变,少数有心室肥厚征,心房颤动常见。主动脉瓣重度狭窄或关闭不全者有左心室肥厚伴 ST－T 继发性改变和左心房大,可有心律失常。

【治疗原则】

治疗本病的根本方法是手术,如二尖瓣交界分离术、人工心瓣膜置换术等,内科治疗以保持和改善心脏代偿功能、积极预防及控制风湿活动及并发症发生为主。

【护理诊断/问题】

(1)活动无耐力　与心排血量减少有关。

(2)焦虑　与担心疾病预后、工作、生活与前途有关。

(3)知识缺乏:缺乏有关疾病的预防知识及用药知识。

(4)有感染的危险　与机体抵抗力下降、肺循环淤血、风湿活动有关。

(5)潜在并发症:心力衰竭、心律失常、亚急性感染性心内膜炎、栓塞等。

【护理措施】

1. 休息与活动

(1)改善居住环境,保持室内空气流通、温暖、干燥,阳光充足,减少甲组乙型溶血性链球菌含量。

(2)合理安排休息和活动,适当活动以增加侧支循环、保持肌肉功能、防止便秘。急性期严格卧床,病情允许时应鼓励并协助患者翻身、活动下肢、按摩及用温水泡脚或下床活动。指导患者避免长时间盘腿或蹲坐、穿高弹袜裤、勤换体位、肢体保持功能位,腿部活动保持肌肉张力,以防止下肢深静脉血栓形成。

(3)若风湿活动时,患者应卧床休息、病变关节应制动;若合并主动脉瓣病变,则应限制活动;如并发心力衰竭,患者应半卧位,给予吸氧,按心功能分级安排活动量。

(4)左房内有巨大附壁血栓者,应绝对卧床休息,避免剧烈运动和突然改变体位,以免附壁血栓脱落堵塞动脉。

(5)若发生亚急性感染性心内膜炎,应卧床休息,限制活动量,协助生活护理,以减少机体消耗。高热出汗多时,应勤换衣裤、被褥,防止受凉,待病情好转,实验室检查正常后再逐渐增加活动。

2. 病情观察

(1)观察有无风湿活动　如皮肤环形红斑、皮下结节、关节红肿及疼痛不适等。

(2)评估栓塞危险因素 阅读超声心动图报告,注意有无心房、心室扩大及附壁血栓;心电图有无异常,如心房颤动;是否因心力衰竭而活动减少、长期卧床。

(3)观察有无栓塞征象 心房附壁血栓脱落后,脑栓塞可引起偏瘫;四肢动脉栓塞可引起剧烈疼痛;肾动脉栓塞可引起剧烈腰痛、血尿等;肺动脉栓塞可引起突然剧烈胸痛、呼吸困难和咯血等。注意下肢深静脉血栓形成者,肢体远端发绀、肿胀、胀痛,重者出现湿性坏疽;而肢体动脉栓塞则肢体远端苍白,动脉搏动减弱、疼痛剧烈、无力,重者出现干性坏疽。

(4)观察发热、心悸、皮肤黏膜瘀点情况 一旦发生不明原因的发热、进行性贫血、血尿、脾大和皮肤出血点,提示罹患亚急性细菌性心内膜炎,立即告诉医生并协助处理。护士应测量体温,每 4 小时一次,观察热型;做血培养以查明病原菌,协助诊断。

3.用药护理

(1)遵医嘱用药,如抗心律失常药、抗血小板聚集及抗凝药、抗风湿药、抗生素等,观察药物疗效及不良反应。

(2)患者合并房颤,遵医嘱应用抗心律失常药如洋地黄、口服华法林抗凝,以防附壁血栓形成和栓塞,观察有无洋地黄中毒反应、监测出凝血时、凝血酶原时间等指标。

(3)风湿热复发关节肿痛时,遵医嘱予抗风湿药物、止痛剂治疗。如使用阿司匹林可致胃肠道反应、牙龈出血、血尿、柏油样便等不良反应,应饭后服药,并观察有无出血倾向。

(4)出现亚急性细菌性心内膜炎时,遵医嘱按时予足量、足疗程抗生素,应根据血培养及药敏试验结果选择抗生素。若体温超过 38.5℃,予物理降温或药物降温,半小时后测量体温并记录降温效果。注意苄星青霉素溶解后为白色乳剂,用一般肌注方法针头易堵塞,冬季天气寒冷更易堵塞,操作时宜选择 9 号针头,用 8～10ml 生理盐水稀释后、更换注射针头,勿排气,快速肌注。

4.对症护理

(1)风湿热复发时,病变关节应保暖并用软垫固定、避免受压和碰撞,局部热敷或按摩,增加血液循环,减轻疼痛。

(2)严格控制出入量及输液滴速,纠正心律失常,监测生命体征,评估患者有无呼吸困难、乏力、食欲减退、少尿等症状,检查有无肺部湿啰音、肝大、下肢水肿等体征。一旦发生则按心衰进行护理。

(3)严守无菌操作规程,积极预防和控制感染。

5.饮食护理

如发生心衰,患者应低热量、易消化饮食、宜少量多餐;心衰缓解后予高热量、高蛋白、高维生素易消化饮食,如鱼、肉、蛋、奶等,少量多餐,多食蔬菜和水果,促进机体恢复。

6.心理护理

向患者及家属介绍本病的病因和病程进展特点,并发症的可治性,以消除患者紧张情绪。鼓励患者树立信心,做好长期与疾病做斗争以控制病情进展的思想准备。对于病情较重不能妊娠与分娩患者,做好患者及配偶的心理疏导接受现实。

【健康教育】

1.知识指导

告诉患者坚持按医嘱用药的重要性,并定期门诊复查,提高患者依从性。有手术适应证者劝患者尽早择期手术,提高生活质量,以免失去最佳手术时机。无并发症者休息一个月,严重者休息 3 个月以上,好转出院后继续卧床休息 2~3 个月,半年至 1 年内避免重体力劳动。适当锻炼身体,增强机体抵抗力,注意防寒保暖,预防病毒性感染,教会患者及家属测脉率、节律,发现异常或有胸闷、心悸不适,及时就诊。

2. 预防感染

日常生活中适当锻炼,加强营养,提高机体抵抗力。注意防寒保暖,避免感冒,避免与上呼吸道感染、咽炎患者接触,一旦发生感染应立即用药治疗。在拔牙、内镜检查、导尿术、分娩、人工流产等手术操作前应告诉医生自己有风心病史,以便预防性使用抗生素,劝告反复发生扁桃体炎者在风湿活动控制后 2~4 个月手术摘除扁桃体。

3. 避免诱因

避免过劳、缺氧、营养不良、呼吸道感染、寒冷、酗酒等诱因。育龄妇女要根据心功能情况在医师的指导下选择好妊娠与分娩的时机。

(卜秀梅)

第六节　冠状动脉粥样硬化性心脏病患者的护理

冠状动脉粥样硬化性心脏病(简称冠心病),是指冠状动脉粥样硬化后造成管腔狭窄、阻塞和(或)冠状动脉功能性痉挛,导致心肌缺血、缺氧或坏死引起的心脏病,统称为冠状动脉性心脏病,又称缺血性心脏病。

【病因】

动脉粥样硬化的病因尚未完全明了,可能与下列因素有关。

(1)年龄:40 岁以上。

(2)性别:男性高于女性,女性在绝经期后发病率与男性接近,女性雌激素有保护作用。

(3)血脂异常:总胆固醇、三酰甘油、低密度脂蛋白增高,高密度脂蛋白降低。

(4)血压增高。

(5)吸烟:损伤血管内膜、促进动脉粥样硬化形成,使冠脉腔变小而导致冠心病。

(6)糖尿病及糖耐量异常者。

(7)肥胖、脑力活动紧张,加之缺乏体力活动和遗传等因素。

(8)少活动,缺少体力活动,冠心病发病的危险增加。

(9)遗传。

(10)A 型性格。

(11)其他:微量元素铬、锰、锌、钒、硒摄入减少,摄入铅、铬、钴的量增加。

【临床分型】

根据冠状动脉病变的部位、范围、血管阻塞程度、发展速度及表现分为隐匿型冠心病、心绞痛、心肌梗死、缺血性心肌病及猝死型冠心病等五种临床类型。

一、心绞痛

心绞痛是指在冠状动脉粥样硬化的基础上发生的冠状动脉供血不足导致的心肌短暂、急剧缺血、缺氧所引起的临床综合征。

【病因及发病机制】

本病的基本病因是冠状动脉粥样硬化。冠状动脉粥样硬化所致的冠脉管腔狭窄和痉挛是心绞痛发生的最主要原因。当心脏负荷突然增加时,冠脉不能相应扩张以满足心肌需血量,心肌在缺血、缺氧情况下产生的代谢产物,刺激心脏内的传入神经末梢而产生心绞痛。劳累、情绪激动、饱餐、受寒、急性循环衰竭是其发生的诱因。

【临床表现】

1. 症状

发作性胸痛或胸部不适是典型心绞痛的特点。

(1)疼痛部位 以胸骨体中段或上段之后常见,其次为心前区,可波及约手掌大小范围,可放射至左肩、左臂内侧,甚至可达左手无名指和小指,向上可放射至颈、咽部和下颌部。老年人疼痛部位可不典型。

(2)持续时间 多在 3~5 分钟内,不少于 1 分钟,很少超过 15 分钟。可数天或数周发作一次,亦可一天内多次发作。

(3)疼痛性质 压迫性、压榨样、发闷、紧缩性或烧灼感,偶伴恐惧、濒死感,患者可因疼痛而停止原活动。

(4)诱发因素 多发生于体力劳动或情绪激动、饱餐、受冷、吸烟、心动过速等情况。

(5)缓解方法 休息或含服硝酸甘油后 1~2 分钟可缓解。

2. 体征

发作时大多无特殊体征,或有面色苍白、冷汗、心率增快、暂时性血压升高等。发作时心电图检查可见心肌缺血性改变 ST 段压低>0.1mV,T 波低平或倒置,缓解期可无任何表现。

【医学检查】

1. 心电图

约有半数患者静息心电图为正常,亦可出现相邻两个或两个以上导联 ST 段压低下斜型、水平型下移,多间歇性重复发作。

2. 放射性核素检查

利用放射性铊心肌显像所示灌注缺损提示心肌供血不足,或血供消失,对心肌缺血诊断较有价值。

3. 冠状动脉造影

可使左右冠状动脉及其主要分支得到清楚的显像,具有确诊价值。

4. UCG

局限性室壁运动异常提示冠心病。

【治疗原则】

1. 发作期

即刻休息,硝酸甘油 0.3~0.6mg 舌下含化,1~2 分钟起效,作用持续 30 分钟左右;硝酸异山梨醇酯 5~10mg 舌下含化,2~5 分钟起效,作用持续 2~3 小时硝酸酯类药物是最有效、作用最快终止心绞痛发作的药物,可扩张冠脉,增加冠脉血流量,同时扩张外周血管,减轻心脏负担而缓解心绞痛。

2.缓解期

①去除诱因。②硝酸酯制剂扩张冠脉。③β受体阻滞剂如普萘洛尔、阿替洛尔等,可减慢心率、减少耗氧量而预防心绞痛发作。④钙通道阻滞剂能抑制钙离子进入心肌细胞及周围血管壁的平滑肌细胞内,从而抑制心肌收缩、扩张冠脉和周围血管,但有心悸、面部潮红、头痛、踝关节水肿、牙龈肿大等副作用。⑤抗血小板凝集药如肠溶阿司匹林,长时间应用有出血倾向。

【护理诊断/问题】

(1)疼痛　与心肌缺血有关。

(2)活动无耐力　与心肌缺血、缺氧有关。

(3)知识缺乏:缺乏有关冠心病防治的知识。

【护理措施】

1.休息与活动

(1)心绞痛发作时,立即停止活动,就地休息。同时舌下含服硝酸甘油。必要时给予镇静剂,如地西泮等。

(2)缓解期适当活动,避免剧烈运动(如快速登楼、追赶汽车),保持情绪稳定。秋、冬季外出注意保暖,因寒冷使冠脉收缩,加重心肌缺血。

2.病情观察

(1)观察疼痛部位、性质、范围、持续时间、诱因、伴随症状及缓解方式等。

(2)心绞痛发作时,有条件者宜进行心电监护,重点监测心电图改变,描记心电图以明确心肌供血情况,结合症状及血清酶学改变,观察有无心律失常,及早发现心肌梗死,及时处理,有条件者送入冠心病监护病房观察治疗。

3.用药护理

遵医嘱在发作期及缓解期正确用药,观察药物疗效及不良反应。注意心绞痛发作时,硝酸甘油应舌下含服或嚼碎后含服,在舌下保留一些唾液,以利药物迅速溶解而吸收。服药后应平卧,以防低血压发生,观察头部胀痛、面红、头晕、心悸等血管扩张不良反应,一般持续用药数天后可自行好转。

4.对症护理

疼痛时应停止活动,休息。保持大便通畅。有吸烟习惯的患者应戒烟,因为吸烟产生的一氧化碳影响氧合,加重心肌缺氧,引发心绞痛。

5.饮食护理

宜低热量、低脂肪、低胆固醇、少糖、少盐、适量蛋白质及纤维素、丰富维生素、易消化的清淡饮食,多吃蔬菜、水果。宜少量多餐。避免过饱及辛辣刺激性食物与饮料。禁酒、浓茶及咖啡。

6.心理护理

心绞痛发作时患者因疼痛可引起烦躁不安、紧张、恐惧,使心率增快,血压上升,增加心肌耗氧量,所以护理人员应进行耐心、细致的解释工作,消除紧张情绪,使患者得到安慰、理解和合作。

【健康教育】

(1)积极治疗高血压、控制血糖和血脂,肥胖者控制体重。提高患者服药依从性,按医嘱服药。平时要随身携带保健药盒(内有保存在深色瓶中的硝酸甘油等药物)以备急用,并注意定期更换。

(2)帮助患者合理安排活动和休息。缓解期适当活动,避免过度劳累、剧烈运动。教育患者冬季勿过早晨练,外出注意保暖。保持情绪稳定。

(3)告知患者避免过饱及辛辣刺激性食物的重要性。不要在饱餐或饥饿时洗澡,水温不要过冷或过热,时间不宜过长,不要锁门,以防意外。

(4)强调定期复查重要性。学会自我监测药物副反应,自测脉率、血压,定期检查心电图、血脂、血糖情况。如发现心动过缓、疼痛加重、用药效果不好等,应及时就医。

二、急性心肌梗死

急性心肌梗死是心肌的缺血性坏死,系在冠状动脉硬化基础上发生冠状动脉血供急剧减少或中断,使相应的心肌发生严重持久的缺血导致心肌坏死。

【病因及发病机制】

在冠状动脉严重狭窄的基础上,心肌需血量猛增或冠脉血供锐减,使心肌缺血达 20~30 分钟以上,即可发生急性心肌梗死。形成心肌梗死的原因多数为不稳定性粥样斑块破溃,继而出血或管腔内血栓形成;少数为粥样斑块内或其下发生出血或血管持续痉挛,均使冠状动脉完全闭塞。促使粥样斑块破溃出血及血栓形成的诱因有:晨起 6 时~12 时交感神经活性增加;饱餐(尤其进食过多高脂饮食);重体力劳动、情绪激动或用力大便;休克、出血、脱水、外科手术或严重心律失常等。

【临床表现】

1.先兆表现

半数以上患者发病前数日或数周有乏力、胸闷、心悸、恶心、呕吐、大汗、血压波动、心律失常、心绞痛等症状,以新发生心绞痛或原有心绞痛加重最突出。胸痛发作频繁且程度加重、持续时间长、硝酸甘油疗效差、诱因不明确。

2.主要表现

(1)疼痛 最早、最突出症状,其性质和部位与心绞痛相似,但程度剧烈难忍,大多伴烦躁、大汗、恐惧、濒死感,多无明显诱因,疼痛向下颌、颈背部或腹部放射,持续数小时或数天,休息和含服硝酸甘油无效。少数患者症状不典型,无疼痛。

(2)全身症状 发病 24~48 小时后出现发热、心动过速。体温升至 38℃系坏死组织吸收引起,于 1 周内恢复。

(3)胃肠道症状 伴恶心、呕吐、上腹胀痛,重者呃逆,系坏死心肌刺激迷走神经及胃肠组织灌注不足所致。

(4)心律失常 急性心肌梗死患者死亡的主要原因。多发生于病后 1~2 天内,前 24 小时内发生率最高,也最危险。前壁心肌梗死者,易发生快速室性心律失常,如频发性、多源性、成对或连续性、RonT 的室性期前收缩,室性心动过速等;下壁心肌梗死者,易发生慢性心律失常,如房室传导阻滞等。心室颤动是急性心肌梗死致死的主要原因。

(5)低血压和休克 疼痛时血压下降,未必休克。心肌坏死面积>40%、心排血量急剧下降者,常于心肌梗死后数小时至 1 周内发生心源性休克,表现为:疼痛缓解而收缩压<

80mmHg、患者烦躁不安、反应迟钝、面色苍白或青紫、皮肤湿冷、脉搏细速、尿量减少。

（6）心力衰竭　约半数患者起病于最初几天，疼痛或休克好转后出现急性左心衰表现。

3.体征

心率增快或变慢，心尖部舒张期奔马律，心音减弱，血压一过性升高后下降。

【并发症】

乳头肌功能失调或断裂，心脏破溃、栓塞；心室壁瘤，心肌梗死后综合征。

【医学检查】

1.心电图

（1）特征性改变　ST段抬高型心肌梗死心电图特点：面向透壁心肌坏死区导联出现病理性Q波；面向坏死区周围心肌损伤区导联出现ST段弓背向上抬高；面向损伤区周围心肌缺氧区导联出现T波倒置；背向心肌坏死区导联则出现R波增高、ST段压低、T波直立增高。非ST段抬高型心肌梗死心电图特点：无病理性Q波；普遍性ST段压低≥0.1mv（除aVR、有时V_1）；T波倒置。

（2）动态性改变　ST段抬高型心肌梗死心电图演变：①超急期：T波两肢高大不对称；②急性期：ST段弓背向上抬高，与T波连成单相曲线，2天内出现病理性Q波；③亚急性期：数日至2周内ST段恢复至基线水平，T波低平、倒置或双向；④慢性期：数周至数月后T波呈V形倒置。非ST段抬高型心肌梗死心电图演变：先有普遍性ST段压低，继而T波倒置加深呈对称型，ST段和T波改变持续数日或数周恢复。

（3）定位诊断　根据心电图特征性改变出现的导联定位判断ST段抬高型心肌梗死范围。Ⅱ、Ⅲ、aVF导联示下壁；$V_1 \sim V_3$导联示前间壁；$V_3 \sim V_5$导联示局限前壁；$V_1 \sim V_6$导联示广泛前壁；Ⅰ、aVL示高侧壁；V_7、V_8导联示正后壁。

2.血清心肌酶测定

（1）心肌坏死标记物　肌酸磷酸激酶同工酶（CK-MB）、肌钙蛋白I（cTnI）或T（cTnT）升高水平与心肌坏死范围及预后明显相关。其中CK-MB为心肌特有、起病后4小时内增高、16～24小时达高峰，3～4天恢复正常。

（2）天门冬氨酸氨基转移酶、肌酸激酶及乳酸脱氢酶均升高，肌酸激酶出现最早、恢复最早。

3.其他血液检查

发病后24～48小时白细胞升高（10～20）×10^9/L，中性粒细胞增多，红细胞沉降率增快，C反应蛋白增高。

【治疗原则】

保持和维持心脏功能，防止梗死面积扩大，缩小缺血范围，并及时处理各种并发症，防止猝死，注重二级预防。

1.一般治疗

急性期绝对卧床、环境安静、持续吸氧、心电监护、建立静脉通路确保给药途径通畅。应保证患者身心休息，必要时予镇静剂，待病情缓解循序渐进增加活动量，以减少心肌耗氧。

2.解除疼痛

心肌再灌注治疗是解除疼痛最有效的方法，此前可用下列药物缓解疼痛。如哌替啶50～

100mg 肌内注射或吗啡 2~4mg 静脉注射可减轻交感神经兴奋和濒死感;硝酸酯类药物可扩张冠状动脉及增加静脉容量;β受体阻滞剂可减少心肌耗氧量。

3. 心肌再灌注

心肌再灌注包括溶栓疗法(尿激酶或链激酶静脉滴注)、经皮腔内冠状动脉成形术等。

(1)溶栓疗法　简述如下。

1)时间窗口:起病 3~6 小时最多在 12 小时内,溶栓时间越短,冠脉再通时间越高。

2)适应证:①心电图改变至少 2 个相邻导联 ST 段抬高(肢导≥0.1mV,胸导≥0.2mV)或病史提示急性心肌梗死伴左束支传导阻滞,起病时间<12 小时,年龄<75 岁。②ST 段显著抬高的急性心肌梗死,年龄虽>75 岁,但一般情况较好者。③ST 段抬高的心肌梗死,发病时间已达 12~24 小时,仍有进行性缺血性胸痛,广泛 ST 段抬高者可考虑。

3)禁忌证:①既往罹患缺血性脑卒中或出血性脑血管意外病史(1 年内)。②近期活动性内脏出血、大手术、创伤史、长时间或创伤性心肺复苏。③严重而未控制的高血压(>180/110mmHg)或慢性严重高血压病史。④怀疑主动脉夹层。⑤出血性疾病或有出血性倾向者如严重肝肾损害、恶性肿瘤等。

4)溶栓药物:①作用机制。是以纤溶酶原激活剂激活血栓中纤维蛋白溶酶原转变为纤维蛋白溶酶而溶解冠状动脉内的血栓。②常用药物。第一代纤溶药物尿激酶和链激酶,不具有纤维蛋白选择性,溶解血浆中纤维蛋白原的作用明显,致全身纤溶状态。第二代具有纤维蛋白选择特性,第三代主要应用重组组织型纤溶酶原激活剂。

5)不良反应:①过敏反应如寒战、发热、皮疹等;②低血压(收缩压低于 90mmHg);③出血如伤口渗血、鼻出血、皮肤黏膜出血、血尿、便血、咯血等。

6)再通标准:①胸痛 2 小时内消失;②心电图 ST 段于 2 小时内回降>50%;③2 小时内出现再灌注性心律失常;④血清 CK-MB 酶峰提前出现(14 小时以内);⑤冠状动脉造影可观察冠状再通迹象。

7)注意事项:治疗前检查血常规、出凝血时间、血型、迅速建立静脉通路;治疗中观察不良反应,抽血验心肌酶、做心电图。治疗后,常规用低分子肝素。

(2)经皮冠状动脉介入治疗(PCI)　包括经皮冠状动脉内成形术(PTCA)、经皮冠状动脉内支架置入术等。

1)直接 PCI　其适应证和禁忌证如下。

适应证:①ST 段抬高和新出现左束支传导阻滞;②ST 段抬高性心肌梗死并发休克;③非 ST 段抬高性心肌梗死但病变动脉严重狭窄;④有溶栓禁忌证,又适宜再灌注治疗者。

禁忌证:①心梗发病 12 小时以上患者;②心梗患者的非梗死相关动脉;③心源性休克行主动脉球囊反搏术前或血压不稳定者。

2)补救 PCI:溶栓治疗后仍有胸痛,抬高的 ST 段降低不明显者应实施 PCI。

3)溶栓再通后 PCI:溶栓再通后,7~10 天行冠脉造影,对残留狭窄血管者实施 PCI。

4. 处理心律失常

室性心律失常应立即给予利多卡因静脉注射;发生室颤时立即实施电复律;对房室传导阻滞,可用阿托品、异丙肾上腺素,严重者需安装人工心脏起搏器。

5. 控制休克

应用升压药物及血管扩张剂,补充血容量,纠正酸碱平衡紊乱。

6. 治疗心力衰竭

使用哌替啶、呋塞米为主，辅以血管扩张剂以减轻心脏负荷。小剂量多巴酚丁胺有较好的疗效。急性心肌梗死 24 小时以内禁止使用洋地黄制剂。

7. 其他

可用促进心肌代谢药物、抗凝疗法、极化液、低分子右旋糖酐等。

【护理诊断/问题】

(1)疼痛：胸痛　与心肌缺血、缺氧有关。

(2)活动无耐力　与心肌氧供需失调有关。

(3)焦虑　与心绞痛反复频繁发作有关。

(4)潜在并发症：猝死、心律失常、心源性休克、心肌梗死。

(6)恐惧　与剧烈疼痛造成的濒死感有关。

【护理措施】

1. 休息与活动

置患者于安静舒适环境，胸痛发作时立即停止活动，制定合理的活动计划，进行有氧运动，避免竞技性和屏气用力动作，最大活动量以不发生心绞痛为度，避免精神过度紧张及长时间工作。急性心肌梗死患者第 1 周前三天，尤其在 12 小时内绝对卧床休息；第 4 天可进行关节主动运动，坐位洗漱、进餐；第 2 周坐椅子上进餐、洗漱；第 3 周逐步离床在室内缓步走动。

2. 病情观察

(1)常规监测　进行心电监护；观察疼痛部位、性质、程度、持续时间、心率、心律、血压，有无面色苍白、大汗、恶心、呕吐等；定期抽血监测心肌酶学动态变化、心电图特征性改变及电解质酸碱平衡情况，观察患者有无愤怒、沮丧等情绪。

(2)危重症监测　有以下几方面。

1)心律失常：①室性期前收缩，落在前一心搏 T 波上；②频发室性期前收缩，每分钟超过 5 次；③多源性室性期前收缩或室性期前收缩呈二联律；④室性心动过速或心室颤动。

2)心源性休克：休克早期患者可有烦躁不安、呼吸加快、皮肤湿冷、继之血压下降等。

3)心力衰竭：心衰早期患者可突然出现呼吸困难、咳嗽、心率加快，舒张早期奔马律，严重时可出现急性肺水肿，发展为心源性休克。

3. 用药及特殊治疗护理

(1)用药护理　遵医嘱应用止痛药、扩血管药、抗凝药，观察药物疗效及不良反应。

胸痛发作时舌下含服硝酸甘油，注意面部潮红、头部胀痛、头晕、心动过速、心悸等不良反应；拜新同出现面部潮红、低血压、心悸、踝关节水肿、牙龈肿大等反应；阿司匹林有胃肠道症状、黑便、血便等。急性心肌梗死 24 小时内禁用洋地黄制剂。

(2)溶栓治疗护理　治疗前询问溶栓适应证及禁忌证，测定血常规、血型及出凝血时间，准确配制溶栓药；治疗中监护再通指标及溶栓药不良反应。

(3)介入治疗护理　包括术前护理、术中护理以及术后护理。

1)术前护理：①告知风险与得益；②做血常规化验、出凝血时间、凝血酶原时间，肝肾功能、离子等；③练习床上大小便；④术前一日于术区备皮（右上肢及会阴部）；⑤碘过敏试验；⑥青霉素过敏试验；⑦双侧足背动脉标记；⑧术前 6 小时禁食、禁水、左上肢或左下肢建立静脉通路；

⑨术前苯海拉明或地西泮肌注;⑩术前五天口服阿司匹林 100~300mg/d、每日 1 次,波利维 75mg/d,每日 1 次,急诊手术日术前 24 小时(PCI 术)口服阿司匹林 300mg＋波利维 300mg 或阿司匹林 300mg＋替格瑞洛 180mg;术前停服抗凝剂。

2)术中护理:监护。

3)术后护理:①心电监护,观察神志、血压、呼吸、体温。②术后停用肝素 4~6 小时,测定凝血功能,在标准范围内即可拔除动脉鞘管。③拔除动脉鞘管后,在穿刺部位按压 15~20 分钟以彻底止血,弹力绷带包扎,沙袋压迫 8~10 小时、术侧肢体制动 24 小时。④常规使用抗生素 3~5 天,预防感染。⑤观察术后负性效应:腰酸、腹胀、尿潴留,穿刺血管损伤并发症(术区出血、渗血、水肿,腹膜后出血或血肿,假性动脉瘤和动-静脉瘤,穿刺动脉血栓形成或栓塞),高血压,造影剂反应,再发急性心肌梗死,拔管综合征(即拔除鞘管时伤口局部加压后引起血管迷走反射,表现为血压下降伴心率减慢、恶心、呕吐、出冷汗,严重时心跳停止)。

4. 对症护理

(1)疼痛　就地停止活动,绝对卧床休息,注意保暖,严重者给予半卧位;吸氧;放松,必要时镇静;舌下含服硝酸甘油,如服后 3~5 分钟仍不缓解可重复使用,胸痛频繁者予硝酸甘油静滴,控制滴速,防低血压;禁忌刺激性饮料和食物。避免诱因如过劳、情绪激动、寒冷刺激、排便用力等。

(2)心源性休克　抬高患者头部及腰部 30°~40°;高流量吸氧;密切观察生命体征、神志、尿量;必要时留置导尿管,保证静脉输液通畅;有条件者可通过肺动脉楔压(或称肺毛细血管楔压)进行监测;按时翻身,做好口鼻腔护理,预防压疮、肺炎等并发症。

(3)便秘　急性心肌梗死患者长期卧床、进食少、消化功能减退,加上疼痛后应用吗啡和哌替啶,抑制消化腺分泌,易引起便秘,切忌用力排便,以防诱发心律失常、心脏破裂和猝死等,应予缓泻剂或用开塞露塞肛,禁灌肠。

5. 饮食护理

急性期禁食,3~4 天进流食,缓解后过渡到低脂低脂、低胆固醇、低盐、高维生素、易消化的清淡饮食,须饱和脂肪酸占总热量 7％以下,胆固醇＜200mg/d。避免过饱,少量多餐。多食蔬菜、水果、粗纤维食物,如芹菜、糙米等,禁食刺激性调味品和饮料。禁烟酒。

6. 心理护理

患者常有紧张、恐惧心理,使心肌耗氧增加,诱发心律失常、心力衰竭和心源性休克,使病情加重。护士应主动倾听和亲切地安慰患者,劝导 A 型性格者适当减慢生活节奏,进行腹式呼吸、听音乐等放松训练,避免精神紧张及情绪激动。

【健康教育】

1. 疾病知识指导

积极治疗高血压、高血脂、糖尿病等,合理调整饮食和体力活动以控制体重在正常范围。避免饱餐、寒冷刺激。告诉家属对患者积极配合和支持,患者进行自我心理控制,保持情绪稳定。洗澡时,水温适宜,沐浴时间不宜过长,卫生间不上锁,必要时有人陪同。指导患者与家属掌握简易急救方法。

2. 用药指导

按医嘱坚持服药,随身携带保健盒,告知药物作用和不良反应,教会患者定时测脉搏,定期复查心电图、血糖、血脂、血压。

3.康复指导

急性心肌梗死 6～8 周后,病情稳定、进入恢复期可进行康复锻炼。注意:①日常生活自理,量力而行;②循序渐进增加活动量,参加非竞技性文娱与体育活动(如散步、慢跑、骑自行车、打太极拳等);③活动中注意有否胸痛、心悸、呼吸困难等,一旦出现应停止锻炼;④经 2～4 个月康复锻炼后,酌情恢复部分轻工作或全天工作,更换重体力活动、驾驶员、高空作业及其他精神紧张或工作量过大等工种。

(卜秀梅)

第七节　原发性高血压患者的护理

中国高血压联盟将高血压定义为:未服降压药情况下诊室收缩压≥140mmHg 和(或)舒张压≥90mmHg。高血压按其病因是否明确分为原发性高血压和继发性高血压(症状性高血压)两种类型。人群中血压呈连续性正态分布。少数患者血压升高是某些疾病的表现之一,称为继发性高血压,见于肾小球肾炎、肾动脉狭窄、嗜铬细胞瘤等疾病。绝大多数患者高血压病因不明,是以体循环动脉压升高为主要临床表现的心血管综合征,称为原发性高血压,通常简称高血压。目前我国采用的血压分类、标准及高血压分级见表 2-7-1。

表 2-7-1　血压水平分类、标准和高血压分级

分类	收缩压(mmHg)		舒张压(mmHg)
正常血压	<120	和	<80
正常高值血压	120～139	和(或)	80～89
高血压	≥140	和(或)	≥90
Ⅰ级高血压(轻度)	140～159	和(或)	90～99
Ⅱ级高血压(中度)	160～179	和(或)	100～109
Ⅲ级高血压(重度)	≥180	和(或)	≥110
单纯收缩期高血压	≥140	和	<90

【病因及发病机制】

1.病因

高血压是遗传因素与环境因素相互作用的结果。

(1)遗传因素　具有家族聚集现象、患者多有高血压家族史,本病与多基因遗传有关。

(2)环境因素　①饮食:摄入高盐、低钾、低钙、高饱和脂肪酸、饱和脂肪酸与不饱和脂肪酸比值高的饮食。②精神应激:从事脑力劳动、长期处于紧张状态及在噪声环境生活。③吸烟。④体重超重或肥胖,尤其腹型肥胖。⑤口服避孕药。⑥睡眠呼吸暂停低通气综合征。

2.发病机制

高血压的发病机制尚无完整、统一认识,目前主要认为存在交感神经系统活性亢进、肾素-血管紧张素-醛固酮系统激活、肾性水钠潴留、细胞膜离子转运异常、胰岛素抵抗、血管内皮功能异常等。其中交感神经系统活性亢进最主要;胰岛素抵抗即高胰岛素血症,不仅与高血压发病有关,也与非酒精性脂肪肝、冠心病、糖尿病发病有关;血管内皮细胞分泌的舒张物质和收缩

物质失衡,即依前列醇内皮依赖性舒张因子等舒张物质减少;内皮素、血管收缩因子、血管紧张素Ⅱ等收缩物质增加,均可收缩血管致血压升高。

【临床表现】

1.一般表现

(1)症状 大多起病隐匿,进展缓慢,一般缺乏特异性。轻者有头晕、头痛、耳鸣、颈部板紧、眼花、乏力、失眠等,有时有心悸和心前区不适感,重者视力模糊、鼻出血等。

(2)体征 血压升高,随季节、昼夜、情绪等因素有较大波动,听诊时可有主动脉瓣区第二心音亢进,收缩期杂音,少数在腹部或颈部听到血管杂音。

2.高血压急症

高血压急症是指短时期内(数小时或数天)血压重度升高,舒张压>130mmHg和(或)收缩压>200mmHg,伴有重要器官组织如心脏、脑、肾、眼底、大动脉的严重功能障碍或不可逆性损害。

(1)恶性或急进性高血压 病情急骤发展,舒张压持续≥130mmHg,并有头痛、视力模糊、眼底出血、渗血和视乳头水肿,肾脏损害突出即持续蛋白尿、血尿、管型尿并伴肾功能不全,病理上以肾小动脉纤维样坏死为特征,如不及时治疗,患者往往死于肾衰竭、脑卒中或心衰。

(2)高血压危象 多由于紧张、劳累、寒冷、突然停服降压药物等引起血压急剧升高。表现为头痛、烦躁、眩晕、恶心、呕吐、心悸、胸闷、气急、视力模糊等严重症状,以及伴有动脉痉挛累及的靶器官缺血症状。

(3)高血压脑病 重症高血压者血压升高突破了脑血流自动调节的范围,发生高血压脑病,临床以脑病的症状与体征为特点,如严重头痛、呕吐、惊厥及不同程度的意识障碍等,血压降低即可逆转。

【并发症】

1.脑血管病变

长期血压升高使脑动脉硬化,继而发生脑动脉微小栓子和微小动脉瘤。若血压骤升可引起破裂而致脑出血,也可因血压下降、血流缓慢等发生短暂脑缺血发作、脑血栓形成、腔隙性脑梗死。

2.心力衰竭

长期血压升高致动脉粥样硬化而发生冠心病。长期血压升高使左心室后负荷加重,心肌肥厚与扩大,进展致心力衰竭。

3.肾衰竭

长期血压升高使肾小动脉硬化,出现蛋白尿、肾功能损害。

4.视网膜改变

视网膜小动脉早期痉挛,后期硬化、狭窄、渗出、出血、视乳头水肿。

5.大血管疾病

大血管疾病如形成主动脉夹层动脉瘤。

【高血压分层及危险因素】

1.高血压分层

根据高血压者10年内发生心血管病事件概率,分为低危组(<15%)、中危组(15%~20%)、高危组(20%~30%)、很高危组(>30%)。

2. 具体危险分层标准

根据血压升高水平、其他心血管危险因素、糖尿病、靶器官损害及并发症情况进行分类,见表 2-7-2。

表 2-7-2　高血压患者心血管危险分层标准

其他危险因素和病史	高血压		
	1 级	2 级	3 级
无	低危	中危	高危
1~2 个危险因素	中危	中危	很高危
≥3 个危险因素 或靶器官损害	高危	高危	很高危
临床并发症或 合并糖尿病	很高危	很高危	很高危

3. 影响高血压患者心血管预后的重要因素

用于分层的心血管危险因素、靶器官损害及并发症见表 2-7-3。

表 2-7-3　影响高血压患者心血管预后的重要因素

心血管危险因素	靶器官损害	伴随临床疾患
• 高血压(1~3 级) • 年龄:男>55 岁,女>65 岁 • 吸烟 • 糖耐量受损和(或) 　空腹血糖受损 • 血脂异常: 　总胆固醇≥5.7mmol/L 或 　低密度脂蛋白>3.3mmol/L 　或高密度脂蛋白<1.0mmol/L • 早发心血管病家族史 　一级亲属发病年龄:男<55 　岁,女<65 岁 • 腹型肥胖 • 血中同型半胱氨酸升高 　(≥10μmol/L)	• 左室肥厚 　心电图: 　　Sokolow-lyon 指数 　　$(S_{V1}+R_{V5})>38mm$ 　　或 Cornell 电压 　　$(R_{aVL}+S_{V3})>2440mm \cdot ms$ 　超声心动图:左心室质量指数 　男≥125g/m^2,女≥120g/m^2 • 颈动脉超声 　内膜中层厚度≥0.9mm 或 　动脉粥样硬化斑块 • 颈、股动脉 　脉搏波传导速度≥12m/s • 踝臂指数<0.9 • 估测肾小球滤过率 　<60ml/(min·1.73m^2) 　或血肌酐升高: 　　115~133μmol/L(男) 　　107~124μmol/L(女) • 尿微量蛋白 30~300mg/24h 　或白蛋白/肌酐≥30mg/g	• 脑血管病 　脑出血、缺血性脑卒中 　短暂性脑缺血发作 • 心脏疾病 　心肌梗死、心绞痛、冠状动 　脉血运重建,慢性心衰 • 肾脏疾病 　糖尿病肾病,肾功能受损, 　肌酐升高: 　　≥133μmol/L(男) 　　≥124μmol/L(女) 　尿蛋白≥300mg/24h • 周围血管病 • 视网膜病变 　出血或渗出,视盘水肿 • 糖尿病

【医学检查】

1.常规检查

包括血糖、血尿酸、尿常规、血电解质、血胆固醇和甘油三酯、低密度脂蛋白和高密度脂蛋白、肾功能。

2.心电图

可见左心室肥大、劳损。

3.X 线检查

可见主动脉弓迂曲延长,左室增大,出现心力衰竭时肺野可有相应的变化。

4.超声心动图

了解心室壁厚度、心腔大小、心脏收缩和舒张功能、瓣膜情况等。

5.眼底

有助于对高血压严重程度的了解,目前采用 Keith – Wagener 分级法,其分级标准如下:Ⅰ级视网膜动脉变细,反光增强;Ⅱ级视网膜动脉变窄,动静脉交叉压迫;Ⅲ级眼底出血或棉絮状渗出;Ⅳ级视神经盘水肿。

6.24 小时动态血压监测

有助于判断高血压的严重程度,了解血压变异性和血压昼夜节律;指导降压治疗和评价药物疗效。

7.特殊检查

如踝/臂血压比值、颈动脉内膜中层厚度、动脉弹性功能测定、血浆肾素活性等。

【治疗原则】

1.非药物治疗

适合于各级高血压患者。改善生活行为方式,消除可控危险因素。限制钠摄入(<6g/d),补充钙和钾盐,减少脂肪摄入,增加粗纤维摄入,保持大便通畅,限制饮酒,按步骤戒烟,增加运动,减轻体重,减少精神压力、保持健康心态。

2.药物治疗

(1)利尿剂 抑制钠、水重吸收,减少血容量,降低心排出量而降压。常用呋塞米 20～40mg,1～2 次/天,主要不良反应有电解质紊乱和高尿酸血症。合并糖尿病、痛风或高血脂者不用噻嗪类利尿剂。

(2)β受体阻滞剂 减慢心率、降低心排出量,抑制肾素释放、降低外周阻力而达到降压目的。常用阿替洛尔 50～200mg,1～2 次/天,主要不良反应有心动过缓和支气管收缩。阻塞性支气管疾病患者禁用,合并哮喘者不用。

(3)钙通道阻滞剂 阻止钙离子进入心肌细胞,从而降低心肌收缩力,阻滞钙离子进入血管壁的平滑肌细胞内致平滑肌松弛(但不影响钙离子进入骨骼),扩张外周血管而降压。常用硝苯地平 5～20mg,3 次/天,维拉帕米 40～120mg,3 次/天,主要不良反应有颜面潮红、头痛,长期服用硝苯地平可出现胫前水肿。

(4)血管紧张素转化酶抑制剂 抑制血管紧张素Ⅱ生成,松弛血管,降低血压。常用卡托普利 12.5～25mg,2～3 次/天,或同类药如福辛普利等,主要不良反应有干咳、味觉异常、皮疹等。

(5)α₁受体阻滞剂 选择性阻滞突触后 α₁ 受体而扩张外周血管,降低血压。常用哌唑嗪

0.5μg,2次/天,逐渐增至5毫克/次,主要不良反应有心悸、头痛、嗜睡。

药物治疗有效指标:血压大多在140/90mmHg以下;糖尿病、中青年、肾病血压控制在140～150mmHg,舒张压小于90mmHg但不低于60～70mmHg。

【护理措施】

1.休息与活动

生活环境安静,避免噪音刺激。早期患者宜适当休息。对血压较高、症状较多或有器官损害表现者应充分休息。若通过治疗血压保持一般水平,脏器功能尚好者,除保证足够睡眠外,可适当参加力所能及的工作和体力劳动以及体育锻炼,避免长期静坐或休养。散步、做操、练气功和打太极拳可疏通经络,调和气血,有助于控制血压。

2.病情观察

(1)要在固定条件下测量血压,测前静坐(或卧)30分钟。

(2)当收缩压超过200mmHg,应及时与医师联系给予必要处理。

(3)如发现血压急剧升高,患者出现头痛、呕吐等症状,应考虑发生高血压脑病或高血压危象的可能,于通知医师的同时,准备快速降压药物、脱水剂和止惊剂备用。

3.用药护理

降压药使用原则:平稳降压;一旦确诊则要长期终身用药;尊重个体化原则;尽量单一用药,小剂量开始,若不满意则联合用药。遵医嘱调整药物剂量,不得自行增减和撤换药物;特别注意老年人降压过低过快影响脑部供血;当出现头晕、眼花、恶心时,立即平卧,以增加回心血量、改善脑部血供。

4.对症护理

(1)头痛　卧床休息、保证睡眠时间、心态平和、放慢生活节奏。避免诱因如劳累、情绪激动、环境嘈杂、不规律服药等,遵医嘱按时按量用药。

(2)直立性低血压　指导患者沐浴水温不可过热,避免蒸气浴及长时间站立,不宜大量饮酒、改变体位动作宜缓,在平静休息时服降压药,服药后平卧半小时再起身活动;告知患者出现乏力、头晕、心悸、出汗、恶心、呕吐等提示直立性低血压,应立即平卧,抬高下肢,增加回心血量和脑部供血。

(3)高血压急症　①建立静脉通路、迅速降压,首选硝普钠。②患者绝对卧床,避免一切不良刺激,协助生活护理。③半卧位,保持呼吸道通畅,吸氧4～5L/分。④心电监护,严密监测生命体征变化,每5～10分钟测一次血压。⑤患者出现头晕、烦躁不安等提示脑供血不足,应降低床头或头低足高位,必要时遵医嘱用升压药。

5.饮食护理

以低盐、低动物脂肪饮食为宜,避免高胆固醇食物,多食含维生素和蛋白质食物,食油选用豆油、菜油、玉米油,避免进食花生油和椰子油。对体重超标准者饮食宜清淡、适当控制食量和总热量。戒烟限酒。

6.心理护理

了解患者性格特征和有无引起精神紧张的心理社会因素,帮助患者理解精神刺激和有害性格与原发性高血压的关系。训练自己善于控制情绪,养成开朗的性格。有心事向亲人或知心朋友倾诉,以分忧解难,减轻心理压力和矛盾冲突。

【健康教育】

1. 饮食指导

指导患者体重指数(BMI)[BMI=体重(kg)/身高^2(m^2)]控制在 25 以下,特别是向心性肥胖患者,减少每日总热量摄入,以控制和减轻体重。限制钠摄入(<6g/d),补充钙和钾盐,减少脂肪摄入,增加粗纤维摄入,保持大便通畅,限制饮酒,按步骤戒烟。

2. 活动指导

选择非竞技性运动方式,如步行、慢跑、太极拳等。运动强度指标为运动时最大心率(次/分)=170－年龄,每周 3～5 次,每次持续 30～60 分。注意劳逸结合。中高度高血压者应避免高强度运动。寒冷季节户外晨练不宜过早,注意保暖,室内外温差不宜过大,避免剧烈运动和用力咳嗽,以免发生脑血管意外。

3. 用药指导

强调坚持长期药物治疗重要性,告知药物名称、剂量、用法、作用及不良反应。不可随意增减量,遵医嘱按时、按量服用。

4. 定期复查

教患者自测血压,每日定时、定位测量血压。病情变化时立即就医。低/中危组每隔 1～3 月复诊,高危组以上每个月复诊一次。

(卜秀梅)

第八节　感染性心内膜炎患者的护理

感染性心内膜炎(IE)是心内膜表面的微生物感染,伴赘生物形成,赘生物是大小不等、形状不一的血小板和纤维素团块,内有微生物和炎症细胞。瓣膜是最常受累部位,间隔缺损部位、腱索或心壁内膜也可发生感染,而动静脉瘘、动脉瘘(如动脉导管未闭)、主动脉缩窄部位的感染虽然属于动脉内膜炎,但临床与病理均类似于感染性心内膜炎。

根据病程,IE 分为急性和亚急性。急性 IE 特点:①中毒症状明显。②病情发展迅速,数天或数周引起瓣膜损害。③迁移性感染多见。④病原体主要是金黄色葡萄球菌。亚急性 IE 特点是:①中毒症状轻。②病程长,达数周至数月。③迁移性感染少见。④病原体草绿色链球菌多见,其次为肠球菌。IE 又可分为自体瓣膜心内膜炎、人工瓣膜心内膜炎和静脉药瘾者心内膜炎。本节主要阐述自体瓣膜心内膜炎。

【病因】

急性 IE 主要由金黄色葡萄球菌引起,少数患者由肺炎球菌、淋球菌、A 组链球菌和流感杆菌等所致。亚急性 IE 常由草绿色链球菌感染引起,其次为 D 族链球菌(牛链球菌和肠球菌)、表皮葡萄球菌,其他细菌较少见。真菌、立克次体和衣原体等亦少见。

【临床表现】

从短暂性菌血症的发生至症状出现的时间多在 2 周以内,但不少患者无明确的细菌进入途径可寻。

1. 症状

(1)发热　本病最常见症状。除有些老年或心、肾衰竭重症患者外,几乎均有发热。常伴有头痛、背痛和肌肉关节痛。亚急性感染性心内膜炎起病隐匿。可伴有全身不适、乏力、食欲缺乏和体重减轻等,可有弛张性低热,一般<39℃,午后和晚上高,急性感染性心内膜炎常有急性化脓性感染,呈暴发性败血症过程。有高热、寒战,常可突发心力衰竭。

(2)非特异性症状 有以下几方面。

1)脾大:约15%~50%病程大于6周的患者出现,急性感染性心内膜炎少见。

2)贫血:贫血较为常见。尤其多见于亚急性感染性心内膜炎,伴苍白无力和多汗,多为轻、中度贫血。晚期患者有重度贫血,主要因感染抑制骨髓所致。

3)杵状指/趾:部分患者可见。

(3)动脉栓塞 多发生于病程后期,但也有少部分患者为首发症状,赘生物引起动脉栓塞可发生在机体任何部位,如脑、心脏、脾、肾、肠系膜及四肢,脑栓塞发生率最高。在由左向右分流的先天性心血管病或右心内膜炎时,常见肺栓塞,如三尖瓣赘生物脱落引起,表现为突然咳嗽、呼吸困难、咯血或胸痛等症状,继续发展为肺坏死、空洞甚至脓气胸。

2.体征

(1)心脏杂音 大多数患者闻及心脏杂音,系基础心脏病和(或)心内膜炎损害瓣膜。

(2)周围体征 可为微血管炎或微栓塞所致,多为非特异性。包括以下几点。①瘀点:病程长者多见,见于任何部位,以锁骨、皮肤、口腔黏膜和睑结膜常见。②指、趾甲下线状出血。③Roth斑:多见于亚急性感染性心内膜炎,表现为视网膜卵圆形出血斑,其中心呈白色。④Osler结节:指/趾腹出现豌豆大小红或紫色痛性结节,常见于急性感染性心内膜炎。⑤Janeway损害:手掌和足底处直径1~4mm无痛性出血红斑,主要见于急性感染性心内膜炎。

【并发症】

1.心脏并发症

(1)心力衰竭 最常见并发症。主要由瓣膜关闭不全所致,以主动脉瓣受损者最多见,其次为二尖瓣受损者,以及各种原因的瓣膜穿孔或腱索断裂致急性瓣膜关闭不全者,均可诱发急性左心衰竭。

(2)心肌脓肿 常见于急性感染性心内膜炎患者,可发生于心脏任何部位,以瓣膜周围特别是主动脉瓣环多见,导致房室和室内传导阻滞,偶见心肌脓肿穿破。

(3)急性心肌梗死 多见于主动脉瓣感染时,出现冠状动脉细菌性动脉瘤,引起冠状动脉栓塞,发生急性心肌梗死。

(4)化脓性心包炎 主要见于急性感染性心内膜炎患者,但不多见。

(5)心肌炎。

2.细菌性动脉瘤

多见于亚急性感染性心内膜炎患者,一般见于病程晚期,多无自觉症状,多近端主动脉及主动脉窦、脑、内脏和四肢的动脉受累。发生在周围血管时,可触及搏动性肿块而易确诊,若发生在脑、肠系膜或其他深部组织动脉时,常在动脉瘤出血时才确诊。

3.迁移性脓肿

多见于急性感染性心内膜炎患者,亚急性感染性心内膜炎患者少见,多发生在肝、脾、骨髓和神经系统。

4.神经系统

约1/3患者发生神经系统受累表现。脑栓塞占1/2,最常发生在大脑中动脉及其分支。

脑细菌性动脉瘤除非破裂出血时,多无症状。脑栓塞或细菌性动脉瘤破裂可致脑出血。中毒性脑病者有脑膜刺激征。化脓性脑膜炎不常见,见于金葡菌感染的急性感染性心内膜炎患者。也可出现脑脓肿。

5.肾脏

常有肾损害,包括:①肾动脉栓塞和肾梗死,多见于急性感染性心内膜炎患者;②局灶性或弥漫性肾小球肾炎,常见于亚急性感染性心内膜炎患者;③肾脓肿少见。

【医学检查】

1.尿常规

显微镜下常有血尿和轻度蛋白尿。肉眼血尿提示肾梗死。红细胞管型和大量蛋白尿提示弥漫性肾小球肾炎。

2.血常规

白细胞计数正常或轻度升高,分度计数轻度左移。可有"耳垂组织细胞"现象,即揉耳垂后穿刺的第一滴血液涂片时见大单核细胞,是单核-吞噬细胞系统过度受刺激的表现。急性感染性心内膜炎常有血白细胞计数增高,并有核左移。红细胞沉降率升高。亚急性感染性心内膜炎患者常见正色素正细胞贫血。

3.免疫学检查

80%患者血清出现免疫复合物,25%患者高丙种球蛋白血症。亚急性感染性心内膜炎病程六周以上患者中有50%类风湿因子阳性。并发弥漫性肾小球肾炎患者,血清补体降低。免疫学异常表现在感染治愈后消失。

4.血培养

对诊断菌血症和感染性心内膜炎最有价值。近期未接受过抗生素治疗,血培养阳性率达95%以上。血培养阳性率降低常因两周内用过抗生素或采血、培养技术不当所致。

5.X线检查

肺部多处小片状浸润阴影,提示脓毒性肺栓塞所致肺炎。左心衰竭时肺淤血或肺水肿征。主动脉增宽系主动脉细菌性动脉瘤所致。细菌性动脉瘤有时需经血管造影协助诊断。CT扫描有助于脑梗死、脓肿和出血的诊断。

6.心电图

心肌梗死心电图表现见于急性感染性心内膜炎患者。主动脉瓣环或室间隔肿胀者可出现房室、室内传导阻滞情况。

7.超声心动图

发现赘生物、瓣周并发症等支持心内膜炎证据,对明确感染性心内膜炎诊断有重要价值。经食管超声可以检出小于 5mm 赘生物,敏感性高达 95% 以上。

【治疗原则】

1.抗微生物药物治疗

抗微生物药物治疗是治疗本病最重要措施。用药原则为:早期、联合、大剂量、长疗程,选用杀菌性抗生素。一般体外有效杀菌浓度需达到 4～8 倍以上,疗程至少 6～8 周,静脉给药为主,以保持稳定且较高血药浓度。病原微生物不明时,急性者选用针对金葡菌、链球菌和革兰阴性杆菌均有效的广谱抗生素,亚急性者选用针对链球菌、肠球菌的抗生素。已培养出病原微生物时,应根据药物敏感试验结果选择用药。本病大多数致病菌对青霉素敏感,可首选青霉素。联合用药增强杀菌能力,如氨苄西林、万古霉素、庆大霉素或阿米卡星等。真菌感染者先用两性霉素 B,疗程结束后再口服氟胞嘧啶,用药需数月。

2.外科治疗

约半数 IE 患者须接受手术治疗。本病早期手术适应证为心衰、感染不能控制、预防栓塞。有严重心脏并发症或抗生素治疗无效的患者,考虑手术治疗。

【护理诊断/问题】

(1)体温过高　与微生物感染引起的心内膜炎有关。

(2)营养失调:低于机体需要量　与长期发热导致机体消耗过多有关。

(3)焦虑　与发热、病情反复、疗程长、出现并发症有关。

(4)潜在并发症:心力衰竭、动脉栓塞。

【护理措施】

1.休息与活动

患者所处室内环境应清洁整齐,定时开窗通风,保持空气新鲜。注意防寒保暖。保持口腔、皮肤清洁,预防呼吸道、皮肤感染。高热患者应卧床休息。

2.病情观察

(1)严密观察体温、心率、血压、皮肤等变化。

(2)观察心脏杂音部位、强度、性质,出现新杂音或杂音性质改变提示赘生物致瓣叶破损、穿孔或腱索断裂。

(3)观察脏器动脉栓塞症状,如患者肢体活动、意识等,一旦异常,尽早报告医生。观察并记录发热者体温和热型,每 4～6 小时测温一次,判断病情进展和疗效。

(4)观察患者皮肤及黏膜情况,有无指/趾甲下线状出血、Osler 结节等周围体征。

3.用药及特殊治疗护理

(1)用药护理　遵医嘱给予抗生素治疗,告诉患者病原菌隐藏在赘生物内和内皮下,需要坚持大剂量全疗程长时间的抗生素治疗才能杀灭,要严格按时间、计量准确地用药,以确保维持有效的血药浓度。注意保护患者静脉血管,有计划地使用,以保证完成长时间的治疗。在用药过程中要注意观察用药效果和可能出现的毒副反应,如有发生及时报告医生,调整抗生素应用方案。

(2)正确采集血标本　正确留取合格的血培养标本,对于本病的诊断、治疗十分重要。而采血方法、培养技术及应用抗生素的时间都可影响血培养阳性率。告诉患者暂时停用抗生素和反复多次抽取血的必要性,以取得患者理解和配合。留取血培养标本方法如下:对于未开始治疗的亚急性 IE 患者应在第一日每间隔 1 小时采血 1 次,共三次。如次日未见细菌生长,重复采血 3 次后,开始抗生素治疗。对已用过抗生素的患者,应停药 2～7 天后采血。急性 IE 患者应在入院后三小时内,每隔 1 小时一次,共取三个血标本后开始治疗。每次取静脉血 10～20ml,做需氧菌和厌氧菌培养,至少培养三周。

4.对症护理

对高热患者,予物理降温如温水擦浴、冰袋等,记录降温后体温变化。及时更换被汗浸湿的床单、被套,避免患者因大汗频繁更换衣服而受凉。患者出汗多时,在衣服与皮肤之间衬以柔软的毛巾,以便及时更换、增加舒适感。高热、大汗者,及时补充水分,必要时注意补充电解质,记录出入量,保持水、电解质平衡。注意口腔护理,防止感染,增加食欲。

5. 饮食护理

高热引起机体消耗,予高热量、高蛋白、高维生素、易消化、半流食或软食,注意补充蔬菜水果,变换膳食花样和口味,促进食欲,补充营养。

6. 心理护理

向患者介绍疾病病因及转归,采集血标本及坚持按时按疗程用药的意义,取得配合,告知本病的可控因素及自我护理重要性,树立战胜疾病的信心,保持乐观心态。

【健康教育】

(1)提高患者依从性,帮助患者及家属认识本病病因、发生机制,坚持足疗程治疗。教育家属在长时间疾病诊治过程中,照顾患者生活,给予心理支持。

(2)向患者介绍就诊注意事项,告诉患者就诊时向医生讲明本人有心内膜炎病史,在实施拔牙、扁桃体摘除术,以及生殖、泌尿、消化道的侵入性检查或其他外科手术前,应预防性使用抗生素。

(3)指导患者预防感染,嘱其平时注意防寒保暖,保持口腔及皮肤清洁,不要挤压痤疮、疖、痈等感染病灶,减少病原体侵入的机会。

(4)帮助患者掌握自我护理技能,如自测体温、观察体温及有无栓塞表现等,定期门诊随诊,病情变化及时就诊。

(王文刚)

第九节　心肌疾病患者的护理

心肌病是一组异质性心肌疾病,由不同病因(遗传性病因多见)引起的心肌病变,导致心肌机械和(或)心电功能障碍,常表现为心室肥厚或扩张。本病可局限于心脏本身,也可为系统性疾病的部分表现,终致心脏性死亡或进行性心衰。

心脏瓣膜病、先天性心脏病、高血压心脏病、冠心病、肺心病、甲状腺功能亢进性心脏病等继发于其他心血管疾病的心肌病理改变不属于此范畴。临床上常见扩张型、限制型及肥厚型三种心肌病。本节仅阐述扩张型心肌病和肥厚型心肌病。

一、扩张型心肌病

扩张型心肌病(DCM)是一类以左心室或双心室扩大伴收缩功能障碍为特征的心肌病。本病较常见,临床表现为心脏扩大、心衰、心律失常、血栓栓塞和猝死。

【病因及发病机制】

病因目前尚不清楚,部分有家族遗传性,目前发现超过 30 个染色体位点与常染色体显性遗传的 DCM 有关,2/3 致病基因在此位点。此外,感染、非感染性炎症、中毒(酒精等)、内分泌和代谢异常、围生期及神经肌肉疾病等因素也可引起本病。病原体直接侵袭及继发慢性炎症和免疫反应是造成心肌损伤的机制,以病毒最常见,尤其以柯萨奇病毒 B 感染最密切。

组织学为非特异性心肌细胞肥大、变性,不同程度纤维化。心腔扩大,室壁变薄,纤维瘢痕形成,常伴附壁血栓。

【临床表现】

1. 症状

起病隐匿,早期无症状。主要表现为活动时呼吸困难和活动耐力下降。随病情加重,出现左心衰症状,并逐渐出现右心衰症状。合并心律失常表现为心悸、头昏、黑矇甚至猝死。持续顽固低血压常是 DCM 终末期表现。部分患者发生栓塞或猝死。

2. 体征

心脏扩大为主要体征,心音减弱,常可听到第三或第四心音,心率快时呈奔马律,肺部闻及湿啰音,可仅限于肺底或遍布双肺或伴哮鸣音。右心衰时,颈静脉怒张、肝大、外周水肿、黄疸等。合并各种类型的心律失常。

【医学检查】

1. X 线检查

心影明显增大、心胸比>0.5,肺淤血,有时有胸腔积液。

2. 心电图

房颤、传导阻滞等多种心律失常同时存在,常见 ST 段压低、T 波倒置,少数见病理性 Q 波。

3. 超声心动图

为诊断 DCM 最常用检查。本病早期即有心腔轻度扩大,以左室显著,后期各心腔均大,室壁运动减弱,心肌收缩力下降,以致无病变的二尖瓣、三尖瓣在收缩期不能退至瓣环水平。彩超显示二尖瓣、三尖瓣反流。

4. 心脏磁共振

对本病诊断有价值,显示心肌纤维化提示心电不稳定。

5. 心肌核素显像

可见舒张末期和收缩末期左心室容积增大,左室射血分数降低。

6. 心导管检查

早期可正常,心力衰竭时见左、右心室舒张末压、左心房压和肺毛细血管楔压增高,心搏量、心脏指数减低。

【治疗原则】

治疗旨在阻止基础病因介导的心肌损害,延缓心力衰竭,控制心律失常,预防栓塞和猝死,提高生活质量和生存率。内科治疗无效病例可考虑进行心脏移植。

1. 病因治疗

积极寻找病因,给予相应治疗,如纠正电解质紊乱、改善营养、治疗原发内分泌或自身免疫病,控制感染、限烟戒酒等。

2. 症状治疗

(1)充血性心力衰竭　限制体力活动、低钠饮食、应用洋地黄和利尿剂。本病易发生洋地黄中毒,故慎用。常用血管扩张药物、血管紧张素转换酶抑制剂等药物。在病情稳定、射血分数<40%,选用 β 受体阻滞剂,从小剂量开始。必要时安装双腔起搏器,提高生活质量。

(2)预防栓塞　对房颤或血栓形成风险者,予口服阿司匹林 75~100ml/d。对附壁血栓形成或已栓塞者,予抗凝治疗。

(3)改善心肌代谢　对家族性 DCM 者,予能量代谢药如辅酶 Q_{10} 10mg/次,3 次/天。

（4）预防猝死　室性心律失常和猝死是 DCM 常见症状。控制室性心律失常诱因如纠正心衰、维持电解质平衡等，以预防猝死，必要时置入心脏电复律除颤器。

二、肥厚型心肌病

肥厚型心肌病（HCM）是一种遗传引起的以心室非对称性肥厚为解剖基础的，以左心室血液充盈受阻、舒张期顺应性下降为特征的心肌病。本病主要死亡原因是心脏性猝死，亦为青少年和运动员猝死的主要原因。根据左心室流出道有无梗阻，分为梗阻性肥厚型心肌病和非梗阻性肥厚型心肌病。

【病因及发病机制】

本病为常染色体显性遗传，具有遗传异质性。儿茶酚胺代谢异常、细胞内钙调节异常、高血压、高强度运动等均可促发本病。梗阻性 HCM 患者，左心室舒张性充盈不足，心排血量减低，血流快速流入狭窄流出道产生负压，引起二尖瓣前叶前向运动，加重梗阻，在收缩中、后期尤为明显，部分患者静息时梗阻不明显，运动后明显。

肥厚型心肌病大体改变是心室肥厚、心腔缩小，以左心室多见，尤以室间隔肥厚，常伴二尖瓣瓣叶增厚。组织学改变为心肌细胞排列紊乱、小血管病变、瘢痕形成。

【临床表现】

1.症状

部分患者无自觉症状，因猝死、心力衰竭或在体检中被发现。90%以上患者有劳力性呼吸困难，1/3 的患者有劳力性胸痛，部分患者乏力、心悸、晕厥（常于运动时出现，与室性快速心律失常有关）。梗阻性 HCM 患者可出现黑矇，起立或运动时眩晕，甚至神志丧失。多种形态心律失常并存，房颤促进心力衰竭发生，室性心律失常是引起猝死主要危险因素，少数患者并发感染性心内膜炎或栓塞等。

2.体征

心脏轻度增大，能听到第四心音，梗阻性 HCM 者在胸骨左缘第 3～4 肋间听到较粗糙喷射性收缩期杂音；心尖部听到收缩期杂音。若使用 β 受体阻滞剂、取蹲位、举腿或体力运动，会增加心脏后负荷或减弱心肌收缩力，则杂音减轻；反之，若含服硝酸甘油、用正性肌力药、取站立位、做 Valsalva 动作，会减轻心脏后负荷或增加心肌收缩力，则杂音增加。

【医学检查】

1.X 线检查

心影可正常大小或左心室增大。

2.心电图

因心肌肥厚类型不同而变化多样。主要表现：病理性 Q 波、倒置 T 波、左心室高电压多在左胸导联。室内传导阻滞、期前收缩亦常见。

3.超声心动图

超声心动图是主要诊断手段。非梗阻性 HCM 示室间隔非对称性肥厚、舒张期室间隔厚度与后壁之比≥1.3，间隔运动低下；梗阻性 HCM 示室间隔流出道向左心室内凸出、二尖瓣前叶在收缩期前移、左心室顺应性降低等。

4.心脏磁共振

心室壁和(或)室间隔局限性或普遍性增厚。

5.心导管检查

左心室舒张末压上升。梗阻性 HCM 在心室腔与流出道间有收缩压力差,心室造影显示左心室变形,呈香蕉状、犬舌状或纺锤状。

6.心内膜心肌活检

心肌细胞肥大、排列紊乱、局限性或弥散性间质纤维化。

【治疗原则】

HCM 治疗旨在改善症状、预防猝死、减少并发症。

1.避免诱因

在日常生活中,患者避免竞技性高强度运动、持重物、情绪激动、突然起立或屏气等诱因,防猝死。禁用增强心肌收缩力或减轻心脏负荷的药物,如洋地黄类、硝酸酯类,减轻左室流出道梗阻。

2.药物治疗

用 β 受体阻滞剂、钙通道阻滞剂治疗。部分 HCM 患者,逐渐呈现 DCM 表现,用药同 DCM 并发心衰的治疗。

3.介入治疗

重症梗阻性 HCM 患者可作介入治疗,但不作首选,必要时置入双腔起搏器或心脏电复律除颤器。酒精消融可缓解临床症状。

4.手术治疗

切除最肥厚的部分心肌,缓解机械性梗阻。前述治疗无效时考虑心脏移植。

三、心肌疾病患者的护理诊断/问题及措施

【护理诊断/问题】

(1)活动无耐力　与心肌病变使心肌收缩力减弱,心排出量减少有关。

(2)气体交换受损　与心力衰竭有关。

(3)疼痛:胸痛　与肥厚心肌耗氧量增加、冠状动脉供血相对不足有关。

(4)焦虑　与疾病呈慢性经过、治疗效果不明显、病情日益加重有关。

(5)潜在并发症:栓塞、晕厥、猝死、心力衰竭、心律失常。

【护理措施】

1.疼痛护理

停止活动,立即卧床休息;予吸氧,氧流量 2~4L/min;安慰患者,解除紧张情绪,遵医嘱用钙通道阻滞剂或 β 受体阻滞剂,注意心动过缓等不良反应。梗阻性 HCM 病患者禁用硝酸酯类/洋地黄类药物。避免诱因如劳累、提取重物、突然起立或屏气、情绪激动、饱餐、寒冷刺激等,防止诱发心绞痛。戒烟酒。若疼痛加重或伴冷汗、恶心、呕吐时,告知医护人员及时处理。

2.心力衰竭护理

因扩张型心肌病患者对洋地黄耐受性差,为此应用洋地黄时应警惕发生中毒。严格控制输液量及滴速,防止诱发急性肺水肿。详见心力衰竭护理章节。

3. 心律失常护理

详见心律失常患者的护理章节。

4. 晕厥护理

(1)了解患者晕厥发作前有无恐惧、紧张、剧痛等诱因,有无头晕、眼花、恶心、呕吐、出汗等先兆表现;了解晕厥发生的时间、体位、历时长短以及缓解方式;发作时是否有心率增快、血压下降、心音低钝或心音消失、抽搐、瘫痪等伴随症状。

(2)嘱患者避免过度疲劳、情绪激动或紧张、突然改变体位等情况。一旦有头晕、黑矇等先兆,立即平卧,以免摔伤。

(3)晕厥发作时,置患者于通风处,头低脚高位,解松领口,及时清除口、咽中分泌物,防窒息。

(4)积极治疗相关疾病,对心率明显缓慢者予阿托品、异丙肾上腺素等药物或配合人工心脏起搏治疗;对其他心律失常者可予抗心律失常药物。

【健康教育】

1. 活动指导

症状明显者卧床休息,症状不明显者参加轻体力工作,避免劳累。肥厚型心肌病活动后有晕厥、猝死危险,切忌跑步、各种球类比赛等激烈运动,避免提取重物、突然起立或屏气、情绪激动、饱餐、寒冷刺激等诱因。有晕厥史者避免独自一人外出活动,以防意外。

2. 饮食指导

给予高蛋白、高维生素、清淡饮食,增强机体抵抗力,有心力衰竭的患者要低盐饮食。注意多食用蔬菜、水果,保持大便通畅,减轻排便负担。

3. 预防感染

保持室内空气新鲜,经常通风,阳光充足,防寒保暖。保持口腔、会阴部清洁干净,尽量避免去人多的场所,预防上呼吸道感染。

4. 定期复查

坚持遵医嘱服药,指导患者掌握观察药物疗效和不良反应知识。症状加重或症状变化时,立即就医。

(卜秀梅)

第十节　心包炎患者的护理

心包炎是心包脏层和壁层的急、慢性炎症。按病因分为感染性、非感染性、过敏性或免疫性;按病程分为急性、亚急性、慢性。非感染性心包炎多由肿瘤、代谢性疾病、自身免疫病、尿毒症、外伤等所致。临床上以急性心包炎和慢性缩窄性心包炎最常见。

一、急性心包炎

急性心包炎是心包脏层与壁层间的急性炎症。心包炎可独立存在,亦可以某种疾病的一部分表现或并发症出现。

【病因及发病机制】

过去病因常为风湿热、结核、细菌感染,近年最常见病因是病毒感染,肿瘤、尿毒症性和心肌梗死性心包炎发病率显著增多。部分人经检查无法明确病因,称急性非特异性心包炎。

(1)原因不明　急性非特异性。

(2)感染　病毒、细菌、真菌、寄生虫、立克次体。

(3)自身免疫　风湿热、系统性红斑狼疮、类风湿关节炎、结节性多动脉炎、白塞病、艾滋病;心肌梗死后综合征、心包切开后综合征;某药物引发如普鲁卡因胺、青霉素等。

(4)肿瘤　原发性如间皮瘤、脂肪瘤、纤维肉瘤,继发性如乳腺癌、肺癌、白血病等。

(5)内分泌与代谢疾病　尿毒症、痛风、甲状腺功能减退等。

(6)物理因素　放射性、外伤如心肺复苏后、介入治疗操作等。

(7)邻近器官疾病　急性心肌梗死、胸膜炎、主动脉夹层、肺梗死等。

急性期,心包壁层、脏层上有纤维蛋白、白细胞和少量内皮细胞渗出,无明显液体积聚,此时称纤维蛋白性心包炎。如果液体增加,则为渗出性心包炎,液体多黄而清,偶呈混浊不清、脓性或血性,量由100ml至2~3L不等,数周至数月内吸收,伴发壁层与脏层粘连、增厚、缩窄。液体也可较短时间内大量积聚引起心脏压塞。

【临床表现】

1.症状

(1)胸痛　心前区疼痛是纤维蛋白性心包炎主要症状,如急性非特异性心包炎、感染性心包炎。疼痛常位于心前区或胸骨后,可放射到颈部、左肩、左臂及左肩胛骨,可达上腹部,呈压榨样、锐痛或闷痛,与呼吸运动有关,常因咳嗽、深呼吸、变换体位或吞咽而加重。

(2)呼吸困难　心包积液时最突出的症状。严重者呈端坐呼吸、身躯前倾、呼吸浅速、面色苍白、发绀。

(3)全身症状　有干咳、声音嘶哑及吞咽困难等,常因压迫气管、食道而产生。也可有发冷、发热、乏力、烦躁、心前区或上腹部闷胀等。大量渗液影响静脉回流,出现体循环淤血表现如颈静脉怒张、肝大、腹水及下肢水肿等。

(4)心脏压塞　因心包积液快速增加引起,表现为气促、心动过速、血压下降、大汗淋漓、四肢冰凉,严重者意识恍惚、发生急性循环衰竭、休克等。如积液积聚较慢,可出现亚急性或慢性心脏压塞,表现为颈静脉怒张、静脉压升高、奇脉。

2.体征

(1)心包摩擦音　是纤维蛋白性心包炎典型体征,多位于心前区,以胸骨左缘第3、4肋间、坐位时身体前倾、深呼吸最为明显,持续数小时、数天或数周。过多的积液分开两层心包时,摩擦音即消失,心包粘连时仍可闻及。

(2)心包积液　心浊音界向两侧增大,皆为绝对浊音区;心尖搏动弱且位于浊音内侧或不能扪及;心音低钝、遥远;大量积液时出现心包积液征,即在左肩胛骨下叩诊浊音、闻及支气管呼吸音(因左肺受压)。

(3)心包压塞　按心脏压塞程度,脉搏表现为正常、减弱或奇脉。奇脉是大量心包积液患者触诊时,桡动脉搏动呈吸气时显著减弱或消失,呼气时又复原的现象。血压测量显示,吸气时动脉收缩压下降10mmHg或更多。急性心脏压塞时,动脉压极低,难以察觉奇脉。

【并发症】

1.复发性心包炎

为最难处理的并发症,初次发病后数月至数年反复发病伴严重胸痛。多见于急性非特异性心包炎、心脏损坏后综合征。

2.缩窄性心包炎

常见于结核性心包炎、化脓性心包炎、创伤性心包炎。

【医学检查】

1.血清检查

取决于原发病，感染性心包炎常有白细胞计数增加、血沉增快等。

2.X线检查

特征性表现见肺部无明显充血而心影显著增大。对渗出性心包炎有一定价值，液体量少于250ml(儿童少于150ml)，难以检出。

3.心电图

①窦性心动过速；②aVR和V_1导联ST段压低，其余导联ST段弓背向下型抬高；③1至数日后，ST段回到基线，T波低平或倒置，持续数周至数月，恢复正常或长期存在。

4.超声心动图

超声心动图确诊迅速可靠。M型或二维超声心动图中均见液性暗区以确定诊断。心脏压塞见右心房/室舒张期塌陷、吸气时室间隔左移、右心室内径增大、左心室内径减小。

5.心包穿刺

抽取积液做常规、生化、病原学、细胞学检查等。确定病因、积液性质、缓解心脏压塞症状、注抗菌或化疗药于心包腔内。

6.心包镜及心包活检

心包镜及心包活检有助于明确病因。

【治疗原则】

1.病因治疗

据病因予相应治疗，如结核性心包炎予规范化抗结核治疗、化脓性心包炎应用抗生素治疗等。

2.非特异性心包炎治疗

①应用非甾体类抗炎药物治疗，应用数月，缓慢减量直至停药。②非甾体类抗炎药物治疗无效时，用糖皮质激素治疗，常用泼尼松40～60mg/d，1～3周，严重者静滴甲基强的松龙，激素减量时症状常反复。

3.复发性心包炎治疗

用秋水仙碱0.5～1mg/d，缓慢减量停药，至少1年。终止治疗后部分患者复发。对顽固性复发性心包炎伴严重胸痛患者，考虑外科心包切除术。

4.心包积液、心包压塞治疗

①结核性或化脓性心包炎者要充分、彻底引流，提高疗效，防止心包缩窄。②心包积液中等、大量，易发生心脏压塞者，行心包穿刺引流。③已发生心脏压塞者，无论积液量多少都要紧急心包穿刺引流。④积液中有较多凝块、纤维条索状物，影响引流效果或风险大者，行心包开窗引流。

二、缩窄性心包炎

缩窄性心包炎是心脏被致密厚实的纤维化或钙化心包所包围，使心室舒张期充盈受限而引发一系列循环障碍的病症。

【病因及发病机制】

常继发于急性心包炎，以结核性心包炎最常见，其次为化脓或创伤性心包炎。少数与急性非特异性心包炎、心包肿瘤及放射性心包炎等有关。急性心包炎随着渗液逐渐吸收，心包出现弥漫或局部纤维组织增生、心包增厚粘连、融合钙化，瘢痕形成，心包失去弹性，心室舒张期扩张受限，心搏量下降，血液循环障碍。

【临床表现】

1.症状

常见为劳力性呼吸困难、疲乏、食欲减退、上腹胀满或疼痛。肺静脉压高可致咳嗽、活动后气促，也可有心绞痛样胸痛。

2.体征

心尖搏动减弱或消失，心音低远，心率增快，少数患者胸骨左缘第3、4肋间闻及心包叩击音。颈静脉怒张、肝大、腹水、下肢水肿，可见 Kussmaul 征。腹水较皮下水肿出现得早且明显。动脉收缩压降低、脉压变小，可有房颤。

【医学检查】

1.X 线检查

心影偏小、正常或轻度增大，有时见心包钙化影。

2.心电图

常有窦性心动过速，有时房颤，QRS 波群低电压、T 波低平或倒置。

3.超声心动图

可见心包肥厚、室壁活动减弱，舒张早期室间隔向左室侧移动等。

4.右心导管检查

特征性表现：肺毛细血管压力、肺动脉舒张压力、右心室舒张末期压力、右心房压力和腔静脉压均升高且趋于相近高水平；右心房压力曲线呈"M"或"W"波形，右心室收缩压轻度升高，呈舒张早期下陷及高原形曲线。

【治疗原则】

1.外科治疗

应尽早施行心包剥离术。心包感染、结核被控制后即应手术，并在术后继续用药 1 年。

2.内科辅助治疗

利尿剂和限盐缓解机体液体潴留症状。对房颤伴心室率快的患者，首选地高辛，再用 β 受体阻滞剂和钙拮抗剂。

三、心包炎患者的护理诊断/问题及措施

【护理诊断/问题】

(1)疼痛:胸痛　与心包炎症有关。

(2)气体交换受损　与肺淤血及肺组织受压有关。

(3)体液量不足　与心排出量减少、心室舒张充盈有关。

(4)体温过高　与感染有关。

(5)活动无耐力　与心排血量不足有关。

(6)体液过多　与体循环淤血有关。

(7)焦虑　与住院影响工作、生活有关。

(8)潜在并发症:心包填塞。

【护理措施】

1.休息与活动

(1)保持病室安静,限制探视。注意病室温度和相对湿度,避免受凉,防呼吸道感染。

(2)呼吸困难患者,协助取舒适体位,如半卧位或前倾坐位,倚靠床桌。衣着宽松,防胸廓活动受限,满足生活需要。

(3)胸痛患者卧床休息,不用力咳嗽、深呼吸或突然改变体位,以免疼痛加重。

2.病情观察

(1)监测生命体征,心率、面色,了解心前区疼痛,如血压明显下降、口唇发绀、面色苍白、心动过速,及时报告医生,做好心包穿刺准备工作。

(2)观察呼吸困难程度、血气变化、有无呼吸浅快、发绀。

(3)对水肿明显和应用利尿剂者,准确记录出入量,观察水肿部位皮肤弹性、完整性。观察有无乏力、腹胀、心律不齐等低钾血症表现,定期复查血清钾,遵医嘱补钾。

3.用药及特殊治疗护理

(1)用药护理　遵医嘱予非甾体抗炎药、糖皮质激素、抗生素、抗结核、抗肿瘤等药物治疗。控制输液速度,以免加重心脏负担。

(2)心包穿刺术护理　包括以下几方面。

1)设备、器械的准备。

设备　心电监测除颤仪、血压监测设备、心电图机、闭式引流装置或 50ml 注射器、抢救车及复苏设备。

器械　①穿刺包:包括无菌纱布、消毒碗、治疗巾、洞巾、穿刺针(18 号斜面薄壁)、手术刀、血管钳、弯钳。②引流物品:"J"形导丝、扩张管、引流管(常用中心静脉导管)、延长管、三通管、引流袋。③缝合针线、持针器。④无菌手套、消毒用具、标本送检的试管、培养瓶、无菌纱布、胶布。⑤抢救药品、麻醉药品常用 1%～2% 利多卡因,2ml 和 5ml 注射器。

2)术前护理:①向患者及家属解释手术意义、必要性、操作过程、安全性、并发症和需要配合注意事项,减轻心理顾虑,取得理解和配合。签署知情同意书。②必要时术前用镇静剂。建立静脉通道。备好阿托品,以备术中发生迷走反射时使用。术前行超声心动图检查,确定积液量和穿刺部位。③择期操作者禁食 4～6 小时,协助其取坐位或半卧位。

3)术中护理:①患者勿剧烈咳嗽或深呼吸。②抽液过程中随时夹闭胶管防空气入心包腔。③抽液缓慢,第一次抽液量不超过 200ml。若抽出液为鲜血时,应立即停止抽液,观察有无心脏压塞征象,备好抢救物品和药品。④记录抽出液体量、性质。按要求送化验。⑤观察患者有无面色苍白、头晕,脉搏、血压、心率、心电图异常时,及时协助医生处理。

4)术后护理:①严密观察血压、心电变化、心脏压塞症状有无缓解。体温波动提示感染,必要时予抗生素。②穿刺部位覆盖无菌纱布,胶布固定,做好心包引流管护理。观察穿刺处有无渗液,渗液较多时应更换无菌纱布。记录心包积液引流量。

4. 对症护理

（1）疼痛　①向患者解释疼痛原因及应对方式,缓解紧张情绪。②对轻、中度疼痛者,根据其喜好选择音乐及娱乐节目,分散注意力。也可局部按摩松弛肌肉,改善血液循环。③疼痛明显者,遵医嘱予止痛药,减轻疼痛对呼吸功能影响。④病情稳定时,帮助患者学习和训练膈肌呼吸。

（2）发热　采取物理降温,定时测量体温并记录,遵医嘱使用抗生素及抗病毒药,观察药物疗效及不良反应。

5. 饮食护理

予高热量、高蛋白、高维生素、易消化饮食,限制钠盐摄入,少吃产气食物,嘱患者加强营养,增强机体抵抗力。

6. 心理护理

向呼吸困难或胸痛者说明情绪稳定的重要性,转移注意力,以消除紧张情绪。向缩窄性心包炎患者讲解心包剥离术的意义、方法及注意事项,积极配合治疗。

【健康教育】

1. 疾病知识指导

嘱患者注意休息、加强营养。注意防寒保暖,防呼吸道感染。缩窄性心包炎者宜尽早手术治疗。术后坚持休息半年左右。

2. 用药指导

讲解本病坚持足疗程药物治疗的必要性及药物不良反应。指导患者不能擅自停药,有病情变化,及时就诊。

（卜秀梅）

第三章 消化系统疾病患者的护理

第一节 消化系统解剖生理

一、食管

食管上连咽部,约起于第 6 颈椎平面,下端在膈下与贲门相连接,长约 25cm,门齿距食管起点约 15cm。食管位于气管之后,因气管的下端稍偏,故在气管分叉处食管的前面是左支气管。食管分为颈、胸、腹三部,胸部食管又分为上、中、下三段。

食管有三处生理性狭窄:一处在食管上端,有环咽肌围绕食管的入口;一处在主动脉弓水平,有主动脉和左支气管横跨食管;一处在食管下端,即食管穿过膈肌裂孔处。这三处狭窄常为瘢痕性狭窄、憩室、肿瘤等病变的好发区域。

二、胃

按照腹部九分法,胃位于左上腹及上腹中部,胃底胃泡鼓音区在左侧 5、6 肋下,胃为一弧形囊状器官,上连食管,入口为贲门,出口为幽门,连接十二指肠。

胃壁从外向内依次为浆膜层、肌层、黏膜下层和黏膜层。肌层在贲门和幽门处均增厚形成贲门和幽门括约肌。黏膜下层有丰富的血管、淋巴管及神经丛。黏膜层有丰富的腺体,由功能不同的细胞组成。①主细胞:分泌胃蛋白酶和凝乳酶原。②壁细胞:分泌盐酸和抗贫血因子。③颈黏液细胞:分泌碱性黏液碳酸氢盐,可保护黏膜、对抗胃酸腐蚀。胃底和胃体腺由主细胞、壁细胞和颈黏液细胞组成,而胃窦腺只含颈黏液细胞。④G 细胞:存在于胃窦部,分泌促胃液素(胃泌素),从而促进胃酸分泌。⑤嗜银细胞:在胃底部,功能尚不明确。

胃是贮存和消化食物的重要脏器,具有运动和分泌功能。从进食至胃完全排空碳水化合物需 2 小时,排空蛋白质类物质需 4 小时,排空脂肪类物质需 6 小时,排空混合性食糜约需 4 小时。胃液由壁细胞和非壁细胞分泌的成分组成。壁细胞分泌盐酸,而非壁细胞分泌的成分几乎相当于细胞外液,呈碱性,钠是主要离子。胃液分泌可分为自然分泌(消化间期分泌)和刺激性分泌(消化期分泌)。

三、小肠

小肠包括十二指肠、空肠和回肠。十二指肠位于幽门和空肠之间,长约 25cm,分为球部、降部、横部和升部四部分。十二指肠接受胆汁和胰液,本身还分泌碱性十二指肠液,内含多种消化酶。空肠大部分位于上腹部,回肠主要位于左下腹和盆腔,末端连接盲肠,肠系膜长、呈扇形、根部窄,固定在腹后壁,活动度较大。小肠壁由内至外分为四层:黏膜、黏膜下层、肌层和浆膜层。空肠回肠的血液供应来自肠系膜上动脉,静脉分布与动脉相似,最后汇入肝门。小肠是食物消化和吸收的主要部位,小肠黏膜分泌含有多种酶的碱性肠液,使食糜在小肠内分解和吸收。

四、大肠

结肠包括盲肠、升结肠、横结肠、降结肠和乙状结肠,下接直肠。在末端回肠进入盲肠处,有黏膜和环形肌折叠成的回盲瓣,能阻止大肠内容物反流至小肠,并控制食物残渣进入大肠的速度。结肠的静脉分别经肠系膜上下静脉汇入门静脉。结肠的主要生理功能是吸收水分、储存和转运粪便,还能吸收部分电解质和葡萄糖。

阑尾始于盲肠根部,呈蚯蚓状,其体表投影麦氏点位于右髂前上棘与脐连线中外 1/3 处。阑尾动脉为无侧支的终末动脉,是肠系膜上动脉以下回结肠动脉的分支,当血运障碍时易致阑尾坏死。

直肠位于盆腔后部,上接乙状结肠,下连肛管,长 12~15cm。以腹膜反折为界,直肠分为上段和下段,下段直肠位于腹膜外。直肠肌层分为内层环肌、外层纵肌。环肌在直肠下端增厚成为肛管内括约肌,系不随意肌,受自主神经支配,协助排便;纵肌下端与肛提肌、肛管内外括约肌相连,肛管外括约肌系随意肌,分为皮下部、浅部和深部。直肠主要功能是排便,可分泌黏液和吸收少量水、电解质、葡萄糖和药物。

肛管长约 3cm,起于齿状线、止于肛门缘。肛管直肠环由肛管内括约肌、直肠纵肌下部、肛管外括约肌深部和部分肛提肌构成,能够括约肛管,破坏后可致肛门失禁。齿状线作为直肠和肛管的分界线,有重要临床意义。齿状线以上的黏膜、自主神经、直肠上下动脉、门静脉分支汇入腹主动脉旁淋巴结;齿状线以下的皮肤、躯体神经、肛管动脉、下腔静脉汇入腹股沟淋巴结。

直肠与肛管周围常有数个间隙,如骨盆直肠间隙、坐骨肛管间隙和肛门周围间隙,内充满脂肪结缔组织,易发感染。

五、肝及胆道系统

肝是人体内最大的腺体器官,其主要功能是物质代谢、解毒及生成胆汁。肝脏具有门静脉和肝动脉双重供血,其生理功能与其血液循环特点密切相关。肝脏的供血 75% 来自门静脉,血中营养丰富;25% 来自肝动脉,血中含氧丰富,是肝脏耗氧的主要来源。门静脉收集腹腔内脏血流,从胃肠道吸收的营养物质入肝脏后参与糖、蛋白质、脂质、维生素等的合成代谢;从胃肠道吸收的有害物质或体内代谢产生的有毒物质,如毒素、细菌、血氨及化学药物等均经肝脏分解去毒,后随胆汁或尿液排出体外,故肝脏是人体内主要的解毒器官。

肝细胞生成的胆汁,由胆道系统运输、排泄至十二指肠,促进脂类物质在小肠内消化和吸收。胆道系统由肝内外胆管、胆囊、Oddi 括约肌构成。肝内胆管始于肝内毛细胆管,汇集而成小叶间胆管、肝段及肝叶胆管、肝内肝左(右)管;肝外胆管包括肝外肝左(右)管、肝总管、胆囊管、胆总管。胆囊能贮存、浓缩胆汁,调节胆流。

六、胰腺

胰腺属腹膜后位器官,横于上腹部第 1~2 腰椎前方。正常成人胰腺长约 15~20cm,分头、颈、体、尾四部。十二指肠呈"C"形包绕胰头,胰尾部近脾门。胰管有主副之分,是胰腺的输出管道。主胰管直径约 2～3mm,其近端多与胆总管汇合共同开口于十二指肠大乳头,外周有 Oddi 括约肌,称为 Vater 壶腹。这种共同通道是胰腺疾病和胆道疾病相互关联的解剖学基础。副胰管一般较细而短,在主胰管的上方单独开口于十二指肠。

胰腺具有外分泌部和内分泌部。胰腺外分泌部产生胰液,每日分泌量约 750～1500ml,主要成分为水、碳酸氢盐、消化酶原颗粒和溶酶体,胰酶以淀粉酶、脂肪酶和胰蛋白酶为主。胰腺内分泌部为散在于胰腺组织中的胰岛,由多种细胞构成,其中 A 细胞分泌胰高血糖素,促进糖原分解和葡萄糖异生,升高血糖;B 细胞数量最多,分泌胰岛素,加速全身组织摄取、贮存和利用葡萄糖,合成糖原,抑制葡萄糖异生,降低血糖;D 细胞分泌生长抑素;还有少数胰岛细胞分泌胰多肽、促胃液素、血管活性肠肽等。

七、胃肠的神经内分泌调节

胃肠道的运动、消化腺的分泌功能受自主神经系统-肠神经系统支配,通过下丘脑与大脑密切联系。抑郁、焦虑等情绪变化影响胃肠道黏膜血液灌注和消化腺分泌,引起胃肠道功能变化。胃肠道及胰腺内还有许多细胞能分泌肽类激素,这些肽类激素既存在于胃肠道,也存在于中枢神经系统内,因能传递神经信息,又称为脑-肠肽。这些激素主要作用是调节消化器官的运动和分泌功能。

八、胃肠道免疫结构与功能

胃肠道黏膜表面的生理结构和黏膜内的免疫细胞构成黏膜屏障,是肠道免疫系统的第一道防线,当黏膜表面接触病原微生物和有害物质时,此屏障抵御病原体侵入肠壁,维持人体防御功能。肠系膜淋巴结和肝脏为肠道免疫的第二道防线,能够应对经肠壁进入淋巴管和血管的抗原。

(卜秀梅)

第二节　消化系统疾病患者常见症状体征的护理

一、恶心与呕吐

恶心是上腹部紧迫欲吐不适感,可单独发生,多为呕吐先兆。呕吐属机体的保护机制,系胃或部分肠内容物经食管逆流出口腔的反射性动作,以驱除机体有害物质。

【病因】

1.中枢性呕吐

见于颅内压增高,尿毒症,代谢性酸中毒,洋地黄类中毒,神经衰弱,感受到不卫生的环境、气味等。

2.周围性呕吐

见于胃黏膜受刺激、幽门梗阻,腹腔脏器急性炎症、肠梗阻,晕动病、迷路炎、梅尼埃综合征等。

【临床表现】

恶心时常伴有面色苍白、出汗、流涎、血压下降、心动过缓等迷走神经兴奋的症状。胃肠道出血时,呕吐物呈咖啡色甚至鲜红色,伴心率加快、呼吸急促、血压下降等;消化性溃疡并发幽门梗阻时,呕吐常在餐后发生,呕吐物为大量酸酵宿食,发生代谢性碱中毒时呼吸变浅、慢;低位肠梗阻者呕吐物带粪臭味;急性胰腺炎者呕吐频繁剧烈,吐出胃内容物甚至胆汁。严重呕吐者致脱水、血容量不足时,出现烦躁、神志不清、口渴、皮肤黏膜干燥和弹性减低,尿量减少、尿比重增高等。

【医学检查】

呕吐物毒物分析或细菌培养。

【护理诊断/问题】

(1)体液不足 与大量呕吐导致失水有关。

(2)活动无耐力 与频繁呕吐导致水、电解质丢失、不能进食有关。

(3)焦虑 与频繁呕吐未能缓解有关。

【护理措施】

1.休息与活动

保持病室环境安静、舒适。嘱患者卧床休息,协助其生活护理。有恶心、呕吐时应协助患者上半身抬高,侧卧位,取容器接呕吐物,注意防止误吸。呕吐停止后给患者漱口,及时更换污染衣物被褥,清理呕吐物,去除异味。

2.病情观察

(1)观察患者神志、生命体征、腹部外形、胃/肠型及蠕动波,腹肌紧张、压痛、反跳痛、听诊肠鸣音等。

(2)观察呕吐时间、频率、特点、伴随症状及呕吐物的量、色、性状。严重呕吐时需注意有无尿少、口渴、皮肤黏膜干燥等脱水现象。

(3)准确记录每天出入量、尿比重、体重,动态观察血清电解质、酸碱平衡状态等,以作输液参考。

3.用药护理

(1)剧烈呕吐禁食者或脱水者应及时补充水分和电解质。非禁食者口服补液时,应少量多次饮用,避免引起恶心呕吐。

(2)遵医嘱使用止吐药时,不能放松观察,防止掩盖其他病情。部分止吐剂引起中枢神经系统抑制,出现头晕、嗜睡等,用后需卧床休息。

4.对症护理

患者呕吐时坐位或侧卧,头偏向一侧,以免呕吐物呛入气管引起窒息或肺炎。可根据呕吐的原因选择内外关穴、足三里穴、中脘穴等穴位针灸或者艾灸治疗。

5.饮食护理

剧烈呕吐时暂禁食,缓解后予清淡易消化的食物。呕吐不严重者每次进少量易消化食物。

6.心理护理

解释疾病相关知识及紧张、焦虑等不良情绪的危害,多加安慰。指导患者深呼吸(用鼻吸气,然后张口慢慢呼气,反复进行),用交谈、看电视、听音乐等方法转移注意力,消除患者不安情绪,保持乐观心态,减少呕吐发生。必要时遵医嘱予镇静剂。

二、腹泻

正常人的排便习惯多为每天 1 次,有的人每天 2～3 次或每 2～3 天 1 次,只要粪便的性状正常,均属于正常范围。腹泻是指正常排便形态改变,频繁排出松散稀薄的粪便甚至水样便,或带有黏液、脓血、未消化的食物,多由于肠道疾病引起。腹泻可以帮助机体排出刺激性物质和有害物质,是一种保护性反应。但是持续严重的腹泻,可使机体内的大量水分和胃肠液丧失,导致水、电解质和酸碱平衡紊乱。长期腹泻者还会因机体无法吸收营养物质而导致营养不良。

【病因】

1. 急性腹泻

以食物中毒、急性传染病为最常见。饮食不当、变态反应性疾病、化学药品和毒物的刺激也可引起。

2. 慢性腹泻

(1) 肠源性腹泻　如慢性肠道感染、消化吸收功能障碍、肠道肿瘤、慢性非异性炎症。

(2) 胃源性腹泻　如慢性萎缩性胃炎、胃酸缺乏症、胃癌、胃空肠吻合术后,主要表现为腐败性消化不良。

(3) 胰源性腹泻　如慢性胰腺炎、胰腺癌,是由于胰腺外分泌缺乏而引起肠道消化吸收不良所致。

(4) 肝胆疾病　如慢性肝炎、肝硬化、阻塞性黄疸、慢性胆囊炎等。

(5) 功能性腹泻　如精神神经性腹泻、结肠过敏等。

【临床表现】

小肠病变引起的腹泻粪便呈糊状或水样,可含有未完全消化的食物成分,大量水泻易导致脱水和电解质丢失,部分慢性腹泻患者可发生营养不良;大肠病变引起的腹泻粪便可含有脓、血、黏液,病变累及直肠时可出现里急后重。此外,患者可有腹胀、腹痛、肠鸣音亢进或减弱等表现,伴随恶心、呕吐、腹痛等症状。严重腹泻者出现脱水时,可有口唇干燥、皮肤弹性下降、尿量减少、神志淡漠等表现。

【医学检查】

包括新鲜粪便标本检查、细菌学检查、钡餐造影、肠镜、血液离子变化等。

【护理诊断/问题】

(1) 腹泻　与肠道疾病或全身性疾病有关。

(2) 体液不足　与大量腹泻引起机体脱水有关。

(3) 有皮肤完整性受损的危险　与大量腹泻,对肛周皮肤刺激有关。

【护理措施】

1. 休息与活动

保持病室安静、舒适,温湿度适宜,提供较安逸的用厕和清洗条件。全身症状明显者,应卧床休息,减少体力消耗,慢性腹泻患者亦需减少活动。可热敷腹部,减弱肠道运动,减少排便次数,减轻腹痛症状。对肠道传染病所致的腹泻,应严格进行消毒隔离。

2.病情观察

(1)观察患者神志、精神状态、生命体征及贫血体征、腹部外形、胃/肠型及蠕动波、听诊肠鸣音等。

(2)观察排便时间、频率、特点、伴随症状及排泄物的量、色、性状及肛周皮肤有无红肿、糜烂。严重腹泻时需观察皮肤弹性、营养状况等,注意有无尿少、口渴、皮肤黏膜干燥等脱水现象。

(3)准确记录出入量,严格记录次数、性状和量。

3.用药护理

(1)补充水分和电解质　遵医嘱及时予液体、电解质、营养物质,满足患者生理需要量、补充额外丢失量,恢复和维持血容量。一般可经口服补液,对严重腹泻、伴恶心与呕吐、禁食或全身症状显著者,经静脉补充水分和电解质。因老年人腹泻易发生脱水,也易因输液速度过快引起循环衰竭,应调节输液速度。

(2)止泻　遵医嘱选用止泻药如复方地芬诺酯、鞣酸蛋白等,观察排便情况及不良反应。告知患者应用阿托品会出现口干、视力模糊、心动过速等不良反应。用药时注意病情控制后及时停药,对腹泻诊断不明者,审慎使用止泻药,以免贻误病情。

(3)止痛　有腹痛者用解痉药,观察止痛效果和不良反应。

(4)中医辅助　选择中药汤剂或艾灸、热敷、针灸等传统技术辅助治疗。

4.对症护理

长期卧床患者做好皮肤护理,预防压疮发生。对排便频繁和排稀水样便者,每次排便后用温水清洁肛周皮肤,便后用1∶5000高锰酸钾溶液温热坐浴,或会阴部热敷,涂无菌紫草膏抗生素软膏或鞣酸软膏,以保护肛门周围皮肤和黏膜。衣物被褥污染时应及时更换,开窗通风除异味。

5.饮食护理

饮食以低脂、少渣、易消化、富有营养食物为主,避免生冷、油腻、粗纤维、辛辣的刺激性食物。严重腹泻者禁食,缓解后一次进食量不宜过多。慢性腹泻患者注意饮食调节。

6.心理护理

急性腹泻者因体液大量丢失致心悸、头晕、血压下降等,出现紧张、焦虑情绪,护士安慰、陪伴,保持情绪稳定。长期慢性腹泻者易对疾病预后持怀疑态度,要针对患者心理问题及时干预,帮助其树立战胜疾病的信心。

三、腹痛

腹痛是临床上常见症状,病因复杂,病情多变。按起病急缓和病程长短分为急性与慢性腹痛。

【病因】

1.急性腹痛

多因腹腔脏器急性炎症、扭转或破裂,空腔脏器梗阻或扩张,腹腔内血管阻塞等引起。

2.慢性腹痛

常因腹腔脏器的慢性炎症、腹腔脏器包膜张力增加、消化性溃疡、胃肠神经功能紊乱、肿瘤压迫及浸润等引起。

此外,某些全身性疾病、泌尿生殖系统疾病、急性心肌梗死和下叶肺炎等腹外脏器疾病亦可引起腹痛。

【临床表现】

胃、十二指肠疾病引起的腹痛多为中上腹部隐痛、灼痛或不适感,伴畏食、恶心、呕吐、嗳气、反酸等;小肠疾病多呈脐周疼痛,并有腹泻、腹胀等表现;大肠病变所致的腹痛为腹部一侧或双侧疼痛;急性胰腺炎常出现上腹部剧烈疼痛,为持续性钝痛、钻痛或绞痛,并向腰背部呈带状放射;急性腹膜炎疼痛弥漫全腹,腹肌紧张,有压痛、反跳痛。炎症性病变伴发热,泌尿系统疾病伴血尿,与胰腺、胆系有关疾病伴黄疸,与腹腔脏器破裂、急性胃肠穿孔、急性心肌梗死等有关者可伴休克。剧烈腹痛可引起患者精神紧张、焦虑不安等心理反应。

【医学检查】

包括 B 超、X 线、CT、MRI、消化道内镜等检查。

【护理诊断/问题】

(1)疼痛:腹痛   与腹腔脏器或腹外脏器的炎症、缺血、梗阻、溃疡、肿瘤压迫或功能性疾病等有关。

(2)焦虑   与剧烈腹痛,反复或持续腹痛不易缓解有关。

【护理措施】

1. 休息与活动

保持病室安静、舒适、整洁、温湿度适宜。剧烈腹痛者应卧床休息,协助患者取舒适体位,护士加强巡视,做好生活护理。对疼痛致烦躁不安者采取防护措施,防坠床。

2. 病情观察

(1)观察腹痛部位、性质及程度、频率、发作时间、持续时间,伴随症状,与饮食、服药、月经、异物接触等关系。

(2)观察患者神志、精神状态、生命体征及贫血体征、腹部外形、胃/肠型及蠕动波、听诊肠鸣音等。

3. 用药护理

遵医嘱根据病情、疼痛性质、程度予镇痛药,观察止痛效果和不良反应。告知山莨菪碱可引起口干、面红、视近物模糊等不良反应。腹痛诊断未明者应慎用镇痛药,以免掩盖症状。对癌性疼痛者,遵循 WHO 推荐的三阶梯疗法,尽量口服给药、定时给药及个性化用药。

4. 对症护理

除急腹症外,局部可进行热敷,解除肌肉痉挛而止痛。根据不同疾病和疼痛部位选择针灸、艾灸和按摩等方法止痛。运用行为疗法,如指导式想象、深呼吸、冥想、音乐疗法、生物反馈等,分散患者注意力,增强患者对疼痛的耐受性。

5. 饮食护理

慢性腹痛者应以易消化、富有营养的无刺激性食物为宜。急性腹痛者暂禁食,疼痛缓解后根据病情逐渐进食,从小量流质逐渐变为普通饮食。

6. 心理护理

护士应细致全面评估患者年龄、生活环境、文化背景、工作情况、个性等,取得家属配合,向其讲解疾病有关知识,针对性地对其进行心理疏导,减轻紧张、恐惧心理。

四、黄疸

血中正常胆红素浓度为 $1.7\sim17.1\mu mol/L$。黄疸系血清胆红素浓度超过正常水平,黄染先在巩膜、软腭黏膜,后在皮肤。血清总胆红素浓度在 $17.1\sim34.2\mu mol/L$ 时,称隐性黄疸,$34.2\sim171\mu mol/L$ 为轻度黄疸,$171\sim342\mu mol/L$ 为中度黄疸,大于 $342\mu mol/L$ 为重度黄疸。常见黄疸类型为溶血性黄疸、阻塞性黄疸、肝细胞性黄疸。

五、嗳气

胃内气体较多时,自口腔溢出称嗳气。嗳气与精神因素、进食过快过急、吞咽动作过多有关,也可见于反流性食管炎,胃、十二指肠或肠道疾病。

六、反酸

食管括约肌功能不全,酸性胃内容物反流至口腔,称为反酸。反酸多见于反流性食管炎和消化性溃疡等疾病。

七、腹胀

腹胀系腹部胀满不适感。胃肠道积气、积食或积粪、腹水、腹腔内肿物、胃肠功能紊乱、低钾血症等,均可致腹胀。

(卜秀梅)

第三节　胃炎患者的护理

胃炎是胃黏膜对胃内各种刺激因素的炎症反应,常伴有上皮损伤和细胞再生。根据临床表现和病理生理分为急性胃炎、慢性胃炎和特殊类型胃炎,其中特殊类型胃炎按病因不同又分为腐蚀性胃炎、感染性胃炎、克罗恩病胃炎及嗜酸性粒细胞性胃炎。本节重点阐述急性和慢性胃炎。

一、急性胃炎

急性胃炎又称糜烂性胃炎、出血性胃炎、急性胃黏膜病变,胃镜下见胃黏膜急性炎症,充血、水肿、糜烂、出血改变,甚至一过性浅溃疡形成,伴轻度炎性细胞浸润、以上皮和微血管异常改变为主。

【病因及发病机制】

1.应激

最多见。严重创伤、大手术、败血症及其他严重脏器病变或多器官功能衰竭等均可引起胃黏膜糜烂、出血,严重者发生急性溃疡并大量出血,例如大面积烧伤致 Curling 溃疡、颅脑出血致 Cushing 溃疡等。

2.药物

常见于非甾体抗炎药(NSAID)如阿司匹林、对乙酰氨基酚等,抑制胃黏膜生理性前列腺素合成而削弱对胃黏膜保护作用。抗肿瘤药对胃肠黏膜有细胞毒性作用,易并发细菌和病毒感染。口服铁剂、氯化钾及过量进食辛辣刺激性食物易致胃黏膜糜烂。

3.酒精

由于酒精具有亲脂性和溶脂性。摄入酒精过量可致胃黏膜糜烂和出血。

4.创伤和物理因素

留置胃管、胃内异物、胃镜下止血技术、微创手术及放疗均可致胃黏膜糜烂甚至溃疡。

5.十二指肠-胃反流

胃动力异常、幽门括约肌松弛、毕罗Ⅱ式术后等引起十二指肠液内容物、胆汁、肠液、胰液反流至胃,破坏胃黏膜。

6.胃黏膜血液循环障碍

各种原因所致胃底静脉曲张、老年动脉硬化、腹腔动脉栓塞治疗后,因血流淤滞导致代谢产物不能及时清除,胃黏膜缺血、缺氧而出现上皮损伤。

【临床表现】

常见上腹部胀痛、胀满、恶心、呕吐、食欲减退,甚至呕血、黑便、脱水、酸中毒或休克。门脉高压性胃病还有门脉高压及慢性肝病表现。部分轻症者可无症状,仅在体检中发现。

【医学检查】

1.粪便检查

粪便隐血试验阳性。

2.胃镜检查

胃镜检查具有确诊价值。胃镜下可直接观察胃黏膜病变及黏膜充血、水肿、糜烂、出血的程度,同时可行活检组织病理学检查。一般在大出血后 24～48 小时内进行急诊胃镜检查。

【治疗原则】

去除病因,积极治疗原发病,纠正其水电解质失衡,补充液体量等。常用 H_2 受体拮抗剂(H_2RA)、质子泵抑制剂(PPI)等抑酸剂,硫糖铝、米索前列醇等胃黏膜保护剂以促进黏膜修复。发生上消化道大出血时治疗详见本章"上消化道出血"。

【护理诊断/问题】

(1)疼痛:腹痛　与急性胃炎病变有关。

(2)焦虑　与消化道出血和病情反复有关。

(3)知识缺乏:缺乏有关本病的病因及防治知识。

(4)营养失调:低于机体需要量　与消化不良、少量持续出血有关。

(5)潜在并发症:上消化道出血。

【护理措施】

1.休息与活动

患者应注意休息,减少活动。严重者应绝对卧床,病情稳定后逐渐增加活动量。

2.病情观察

观察神志、生命体征、尿量,腹痛部位、性质及程度,呕吐物及排泄物的量、色、性状等表现,及时报告医生异常情况。

3.用药护理

指导患者禁用或慎用可损害胃黏膜的药物如阿司匹林、吲哚美辛等。指导正确使用抑酸剂、胃黏膜保护剂,详见本章"消化性溃疡"。

4. 对症处理

剧烈呕吐、腹泻者应适当补液、纠正水电解质紊乱。疼痛者护理见本章"消化性溃疡"。出血者护理见本章"上消化道出血"。

5. 饮食护理

大量出血、频繁呕吐、腹泻、剧烈疼痛者暂禁食;少量出血、病情稍缓解可少量进食。选择进食据胃肠上皮细胞更新速率(3～5天)宜循序渐进,自温凉流食、半流食至软食。注意定时定量、少量多餐、细嚼慢咽、清洁卫生。避免生、冷、硬、辛辣刺激性食物及浓茶、咖啡等饮料;戒烟酒。急性期进食碳水化合物,病情好转逐渐增加蛋白质食物。

6. 心理护理

急性应激致出血者,患者有紧张恐惧情绪,宜做好心理疏导、安慰陪伴。

【健康教育】

向患者介绍急性胃炎病因,避免加重症状的因素,注意进食有节、规劝戒除烟酒。尽量避免使用损害胃黏膜的药物如非甾体类抗炎药、激素等,必须使用之前加用制酸剂或胃黏膜保护剂。

二、慢性胃炎

慢性胃炎系不同病因引起胃黏膜慢性炎性病变,发病率随年龄增长而增加。在慢性胃炎病程中,炎性细胞仅浸润在胃小凹、黏膜固有层表层,腺体未破坏,称慢性浅表性胃炎;及至腺体萎缩、消失,胃黏膜变薄,称慢性萎缩性胃炎;肠腺化生或假性幽门腺化生、增生,增生上皮和肠化上皮发育异常,异型/不典型增生达中度以上,视为癌前病变。依据主要受累部位不同慢性胃炎分为慢性胃窦胃炎和慢性胃体胃炎。

【病因及发病机制】

1. 幽门螺旋杆菌(Hp)感染

最主要病因。Hp经口入胃,部分被胃酸杀灭,部分附于胃窦部,以鞭毛运动穿过黏液层黏膜上皮细胞表面,使自身免于胃酸杀菌及机体免疫清除。Hp产生尿素酶分解尿素,产氨,中和胃酸,形成微环境利于自身定居和繁殖,Hp产生氨及空泡毒素损伤细胞,促进炎症介质释放;菌体抗原引起自身免疫反应;多种机制使炎症反应迁延或加重,使感染慢性化。

2. 十二指肠-胃反流

胃肠慢性炎症、消化吸收不良及动力异常等,使十二指肠液反流至胃,长期致胃黏膜慢性炎症。

3. 自身免疫

壁细胞分泌胃酸和内因子。食物中维生素 B_{12} 与内因子形成复合物,不被消化,至回肠维生素 B_{12} 被吸收。自身免疫性胃炎者,血液中存在自身抗体(如壁细胞抗体、抗内因子抗体)攻击靶细胞,致壁细胞总数减少,胃体黏膜萎缩为主,胃酸分泌减少,内因子减少影响维生素 B_{12} 吸收而发生巨幼红细胞性贫血(恶性贫血)。

4. 增龄和胃黏膜营养因子缺乏

老年人退行性病变致胃黏膜小血管扭曲、变性、管腔狭窄,营养不良、分泌及屏障功能均下降;长期消化吸收不良、营养匮乏致胃黏膜再生能力降低,损伤修复慢性化,胃腺萎缩、上皮异型增生。

【临床表现】

本病进展缓慢,大多无明显症状。部分患者表现为上腹中部不适饱胀、钝痛及烧灼感,嗳气、反酸、食欲减退、恶心等消化不良症状。多无明显体征,有者上腹部轻压痛。恶性贫血者全身衰弱、疲乏、畏食、消瘦、贫血。

【医学检查】

1. 胃镜及组织学检查

为最可靠诊断方法。胃镜直视下观察黏膜病损。活组织检查可进行病理诊断,同时可检测幽门螺杆菌。

2. Hp 检测

Hp 检测助于诊断慢性胃炎和选择治疗方案。

3. 血清中抗壁细胞抗体、抗内因子抗体、促胃液素/胃泌素测定及胃液分析

血清中抗壁细胞抗体(APCA)、抗内因子抗体(AIFA)、促胃液素/胃泌素测定及胃液分析有助于诊断自身免疫性胃炎。具体见表 3-3-1。

表 3-3-1　慢性胃窦炎及慢性胃体炎鉴别要点

项目	慢性胃窦炎	慢性胃体炎
病变部位	胃窦为主、胃体散发	胃体为主,胃窦散发
发病率	多见	极少见
病因	Hp 感染、胆汁反流	自身免疫反应
泌酸功能	正常或稍减少	明显减少或严重障碍
恶性贫血	无	有
癌变	2.5%	无
胃泌素	稍降或正常	明显升高
APCA	阳性(30%)	阳性(90%)
AIFA	阴性	阳性(75%)
维生素 B_{12}	正常	下降

【治疗原则】

1. 病因治疗

(1)对 Hp 感染者,予三联或四联疗法根除灭菌。常用方案见表 3-3-2。

(2)对十二指肠-胃反流者,使用助消化、胃肠动力药。

(3)对自身免疫性胃炎者,考虑使用激素。

(4)对胃黏膜营养因子缺乏者,宜补充复合维生素,增加营养。

(5)去除诱因:避免口服 NSAID 等药、饮用咖啡、浓茶以及大量饮酒、吸烟、进食霉变、粗糙、辛辣刺激性食物及富含硝酸盐和亚硝酸盐食物。

表 3-3-2 推荐的根除幽门螺杆菌的治疗方案

方案一：铋剂＋两种抗生素			
铋剂标准剂量＋	阿莫西林 0.5g 四环素 0.5g 克拉霉素 0.25g	＋甲硝唑 0.4g	均 2 次/日 持续 2 周
方案二：PPI＋两种抗生素			
PPI 标准剂量＋	阿莫西林 1.0g 阿莫西林 1.0g 克拉霉素 0.25g	＋克拉霉素 0.5g ＋甲硝唑 0.4g ＋甲硝唑 0.4g	均 2 次/日 持续 1 周
方案三：①雷尼替丁枸橼酸铋 0.4g，替代推荐方案二的 PPI ②H_2RA 或 PPI ＋ 方案一，组成四联疗法			

2.对症治疗

应用抑酸剂、制酸剂、胃黏膜保护剂，以缓解症状、保护胃黏膜。恶性贫血者需终身注射维生素 B_{12}。

3.处理癌前病变

口服选择性环氧合酶抑制剂塞来昔布一定程度上能逆转胃黏膜重度炎症、肠化生、萎缩及异型增生，适量补充复合维生素及含硒食物等。对药物不能逆转者，若局灶中、重度异型增生且无淋巴结转移行胃镜下黏膜下剥离术并定期随访，若灶性重度异型增生伴淋巴结肿大予手术治疗。

【护理诊断/问题】

(1)疼痛：腹痛 与胃黏膜炎性病变有关。

(2)营养失调：低于机体需要量 与畏食、消化吸收不良等有关。

(3)焦虑 与病情反复、病程迁延有关。

【护理措施】

1.休息与活动

发作期应卧床休息，腹部保暖，避免噪音及不良气味，增加患者食欲。恢复期生活规律、避免过劳，劳逸结合，适当锻炼，提高机体免疫力。

2.病情观察

观察腹痛部位、性质、诱因，有无反酸、嗳气、恶心、呕吐、腹胀、贫血等；测量生命体征，定期测体重及上臂围；观察有无失眠、焦虑及抑郁情绪。

3.用药护理

见本章"消化性溃疡"。

4.对症护理

疼痛者护理见本章"消化性溃疡"。

5.饮食护理

急性发作期患者进温热无渣半流食，少量出血者予牛奶、米汤等中和胃酸，以促进黏膜修复,剧烈呕吐、呕血者应禁食并静脉补充营养。恢复期患者应定时进餐、少量多餐、细嚼慢咽、养成良好饮食习惯,以高热量、高蛋白、高维生素、易消化饮食为宜,避免摄入生冷、粗糙、辛辣刺激性食物。胃酸缺乏者,食物应完全煮熟后食用,可予肉汤、鸡汤等刺激胃酸分泌,酌情食用山楂、食醋等酸性食物。高胃酸者,避免酸性、高脂肪饮食。胃黏膜肠化和异型增生者,多食用含胡萝卜素、维生素 C、维生素 E、叶酸等抗氧化食物。

6.心理护理

向患者讲解精神因素与慢性胃炎消化不良症状关系密切。对焦虑不安者,评估焦虑水平,提供安全舒适环境,减少感官刺激,态度和蔼,与之多交谈,适当关心鼓励患者,指导放松训练,如深呼吸、按摩、沐浴等转移注意力,必要时遵医嘱用镇静剂。

【健康教育】

(1)疾病知识指导:①向患者讲明病因,指导避免诱因。②介绍常用药物作用、剂量、用法。③告知患者及早彻底治疗急性胃炎,防病情迁延至慢性胃炎。

(2)强调饮食调理对预防慢性胃炎反复发作的重要性。注意饮食卫生、定时、有节,切忌暴饮暴食。避免辣椒、芥末等刺激性强的食物及盲目减肥控制进餐,致胃黏膜受伤。

(3)对嗜浓茶、咖啡、烟酒者,讲明危害,与其共同制订戒酒计划,家属监督执行。

(4)慢性胃炎患者应坚持定期复诊并做胃镜检查,及早发现癌前病变。

(卜秀梅)

第四节　消化性溃疡患者的护理

消化性溃疡(PU)是胃肠道黏膜被自身消化而形成溃疡,与胃酸及胃蛋白酶消化作用有关,发生在食管下端、胃、十二指肠、胃空肠吻合口周围和含胃黏膜的 Meckel 憩室。胃溃疡(GU)好发于胃角和胃窦小弯,十二指肠溃疡(DU)好发于球部。本病全球多见,见于任何年龄段,青壮年多发 DU,老年人多发 GU,临床 DU 较 GU 多见,GU 发病年龄平均比 DU 晚 10年。

【病因及发病机制】

胃、十二指肠黏膜损害因素和黏膜保护因素之间失去平衡是溃疡发生的基本原理。胃酸和胃蛋白酶对黏膜产生自我消化,如果将黏膜屏障比喻为"屋顶",胃酸、胃蛋白酶比喻为"酸雨",漏"屋顶"遇上虽然不大的酸雨或过强"酸雨"腐蚀了正常的"屋顶"都可致消化溃疡发生。部分致消化性溃疡病因既可以损坏"屋顶",又可增加"酸雨"。

(一)损害因素

1.Hp 感染

为主要病因。Hp 感染破坏了胃黏膜屏障,使氢离子和胃蛋白酶渗入黏膜,发生自身消化,消除 Hp 可降低消化性溃疡复发率。

2.药物

长期服用 NSAIDs、激素、氯吡格雷、化疗药、双磷酸盐、西罗莫司等药物,因其直接损伤胃黏膜,并抑制前列腺素和依前列醇合成,而致溃疡。

3.胃酸和胃蛋白酶过多

在损害因素中,胃酸占主导地位,胃蛋白酶的蛋白水解作用是致消化性溃疡的重要原因。胃酸和胃蛋白酶协同更具侵袭力。部分消化性溃疡者有家族史,提示遗传易感性,十二指肠球部溃疡患者壁细胞总数平均 19 亿,明显高于一般正常人的 10 亿,胃酸分泌量比正常人高出 1 倍。

4.吸烟、饮酒、咖啡、饮食失调

粗糙、刺激性食物或饮料引起黏膜的理化损伤。饮食无节律破坏胃酸分泌规律。饮料与烈酒可直接损伤黏膜,还能促进胃酸分泌,咖啡也刺激胃酸分泌。吸烟增加 GU 和 DU 的发病率,同时影响溃疡愈合。

5.精神因素

持久和过度精神紧张、情绪激动等精神因素可引起大脑皮质功能紊乱,使迷走神经兴奋和肾上腺皮质激素分泌增加,导致胃酸和胃蛋白酶分泌增多,促使溃疡形成。

6.胃排空障碍

十二指肠-胃反流可致胃黏膜损伤;胃排空延迟及食糜停留过久可持续刺激胃窦 G 细胞,使之不断分泌促胃液素,从而刺激胃酸分泌。

(二)保护因素

1.胃黏液-黏膜屏障

该屏障可阻碍胃腔内 H^+ 弥散入黏膜。过多的胃酸、酒类、阿司匹林、胆汁反流可破坏该屏障。

2.黏膜的血液循环和上皮细胞的更新

胃、十二指肠黏膜的良好血液循环和上皮细胞强大的再生力,对黏膜的完整性起着重要作用。罹患休克、肝硬化时胃黏膜血供不足或血流淤滞,影响黏膜更新。

3.前列腺素

前列腺素对黏膜细胞有保护作用,能促进黏膜的血液循环,促进胃黏膜细胞分泌黏液及 HCO_3^-,是增强黏膜上皮更新、维持黏膜完整性的一个重要因素。

【临床表现】

消化性溃疡在临床上以慢性病程、周期性发作、节律性上腹痛为特点。病史平均 6~7 年,长者可达 30 年以上。发作期与缓解期相交替,发作多在秋冬或冬春季节,一般持续数日至数周,也可长达数月。精神紧张、过度疲劳、饮食不调或服用与消化性溃疡发病有关药物常可诱发。

(一)症状

1.腹痛

(1)部位 胃溃疡疼痛多位于上腹部,剑突下正中或偏左,十二指肠溃疡则位于上腹正中或偏右。患者常能明确指出疼痛的范围。

(2)性质 可为饥饿感、钝痛、胀痛、灼痛或剧痛。

(3)节律性 多有典型节律性。①GU 疼痛多在餐后 0.5~1 小时出现,至下餐前缓解;②DU 疼痛多在餐后 3~4 小时出现,持续至下次进餐,进食后可减轻或缓解,有时在半夜发生称"夜间痛",一般服制酸剂、休息、用手按压腹部或呕吐能减轻。

2.其他胃肠道症状

如嗳气、反酸、流涎、恶心、呕吐等,可单独或与疼痛同时出现。

3.全身性症状

失眠、缓脉、多汗等自主神经功能失调表现,疼痛较剧而影响进食时出现消瘦、贫血。

(二)体征

缓解期一般无明显体征,发作期如无并发症,仅可有上腹正中、偏右或偏左部位 3～4cm 范围内的固定压痛点。少数患者背部十二胸椎两侧有压痛点。DU 压痛点常偏右。

(三)特殊类型溃疡

1.复合溃疡

胃和十二指肠同时存在溃疡,多数 DU 先于 GU,其临床症状无特异性,但幽门梗阻发生率较单独 GU 或 DU 高。

2.球后溃疡

十二指肠球部以下降段及水平段发生溃疡,多位于十二指肠乳头近端及降段起始部的后内侧壁,可穿透至胰腺,疼痛放射性至右上腹及背部,夜间痛多见,易出血,药物疗效差。

3.幽门管溃疡

较少见,伴胃酸分泌过高。表现为餐后即出现较剧烈而无节律性中上腹疼痛,对抗酸药反应差,易并发出现幽门梗阻、穿孔、出血等。

4.巨大溃疡

常见于服用 NSAID 及老年患者,直径大于 2cm 溃疡,常在球部后壁,药效差,愈合慢易发生慢性穿孔。疼痛剧烈而顽固,多放射至背部。

5.老年人溃疡

临床表现多不典型,常无任何症状或症状不明显,疼痛多无规律,食欲不振、恶心、呕吐,消瘦及贫血突出,易误诊为胃癌。

6.无症状性溃疡

无腹痛或消化不良症状,以出血、穿孔首发,以老年人及服用 NSAID 者多见。

7.儿童期溃疡

主要发生于学龄儿童,患儿脐周腹痛,时常呕吐,随年龄增长其表现近于成年人。

8.难治性溃疡

经系统抗溃疡治疗仍未愈合者,可能原因有:①Hp 感染、长期服用 NSAID、吸烟、酗酒及精神应激等病因未除;②穿透性溃疡;③克罗恩病、胃泌素瘤等特殊疾病累及胃黏膜;④某些疾病或药物影响抗溃疡药吸收;⑤胃及十二指肠恶性肿瘤被误诊。

【并发症】

1.出血

出血是 PU 最常见并发症,PU 是上消化道出血最常见病因,DU 比 GU 易发生。出血程度与被侵蚀血管大小有关,轻者粪便隐血试验阳性或黑便,重者呕血或排鲜血便。慢性腹痛患者出血后腹痛减轻。

2.穿孔

溃疡向深处发展,穿透胃、十二指肠壁,导致三种临床穿孔类型,即急性、亚急性和慢性。

(1)急性穿孔　最常见,溃破入腹腔引起弥漫性腹膜炎,呈突发剧烈持久上腹痛,继而延及全腹,查体有板状腹、压痛和反跳痛,肝浊音界消失,肠鸣音减弱或消失,部分患者休克。

(2)亚急性穿孔　邻近后壁穿孔或游离穿孔较小时,引起局限性腹膜炎,临床表现较急性者轻而局限。

(3)慢性穿孔　若溃破穿孔并受阻于邻近实质器官(肝、脾、胰等),患者表现疼痛规律改变、顽固而持久,穿透至胰腺者,有背部放射痛及血淀粉酶升高;若溃疡穿入空腔器官则形成瘘管,如十二指肠球部溃疡穿破入胆总管、胃溃疡穿破入十二指肠或横结肠,经钡餐或 CT 可确诊。

3.幽门梗阻

主要是由 DU 或幽门管溃疡引起。溃疡急性发作时炎性水肿和幽门平滑肌痉挛致暂时性梗阻(功能性),经药物治疗、溃疡愈合而消失。溃疡长期反复发作形成瘢痕,瘢痕收缩或与周围组织粘连而阻塞幽门通道致持续性梗阻(器质性),需手术治疗。临床表现常有上腹胀痛不适、餐后加重、吐后缓解,呕吐物为酵酸宿食,严重呕吐致失水、低氯低钾性碱中毒、营养不良和体重减轻,查体见胃型、胃蠕动波及震水声。

4.癌变

少数 GU 发生癌变,多见于长期慢性 GU 病史的 45 岁以上患者,疼痛规律改变,经内科规范治疗,溃疡顽固不愈者,需进一步检查和定期随访。

【医学检查】

1.胃镜及黏膜活检

胃镜为确诊 PU 的首选方法,旨在确定病变部位及分期、鉴别良恶性、评价疗效;对合并出血者止血。镜下良性溃疡多呈圆形或椭圆形、少有线形,边缘光整,底部覆有灰黄或灰白色渗出物,周围黏膜充血、水肿、皱襞向溃疡集中;恶性溃疡则边缘不整、中心坏死,底部污秽、周围黏膜浸润牵拉僵硬,此为癌变特点。

2.X 线钡餐

适于对胃镜禁忌者、不愿接受胃镜检查者。X 线下溃疡直接征象为龛影,间接征象为局部压痛、胃大弯侧痉挛性切迹,十二指肠溃疡球部激惹变形。

3.Hp 检测

确定有无 Hp 感染、作为选择根除 Hp 治疗方案的依据。

4.粪便隐血试验

粪便隐血阳性提示溃疡活动、合并出血。

5.胃液分析

GU 者胃酸分泌正常或稍低于正常;DU 则多胃酸增高,空腹和夜间尤甚。

【治疗原则】

治疗目标:消除病因,控制症状,促进愈合,预防复发和防治并发症。

(一)药物治疗

1.抑制胃酸分泌

(1)H_2RA　是治疗消化性溃疡的主要药物之一,疗效好,使用方便,副作用小,价格适中。H_2RA 主要通过选择性竞争结合组胺 H_2 受体,使壁细胞分泌胃酸减少,常用的有雷尼替丁

（300mg/d）、尼扎替丁（300mg/d）、法莫替丁（40mg/d）。三者均可每天口服 2 次。治疗 6 周胃溃疡愈合率为 80%～95%，十二指肠溃疡愈合率为 90%～95%。

（2）PPI　使壁细胞分泌胃酸的关键酶 H^+-K^+-ATP 酶失去活性，抑酸作用很强，常用埃索美拉唑（40mg/d）、兰索拉唑（30mg/d）、潘托拉唑（40mg/d）、雷贝拉唑（20mg/d），以上均为 1 次/天；奥美拉唑（20mg/d、2 次/天）口服。治疗 4 周胃溃疡愈合率为 80%～96%，十二指肠溃疡愈合率为 90%～100%。此外 PPI 可增强抗 Hp 抗生素的杀菌作用。

2.根除 Hp

无论溃疡是初发或复发、活动与否、有无并发症，Hp 检测阳性者均应抗 Hp 治疗，药物选用及疗程见本章"胃炎"。

3.保护胃黏膜

（1）铋剂　在酸性溶液中呈胶状，覆于溃疡表面，与溃疡基底面渗出蛋白形成复合物，阻断酸和胃蛋白酶对黏膜的自身消化。常见不良反应为舌苔和粪便变黑，主要经肾脏排泄，肾功能不良者忌用。

（2）弱碱性抗酸剂　常用磷酸铝、铝碳酸镁、硫糖铝、氢氧化铝凝胶等，能中和胃酸、缓解疼痛，促进前列腺素合成，增加黏膜血流量、刺激胃黏膜分泌 HCO_3^- 和黏液，以保护黏膜。

（二）治疗消化性溃疡方案及疗程

抑酸药需使用 4～6 周，部分需 8 周，溃疡愈合率超过 90%。根除 Hp 的 1～2 周可重叠在上述疗程中或结束后进行。

（三）患者教育

注意休息、饮食、用药等，见本节护理措施。

（四）维持治疗

PU 愈合后大多停药，需较长时间用 H_2RA 或 PPI 维持治疗的人群包括：①不能停用 NSAID 药物的溃疡者；②Hp 阳性未转阴性的溃疡；③Hp 转阴但有严重并发症或老年者；④不明原因难治性溃疡。疗程因人而异，短者 3～6 月，长者 1～2 年甚至更长。

（五）手术治疗

大量出血经药物/胃镜/介入治疗无效者、急性穿孔、慢性穿透溃疡、瘢痕性幽门梗阻、GU 疑癌变者，可选择手术治疗。

【护理诊断/问题】

（1）疼痛：腹痛　与胃酸刺激溃疡面，引起化学性炎症反应有关。
（2）营养失调：低于机体需要量　与疼痛使摄入量减少及消化吸收障碍有关。
（3）活动无耐力　与进食少、消化吸收障碍或出血有关。
（4）知识缺乏：缺乏消化性溃疡的防治知识。
（5）焦虑　与病情反复发作、迁延不愈、担心预后有关。
（6）潜在并发症：上消化道大量出血、穿孔、幽门梗阻、癌变。

【护理措施】

1.休息与活动

缓解期患者应规律生活、睡眠充足、适当锻炼、避免紧张过劳。溃疡活动且症状较重或粪便隐血试验阳性者应卧床休息 1～2 周,鼓励轻症者活动,劳逸结合,分散注意力。

2.病情观察

(1)观察腹痛部位、性质及程度、发作时间、持续时间、频率、伴随症状,与饮食、服药、月经、异物接触等关系。

(2)观察患者神志、精神状态、生命体征及贫血体征、腹部外形、胃/肠型及蠕动波、听诊肠鸣音、震水音等。

(3)观察并发症:若上腹部空腹振水音、胃蠕动波以及空腹抽出液＞200ml 提示幽门梗阻;若突然剧烈持久上腹部疼痛,放射至肩,迅速波及全腹,腹膜刺激征阳性,肠鸣音减弱或消失,提示急性穿孔。注意粪便颜色,及早发现黑便等上消化道出血表现以及疼痛节律改变、消瘦、乏力等癌变表现。

3.用药护理

观察疗效及不良反应,慎/勿用致溃疡药如阿司匹林、咖啡因、泼尼松、利血平等。

(1)抑酸剂　护理要点见表 3-4-1。

表 3-4-1　抑酸剂用药护理要点

种类	药理机制	不良反应	注意事项
H₂RA:			餐中/后即刻服或睡前服一日剂量
西咪替丁	与壁细胞膜 H₂ 受体结合,抑制胃酸分泌	肝肾损害、头晕、头痛、嗜睡、疲乏、腹泻、皮疹、粒细胞减少、男性乳腺发育、阳痿等	①与抗酸药同用间隔 1 小时以上 ②经母乳排药,哺乳期停药 ③静脉给药不可过快,易血压下降、心律失常 ④定期监测肝功、肾功
雷尼替丁		不良反应少,无抗雄激素作用	
法莫替丁		极少头晕、头痛、腹泻和便秘	
PPI:			餐中或餐后即刻服用
奥美拉唑	①抑制壁细胞膜 H⁺-K⁺-ATP 酶,减少胃酸分泌	头晕(初期尤重)	①避免开车、游泳、高空等作业 ②与苯妥英钠、地西泮合用酌减
兰索拉唑		皮疹、瘙痒、头痛、口苦、肝功异常	不良反应轻者续用、重者停药
潘托拉唑	②杀灭 Hp	不良反应少,偶有头痛、腹泻	
抗胆碱能药:			餐前服、睡前服
消旋山莨菪碱 654-2	拮抗壁细胞膜乙酰胆碱受体	口干、面红、闭汗、视物模糊。用量大时心率加快、排尿困难、抽搐、甚至昏迷	禁用:出血性疾病、脑出血急性期、青光眼、前列腺肥大、尿潴留、急腹症诊断未明

(2)制酸剂　即抗酸药,通过碱性药物和盐酸作用形成盐和水,从而降低胃内酸度。常用药物有磷酸铝、氢氧化铝凝胶、碳酸氢钠、铝碳酸镁、镁乳等。用药注意:①抗酸剂宜餐后 1 小时和睡前服,片剂嚼服,乳剂摇匀,避免与奶制品(因形成络合物)、酸性食物饮料同服。②氢氧化铝凝胶阻碍磷的吸收,表现为食欲不振、软弱无力,甚至可导致骨质疏松,长期服用致便秘、代谢性碱中毒、钠潴留,甚至肾损害。③服用镁制剂可引起腹泻。

（3）胃黏膜保护剂　护理要点见表 3-4-2。

表 3-4-2　胃黏膜保护剂用药护理要点

药物	药理机制	不良反应	注意事项
铋剂：			早晚餐前半小时服
枸橼酸铋钾（CBS） 果胶铋	①与溃疡面蛋白质结合成保护膜 ②促进黏液及 HCO_3^- 分泌 ③刺激 PGE 分泌 ④吸附表皮生长因子促溃疡愈合 ⑤杀灭 Hp	舌齿变黑、黑便、便秘、停药后消失，少数恶心、转氨酶高，极少肾衰	①可吸管直接吸入，防齿、舌变黑 ②不与碱性药物同服
硫糖铝：			片剂嚼服，餐前 1 小时、睡前服用
硫糖铝片	①是硫酸化蔗糖的氢氧化铝盐，与溃疡面渗出蛋白质结合成保护膜 ②促进局部内源性前列腺素合成 ③刺激表皮生长因子分泌	便秘、口干、皮疹、眩晕、嗜睡，糖尿病者血糖升高	①与抑酸剂同用时，抑酸剂应在硫糖铝服前半小时或服后 1 小时用 ②不与多酶片同服
前列腺素类：			餐前半小时服
米索前列醇 恩前列素	①促进上皮细胞 DNA 合成 ②促进黏液和 HCO_3^- 分泌 ③促进黏膜血运 ④干扰壁细胞制造第二信使 cAMP，减少胃酸分泌	腹胀、便秘、口渴、头晕、烧心、嗳气、喉部异物感、溢乳、月经紊乱及过敏、重者肝功异常、白细胞减少等	孕妇、哺乳期妇女、儿童、过敏均禁用

（4）胃肠动力药　此类药物在餐前服用，以加速胃排空，不宜与阿托品等解痉剂合用。作用机制如下：①甲氧氯普胺（胃复安）阻滞中枢性多巴胺受体而增强幽门收缩频率和强度，使胆汁排入十二指肠。②多潘立酮（吗丁啉）通过阻滞周围性多巴胺受体加强幽门张力和胃窦部收缩强度。③5-HT$_4$受体激动剂：如西沙比利、莫沙比利等选择性增加肠肌间神经丛节后处乙酰胆碱释放，促进全胃肠运动。

（5）抗生素　此类药旨在杀灭 Hp，一般在餐后服。①甲硝唑：服用胃复安、维生素 B$_6$ 等以拮抗其恶心、呕吐等胃肠道反应。②阿莫西林：部分人有迟发过敏反应如皮疹，用前询问有无青霉素过敏史。

4.对症护理

（1）疼痛护理　①评估腹痛部位、程度、持续时间、诱因，与饮食关系，有无放射痛及恶心、呕吐等伴随症状。②指导患者备制酸食物（苏打饼干等）或者在疼痛前服 1 次制酸药。③指导患者生活规律，剧烈疼痛时卧床休息，协助生活护理。④安慰、陪伴患者，指导患者使用松弛术，局部热敷、针灸、理疗或遵医嘱给止痛药等方法，保持情绪稳定，增强对疼痛耐受性。

（2）出血　参见本章"上消化道出血"。

（3）穿孔　及早发现急性弥漫性腹膜炎临床表现，立即禁食、补血、补液，迅速做好术前准备,置胃管胃肠减压,争取 6~12 小时内紧急手术。

(4)幽门梗阻 轻症患者可进流食,重症患者禁食,静脉补液,每日清晨和睡前用 3% 盐水或 2% 碳酸氢钠溶液洗胃,保留 1 小时后排出。必要时行胃肠减压,一般连续吸引 72 小时,使胃幽门部水肿消退;准确记录出入量,定期复查血电解质。

(5)癌变 对中年以上胃溃疡患者,加强观察,定期随访,若症状顽固、疼痛持久失去原规律、厌食、消瘦、胃酸缺乏、粪便隐血试验持续阳性,经内科积极治疗无效,应及早胃镜检查取病理,有手术指征者宜手术治疗。

5.饮食护理

急性期出血伴腹痛者应禁食;24 小时后进温凉流食,如米汤、豆浆;3~5 天后过渡到半流食,如米粥;稳定后根据病情进高热量、高糖、适量蛋白及脂肪、易消化软食,如面食为主、软饭、米粥等,两餐间饮用脱脂牛奶适量。嘱患者定时定量、少量多餐、细嚼慢咽、不宜过快过饱,溃疡活动期每天进餐 5~6 次,症状控制后改为 3 次/天。

监督患者饮食方式和结构,定期测量体重,监测白蛋白、血红蛋白、皮褶厚度、体重指标。避免粗糙、过冷、过热、刺激性食物或饮料,如油煎食品、浓茶、咖啡、辛辣调味品等,如葱头、韭菜、拌凉菜、浓肉汤、浓茶、咖啡、烈性酒、辛辣、酸醋、过咸食物等。烹调方法以蒸、煮、炖、烩、煨为主,避免油炸、烧烤、烟熏、腌渍食物。

6.心理护理

向患者及家属介绍疾病发生、发展和转归,获得家人支持,帮助患者建立正确自我观念,不苛求自己,不给自己造成过重的压力;安慰患者,保持乐观情绪,以欣赏、积极态度表达自己的内心感受,让别人理解自己;学会放松训练,做到悦纳自己;应适当处理自己的不良情绪,不至于太压抑自己。在人际关系处理上学会顺其自然,不过分关注自己。

【健康教育】

1.疾病知识指导

PU 发病与生活方式、生活习惯密切相关。指导患者及家属做好自我保健,纠正和改变患者不良的嗜好。注意气候变化、饮食卫生、规律进餐、饥饱适中、细嚼慢咽。戒烟应循序渐进,防止突然戒烟而致胃酸分泌过多,戒酒。用餐时尽量实行分餐,避免共用餐具(如水杯、牙具)等。若疼痛持续加重、规律性消失、有黑便等立即胃镜复查。

2.用药指导

避免服用对胃黏膜有损害药物如阿司匹林、吲哚美辛等,如疾病需要可遵医嘱配合其他辅助药物,或者在饭后服用,减少对胃黏膜的刺激。告知患者坚持按疗程治疗,不擅自停药。

(卜秀梅)

第五节 溃疡性结肠炎患者的护理

炎症性肠病(IBD)专指病因未明的炎症性肠病,包括溃疡性结肠炎(UC)和克罗恩病(CD),二者系同一疾病不同亚类,组织损伤基本病理过程类似。在我国,UC 比 CD 多见。溃疡性结肠炎是一种病因不明的直肠和结肠慢性非特异性炎症性疾病,反复发作,病变主要位于结肠,呈连续性、弥漫性分布。范围多自肛端直肠开始,逆行向近端发展,甚至累及全结肠及回肠末端,故又称"倒灌性肠炎"。

【病因及发病机制】

IBD 系环境因素作用于遗传易感者,在肠道菌群参与下,启动自身肠道免疫与非免疫系统,最后导致免疫反应和炎症过程。由于抗原持续刺激及(或)免疫调节紊乱,机体可呈现过于亢进和难以自限的免疫炎症反应。以下几种因素相互作用导致本病。

1.环境因素

IBD 的发病率持续增高,且有明显地域差异,环境因素的变化在 IBD 发病中起着重要作用,如饮食、吸烟、卫生条件或暴露于其他尚不明确的因素等。

2.遗传因素

IBD 的发生具有家族聚集现象,患者一级亲属发病率显著高于普通人群,IBD 不仅是多基因遗传病,也是遗传异质性疾病。

3.感染因素

可能与副结核分枝杆菌和麻疹病毒有关,系患者对自身正常肠道菌群异常免疫反应引起。

4.免疫因素

UC 的 T 淋巴细胞反应趋于低下,除免疫细胞外,肠道非免疫细胞如上皮细胞、血管内皮细胞等亦参与炎症反应,与局部免疫细胞相互作用,在免疫反应中释放出各种致肠道炎症反应的免疫因子和介质。

【临床表现】

多数起病缓慢,少数急性起病,偶见急性暴发起病。病程慢性发展,发作期与缓解期交替,少数患者在发作间歇期因食用辛辣刺激性食物、过度劳累、感染等加重。

1.症状

(1)消化系统表现　有以下几个方面。

1)腹泻和黏液脓血便:腹泻最常见,为本病主要症状,反复发作或持续不愈。黏液脓血便是本病活动期主要表现。排便次数和便血程度反映病情程度,轻者每天排便 2～4 次,粪便呈糊状,内有少量黏液、脓血,便血轻或无;重者腹泻每天 10 次以上,大量脓血甚至血水样便。病变限于直肠和乙状结肠者出现腹泻与便秘交替现象。

2)腹痛:轻者或缓解期多无腹痛或仅有腹部不适,活动期有轻或中度腹痛,为左下腹、下腹或全腹阵痛,呈疼痛-便意-便后缓解规律,常伴里急后重。持续剧烈腹痛者提示并发中毒性巨结肠或腹膜炎。

3)其他:腹胀、食欲不振、恶心、呕吐等。

(2)全身表现　中、重型患者活动期低热或中度发热,高热提示有并发症或急性暴发型。重症患者有衰弱、消瘦、贫血、低蛋白血症、水和电解质平衡紊乱等表现。

(3)肠外表现　口腔黏膜溃疡、结节性红斑、外周关节炎、坏疽性脓皮病、虹膜睫状体炎等。

2.体征

精神状态差,慢性病容,重者消瘦、贫血貌。轻者仅有左下腹轻压痛,可触及痉挛的降结肠和乙状结肠;重者有明显腹部压痛和鼓肠。若出现反跳痛、腹肌紧张、肠鸣音减弱等提示并发中毒性巨结肠和肠穿孔。

3.临床分型

(1)据病程经过分型　①初发型:无既往史、首次发作;②慢性复发型:临床最多见,发作期与缓解期交替;③慢性持续型:病变范围广,症状持续半年以上,间有症状加重急性发作;④急性暴发型:少见,急性起病,病情严重,全身毒血症状明显,易并发大出血等。上述后3型可相互转化。

(2)据严重程度分型　①轻型:腹泻每日4次以下,便血轻或无,无发热、脉速,贫血轻或无,血沉正常;②重型:腹泻每日6次以上,明显黏液脓血便,发热、脉速等,血红蛋白低、血沉快;③中型:介于轻型和重型之间。

(3)据病变范围分型　分为直肠炎、直肠乙状结肠炎、左半结肠炎、全结肠炎及局域性结肠炎。

(4)据病期分型　分为活动期和缓解期。

【并发症】

可并发中毒性巨结肠、直肠结肠癌变、大出血、急性肠穿孔、肠梗阻等。

【医学检查】

1.血液检查

红细胞、血红蛋白均减少,活动期白细胞计数增高。血沉加快和C反应蛋白增高是活动期标志。重症者有血白蛋白下降、凝血酶原时间延长和电解质紊乱。

2.粪便检查

肉眼观为黏液脓血,镜下见大量红细胞、脓细胞,至少连续3次病原学检查以排除感染性结肠炎为确诊重要步骤。

3.自身抗体检查

血中外周型抗中性粒细胞胞浆抗体为UC相对特异性抗体。

4.结肠镜检查

为确诊的最重要手段。内镜下重要改变有:①黏膜血管纹理模糊、紊乱或消失、充血、水肿、易脆、出血及脓性分泌物附着,并常见黏膜粗糙,呈细颗粒状;②病变明显处见弥漫性糜烂和多发性浅溃疡、散在分布,亦可融合;③慢性病变见假息肉、桥状黏膜、结肠袋变钝或消失。

5.X线钡灌肠

主要征象:①黏膜粗乱或细颗粒改变;②多发龛影或充盈缺损;③病变肠管缩短、结肠袋消失、肠壁变硬呈铅管状。重型或暴发型不做此检查。

【治疗原则】

治疗旨在控制急性发作、缓解病情、减少复发、防治并发症。

1.氨基水杨酸制剂

柳氮磺吡啶(简称SASP)是本病治疗常用药,适于轻型、中型或重型经糖皮质激素治疗已有缓解者。美沙拉嗪、奥沙拉秦、巴柳氮等也用于本病治疗。

2.糖皮质激素

对急性发作期特别是重型活动期及急性暴发型以及氨基水杨酸制剂疗效不佳的轻型、中型有较好疗效。一般给予泼尼松口服每天40~60mg,重型者先予大剂量激素静滴,如氢化可的松每天200~300mg,7~14天后改为口服泼尼松每天60mg。

3.免疫抑制剂

硫唑嘌呤或巯嘌呤适于激素疗效不佳或对激素依赖的慢性持续性病例,加用此药宜减少激素用量,甚至停药。

4.手术治疗

严重并发症或经积极内科治疗无效且伴严重毒血症状者选择手术治疗。

【护理诊断/问题】

(1)腹泻 与炎症导致肠黏膜水钠吸收障碍以及结肠运动功能失常有关。

(2)营养失调:低于机体需要量 与长期腹泻及吸收障碍有关。

(3)有体液不足的危险 与肠道炎症致频繁腹泻有关。

(4)潜在并发症:中毒性巨结肠、大出血、直肠结肠癌变、肠穿孔、肠梗阻等。

(5)焦虑 与病情反复、迁延不愈及担心预后有关。

【护理措施】

1.休息与活动

轻症患者注意休息,减少活动量,注意劳逸结合,避免劳累。重症患者应卧床休息,减少肠蠕动,缓解腹痛、腹泻。

2.病情观察

观察患者腹泻次数,性质,伴随症状如发热、腹痛,监测粪便检查结果。观察腹痛性质、部位以及生命体征变化,有无脱水表现,腹痛性质突然改变提示并发大出血、肠梗阻、中毒性巨结肠、肠穿孔等,及时报告医生并协助抢救。

3.对症护理

指导保留灌肠疗法,适当抬高患者臀部,延长药物在肠道内停留时间。腹痛、腹泻护理详见本章"腹痛、腹泻"护理。

4.用药护理

遵医嘱给予药物,向患者及家属说明药物的用法、作用、不良反应等。①柳氮磺吡啶不良反应为恶心、呕吐、皮疹、粒细胞减少、自身免疫性溶血、再生障碍性贫血等;宜餐后服药;服药期间定期复查血象。②应用糖皮质激素者,不可随意停药,激素依赖者多因减量或停药而复发。③应用硫唑嘌呤或巯嘌呤等可出现骨髓抑制,需监测白细胞计数。④某些抗菌药物如甲硝唑、喹诺酮类,长期应用不良反应大,故一般与其他药物联合短期应用。⑤对重症者,按医嘱予静脉高营养,以补充营养。

5.饮食护理

定期测量患者体重,监测血红蛋白、血清电解质和血白蛋白变化,了解营养状况的变化。根据具体情况制定护理措施:①指导患者食用高营养、易消化、少纤维素的食物,减轻对肠黏膜刺激。②忌烟酒,避免食用冷饮、水果、多纤维蔬菜及刺激性食物,忌食牛乳和乳制品。③急性发作期患者,进流质或半流质食物,重者禁食。

6.心理护理

介绍保持平和心态对本病的重要性,鼓励患者树立信心,自觉配合治疗,以减轻自卑、忧虑等负向情绪。

【健康教育】

1.疾病知识指导

①做好卫生宣教工作,注意个人卫生,适当锻炼,增强机体抵抗力,防肠道感染。②饮食有

节,生活规律,避免劳累。③急性发作期卧床休息,缓解期适当活动。

2.饮食指导

加强营养,少食多餐,进食营养均衡的饮食能减轻疾病的症状,纠正营养不良,必要时可通过胃管注入。多补充维生素,适当添加益生菌,维持肠道内菌群平衡。

3.用药指导

①告知患者病程长,强调坚持治疗、按时服药。②教会患者识别药物不良反应如头痛、发热、排便异常等症状,一旦出现及时就诊。

(卜秀梅)

第六节　肝硬化患者的护理

肝硬化是一种慢性进行性弥漫性肝脏损害,由各种病因长期或反复作用引起广泛肝细胞变性坏死、肝细胞结节性再生、结缔组织增生及纤维化,造成严重肝脏血液循环障碍和肝细胞功能丧失,肝脏逐渐变硬变形而发展为肝硬化。

【病因及发病机制】

1.病因

病毒性肝炎为我国肝硬化主要原因,欧美国家酒精中毒多见。

(1)病毒性肝炎　慢性活动性肝炎逐渐发展为肝炎后肝硬化,主要见于乙型、丙型、丁型肝炎,乙型加丁/丙型肝炎病毒重叠感染加速发展。甲型、戊型肝炎一般不演变为肝硬化。

(2)慢性酒精中毒　长期大量饮酒(摄入酒精 80g/d 达 10 年以上),酒精及其中间代谢产物(乙醛)致酒精性肝炎并发展为肝硬化;长期酗酒者营养失调致肝细胞代谢障碍。

(3)非酒精性脂肪性肝炎(NASH)　NASH 者大部分肝小叶脂肪变性、坏死,逐渐发展为非酒精性脂肪性肝病(NAFLD),进展至晚期肝脏病变。NAFLD 见于不酗酒人群,肥胖是重要危险因素,有 2 型糖尿病、高脂血症单独或共同存在。

(4)胆汁淤积　肝内或肝外胆汁淤积持续存在时,高浓度胆酸和胆红素使肝细胞变性、坏死,逐渐发展为原发性或继发性胆汁性肝硬化。

(5)肝静脉回流受阻　慢性充血性心力衰竭、缩窄性心包炎、肝静脉阻塞综合征等致肝细胞长期淤血、缺氧、坏死、纤维组织增生,逐渐发展为心源性肝硬化。

(6)遗传代谢性疾病　肝豆状核变性(铜沉积)、血色病(铁沉积)、α_1-抗胰蛋白酶缺乏症、半乳糖血症等遗传代谢性疾病,体内某些酶先天缺陷致物质不能被正常代谢而沉积于肝而损害肝。

(7)工业毒物或药物　长期接触化学毒物如四氯化碳、磷、砷等,或长期服用甲基多巴、双醋酚汀、异烟肼、四环素、甲氨蝶呤等,引起中毒性或药物性肝炎并演变为肝硬化。

(8)免疫紊乱　病毒、药物等因素作用下致自身免疫慢性肝炎,进展为肝硬化。

(9)营养失调　慢性炎症性肠病及食物中长期缺乏蛋白质、维生素、胆碱等,引起营养不良和吸收不良,降低肝细胞对致病因素的抵抗力。

(10)日本血吸虫病　长期感染血吸虫者,沉积在汇管区的虫卵及其产物刺激大量纤维组织增生,致血吸虫病性肝纤维化和窦前性门脉高压症。

(11)病因不明　5%～10%病例难以确定病因称隐源性肝硬化,部分源自 NASH。

2.发病机制

各种致病因素均使肝细胞变性、坏死,肝小叶纤维支架塌陷,残存肝细胞结节性再生;各种细胞因子促进纤维间隔形成;结缔组织增生连接纤维间隔并包绕再生结节或重新分割残留肝小叶,形成假小叶,内含 2~3 条中央静脉或中央静脉偏向一侧、炎症细胞浸润及假胆管。肝纤维化是肝硬化发展过程的重要阶段。一旦肝损伤,肝星状细胞即被激活,在多种细胞因子参与下,细胞外基质合成增加、降解减少而过度沉积,构成肝纤维化基础,其中胶原含量增加最明显。各型胶原沉积在 Disse 间隙,致肝窦毛细血管化,在肝细胞损害和门脉高压形成中起重要作用。早期肝纤维化可逆,后期假小叶形成则不可逆。

肝功能减退和门脉高压是肝硬化发展两大后果。临床上表现为多系统、多器官受累(如睾丸、卵巢、肾上腺皮质、甲状腺等出现萎缩、退行性变等),并产生一系列并发症。现重点阐述门脉高压症和腹水形成发病机制。

(1)门静脉高压 肝硬化时,肝内血管扭曲、受压、闭塞、血管床减少,肝内门静脉、肝静脉和肝动脉三者分支间失去正常关系并形成交通支。肝内血液循环紊乱是形成门脉高压的病理基础,肝细胞缺血缺氧加速病情进展。肝纤维化及再生结节压迫肝窦及肝静脉是门静脉高压始因。肝功能减退及多种血管活性因子失调,增加心输出量,降低外周血管阻力,内脏器官充血致门静脉血流量增加,维持并加重门静脉高压。

1)脾大:脾脏因长期淤血而肿大,脾髓增生和大量结缔组织形成,发生脾功能亢进时,脾对外周血细胞破坏增加,外周血中白细胞、红细胞和血小板均减少。

2)侧支循环的开放。门静脉系特点是:①两端连接毛细血管网,一端是胃肠脾胰毛细血管网,另一端是肝小叶内肝窦;②门静脉无静脉瓣,血液可反流;③门静脉系与腔静脉系之间有许多交通支。

当门静脉压力超过 200mmH$_2$O,门静脉回流受阻致交通支开放。主要侧支循环有三个。①食管下段和胃底静脉曲张:胃左、胃短静脉和奇静脉间胃底和食管黏膜下静脉开放。胃黏膜充血、水肿、糜烂,呈马赛克或蛇皮样改变,称门脉高压性胃病。食管胃底静脉曲张和(或)门脉高压性胃病是肝硬化合并上消化道出血重要原因。②腹壁静脉曲张:脐静脉开放与附脐静脉、腹壁静脉相通,其中向腹壁上延伸的静脉经胸腹壁静脉、胸廓内静脉回流至上腔静脉,向腹壁下延伸的静脉经腹壁浅静脉、腹壁下静脉回流至下腔静脉。③痔核形成:直肠上静脉与直肠中、下静脉吻合扩张形成痔核。此外,肝与膈、脾与肾韧带、腹部器官与腹膜后组织间静脉,亦形成侧支相互连接,形成异位静脉曲张。

侧支循环开放引起消化道出血,还使肠内吸收毒物回流后不经肝脏代谢而直接入体循环,诱发肝性脑病。

(2)腹水形成 主要发生机制是水钠潴留,是肝硬化肝功能失代偿期时最突出临床表现。影响因素有以下几个方面。

1)门静脉压力增高:门脉压力正常为 0.67~1.3kPa,当压力高至 2.9kPa 以上时,增高内脏血管床静水压致组织液顺流吸收少而漏入腹腔,增高肝窦压致大量液体进入 Disse 间隙,肝淋巴液生成增加,增至 7~11L/d(正常时 1~3L/d),超过胸导管引流能力,大量淋巴液从肝包膜漏入腹腔,似"肝出汗",形成腹水。

2)血浆胶体渗透压降低:血清白蛋白全部由肝脏合成,肝功下降,白蛋白合成减少,低白蛋白血症(<25g/L)时,血浆外渗至组织间隙而漏入腹腔。

3)有效循环血容量不足:肝功减退及多种血管活性因子失调,增加心输出量而降低外周血管阻力,内脏动脉扩张,大量血液滞留,有效循环血容量下降,激活交感神经系统、肾素-血管紧张素-醛固酮系统等,使肾小球滤过率下降、水钠重吸收增加,发生水钠潴留。

4)其他:心房钠尿肽相对不足及机体对其敏感性下降致水钠潴留。肝功减退时对醛固酮和抗利尿激素灭活作用减弱,继发性醛固酮和抗利尿激素增多,醛固酮作用于远端肾小管,增加水钠重吸收;抗利尿激素作用于肾集合管,增加水重吸收,导致尿少、水肿。

【临床表现】

起病隐匿,病程缓慢,可隐伏 3～5 年或 10 年以上,少数因短期内大片肝坏死在数月后发展为肝硬化。根据肝功能情况,临床上分代偿期和失代偿期肝硬化。①代偿期肝硬化:早期无症状或症状轻微且无特异性,常以乏力、食欲减退、腹胀为主要表现,伴恶心、轻微腹泻等,其中乏力突出。劳累或发生其他疾病时症状明显,休息或治疗后缓解。查体营养状况一般,肝轻度大、质偏硬,脾轻度大,肝功多正常或轻度酶学异常。②失代偿期肝硬化:主要为肝功能减退和门脉高压症表现,累及全身多系统。

1.症状

(1)全身症状　乏力突出,程度自轻度疲倦至严重乏力,消瘦日益明显,伴夜盲、舌炎、口角炎等。少数患者不规则低热,与病情活动或感染有关。

(2)消化道症状　食欲减退最常见,重者畏食,伴恶心,偶尔呕吐,稍进油食即腹泻,与门脉高压胃肠道淤血水肿、消化吸收障碍、肠道菌群失调等有关。反复腹胀,进食后明显饱胀不适,与低血钾、胃肠积气、肝脾肿大和腹水有关。部分患者腹痛,因肝大牵拉包膜致肝区隐痛,若合并肝癌、胆道感染等则腹痛明显。

(3)出血倾向　因肝合成凝血因子减少、脾功亢进、毛细血管脆性增加,表现为牙龈出血、鼻出血、皮肤紫癜或胃肠出血等,女性常月经过多。

(4)内分泌紊乱症状　由于肝对雌激素灭活能力减退,体内雌激素增多,通过下丘脑-垂体-性腺轴负反馈,抑制腺垂体分泌促性腺激素及促肾上腺皮质激素,致雄激素和肾上腺糖皮质激素减少。雌雄激素比例失调,男患者性欲减退、睾丸萎缩、乳房发育等;女患者月经失调、闭经、不孕等。肝功减退时,对胰岛素灭活减少、存在胰岛素抵抗,肝病患者中糖尿病发病率增加,严重时肝糖原储备减少易发低血糖。

(5)门脉高压症状　因进食粗糙质硬食物而发生机械损伤、胃酸反流腐蚀损伤,或剧烈咳嗽、恶心、呕吐、负重等而突然增高腹内压,或门脉压力短时间内明显增高,致曲张静脉破裂,发生呕血、黑粪及休克。因胃肠失血、脾功亢进及门脉高压性胃病致营养不良、肠道吸收障碍等,患者常表现为皮肤黏膜苍白等贫血貌。大量腹水者腹胀难忍而就医。

2.体征

患者精神萎靡不振、营养状况差、呈慢性肝病面容(面色灰暗黝黑无光泽)、皮肤色素沉着(面部、眼眶周围、胫骨前方及其他暴露部位)和毛发干枯。肝细胞广泛性坏死时出现黄疸,持续或进行性加深提示预后不良。

患者有蜘蛛痣、肝掌,男性乳房发育。蜘蛛痣分布在上腔静脉引流区域(面、颈、手背、上臂、前胸、肩部等),其数目和大小随肝功变化而变化。肝掌系手掌大、小鱼际及指端腹侧有充血性红斑。

肝脏在早期肿大、表面光滑、中等硬;在晚期,因肝炎后肝硬化则肝脏明显缩小而触不到,因酒精性肝硬化则纤维结缔组织明显增生可触及增大肝脏,质地坚硬;肝区一般无压痛。

半数患者可触及肿大脾脏,一般为轻、中度大,少数重度,血吸虫病性肝纤维化者以门脉高压症为主要表现,巨脾多见。上消化道大量出血时,脾脏暂时缩小,出血停止或补充血容量后恢复肿大。

腹壁静脉以脐为中心向四周放射,程度从初期显露至后期迂曲扩张,重者脐周静脉突起称水母/海蛇头。腹水伴/不伴下肢水肿是失代偿期最突出表现。初期,仅肠管间少量积液、腹部外形正常,随腹水增多可呈蛙形腹,重度腹水者腹部高度膨隆、皮肤紧张发亮、甚至脐疝,重者脐疝突出体表如儿头大小且表面血运不良、坏死溃烂而继发感染。腹水量超过 1000ml 时,移动性浊音阳性。部分患者伴肝性胸水,右侧多见。

【并发症】

1.消化道出血

最常见。常因食管胃底静脉曲张破裂而突然发生大量呕血和(或)黑粪,引起失血性休克,诱发肝性疾病。部分患者出血系因消化性溃疡、门脉高压性胃病。

2.肝性脑病

为本病最严重的并发症,又是最常见的死亡原因,主要临床表现为性格行为失常、意识障碍、昏迷(详见本章"肝性脑病"一节)。

3.感染

患者因抵抗力降低、侧支循环开放等易并发感染,如呼吸道、胃肠道、泌尿道、皮肤等处,腹水者易并发自发性细菌性腹膜炎(SBP)。SBP 系指在无任何邻近组织炎症情况下发生腹膜和(或)腹水细菌性感染,病原菌多源自肠道革兰阴性杆菌,出现发热、腹痛、腹胀、短期内腹水迅速增加或持续不减,查体见轻重不等全腹压痛和腹膜刺激征,血常规示白细胞增高。少数病例上述表现不典型,出现肝功迅速恶化、休克,诱发肝性脑病。

4.肝肾综合征

肝肾综合征(HRS)又称功能性肾衰竭,是严重肝病基础上肾脏本身并无器质性损害的肾衰竭,表现为自发性少尿或无尿,氮质血症和血肌酐升高,稀释性低钠血症,低尿钠。主要见于晚期肝硬化伴腹水或急性肝功能衰竭者,因有效循环血量不足,激活交感神经系统和肾素-血管紧张素-醛固酮系统,致肾皮质血管强烈收缩、肾小球滤过率降低。

5.原发性肝细胞癌

患者短期内肝脏增大、持续性肝区疼痛、腹水增多且血性、不明原因发热等,考虑并发原发性肝癌,血甲胎蛋白升高及 B 超示肝内占位病变者,需行 CT 确诊。

6.电解质和酸碱平衡紊乱

(1)低钠血症 因摄钠不足、长期用利尿剂或大量放腹水、抗利尿激素增多,出现稀释性低钠血症。

(2)低钾低氯血症 摄钾不足、呕吐腹泻、长期用利尿剂或高渗葡萄糖液,继发性醛固酮增多等,易造成低血钾/氯。

(3)酸碱平衡紊乱 出现代谢性碱中毒、呼吸性碱中毒或呼吸性碱中毒合并代谢性碱中毒。

(4)低钙血症 患者肝功减退影响脂溶性维生素 D 吸收,出现低钙血症,手足抽搐。

7.肝肺综合征

肝肺综合征是发生在严重肝病基础上的低氧血症,主要与肺内血管扩张相关而无心肺疾病基础。临床特征为严重肝病、肺内血管扩张、低氧血症三联征,表现为呼吸困难、立位加重。

8.门静脉血栓形成

急性和慢性门脉血栓形成,前者出现剧烈腹痛、腹胀、血便、休克,脾脏迅速增大和腹水迅速增加;后者无明显临床症状,或仅有腹部隐痛及腹胀。

【医学检查】

1.血常规

代偿期多正常,失代偿期有贫血,感染时白细胞增高。脾功亢进时,血中红细胞、白细胞和血小板计数均减少,若合并感染则白细胞计数可正常。

2.尿常规

一般正常,并发肝肾综合征时,尿有管型、血尿、蛋白尿,黄疸时尿胆红素阳性,尿胆原增加。

3.粪常规及隐血试验

门脉高压性胃病引起慢性出血,粪便潜血试验阳性,消化道出血时出现肉眼可见黑便。

4.肝功能检查

失代偿期转氨酶轻、中度增高,肝细胞受损时 ALT 增高较显著,严重坏死时 AST 升高更明显。血清总胆固醇特别是胆固醇酯下降;血清总蛋白可正常、降低或增高,其中血清白蛋白降低、球蛋白增高,A/G 比例倒置,血白蛋白电泳显示以 γ-球蛋白增加为主;凝血酶原时间不同程度延长且注射维生素 K 不能纠正。肝功能明显减退时,血中总胆红素升高,直接胆红素和间接胆红素均升高,以直接胆红素升高为主。Ⅲ型前胶原肽、透明质酸、层粘连蛋白等肝纤维化指标显著增高。

5.免疫功能检查

自身免疫性肝炎引起肝硬化者出现抗核抗体、抗平滑肌抗体、抗线粒体抗体等;病毒性肝炎致肝硬化者,乙型、丙型和丁型肝炎病毒标记呈阳性,血浆 IgG 显著增高,T 淋巴细胞数常低于正常;甲胎蛋白(AFP)明显升高提示合并原发性肝细胞癌,肝细胞严重坏死时 AFP 随转氨酶同步升降。

6.腹水检查

未合并 SBP 肝硬化腹水一般呈漏出液,若合并 SBP 或结核性腹膜炎时,可呈渗出液或中间型,细菌培养阳性。若腹水呈血性则高度怀疑癌变,需进一步行细胞学检查有助诊断。

7.内镜及腹腔镜检查

(1)内镜检查 观察静脉曲张及其分布和程度,评估出血风险。食管胃底静脉曲张是诊断门静脉高压的最可靠的指标。明确并发上消化道出血者的出血原因和部位,行止血治疗。

(2)腹腔镜检查 观察肝脾等腹腔脏器及组织情况,直视下穿刺活检病变明显处,明确病因。

8.影像检查

(1)X 线检查 食管静脉曲张示虫蚀样或蚯蚓状充盈缺损,胃底静脉曲张示菊花样充盈缺损。

(2)腹部超声 B 超示肝脏表面不光滑、肝叶比例失调、肝实质回声不均匀等提示肝硬化改变,脾大、门静脉扩张等提示门静脉高压,可检出少量腹水,常用于初步筛查肝硬化合并癌。

(3)CT 和 MRI CT 对肝硬化诊断价值似 B 超,对肝硬化合并肝癌者诊断价值高于 B

超,B超疑有癌变时需行 CT,仍有疑问配合 MRI。

9.肝穿刺活组织检查

用于代偿期肝硬化早期诊断、鉴别肝硬化结节与小肝癌。

10.门静脉压力测定

经颈静脉插管测定肝静脉楔入压与游离压,二者之差为肝静脉压力梯度反映门静脉压力。正常小于 5mmHg,大于 10mmHg 为门脉高压症。

【治疗原则】

本病目前无特效治疗,关键在于早期诊断,强调病因治疗和一般治疗,以缓解病情,延长代偿期,后期积极防治并发症,至终末期只能有赖于肝移植。一般治疗强调休息和饮食,护理中详述。

1.抗纤维化治疗

目前无肯定作用药物,如水飞蓟素,治疗原发病有一定抗纤维化作用,可用活血化瘀药辨证施治。选用保肝药如谷胱甘肽、甘草酸二铵、葡醛内酯、肌苷、核糖核酸或中西药联合等,不宜盲目过多,避免增加肝脏负担。肝炎后肝硬化且病毒复制活跃者进行抗病毒治疗,以抑制病毒复制、改善肝功、延缓病程,不能改变终末期肝硬化的结局。慢性乙型肝炎致肝硬化,用拉米夫定 100mg,每日一次口服,若出现肝功失代偿,不可随意停药,加强对症保肝治疗;慎用干扰素,因其致肝衰竭,一旦肝功失代偿则禁用。慢性丙型肝炎致肝硬化,代偿期据病情用干扰素联合利巴韦林治疗,失代偿期不能耐受干扰素治疗的不良反应,有条件者行肝移植术。

2.腹水治疗

(1)限制钠、水摄入 钠盐摄入量限制在 1.5～2.0g/d,用利尿剂则适当放宽钠摄入量。稀释性低钠血症者同时限制进水量 500～1000ml/d。部分患者经卧床休息和限制钠盐产生自发性利尿作用,腹水消退。

(2)增加钠、水的排泄 有以下几种方法。

1)利尿剂:基础治疗无效或大量腹水者用利尿剂。利尿剂使用原则是:①排钾类和保钾类利尿剂联合或交替使用;②先用保钾类利尿剂,无效时加用排钾类利尿剂,据疗效逐渐加大剂量,最大剂量螺内酯 400mg/d,呋塞米 160mg/d;③利尿不可过快,以每天体重减轻 0.3～0.5kg(无水肿者)或 0.8～1kg(有水肿者)或每周体重减轻 2kg 为宜;④用药期间监测体重及电解质,及时补充氯化钾。

2)导泻:利尿剂治疗无效应导泻,如甘露醇 20mg,每日 1～2 次。

3)腹腔穿刺放腹水:适用于腹胀、呼吸困难、行走困难者,但可使蛋白质丢失、诱发肝性脑病,故不用于严重凝血功能障碍、肝性脑病、上消化道出血者。目前临床 1～2 小时内放腹水 4～6L,同时输白蛋白 8～10g/L,继续使用利尿剂,可重复进行。

(3)提高血浆胶体渗透压 每周定期输注新鲜血或白蛋白、血浆,有助于消退腹水、恢复肝功、改善机体营养状态。

(4)腹水浓缩回输 放出的腹水经浓缩处理(超滤或透析)后再静脉回输,消除水、钠潴留,提高血浆白蛋白浓度及有效循环血容量。此法适用顽固性腹水、大量腹水。应用前需行腹水常规、细菌培养和内毒素检查,感染性或癌性腹水不能回输,用后注意发热、感染、DIC 等不良反应。

(5)经颈静脉肝内门体分流术(TIPS) 以血管介入方法在肝内门静脉分支与肝静脉分支

间建立分流通道,用于治疗门脉高压明显的难治性腹水,易诱发肝性脑病。

3.手术治疗

食管胃底静脉曲张破裂大出血上述治疗无效危及生命,或大出血后防再出血伴脾功亢进者,行各种分流术、断流术和脾切除术等,以降低门脉压、消除脾亢。

4.并发症治疗

(1)SBP　早期、足量、足疗程、联合静脉应用广谱抗生素,不应等细菌培养结果,选用针对革兰阴性杆菌兼顾阳性球菌抗生素,用药时间不少于2周,至腹水常规白细胞恢复正常后数天停药。

(2)HRS　避免感染、上消化道出血、水电解质紊乱、使用大量利尿剂及肾毒性药物等,是预防该病重要措施。血管活性药物加输注白蛋白对本病有一定疗效,TIPS可提高HRS患者生存率。肝移植是唯一使患者长期存活的疗法。

(3)肝肺综合征　目前无有效内科治疗,吸氧暂时缓解症状、不能逆转病程,预后差。肝移植是唯一治疗选择。

5.肝移植

晚期肝硬化治疗的最佳选择,顽固性腹水者首选。

【护理诊断/问题】

(1)体液过多　与肝功能减退、门静脉高压引起水钠潴留有关。

(2)活动无耐力　与肝功能减退、大量腹水有关。

(3)营养失调:低于机体需要量　与肝功减退、门脉高压致消化吸收障碍有关。

(4)焦虑　与担心疾病预后有关。

(5)潜在并发症:上消化道出血、肝性脑病。

(6)有皮肤完整性受损的危险　与营养不良、水肿、皮肤干燥、瘙痒、长期卧床有关。

(7)有感染的危险　与机体抵抗力低下、门腔静脉侧支循环开放等有关。

【护理措施】

1.休息与活动

代偿期患者若精神体力较好可参加轻体力活动,避免过劳。平卧位增加肝肾回流,促进肝细胞修复,提高肾小球滤过率。失代偿期患者应以卧床休息为主,适量活动有助肠蠕动、改善情绪,以不引起疲劳为度。严重体力衰弱者应绝对卧床。大量腹水者取半卧位,减轻呼吸困难;避免腹内压骤增如剧烈咳嗽、打喷嚏、用力排便等,防出血或脐疝。

2.病情观察

(1)观察腹水情况　有无呼吸困难、心悸,记录每日出入液量,测量腹围、体重。

(2)观察黄疸征象　有无皮肤黏膜黄染、尿色异常。

(3)观察出血倾向　有无皮肤黏膜瘀点、紫癜、瘀斑、牙龈出血、鼻出血等。

(4)观察并发症　除前已述及并发症的表现外,应观察腹胀、乏力、心律失常等低血钾表现,有无口周和指尖麻木、手足抽搐、腹部绞痛等低血钙表现;头晕、手足麻木、视物模糊、肌肉痉挛抽搐等低血钠表现,及呼吸变浅变慢、嗜睡、谵妄等代谢性碱中毒表现。低钙者予10%葡萄糖酸钙10ml静脉注射纠正。

3.用药和特殊治疗方法的护理

(1)用药护理　禁用一切损害肝脏药物。

1)利尿剂:遵循利尿剂使用原则,密切观察疗效和不良反应。利尿剂有效的观察指标为:①尿量大于1500ml/d,若小于1000ml/d视为无效;②体重逐渐减轻,每周不超过2kg;③腹围日益减小。利尿剂不良反应见第二章表2-3-2。

使用利尿剂期间严密监测水、电解质及酸碱平衡失调。每日记录尿量、腹围、出入液量。注意补充含钾丰富食物,如鲜橙汁、西红柿汁、马铃薯、菠菜等,必要时补充钾盐。口服补钾宜在饭后服用,减轻胃肠道不适。

2)谷胱甘肽:保护和修复肝细胞。用前完全溶于注射用水后,加入100ml、250～500ml生理盐水或5%葡萄糖注射液中静滴。不良反应:恶心、呕吐、胃痛、皮疹、注射处疼痛等。若出现皮疹、面色苍白、血压下降,立即停药。

3)甘草酸二铵:适于转氨酶增高的病毒性肝炎。不良反应:头晕、恶心、呕吐、腹胀、胸闷、心悸、血压升高、低血钾、高血钠等。用药期间不可突然减量,否则反跳;定期测血压、血钾/钠浓度。若出现皮疹、高血压、高血钠、低血钾,立即减量或停药。

4)核糖核酸:增强免疫力。不良反应:脉速、头晕、发热、恶心、荨麻疹、注射处肿痛等。若出现全身反应或局部反应持续1～3天,红肿直径大于10cm者,应停药。

5)拉米夫定:核苷类逆转录酶抑制剂。不良反应:头晕、头痛、高血糖、贫血、血小板减少、腹泻、肌痛、横纹肌溶解等。用药中监测肝功、肾功及血常规。

(2)腹腔穿刺放腹水的护理 包括术前护理、术中护理和术后护理。

1)术前护理:询问病史,评估意识,肝性脑病先兆者禁穿刺,行出凝血时间及凝血酶原时间测定,B超下穿刺点定位,说明注意事项,测量腹围、体重及生命体征,嘱患者排空膀胱,协助平卧、稍左侧卧位。

2)术中护理:监测患者意识、生命体征及面色,一旦虚脱、休克,立即停止放腹水。

3)术后护理:无菌敷料覆盖穿刺处,腹水溢出时用明胶海绵处理;缚上腹带防腹内压骤降;测量生命体征、腹围、体重;记录抽出腹水量、色、性状,标本及时送检;协助选择非穿刺点一侧卧位,注意穿刺处有无出血、敷料是否完整。

4.对症护理

(1)皮肤护理 臀部、阴囊、下肢等部位用棉垫托起,热敷并按摩。抬高下肢、托带托起水肿阴囊,以消退水肿。沐浴水温不过高,不用刺激性皂类,沐浴后用柔和润肤品。胆汁源性肝硬化皮肤瘙痒明显,及时用药止痒,嘱患者勿搔抓。水肿者热水袋温度40～50℃。任何侵入性操作严格遵守无菌操作原则。保持床铺干燥平整,患者穿宽松衣物,用系带而不用松紧带。脐疝可还纳者及时还纳,不能还纳且表面皮肤破溃者,严格无菌换药。

(2)食管下段和胃底静脉曲张破裂出血的抢救配合如下。

1)立即准备抢救用物和药品,如双气囊三腔管、止血药、吸引器、静脉切开包等。

2)患者取平卧位,头偏一侧,保持呼吸道通畅,防窒息。休克者取中凹卧位。暂禁食、予吸氧。

3)安慰患者及家属,消除恐惧心理。见"上消化道出血"。

4)立即建立静脉通路,配血、备新鲜血,补充血容量。对用垂体后叶素者,观察药物不良反应,注意静滴速度宜慢,维持24小时以上。见"上消化道出血"。

5)心电监护。观察血压、脉搏、呼吸、面色、呕吐物及粪便量、颜色和性状、肝性脑病先兆,做好危重患者记录。

6)用双气囊三腔管压迫止血者护理见"上消化道出血"。

5.饮食护理

饮食原则为高热量、高蛋白质、高维生素、适量脂肪、清淡、易消化软食,应忌酒及避免食入粗糙刺激性食物。对剧烈恶心、呕吐及进食甚少或不能进食者,遵医嘱予静脉补充足够营养,如高渗葡萄糖液、复方氨基酸、白蛋白或新鲜血。向患者及家属说明影响营养状况因素、饮食原则及意义,与患者共同制定饮食计划。经常动态评估患者饮食和营养状况(如食品种类、进食量、体重和化验指标),及时更改饮食计划。

(1)高热量 供应充足热量,消除负氮平衡,维持在 2000～2500kcal/d。碳水化合物供能占总量 70% 左右,以复合碳水化合物为主,过多致腹胀,重者以单糖、双糖为主。脂肪应适量,供能占总量 20%～25%。

(2)蛋白质 保证蛋白质摄入量 1.5～2.0g/(kg·d)。植物性蛋白主要源于豆制品,动物性蛋白源于鱼、肉、奶、蛋等。肝硬化患者以植物性蛋白为主。血氨偏高者应限制或禁食蛋白质,病情好转再逐渐增加蛋白质摄入。详见"肝性脑病饮食护理"。

(3)维生素 脂溶性维生素 A、D、E、K 在肝功能减退时消化吸收减少,维生素 A 缺乏则夜盲、毛囊角化、皮肤粗糙;维生素 D 缺乏则钙吸收障碍、手足抽搐;维生素 E 缺乏则氧自由基清除障碍,不能抗细胞老化;维生素 K 缺乏则凝血酶原活化及凝血因子合成减少。水溶性维生素 C 保护肝细胞,减少毛细血管脆性,促进肝糖原合成;维生素 B 增强消化功能,促进食欲,其中维生素 B_2 促进肝细胞修复、维生素 B_6 参加氨基酸、脂肪代谢,可止吐。患者宜补充含丰富维生素食物,如西红柿、柑橘等。

(4)限制水钠 从腹水减少到患者自我感觉良好,逐步增加钠摄入量,增至钠少于80mmol/d,即氯化钠少于 4.8g/d。每日水摄入量不超过 1000ml。按腹水程度予低盐或无盐饮食,见表 3-6-1。

表 3-6-1 钠盐饮食种类及适用情况

饮食种类	钠量(mmol/d)	钠量(mg/d)	氯化钠量(g/d)	适用情况
无盐饮食	10～20	250～500	0.6～1.2	明显腹水
低盐饮食	20～40	500～800	1.2～2.4	轻度腹水

嘱患者少进食高钠食物如腌制品、酱菜、含钠味精、含钠饮料等,多食用低钠食物如粮谷、瓜茄、水果等。定期监测血钠浓度,血中钠离子低于 130mmol/L 或限钠利尿后体重仍增加提示稀释性低钠血症。动态评估患者饮食习惯,适量用柠檬汁、食醋等调味,促进食欲。

(5)避免损伤曲张静脉 注意烹调方法,如菜泥、肉末、炖煮软食,咽下食团小且光滑、少量多餐、定时定量、细嚼慢咽,勿混入鱼刺、甲壳、糠皮等,防曲张静脉破裂出血。

6.心理护理

向患者及家属介绍本病发生发展及诱因,强调肝硬化为慢性病程,疾病反复是诱因造成的,诱因可控、致病后可逆,关键在于坚持正确治疗和良好自我保养。帮助患者分析并发症的诱因,减轻焦虑。正确面对现实,树立战胜疾病的信心,保持乐观情绪。

【健康教育】

1.疾病知识指导

向患者介绍本病病因、诱因、病程,指导自我护理方法,增强个人应对疾病能力。注意保暖,预防呼吸、消化、泌尿系等感染。

2.用药指导

向患者介绍用药知识,如药物种类、用药时间、方法及不良反应。定期门诊随访。门脉高压性胃病者避免损害胃黏膜屏障药物。

3.照顾者指导

向家属介绍本病诱因及病程,分析和消除降低家庭应对能力的因素,教会家属去除诱因、识别早期表现,监督患者执行治疗计划。

(卜秀梅)

第七节　原发性肝癌患者的护理

原发性肝癌简称肝癌,是指肝细胞或肝内胆管上皮细胞发生的恶性肿瘤。肝癌可发生于任何年龄,以 40~49 岁最多,在我国肝癌高发于江苏、广西等东南沿海地区,死亡率居消化系统恶性肿瘤第三位。

【病因及发病机制】

1.病毒性肝炎

约 1/3 肝癌患者有慢性肝炎史,血清 HBsAg 阳性率达 90%,5%~8% 肝癌患者抗 HCV 抗体阳性,明显高于健康人群。目前认为乙/丙型肝炎病毒肯定是促癌因素。我国慢性病毒性肝炎是原发性肝癌的最主要致病因素。

2.肝硬化

原发性肝癌合并肝硬化者占 50%~90%,病理基础我国多为乙型肝炎后肝硬化,欧美国家多为酒精性肝硬化,肝细胞再生过程中发生恶变。

3.黄曲霉毒素

黄曲霉菌污染农作物,其代谢产物黄曲霉毒素 B_1 有强烈致肝癌作用。

4.饮用水污染

江苏启东肝癌发病率示饮池塘水明显高于饮井水的发病率。池塘中蓝绿藻产生藻类毒素污染水源,六氯苯、多氯联苯、氯仿等有机致癌物污染地面水,饮用后均与肝癌有关。

5.遗传

不同种族及同一种族不同地域人群间,肝癌发病率均不同,有家族聚集现象。

6.其他

亚硝胺类、有机磷农药、酒精等化学物质疑为致肝癌物。华支睾吸虫寄生于肝小胆管中,刺激上皮增生,致原发性胆管细胞癌。

组织学上肝癌分三型:肝细胞型(约 90%)、胆管细胞型(较少见)或混合型(最少见)。单个癌结节直径小于 3cm 或相邻两个癌结节直径之和小于 3cm 者称为小肝癌。

肝癌最早在肝内转移,侵犯门静脉及其分支,癌栓脱落在肝内形成多发转移灶,通过多种途径向肝外转移,血行转移最常见部位是肺;淋巴转移至肝门淋巴结最常见;癌细胞从肝表面脱落而种植在腹膜、盆腔等处。

【临床表现】

原发性肝癌起病隐匿,早期无典型表现,以肝硬化为基础,或以转移灶症状首发。患者就诊时多属中晚期,表现如下。

1.症状

(1)肝区疼痛 最常见。常局限于右上腹部,呈持续性胀痛或钝痛,系肿瘤增长迅速牵拉肝包膜所致;病变侵及膈则放射至右肩或背部;肿瘤生长缓慢则疼痛不明显;癌结节破裂则突然剧烈腹痛,由肝区至全腹,产生急腹症甚至失血性休克。

(2)肝硬化症状 原发于肝硬化者有肝功能失代偿期临床表现,患者腹水迅速增加且难治,一般为漏出液,血性腹水系因肝癌侵及肝包膜或破溃至腹腔或癌肿转移至腹膜。

(3)恶性肿瘤全身表现 进行性消瘦,尤其原有肝硬化者。部分患者低热,极少数高热,也有乏力、营养不良和恶病质等。

(4)转移灶症状 转移至肺、骨、胸腔等处产生相应部位症状,胸腔转移以右侧多见。

2.体征

(1)肝大 肝脏进行性增大。肝癌位于右肋弓或剑突下则腹部局部隆起或饱满,位于膈面则膈肌抬高、肝下缘不下移。触诊时肝脏质硬、表面凹凸不平、呈结节状,边缘不规则。

(2)伴癌综合征 原发性肝癌患者因癌肿本身代谢异常或癌组织对机体影响致内分泌或代谢异常而出现一组临床症候群,如自发性低血糖、高血钙、高血脂、红细胞增多症、类癌综合征等,称为伴癌综合征。

(3)黄疸 晚期出现,多为阻塞性黄疸,因癌肿压迫或侵及胆管,或癌肿转移至肝门淋巴结肿大,致胆道梗阻;少数为肝细胞性黄疸,因癌组织肝内浸润或合并慢性肝炎、肝硬化,致肝细胞损害。

【并发症】

1.上消化道出血

约占肝癌死亡原因的15%。

2.肝性脑病

肝性脑病是肝癌终末期最严重并发症,约1/3患者因此死亡。

3.癌结节破裂出血

约10%肝癌患者因此死亡,癌结节破裂若仅限于肝包膜下,有局部疼痛,若破入腹膜引起急性弥漫性腹膜炎。

4.继发感染

长期消耗、放疗、化疗引起白细胞减少,导致免疫功能低下,易继发感染。

【医学检查】

1.肝癌标记物检测

(1)甲胎蛋白(AFP)测定 为肝癌早期诊断重要方法。广泛用于肝细胞癌普查、诊断、判断疗效、预测复发。肝癌者 AFP 阳性率为 70%～90%。AFP 假阳性见于生殖腺胚胎瘤、少数转移性肿瘤(胃癌)、妊娠、活动性肝炎、肝硬化炎症活动期。诊断肝癌标准:AFP>500μg/L,持续 4 周以上;AFP 由低逐渐升高不降;AFP>200μg/L,持续 8 周以上。

(2)其他肝癌标志物测定 γ 谷氨酰转肽酶同工酶Ⅱ在原发性和转移性肝癌升高,阳性率达 90%,其他血清异常凝血酶原(APT)、α_1-抗胰蛋白酶等活性增高。

2.影像学检查

(1)超声 显示直径为 1～2cm 以上肿瘤,可早期定位诊断,引导肝穿刺活检。彩超了解肝内血流状况以判断病变性质。B型超声实时检测是目前肝癌筛查首选方法。

（2）CT　对1cm左右肿瘤检出率达80％以上，是目前诊断小肝癌和微小肝癌最佳方法。

（3）X线肝血管造影　腹腔动脉和选择性肝动脉造影显示直径1cm以上癌结节，有助确诊肝癌，适于肝内占位病变经无创性检查未能定性者、疑似肝癌经无创性检查未明确定位者、拟行肝动脉栓塞化疗者。

（4）其他　放射性核素扫描确诊肝内占位病变，MRI示癌内部结构，判断子瘤、瘤栓。

3.肝穿刺活检

肝穿刺活检是确诊肝癌最可靠方法，有创性检查有出血或沿穿刺途径转移的风险。

【治疗原则】

早期肝癌尽量采取手术切除，不能切除者应采取综合治疗模式。

1.手术治疗

目前根治肝癌的最好方法，凡有手术指征者均应及早切除。

2.局部治疗

（1）肝动脉化疗栓塞治疗（TACE）　原发性肝癌非手术疗法中首选。TACE是经皮穿刺股动脉，在X线透视下将导管插至肝固有动脉或其分支，注射抗肿瘤药和栓塞剂。

（2）无水酒精注射疗法（PEI）　在B超引导下，将无水酒精直接注入肝癌组织内，使癌细胞脱水变性，产生凝固性坏死。

（3）物理疗法　冷冻疗法和直流电疗法杀伤癌细胞。局部高温疗法使癌细胞变性坏死，增强癌细胞对放疗敏感性，如微波组织凝固技术、射频消融、高功率聚焦超声治疗、激光等。

3.放射治疗

肝癌对放疗效果不佳，采用放射性^{60}Co和直线加速器局部照射。目前趋向放疗联合化疗，结合中药和其他支持疗法，则效果更佳。

4.化学治疗

常用阿霉素、顺铂（DDP）、丝裂霉素、5-FU等药，一般用CDDP方案。

5.生物和免疫治疗

目前单克隆抗体和酪氨酸激酶抑制剂类靶向治疗已应用于临床。

6.中医治疗

配合手术、化疗和放疗以增强机体免疫力，减少不良反应，提高疗效。

7.综合治疗

综合治疗目前成为中晚期肝癌主要治疗方法。

【护理诊断/问题】

（1）疼痛：肝区痛　与肿瘤迅速生长牵拉肝包膜或肝动脉栓塞后综合征有关。

（2）营养失调：低于机体需要量　与恶性肿瘤对机体造成慢性消耗、化疗致胃肠道反应有关。

（3）活动无耐力　与癌肿致肝功能减退，营养不良有关。

（4）预感性悲哀　与患者知道疾病的预后有关。

（5）潜在并发症：上消化道出血、肝性脑病、癌结节破裂出血。

（6）有皮肤完整性受损的危险　与恶病质、水肿、长期卧床有关。

(7)有感染的危险　与长期消耗及化疗、放疗引起白细胞减少致免疫力低下有关。

【护理措施】

1.休息与活动

同"肝硬化患者护理"一节,注意不可突然改变体位或用力触摸肝区结节部位,以免癌结节破裂出血。

2.病情观察

(1)观察有无肝区疼痛加重和出现发热、腹泻、黄疸、呕血、便血等。

(2)观察有无转移,如出现突然门静脉高压表现考虑肝内血行转移和静脉癌栓阻塞;咳嗽、咯血症状考虑肺转移;骨骼疼痛提示骨转移;神经定位体征提示颅内转移。

(3)观察有无肝性脑病或癌结节破裂,备好降血氨药、升压药,做好输血及术前准备。

3.用药和特殊治疗护理

(1)化疗药护理　化疗前向患者及家属讲解药物副反应,助其采取适当措施避免或减轻不良反应。以少量多餐、深呼吸、止吐剂等方法缓解恶心、呕吐。化疗时避免化疗药漏到血管外。

(2)肝动脉化疗栓塞术护理　包括术前护理、术中护理和术后护理。

1)术前护理:①向患者及家属解释治疗必要性、方法和疗效,减轻焦虑,取得配合。②术前检查肝功、肾功、出凝血时间、血常规、血型、股动脉及足背动脉搏动情况。③行碘过敏试验、普鲁卡因过敏试验及抗生素过敏试验。④术区备皮。⑤术前6小时禁食水,防术中呕吐误吸。⑥术前半小时予镇静剂,测量生命体征。

2)术中配合:①安慰患者,指导深呼吸和肌肉渐进性放松训练。②注射造影剂时,观察有无心悸、胸闷、恶心、皮疹等过敏现象,监测血压,尤其原有高血压者。③注射化疗药时,观察患者有无恶心、呕吐,一旦出现立即头偏一侧,口边垫弯盘,指导深呼吸,反应重者在注药前用止吐剂。④术中观察腹痛部位、性质和程度,及时处理。

3)术后护理:肝动脉栓塞术后因肝动脉血供突然减少,产生栓塞后综合征,出现腹痛、发热、恶心、呕吐、血清白蛋白降低、肝功能异常等改变。护理措施如下:①穿刺部位压迫止血15分钟,加压包扎、沙袋压迫6小时,患肢伸直24小时,观察穿刺部位有无血肿及渗血,保持穿刺处敷料干燥完整,及时更换。②术后48小时内腹痛者遵医嘱注射哌替啶、阿法罗定。③术后4~8小时体温升高,持续一周左右,中等热不需处理,高热予降温措施,以物理降温为主,避免机体大量消耗,防肝性脑病。④观察意识变化,及时处理肝性脑病先兆。⑤术后禁食2~3天,减轻恶心呕吐。进食时,初期摄取流食、少食多餐,后期过渡到半流食、软食。⑥鼓励深呼吸、排痰、吸氧,促进肝细胞修复。⑦栓塞术后1周,补充葡萄糖和蛋白质,保持体液平衡,血浆白蛋白小于25g/L应静脉输白蛋白,记录出入液量,作补液参考。⑧保暖,防肺部感染。

4.对症护理

(1)伴腹水、黄疸患者需卧床休息,腹胀不适取适当体位,放松腹部,活动困难予帮助。腹水患者用利尿剂时,避免水、电解质、酸碱平衡失调。

(2)发热时,继发性感染者遵医嘱予抗生素;肿瘤组织坏死者以物理降温为主。

(3)肝区疼痛时,护士为患者营造安全舒适环境,鼓励患者采用非药物止痛方法止痛,如听录音机、回想既往美好事物,以转移注意力。肝区疼痛加剧时,用止痛剂及少量地西泮,不宜使用强镇静、麻醉剂,防诱发肝性脑病。止痛药使用原则同"原发性支气管肺癌"一节。

5.饮食护理

按肝病饮食原则补充营养,提供适量蛋白、高维生素饮食,增加肝血流,促进肝细胞修复。对恶心、呕吐者,饭前予口腔护理,促进食欲。经口进食少者,可予支持疗法,必要时静滴白蛋白。腹水严重者,限制水钠摄入。伴肝功衰竭或肝性脑病倾向者,减少蛋白质摄入,甚至禁食。

6.心理护理

肝癌患者及家属经历否认、愤怒、协议、忧郁、接受期五个心理反应阶段。护士在不同阶段实施护理,能提高其家庭应对能力。

(1)肝癌患者一般具有共同性格特征,即"C型行为模式",如习惯自我克制、情绪压抑、善于忍耐、多思多虑、内向而不稳定。护士多与之交谈,鼓励其说出内心感受,建立良好护患关系,客观解释其疑问,适当保护患者运用的否认、退化等心理防御机制。对极度恐惧出现绝望甚至自杀倾向者,加强监护,取得其社会支持系统合作,防意外发生。

(2)对临终阶段患者,强调减轻其身体不适,维护尊严。护士耐心解决患者及家属的问题,鼓励家人多陪伴,以稳定患者情绪,对家属亦做好心理支持和指导。

【健康教育】

1.疾病预防指导

(1)保管好花生、粮油等粮食作物,防黄曲霉毒素污染。

(2)保护水源,防污染,以流动水清除池塘中藻类毒素,尽量饮用地下水。

(3)应用乙型和丙型病毒性肝炎疫苗,预防病毒性肝炎和肝硬化。

(4)对肝癌高发区人群定期普查,及早诊治,积极宣传该病预防知识。

2.患者一般指导

(1)向患者及家属介绍肝癌知识,识别并发症,及时就诊。

(2)指导患者按医嘱服药,忌用对肝脏有害药物,建立健康生活方式,戒烟酒。

(3)保持情绪乐观,积极参加"抗癌俱乐部"等组织,以调动机体免疫功能。

(4)注意劳逸结合,避免身心俱疲,以减少肝糖原分解,减少乳酸和血氨产生。

(卜秀梅 刘晓亭)

第八节 肝性脑病患者的护理

肝性脑病(HE)又称肝昏迷,是严重肝病引起的以代谢紊乱为基础的中枢神经系统功能失调的综合征,以意识障碍、行为失常和昏迷为主要临床表现。有严重肝病尚无肝性脑病的临床表现及生化异常,经精细智力测验和(或)电生理检测发现异常者,称为轻微肝性脑病,又称亚临床肝性脑病(SHE)。

【病因及发病机制】

(一)病因

1.原发病因

各型肝硬化及门体分流手术是引起本病最常见原因,其中肝炎后肝硬化最多见,重症肝炎(如重症病毒性肝炎、中毒性肝炎和药物性肝炎)、原发性肝癌、妊娠期急性脂肪肝、严重胆道感染等,均致肝性脑病。

2.常见诱因

(1)上消化道出血　淤积在胃肠道内的血液经细菌分解,产生大量氨,由肠壁扩散至血循环,引起血氨升高,促发肝性脑病。

(2)大量排钾利尿、放腹水　造成大量蛋白质和电解质丢失,引起血容量减少、肾功减退、低钾性碱中毒促使 NH_3 透过血脑屏障入脑细胞,诱发肝性脑病。

(3)高蛋白饮食　摄入蛋白超过肝脏代谢负荷时,加重肝脏负担,血氨增高和蛋白质代谢不全加重肝功衰竭。

(4)感染　机体感染引起机体代谢率增高与耗氧量增高,增加肝脏吞噬、免疫及解毒负荷。

(5)药物　利尿剂致电解质平衡失调,低钾血症加速肝性脑病发生;安眠药、镇静药、麻醉药直接抑制大脑呼吸中枢而缺氧,加重肝损伤;含氮药物引起血氨增高;服用抗结核药等肝损害药也诱发肝性脑病。

(6)便秘　使含氮物质与肠菌接触时间延长,利于氨产生和吸收。

(7)其他　腹泻、外科手术、尿毒症、分娩等增加肝、脑、肾代谢负担,抑制大脑功能。

(二)发病机制

迄今不完全明确,病理生理基础是肝细胞功能衰竭和门腔静脉之间有侧支循环,来自肠道的许多毒性代谢产物不能被肝完全解毒和清除,经侧支循环入体循环,透过血脑屏障至脑部,引起大脑功能紊乱。发病机制有许多学说,以氨中毒学说研究最多。

1.氨中毒学说

(1)氨的生成与代谢　血氨主要来自肠道。正常人胃肠道每日产氨 4g,氨主要在结肠部位以非离子型(NH_3)弥散入黏膜被吸收,吸收率高于离子型(NH_4^+)。游离 NH_3 有毒性,能透过血脑屏障;NH_4^+ 以盐类形式存在,相对无毒,不能透过血脑屏障。游离 NH_3 与 NH_4^+ 互相转化受肠腔 pH 值影响,结肠中 pH>6 时,NH_3 大量弥散入血;pH<6 时,NH_4^+ 从血液转至肠腔,随粪便排出。此外,肾脏的谷氨酰胺被谷氨酰胺酶分解产氨,心肌及骨骼肌活动也产氨。机体清除血氨途径有:①大部分肠道的氨在肝内合成尿素,经肾排出体外;②体内脑、肝、肾等组织将氨合成谷氨酸、谷氨酰胺;③肾小管泌酸同时以 NH_4^+ 形式排氨;④少量氨自肺呼出。

(2)血氨增高原因　主要因氨生成过多和(或)代谢清除过少。肾前性与肾性氮质血症时,血中大量尿素弥散至肠腔转变为氨进入血液;肠源性氮质血症时,外源性氨(如摄入过多含氮食物或药物)或内源性氨(如出血后肠道内淤积的血液分解)自肠腔弥散入血。肝功衰竭时,肝脏合成尿素能力下降,且门体分流存在,使肠道氨未经肝脏解毒而直接入体循环而血氨增高。

(3)氨对中枢神经系统毒性　主要是干扰脑细胞的三羧酸循环,使脑细胞能量供应不足,不能维持正常功能,同时氨具有神经毒性,直接损害中枢神经系统。氨在脑组织的去毒过程中,需消耗大量辅酶、三磷酸腺苷、谷氨酸等,并产生大量谷氨酰胺。谷氨酸是大脑兴奋性神经递质,缺少时则加重大脑抑制性;谷氨酰胺是一种有机渗透质,致脑水肿。

2.假性神经递质学说

神经冲动传导通过递质完成。神经递质有兴奋性和抑制性两类。兴奋性神经递质包括儿茶酚胺中的多巴胺和去甲肾上腺素、乙酰胆碱、谷氨酸和门冬氨酸等。正常情况下,食物中芳香族氨基酸(如酪氨酸、苯丙氨酸)经肠菌脱羧酶作用转为酪胺和苯乙胺,二者继续在肝内单胺氧化酶作用下被清除;肝功减退时,肝对二者清除障碍,二者经血脑屏障,在脑内羟化酶作用下形成β-羟酪胺和苯乙醇胺。β-羟酪胺和苯乙醇胺的化学结构与兴奋性神经递质去甲肾上腺素相似,称为假性神经递质,取代了突触中正常兴奋性递质,使神经传导障碍。

3. γ-氨基丁酸/苯二氮䓬(GABA/BZ)复合体学说

GABA是哺乳动物大脑主要抑制性神经递质,在门体分流和肝衰竭时,绕过肝进入体循环。肝性脑病动物模型发现GABA浓度增高,血脑屏障通透性增高,大脑突触后神经元GABA受体增多,受体与GABA、巴比妥类及苯二氮䓬类药物均结合,称为GABA/BZ复合体,结合后,均致神经传导抑制。

4. 氨基酸代谢不平衡学说

肝硬化患者血浆中芳香族氨基酸增多而支链氨基酸减少,二者代谢处于不平衡状态,竞争入脑,如支链氨基酸减少则芳香族氨基酸入脑增多。正常情况下,色氨酸与白蛋白结合不易入血脑屏障,肝病时白蛋白合成降低,加之血浆中其他物质对白蛋白竞争性结合,造成游离色氨酸增多,游离色氨酸经血脑屏障,在脑内衍生出5-羟色胺和5-羟吲哚乙酸,二者都是中枢神经抑制性递质,拮抗去甲肾上腺素作用,与早期睡眠方式及日夜节律改变有关。

【临床表现】

本病临床表现常因原有肝病性质、肝功损害轻重缓急、诱因的不同而不同。一般根据意识障碍程度、神经系统表现和脑电图改变,将肝性脑病由轻至重分为四期。

(一)一期(前驱期)

轻度性格改变和行为失常,如欣快激动或淡漠少言、衣冠不整、随地便溺,应答尚准确,有时吐词不清且慢。可有扑翼样震颤(亦称肝震颤,嘱患者两臂平伸,肘关节固定,手掌向背侧伸展,手指分开时见到手向外侧偏斜、掌指关节、腕关节、甚至肘与肩关节不规则扑击样抖动)。脑电图多正常,持续数天或数周,症状不明显易被忽视。

(二)二期(昏迷前期)

以意识模糊、睡眠障碍、行为失常为主。一期症状加重,定向力和理解力均减退,不能完成简单计算和智力构图,言语不清,举止反常,多有睡眠时间倒错、昼睡夜醒,甚至幻觉、恐惧、狂躁,被看成一般精神病。此期有明显神经系统体征,如腱反射亢进、肌张力增高、踝阵挛及病理反射阳性等。扑翼样震颤存在,脑电图异常。

(三)三期(昏睡期)

以昏睡和精神错乱为主。各种神经体征持续存在或加重,大部分时间昏睡,唤之能醒,醒时尚能答话,但神志不清、有幻觉。扑翼样震颤可有可无,肌张力增加,四肢被动运动有抗力,锥体束征呈阳性。脑电图异常。

(四)四期(昏迷期)

神志完全丧失,不能唤醒。浅昏迷者,对刺激有反应、腱反射亢进,肌张力增加、无扑翼样震颤;深昏迷者,各种反射均消失、肌张力降低、瞳孔散大,出现阵发性惊厥、踝阵挛和换气过度。脑电图明显异常。部分患者呼气出现特殊气味,称为"肝臭"。

肝性脑病临床分期及各期主要表现见表3-8-1。

表 3-8-1　肝性脑病临床分期及各期主要表现

项目	前驱期	昏迷前期	昏睡期	昏迷期	
主要表现	轻度性格改变 行为失常	意识模糊 睡眠障碍	昏睡 精神错乱	浅昏迷	深昏迷
扑翼样震颤	有	有	有	无	无
腱反射亢进	无	有	有	有	无
锥体束征阳性	无	有	有	有	无
脑电图改变	无	有	有	有	有

【医学检查】

1.血氨

慢性肝性脑病尤其是门体分流性脑病者血氨多升高。急性起病者血氨多正常。

2.脑电图

有诊断价值和一定预后意义。前驱期正常;昏迷前期到昏迷期均异常。典型的改变为节律变慢,出现每秒 4~7 次 θ 波和每秒 1~3 次 δ 波。

3.心理智能测试

主要用于肝性脑病早期诊断。一般联合应用木块图试验、数字连接试验、数字符号试验。

4.影像学检查

CT 和 MRI 检查时,急性者见脑水肿,慢性者则有不同程度脑萎缩。

5.诱发电位

刺激各种感官时,其信息被大脑皮质或皮质下层所接受而产生电位,称为诱发电位,用于轻微肝性脑病诊断和研究。

6.临界视觉闪烁频率

肝性脑病早期,星形胶质细胞轻度肿胀,功能障碍,改变胶质神经元的信号传导。此病变存在于视网膜胶质细胞,表现为临界视觉闪烁频率的改变,借此观察大脑胶质星形细胞情况,用于检测轻微肝性脑病。

【治疗原则】

目前尚无特效治疗,多采用综合措施。

1.识别及消除诱因

及时防治感染、上消化道出血,避免快速、大量排钾利尿和放腹水,纠正电解质和酸碱平衡紊乱。不用或慎用镇静、催眠、镇痛药及麻醉剂。

2.减少肠内氮源性毒物生成和吸收

(1)调整饮食结构、限制蛋白质饮食,保证热能供应、补充各种维生素。

(2)抑制细菌生长。

1)抗生素:口服新霉素、甲硝唑、利福昔明等抗生素抑制肠内产尿素酶细菌,促进乳酸杆菌繁殖,能减少氨生成和吸收。

2)乳果糖或乳梨醇:口服乳果糖在小肠不被分解,在结肠被细菌分解为乳酸和醋酸,肠内呈酸性,利于血中氨渗入肠道和乳酸杆菌繁殖,抑制肠内产尿素酶细菌生长,减少氨产生。乳梨醇疗效与乳果糖相似,但甜度低,口感好,不良反应较少。

3)益生菌制剂:口服某些不产尿素酶有益菌抑制有害菌生长,减少氨的生成。

(3)灌肠或导泻 适于上消化道出血或便秘者,能清除肠内含氮物质或积血。用生理盐水或弱酸性溶液灌肠,或 25%硫酸镁 30～50ml 导泻。弱酸液灌肠使肠内 pH 值保持在 5～6,利于血中 NH_3 进入肠腔随粪排出。忌肥皂水灌肠。保持大便通畅,2～3 次/日软便为宜。

3.促进体内氨的代谢

L-鸟氨酸-L-门冬氨酸(OA)属鸟氨酸和门冬氨酸混合制剂,促进体内尿素合成;鸟氨酸-α-酮戊二酸的降氨机制同 OA,疗效不如 OA;谷氨酸钾或谷氨酸钠能与游离氨结合形成谷氨酰胺;精氨酸与氨合成尿素和鸟氨酸,从而降低血氨。

4.调节神经递质

(1)GABA/BZ 复合体受体拮抗剂 氟马西尼拮抗内源性苯二氮䓬的神经抑制,促进部分三至四期患者清醒。

(2)支链氨基酸(BCAA)制剂 是以亮氨酸、异亮氨酸、缬氨酸等 BCAA 为主的复合氨基酸,与芳香族氨基酸竞争入脑,减少或拮抗假性神经递质,改善负氮平衡。

5.人工肝

运用分子吸附剂再循环系统,以血液灌流、血液透析等方法清除血氨和其他有毒物质。

6.肝移植

治疗各种终末期肝病,严重和顽固性肝性脑病有肝移植指征。

【护理诊断/问题】

(1)急性意识障碍 与血氨增高影响大脑细胞正常代谢等有关。

(2)营养失调:低于机体需要量 与食欲下降、消化吸收障碍、控制蛋白质摄入等有关。

(3)活动无耐力 与肝功能减退、营养摄入不足有关。

(4)生活自理能力丧失 与昏迷不能自主活动有关。

(5)睡眠型态紊乱 与疾病所致中枢神经系统功能失调有关。

(6)知识缺乏:缺乏肝性脑病的预防保健知识。

(7)照顾者角色紧张 与长期照顾肝性脑病患者及心理压力大有关。

【护理措施】

1.休息与活动

合理安排肝病患者生活作息时间及行为习惯,及时发现其性格和行为有无改变,如昼睡夜醒、衣冠不整、随地便溺及昏睡等情况,及时通知医生处理。肝病患者多乏力,若过度劳累,生活在高温环境等容易丧失大量水分而降低血容量,诱发肝性脑病,故避免劳累,注意劳逸结合,重者应卧床休息,住所应通风良好,温湿度适宜。

2.病情观察

观察患者性格、情绪和行为改变,一旦发现肝性脑病先兆,及时通知医生;观察原发肝病的症状、体征有无加重;每日记录出入量,入液量不超过 2500ml/d,注意有无低钾、低钠与碱中毒等;观察血氨有无增高。

3.用药护理

(1)防止大量进液或输液,因过多液体引起低血钾、稀释性低血钠、脑水肿等,加重肝性脑病。大量输注葡萄糖时,警惕低钾血症、心力衰竭和脑水肿。

(2)禁止应用安眠药和镇静药物　避免药物掩盖病情,减少药物对肝脏的损害。如临床确实需要,用地西泮、氯苯那敏等,剂量为常量 1/3～1/2。

(3)谷氨酸钠(钾)偏碱性,碱中毒时慎用,肾衰竭时慎用或禁用钾盐,水肿、腹水、心力衰竭、脑水肿时慎/禁用钠盐。

(4)精氨酸呈酸性,适用于碱中毒时,不宜与碱性溶液配伍,静滴不宜过快,注意不良反应如流涎、面色潮红、呕吐、尿少,肾衰竭时禁用。

(5)新霉素有耳毒性和肾毒性,用药不宜超过 1 个月,监测听力和肾功。

(6)乳果糖产气多,有饱胀、腹痛、恶心及电解质紊乱等反应,宜从小剂量开始。

(7)硫酸镁刺激肠蠕动,诱发出血,服药后观察脉搏、血压、尿量和粪便颜色。

4.对症护理

(1)兴奋、躁动不安　注意安全,取下义齿、发夹,加床档或约束带,防坠床。

(2)昏迷　取仰卧位,头偏一侧,保证呼吸道通畅。做口腔、眼部护理。对眼睑闭合不全、角膜外漏者,予生理盐水纱布覆盖眼部,防感染。

(3)抽搐、脑水肿　戴冰帽,保护脑细胞功能。应用脱水剂,注意滴速和尿量。

(4)出血倾向　保护皮肤、黏膜免受损伤,宜多次少量输入新鲜血液。

(5)感染症状　及时报告生,遵医嘱按时予抗生素。

5.饮食护理

原则为高热量、高糖、高维生素、限制蛋白、适量脂肪、易消化饮食。

(1)蛋白质　患者应限制蛋白质摄入。在发病开始数日内尤其是昏迷者,禁食蛋白质;病情好转或清醒后,逐渐增加蛋白质,每日 20g,以后每 3～5 日增加 10g,逐渐增至 1g/kg·d,短期内不超过 40～50g/d。肝性脑病者首选植物蛋白,如豆制品,因其含蛋氨酸、芳香族氨基酸少,富含支链氨基酸和非吸收性纤维,被细菌分解后还可降低结肠 pH 值,促进肠蠕动,利于排便,加速毒物排出和减少氨吸收。病情稳定时可适量摄入营养丰富乳制品,尽量少摄入肉类。

(2)糖类　患者能量供应以糖类为主,予蜂蜜、葡萄糖、果汁、面条、稀饭等。昏迷患者以鼻饲 25%葡萄糖液供给热量,若胃排空不良应静脉滴注,减少体内蛋白分解。需长期静脉内补充则经锁骨下静脉或颈静脉穿刺插管供给营养。

(3)维生素　进食含丰富维生素食物,尤其是维生素 C、维生素 B、维生素 E、维生素 K,等。因维生素 B_6 使多巴在周围神经处转为多巴胺,影响多巴进入脑组织,减少中枢神经的正常传导递质产生,故不宜用。

(4)脂肪　尽量少食用,因其可延缓胃排空。

(5)限制水钠摄入　显著腹水者钠盐摄入限制在 250mg/d,入水量为尿量加 1000ml/d。

6.心理护理

(1)随着病情进展,患者逐渐丧失自理能力,加强临床护理,同时提供情感支持。

(2)长期治疗给家庭带来沉重经济负担,患者及家属出现各种心理问题,分析患者是罹患疾病后的心理问题还是该病意识障碍的表现。

(3)护士给照顾者讲解和示范各种照顾内容和方法,与其一起制定护理计划,让其做好心理准备。

【健康教育】

1. 疾病知识指导

向患者及家属讲解本病的发生、发展过程及治疗、预后,使其认识到疾病的严重性和自我护理保健的重要性。教会患者家属识别肝性脑病的早期征象,如出现性格行为异常、睡眠异常等,需及时到医院就诊。

2. 心理指导

鼓励患者和家属树立战胜疾病的信心,保持乐观的情绪,配合医生积极治疗,家属应给予患者以精神支持和生活方面的照顾。

3. 饮食指导

坚持合理的饮食原则,讲解限制蛋白质饮食的意义及各营养素摄入含量。

4. 用药指导

避免使用镇静催眠药、含氮药和对肝功有损害的药物,避免诱发肝性脑病。指导患者按医嘱规定的药物、剂量、用法服药,了解药物的不良反应,并定期随访复诊。

(卜秀梅 刘晓亭)

第九节 急性胰腺炎患者的护理

急性胰腺炎(AP)是多种病因导致胰酶在胰腺内被激活后引起胰腺组织自身消化、水肿、出血甚至坏死的化学性炎症。本病以青壮年居多。90%患者为轻症(水肿型),重症(坏死型)继发感染、腹膜炎、休克甚至多器官功能衰竭,病死率高达15%。

【病因及发病机制】

我国以胆道疾病为常见病因,西方国家多见于大量饮酒者。

1. 病因

(1)胆道系统疾病 为我国 AP 最常见病因,其中胆石症最常见。解剖上约 70%～80%人的胰管与胆总管共同开口于壶腹部,一旦结石嵌顿此处,致胰腺炎与上行胆管炎,即"共同通道学说"。此外,其他机制包括:①胆石、感染、蛔虫等致 Oddi 括约肌水肿、痉挛,使壶腹出口梗阻,胆道内压高于胰管内压,胆汁逆流入胰管;②胆石移行过程中损伤胆总管、壶腹部或胆道感染引起 Oddi 括约肌松弛,十二指肠液反流入胰管;③胆道炎症时细菌毒素、游离胆酸、非结合胆红素等经胆胰淋巴管交通支至胰腺,激活胰酶,均引起 AP。

(2)胰管阻塞 胰管结石、肿瘤或蛔虫钻入胰管等引起胰管阻塞,或胰腺组织分裂症因副胰管引流大量胰液,使胰管内压过高,胰管分支和腺泡破裂,胰液与消化酶外溢至间质。

(3)酗酒和暴饮暴食 大量饮酒和暴饮暴食致胰液分泌增加、Oddi 括约肌痉挛、十二指肠乳头水肿,增高胰管内压;慢性嗜酒使胰管内蛋白沉淀形成蛋白栓,均致胰液排出受阻。

(4)手术与创伤 腹腔手术,特别是胰、胆或胃手术,腹部钝挫伤等,直接或间接损伤胰腺组织和血供,行 ERCP 检查患者因重复注射造影剂或注射压力过高,而发生胰腺炎。

(5)内分泌与代谢障碍 任何原因引起的高钙血症或高脂血症,通过胰管钙化或胰液内脂质沉着等引发胰腺炎;妊娠、糖尿病昏迷和尿毒症偶可发生急性胰腺炎;妊娠时胰腺炎多发生在中晚期,但 90%合并胆石症。

（6）感染　急性传染病如流行性腮腺炎、传染性单核细胞增多症等，使胰液分泌增加引起急性胰腺炎，但大多症状较轻，随感染痊愈而自行消退。

（7）药物　噻嗪类利尿剂、糖皮质激素、四环素、磺胺类等药物，直接损伤胰腺组织，使胰液分泌或黏稠度增加，可引起急性胰腺炎。

（8）特发性胰腺炎　5％～25％急性胰腺炎患者病因不明，称特发性胰腺炎。

2. 发病机制

迄今尚未完全阐明。上述多种病因，虽致病途径不同，但都有相同病理生理过程，即胰腺自身消化。正常情况下，胰腺的消化酶有两种形式：一种是有生物活性的酶，另一种是无活性的酶原颗粒。合成的胰酶绝大多数是无活性酶原，胰腺腺泡腺管内含胰蛋白酶抑制物，灭活少量有生物活性或提前被激活的酶，在某些病因作用下，胰腺自身防御机制中某些环节被破坏，酶原被激活成有活性的酶，胰腺发生自身消化。胰腺组织损伤过程中产生一系列炎性介质，如氧自由基、血小板活化因子、白细胞三烯、前列腺素等起着重要介导作用，这些炎性介质和血管活性物质如一氧化氮、血栓素还使胰腺血运障碍，又经血液循环和淋巴循环途径，输送到全身，引起多脏器损害，成为 AP 多种并发症和致死原因。

【临床表现】

急性胰腺炎临床表现和病程，取决于其病因、病理类型和治疗是否及时。轻者以胰腺水肿为主，临床多见，呈自限性，预后好，又称为轻症急性胰腺炎（MAP）。少数重者胰腺出血坏死，继发感染、腹膜炎和休克等并发症，病死率高，称为重症急性胰腺炎（SAP）。

1. 症状

（1）腹痛　为本病主要表现和首发症状，常在暴饮暴食或酗酒后突然发生，疼痛剧烈而持续，呈钝痛、钻痛、绞痛或刀割样痛，阵发性加剧。腹痛位于中上腹，向腰背部呈带状放射，取弯腰抱膝位可减轻，一般胃肠解痉药无效。水肿型腹痛 3～5 天后缓解，坏死型腹部剧痛，持续较长，渗液扩散引起全腹痛。少数年老体弱者腹痛极轻微或无腹痛。

（2）恶心、呕吐及腹胀　起病后出现恶心、呕吐，大多频繁而持久，吐出食物和胆汁，吐后腹痛不减，伴有腹胀，甚至出现麻痹性肠梗阻。

（3）发热　多数中度以上发热，持续 3～5 天。若持续发热 1 周或逐日升高，伴白细胞升高，提示胰腺脓肿或胆道炎症等继发感染。

（4）低血压或休克　见于重症者，表现为烦躁不安、皮肤苍白、湿冷等；极少数突发休克甚至猝死，主要因有效循环血量不足、缓激肽类物质扩张周围血管、并发消化道出血等。

（5）水、电解质、酸碱平衡紊乱　脱水轻重不等，呕吐频繁有代谢性碱中毒，重者合并代谢性酸中毒，伴低血钾、低血钙、低血镁、高血糖，偶发糖尿病酮症酸中毒或高渗性昏迷。

2. 体征

（1）轻症急性胰腺炎　腹部体征较轻，与主诉腹痛程度不符，有腹胀、肠鸣音减弱，无肌紧张和反跳痛。

（2）重症急性胰腺炎　急性病容、痛苦表情，脉搏增快、呼吸急促、血压下降。上腹或全腹腹肌紧张，压痛明显伴反跳痛，并发脓肿时扪及有明显压痛包块。胰源性腹水出现移动性浊音，腹水多呈血性，伴麻痹性肠梗阻且有明显腹胀，肠鸣音减弱或消失。

因胰酶、坏死组织及出血沿腹膜间隙与肌层渗入腹壁下，致两侧胁腹部皮肤呈暗灰蓝色，称 Grey - Turner 征；或致脐周皮肤青紫，称 Cullen 征。胆总管或壶腹部结石、胰头炎性水肿压迫胆总管时,出现黄疸;后期黄疸考虑并发胰腺脓肿或假性囊肿压迫胆总管或损害肝细胞。低血钙时手足搐搦提示预后不佳,系大量脂肪组织坏死分解出脂肪酸与游离钙结合成脂肪酸钙,也与胰腺炎刺激甲状腺分泌降钙素有关。

【并发症】

局部并发症包括胰腺脓肿和假性囊肿。胰腺脓肿见于起病后 2～3 周,系胰腺及周围组织坏死继发感染引起,高热不退、呈弛张热,持续腹痛,上腹部肿块。假性囊肿见于起病后 3～4 周,系胰腺坏死组织或脓肿内容物与胰管相通排出后所致,位于胰腺体尾部,囊壁为坏死组织、肉芽无上皮组织覆盖,易破裂致难治性胰源性腹水,重者并发急性弥漫性腹膜炎。

全身并发症包括急性肾衰竭、急性呼吸窘迫综合征、消化道出血、败血症、脑炎、心律失常和心力衰竭、肺炎、糖尿病、弥散性血管内凝血等。

【医学检查】

1.白细胞计数

多有白细胞增加,以中性粒细胞升高为主,常有核左移现象。

2.血、尿淀粉酶测定

急性胰腺炎时,血清和尿淀粉酶常有明显升高,但病情的严重性与淀粉酶升高的程度并不一致(表 3-9-1)。血清淀粉酶超过正常值 3 倍可确诊本病。血清淀粉酶一般在起病后 6～12 小时升高,48 小时后下降,持续 3～5 天。尿淀粉酶升高较晚,常在发病后 12～14 小时开始升高,持续 1～2 周逐渐恢复正常,但尿淀粉酶受患者尿量的影响。胰源性腹水和胸水中的淀粉酶值亦明显升高。

表 3-9-1　急性胰腺炎血、尿淀粉酶发病后动态变化

项目	升高时间 (小时)	高峰 (小时)	开始下降 (小时)	持续时间 (天)	诊断值
血淀粉酶	6～12	12～24	48～72	3～5	>500U
尿淀粉酶	12～14			7～14	>256U

3.血清脂肪酶测定

血清脂肪酶于起病后 24～72 小时开始升高,持续 7～10 天,对就诊较晚的急性胰腺炎患者有诊断价值,且特异性较高。

4.C 反应蛋白(CRP)

CRP 是组织损伤和炎症的非特异性标志物,在胰腺坏死时 CRP 明显升高,有助于评估与监测急性胰腺炎的严重程度。

5.生化检查

暂时性血糖升高常见,持久空腹血糖高于 10mmol/L 反映胰腺坏死,提示预后不良。低血钙程度与临床严重程度平行,低于 1.5mmol/L 提示预后不良。少数患者有高胆红素血症,发病后 4～7 天恢复正常。此外,有血清 AST、LDH 增加,血清白蛋白降低。

6.影像学检查

腹部 X 线平片见"哨兵袢"和"结肠切割征"为胰腺炎间接指征,可有麻痹性肠梗阻征象。腹部 B 超与 CT 显像可了解胰腺大小、有无胆道疾病等,若胰腺弥漫增大,轮廓不清,坏死区呈

低回声或低密度图像,提示并发脓肿或假性囊肿。

【治疗原则】

治疗旨在减轻腹痛、减少胰腺分泌、防治并发症。

1. 轻症急性胰腺炎治疗

经 3~5 天积极治疗可治愈。①禁食及胃肠减压,必要时置鼻胃管持续吸引胃肠减压,适于腹痛、腹胀、呕吐严重者。②静脉输液以补充血容量,维持水、电解质和酸碱平衡。③腹痛剧烈者予哌替啶。④急性胰腺炎系化学性炎症,抗生素并非必要,若合并感染,必须使用抗生素。⑤静脉予 H_2 受体拮抗剂或质子泵抑制剂抑酸。

2. 重症胰腺炎治疗

采取综合性治疗措施积极抢救。除上述治疗措施外,还有以下几方面。

(1)重症监护 有条件者应入 ICU,针对代谢紊乱和器官衰竭情况采取相应措施。

(2)维持水、电解质平衡 积极补充液体和电解质,维持有效循环血容量。重症者给予白蛋白、全血及血浆代用品,休克者在扩容基础上用血管活性药、纠正酸碱失衡。

(3)营养支持 早期采用全胃肠外营养(TPN),若无肠梗阻,尽早过渡到肠内营养,以增强肠道黏膜屏障。

(4)抗感染 重症者常规用抗生素,预防胰腺坏死并发的感染。

(5)减少胰液分泌 生长抑素具有抑制胰液、胰酶的分泌及合成作用。生长抑素剂量为 $250\mu g/h$,生长抑素类似物奥曲肽为 $25\sim50\mu g/h$,持续静滴,持续 3~7 天。

(6)抑制胰酶活性 仅用于重症胰腺炎早期,常用抑肽酶 20 万~50 万 U/d,分 2 次溶于葡萄糖液静滴,加贝脂 $100\sim300mg$ 溶于葡萄糖液,以每小时 2.5mg/kg 速度静滴。

3. 并发症治疗

对急性坏死型胰腺炎伴腹腔内大量渗液者或急性肾衰竭者,采用腹膜透析治疗;对急性呼吸窘迫综合征者,除药物治疗外,行气管切开和上呼吸机;并发糖尿病者用胰岛素。

4. 内镜下 Oddi 括约肌切开术

对胆源性胰腺炎合并胆道梗阻或胆道感染者,行 Oddi 括约肌切开术(EST)及(或)置鼻胆管引流。

5. 中医治疗

对急性胰腺炎效果良好。常用中药有柴胡、黄连、黄芩、积实、厚朴、木香、白芍、芒硝、大黄(后下)等,根据症状加减用量。

6. 手术治疗

若急性出血坏死型胰腺炎经内科治疗无效,或胰腺炎并发脓肿、假性囊肿、弥漫性腹膜炎、肠穿孔、肠梗阻及肠麻痹坏死时,需实施外科手术治疗。腹腔灌洗亦可清除腹腔内细菌、内毒素、胰酶、炎性因子等。

【护理诊断/问题】

(1)疼痛:腹痛 与胰腺及其周围组织炎症、水肿或出血坏死有关。

(2)体温过高 与胰腺炎症有关。

(3)营养失调:低于机体需要量 与急性胰腺炎行禁食和胃肠减压有关。

(4)潜在并发症:低血容量性休克、急性肾衰竭、DIC、ARDS、败血症等。

(5)知识缺乏:缺乏本病有关的病因和预防知识。

【护理措施】

1.休息与活动

①急性期发作患者绝对卧床休息,降低机体代谢率,增加脏器血流量,促进组织修复和体力恢复。②必要时协助患者选择舒适卧位,如弯腰、屈膝侧卧位等,以减轻疼痛。鼓励患者翻身。③保证患者安全,因剧痛在床上辗转不安者要防止坠床,周围不要有危险物品。④因疼痛多汗者要注意保持皮肤干燥。

2.病情观察

①常规监测:注意观察患者呕吐物的量及性质,胃肠减压者观察和记录引流量及性质。准确记录 24 小时出入量,作为补液的依据。密切监测患者疼痛的性质和特点,注意观察患者体温、血压、呼吸等。②重症胰腺炎患者严密监测生命体征,一般 15~30 分钟测量 1 次。注意有无多器官功能衰竭的表现,如尿量减少、呼吸急促、脉搏细速等。定时留取标本,监测血、尿淀粉酶、血糖、血清电解质的变化,做好动脉血气分析的测定。③患者如持续高热、畏寒、腹痛加剧,可能合并感染如胰腺脓肿、胆道炎症及败血症等,及时报告医生采取必要的急救措施。④危急重症监测:重症性胰腺炎患者,体温持续升高、呼吸困难、血压下降及意识障碍提示病情危重,需进行严密监护或转入重症监护病房。

3.对症护理

(1)疼痛护理 ①指导患者采用松弛疗法、皮肤针刺疗法等减轻腹痛。②腹痛剧烈者,遵医嘱给予止痛药,如哌替啶、阿托品等。③密切监测用药前、后患者疼痛的变化情况,若疼痛持续存在伴高热,考虑可能并发胰腺脓肿;如果疼痛剧烈,腹肌紧张、压痛和反跳痛明显,提示可能并发腹膜炎,应报告医师及时处理。

(2)发热护理 密切监测体温。①高热可采用头部冰敷、酒精擦浴进行物理降温,观察降温效果。②物理降温效果欠佳时,可遵医嘱使用退热药和抗菌药物。③定期进行病房空气消毒,减少探视人员,协助患者做好皮肤、口腔的清洁护理。

(3)低血容量性休克 ①严密监测患者生命体征,定时测定患者的体温、血压、脉搏、呼吸。②尽快建立静脉通路,至少建立两条静脉通道,必要时静脉切开,按医嘱输注液体、血浆或全血,补充血容量。③根据血压调整给药速度,必要时测定中心静脉压,确定输液量和速度。如果循环衰竭持续存在,按医嘱给予升压药。

(4)ARDS 患者严重呼吸困难,护士应配合气管切开与应用人工呼吸器。

(5)严重腹腔内渗液 需配合医生做好耻骨上切开引流的手术前准备。重症胰腺炎有明显手术指征者,需立即做手术切除者,做好术前准备。

4.用药护理

①反复应用阿托品时,注意有无心动过速、肠麻痹加重等不良反应。②腹痛剧烈者,可遵医嘱给予哌替啶止痛药,但注意反复使用哌替啶可成瘾。禁用吗啡,以防引起 Oddi 括约肌痉挛,加重病情。③合理应用抗生素,用药期间注意有无真菌感染。

5.饮食护理

(1)禁食期间通过静脉滴注葡萄糖注射液补充能量,对重症者进行全胃肠外营养,促进胰腺细胞修复。做好口腔护理。

(2)对血尿淀粉酶显著下降且无肠梗阻者,可在胃镜直视下经鼻置入鼻肠营养管于十二指肠降段远端(距门齿约 60cm),体外留置约 10cm 固定,进行肠内营养。一般鼻肠营养管最多留置 42 天,留置期间每 8 小时用 25～50ml 生理盐水冲洗管道,管饲前后用至少 25ml 生理盐水冲洗管道,以防堵塞。开始时用营养泵控制肠内营养液滴速,从 25ml/h 开始,逐渐增至稳定数值,以此速度持续滴入,以后再分次滴入,以防止一过性高血糖及低血糖反应发生。

(3)待腹痛和呕吐基本消失后,予少量碳水化合物类流食,逐渐恢复正常饮食,但忌油脂,避免刺激性强、产气过多、高蛋白饮食。

6.心理护理

(1)帮助患者减轻或去除加重疼痛的因素,指导患者采用减轻疼痛的方法如松弛疗法、皮肤刺激疗法等。

(2)向患者及家属解释禁食的重要意义,并关心和照顾其生活,以减轻其焦虑。

(3)对重症胰腺炎者,护士应简明扼要讲解疾病的发生发展,予适当安慰,减轻恐惧。鼓励患者树立信心,积极配合治疗。

【健康教育】

1.疾病知识指导

①向患者及家属介绍本病诱因及转归,保持乐观心态,积极配合治疗。②告知胆道疾病、十二指肠疾病、肥胖、高脂血症患者宜积极治疗原发病。

2.饮食指导

指导患者及家属掌握饮食卫生知识,养成良好饮食习惯,避免暴饮暴食,戒除烟酒,家属监督执行。

(卜秀梅)

第十节　上消化道大量出血患者的护理

上消化道出血是指屈氏韧带以上消化道,包括食管、胃、十二指肠、胰腺、胆道、胃空肠吻合术后的空肠等病变引起的出血,大量出血是指在数小时内失血量超过 1000 ml 或占循环血容量 20%,主要表现为呕血和(或)黑便,常伴急性周围循环衰竭。

【病因】

上消化道出血原因很多,常见病因有消化性溃疡、食管下段和胃底静脉曲张破裂、急性糜烂出血性胃炎和胃癌。

1.上消化道疾病

(1)胃、十二指肠疾病　消化性溃疡最常见,此外急性糜烂出血性胃炎、胃癌、胃血管异常、急性糜烂性十二指肠炎、淋巴瘤、壶腹周围癌、胃手术后病变如吻合口溃疡、残胃癌,重度钩虫病或十二指肠克罗恩病等。

(2)食管、空肠疾病　食管炎、食管癌、食管贲门黏膜撕裂综合征(Mallory-Weiss 综合征)、强酸强碱或其他化学试剂、胃空肠吻合术后空肠病变等。

2.各种原因致门脉高压引起食管下段和胃底静脉曲张破裂

肝硬化及门静脉阻塞(如门静脉炎、门静脉血栓形成、门静脉受邻近肿块压迫)。

3.上消化道邻近器官或组织的疾病

(1)胆道出血　胆管结石、胆道蛔虫病,胆管癌,肝癌、肝脓肿或肝血管瘤破入胆道。

(2)胰腺疾病　侵及十二指肠的胰腺癌,急性胰腺炎并发脓肿破溃。

(3)主动脉瘤破入食管、胃或十二指肠。

(4)纵隔肿瘤或脓肿破入食管。

4.全身性疾病

(1)血液病　白血病、血小板减少性紫癜、血友病、DIC 等凝血机制障碍。

(2)血管性疾病　过敏性紫癜、遗传性出血性毛细血管扩张、弹性假黄瘤、动脉粥样硬化等。

(3)尿毒症。

(4)结缔组织病　结节性多动脉炎、系统性红斑狼疮或其他血管炎。

(5)急性感染　流行性出血热、钩端螺旋体病等。

(6)应激所致胃黏膜损伤　系指各种严重疾病的应激状态下产生急性糜烂出血性胃炎或溃疡形成。

【临床表现】

1.呕血与黑便

本病特征性表现。出血部位在幽门以上,常呕血,若出血量少、速度慢,可无呕血。出血部位在幽门以下,若出血量大、速度快,因血液反流入胃而呕血。胃内积血量大,未经胃酸充分混合而呕出者则为鲜红色或有血块;呕吐物棕褐色咖啡渣样,系血液在胃内经胃酸作用形成正铁血红素(Fe^{3+})所致。上消化道大出血后均有黑便,一次出血后黑便约经 3 天才排净。黑便呈柏油样,黏稠而发亮,系血红蛋白的铁与肠内硫化物作用形成硫化亚铁(Fe^{2+})所致;若出血量大,血液在肠内推进快,粪便呈暗红甚至鲜红色。

2.失血性周围循环衰竭表现

急性大量出血致有效循环血量骤减,心排血量迅速降低,心、脑、肾等重要脏器血供不足而功能障碍。临床上可出现头昏、心悸、乏力、晕厥、肢体冷感等表现。晕厥常在排便时或便后突然起立时发生,系因消化道内血液刺激肠蠕动增加,总有便意,便后失血及体位性低血压所致。

休克早期,血压正常或一过性升高,脉搏无明显增快,头晕乏力明显,此时应注意血压波动,若不及时补充血容量,血压迅速下降。休克时,表现为精神萎靡、烦躁不安、反应迟钝或神志不清;面色苍白、口唇发绀、呼吸急促、四肢湿冷,皮肤呈灰白色或紫灰花斑,压之褪色,体表静脉塌陷;血压下降(收缩压低于 80mmHg),脉压变小(低于 25~30mmHg),心率加快,脉搏细数(120 次/分以上),尿量减少,补充血容量后仍少尿或无尿提示急性肾衰。

3.发热

多数患者大量出血 24 小时内发热,系体温调节中枢功能障碍和坏死物质吸收热所致。一般不超过 38.5℃,持续 3~5 天降至正常,如持续增高且超过 1 周,提示继发感染。

【医学检查】

1.实验室检查

(1)血象变化　红细胞、血小板计数、血红蛋白浓度均下降。白细胞在出血后 2~5 小时升高,止血后 2~3 天恢复正常,合并脾亢进者可不高。出血 24 小时内网织红细胞即增高,至出血后 4~7 天可高达 5%~15%,逐渐降至正常,如出血不止则持续升高。

(2)肾功能变化　出现肠源性、肾前性、肾性氮质血症。上消化道大量出血后,血液进入肠道,其蛋白质消化产物被吸收,血中尿素氮浓度增高,称肠源性氮质血症。一次出血后数小时血尿素氮开始上升,24～48 小时达高峰,大多不超过 14.3mmol/L,3～4 日后降至正常。若患者出血前肾功正常、血容量已纠正,尿量正常但尿素氮仍持续增高超过 3～4 日,提示上消化道出血未止或再出血。出血后肾血流量减少、肾小球滤过率下降,出现肾前性氮质血症。若无活动性出血证据,血容量已纠正,尿少且血尿素氮不降至正常,提示肾性氮质血症,因严重休克致急性肾衰或原有肾病者肾损害加重。

（3）粪便检查　出血量及速度不同,可出现粪便隐血试验阳性、黑便、暗红色或鲜红色血便等,据此估计失血量、观察有无活动性出血、判断疗效。

2.胃镜检查

为目前诊断上消化道出血病因的首选检查方法。直视下顺序观察食管、胃、十二指肠球部直至降段,在出血后 24～48 小时内进行称急诊内镜检查,能提高出血病因诊断准确性、确定出血部位、判断危险及进行镜下止血治疗。

3.X 线钡剂造影检查

对明确病因有价值。适用于禁忌胃镜检查、不宜或不愿进行内镜检查者,或经胃镜检查未能明确病因,排除十二指肠降段以下小肠段出血病灶者。出血停止和病情基本稳定数天后进行。

4.其他

选择性腹腔动脉造影、放射性核素扫描、胶囊内镜及小肠镜检查等,适于胃镜及 X 线钡剂造影未能确诊而反复出血者。胶囊内镜能排除小肠病变所致出血。处于持续严重大量出血状态且有手术禁忌,内镜无法安全进行或积血影响镜下视野,可行选择性肠系膜上动脉造影确定出血部位并介入治疗。

【治疗原则】

上消化道大量出血是临床危急重症,应采取措施积极抢救:迅速补充血容量、抗休克、止血、纠正水电解质紊乱,进行病因诊断及治疗。

（一）补充血容量

迅速补充血容量。紧急输血指征包括:患者变换体位出现晕厥、血压下降和心率加快;失血性休克;血红蛋白低于 70g/L 或血细胞比容低于 25%。

（二）止血措施

1.食管下段胃底静脉曲张破裂大出血

（1）药物止血　分为全身用药和局部用药。

全身用药:经静脉进入体内,发挥止血作用。主要有:①血管加压素及其拟似物,收缩内脏血管,减少门脉血流量,降低门脉压而止血。特列加压素为加压素拟似物,止血效果好,不良反应少。②生长抑素及其拟似物,明显减少内脏血流量,减少奇静脉血流量,止血效果好,临床广泛采用。③巴曲停（立止血）,是一种凝血酶素,能止血且不形成血栓。④雪搏（氨甲环酸注射液）,竞争抑制纤溶酶在纤维蛋白上吸附,防止其激活,保护纤维蛋白不被纤溶酶降解以止血。

局部用药:经口或经胃管注入消化道内,对病灶止血。主要有:①去甲肾上腺素,强烈收缩出血处小动脉而止血。②凝血酶,接触性止血,促使纤维蛋白原转变为纤维蛋白,加速血液凝固,广泛用于临床。

（2）三（四）腔二囊管压迫止血　用于食管下段胃底静脉破裂出血者。效果肯定但患者痛苦、并发症多、不能长期压迫、停用后早期再出血率高，不作为首选措施，药物无效用以暂时止血。

（3）内镜治疗　是目前治疗食管胃底静脉曲张破裂出血的重要手段。内镜直视下注射硬化剂（用于食管曲张静脉）或组织黏合剂（用于胃底曲张静脉）至曲张静脉，或用皮圈套扎曲张静脉，能止血和防止早期再出血。并发症有局部溃疡、出血、穿孔、瘢痕狭窄、感染等。

（4）手术治疗　上述内科治疗无效时，考虑外科手术或经颈静脉肝内门体静脉分流术。

（5）介入手术　选择性肠系膜上动脉造影后发现出血部位，行脾动脉栓塞术等。

2.非曲张静脉上消化道大出血

食管胃底静脉曲张破裂出血之外其他病因引起上消化道大量出血，习惯上称为非曲张静脉上消化道大出血，以消化性溃疡所致出血最为常见。

（1）药物止血　胃液 pH<5.0 时，凝血块会被迅速消化，pH>6.0 时利于血小板聚积可有效发挥止血作用，故用抑酸药提高胃内 pH。常用药有 H_2RA 或 PPI，后者疗效优于前者。

（2）内镜治疗　适于有活动性出血或暴露血管的溃疡，包括激光光凝、高频电凝、微波、热探头止血、血管夹钳夹等，或局部喷洒去甲肾上腺素、凝血酶等，注射硬化剂（如酒精）。

（3）介入治疗　少数情况下，无法内镜治疗且不能耐受手术时，行选择性肠系膜动脉造影发现出血灶并进行血管栓塞术。

【护理诊断/问题】

（1）体液不足　与上消化道出血有关。

（2）活动无耐力　与失血后贫血有关。

（3）营养失调：低于机体需要量　与急性期禁食及贫血有关。

（4）恐惧　与上消化道大量出血致生命或健康受到威胁有关。

（5）知识缺乏：缺乏引起上消化道出血的疾病及其防治的知识。

（6）潜在并发症：休克。

（7）有窒息的危险　与血液或分泌物反流入气管、气囊阻塞气道有关。

（8）有受伤的危险　与气囊长时间压迫食管胃底黏膜、体位性低血压致晕厥有关。

【护理措施】

（一）休息与活动

大出血者，急性期绝对卧床休息，协助取舒适卧位并定时变换，改变体位动作宜缓，加强巡视，护理操作集中，注意保暖，床栏保护，防坠床，病情稳定后逐渐增加活动量。轻症患者起身稍事活动，活动性出血时患者常因有便意而上厕所，出现头晕、心悸、出汗时立即卧床并告知护士。限制活动期间，护士协助患者完成基础护理。长期卧床者防压疮，及时清理呕吐物并漱口，便次多时注意肛周皮肤护理。

（二）病情观察

1.早期识别出血先兆

头昏、口渴、恶心欲呕、频繁呃逆、上腹不适等为呕血先兆；肠鸣音增强、腹胀、有便意等为便血先兆。

2．排除消化道出血以外因素

如口、鼻、咽喉等出血被咽下以及进食动物血、碳粉、铁剂、铋剂等引起黑便；某些心肺疾患者咯血等(表3-10-1)。

表3-10-1　呕血与咯血鉴别要点

项　目	呕　血	大量咯血
病史	胃肠道疾病史	支气管、肺部或心血管疾病史
出血方式	呕出	随咳嗽而咯出
出血先兆	上腹部不适或疼痛	咳嗽、胸闷、喉痒
出血性状	棕褐色咖啡渣样，或混有食物残渣 常呈酸性	鲜红色，混有泡沫和痰液 常呈碱性
粪便与痰	多有黑粪，无痰	多无黑粪(除非咯血咽下)，痰中带血
并发症	休克	窒息

3．评估出血量

粪便隐血试验阳性示出血量5～10ml/d；黑便示出血量50～100ml/d；胃内积血量达250～300ml引起呕血；一次出血量＜400ml不引起头昏、心悸、乏力等全身症状；出血量＞400～500ml有全身症状；短期内出血量超过1000ml，表现失血性周围循环衰竭。

4．严密观察有无周围循环衰竭表现

大量出血者每5～20分钟测血压、脉搏1次；观察呕血、黑便量及颜色，记录出入量；注意主观感觉、意识及肝性脑病先兆、肢体温湿度、皮肤与甲床色泽，若烦躁不安、面色苍白、皮肤湿冷、四肢冰凉提示循环灌注不足，注意保温；皮肤逐渐转暖、出汗停止提示血流灌注好转；疑休克留置导尿管，测尿量，应大于30ml/h。

5．判断出血是否停止

下列征象提示继续/再出血：①反复呕血，甚至呕出物由咖啡色转为鲜红色，黑便次数增多且粪质稀薄、转为暗红色，伴肠鸣音亢进；②周围循环衰竭表现为经补液输血而未见改善，或好转又恶化，血压波动，中心静脉压不稳定；③红细胞计数、红细胞比容、血红蛋白测定不断下降，网织红细胞计数持续增高；④在补液足够、尿量正常情况下，血尿素氮持续或再次增高；⑤门脉高压者原有脾大，出血后暂时缩小而后恢复肿大。

(三)用药护理

积极补充血容量、用止血药期间注意用法及观察疗效。生长抑素类药物护理见"急性胰腺炎"一节。

(1)配血期间先输平衡液或葡萄糖盐水。一般先输浓缩红细胞，大出血时输全血。根据患者周围循环动力学及贫血改善情况、参考尿量等，决定输血量。避免输液/血过快/多致肺水肿，对原有心脏病或老年人尤应注意，必要时据中心静脉压调节输液量。

(2)血管加压素。①用法：以0.2U/min持续静滴，根据反应逐渐增至0.4U/min。②不良反应：腹痛、呕吐、血压高、心律失常、心绞痛、心肌梗死等。③禁忌证：冠心病、高血压者。④注意事项：控制好滴速，保证有效浓度；一旦外溢用50％硫酸镁湿敷；突然停药引起反射性尿量增多，观察尿量、做好解释。

（3）氨甲环酸注射液用法为 0.5 克加 10％葡萄糖液 250ml 每日一次静点,血栓形成倾向者慎用;与青霉素和输血有配伍禁忌。巴曲停用法为每次 1kU,肌内注射,或静脉缓推,或静滴。

（4）凝血酶可采取口服、局部灌注或内镜下局部喷洒方法。口服后指导患者变换体位;观察恶心、头晕等;不能与酸碱及重金属等药配伍,现用现配,若出现过敏立即停药。严禁静脉、皮下、肌内给药,避免血栓形成。

（5）肝病者忌用吗啡、巴比妥类等强镇静药物;输新鲜血,以免诱发肝性脑病。

（四）对症护理

1.急性周围循环衰竭护理

（1）患者平卧位,头偏一侧,保持呼吸道通畅,下肢略抬高。

（2）予高流量吸氧。

（3）立即建立静脉通路,配合医生,验血型、抽血交错,应用急救物品及止血药物等。

（4）纠正出血性休克:关键是短期内补充血容量。根据病情调整补液速度。如收缩压 < 80mmHg、脉搏 > 120 次/分、血红蛋白 < 80g/L、尿量 < 20ml/h、心肺功能正常,每小时输全血或新鲜血 300ml,或补液 1000ml;当收缩压 > 100mmHg,输血补液速度适当减慢,以免引起急性肺水肿或血压突然升高致再出血。输液开始宜快,必要时据中心静脉压调整输液量及速度。

2.三(四)腔二囊管压迫止血护理

三(四)腔二囊管适用于食管下段和胃底静脉曲张破裂出血者。

三腔二囊管的两个气囊分别称胃囊、食管囊,三个腔分别通胃腔和两气囊,四腔管较三腔管多一个在食管囊上方开口的管腔,用于抽吸食管内分泌物或血液。气囊压迫止血并发症有:吸入性肺炎、窒息、食管炎、食管黏膜坏死、心律失常等。

（1）插管前护理 ①解释三腔二囊管压迫止血目的、意义、配合要点及不适;②检查气囊性能,分别向胃囊和食管囊注气,确认无漏气后,抽尽囊内气体,做好标记,液状石蜡润滑管及气囊外部。

（2）插管护理 ①协助医生为患者做鼻腔和咽喉部局部麻醉。当插入管约 15cm 时,嘱患者做吞咽动作。②插管至 50～60cm 时,验证管端在胃内并抽出胃内积血。③向胃囊注气 150～200ml,压力约 50～70mmHg,封闭管腔口,缓慢向外牵拉固定,气囊压迫胃底曲张静脉。④向食管囊注气 80～100ml,压力约 35～45mmHg,封闭管腔口,气囊压迫食管曲张静脉。⑤管外端用绷带连接 0.5kg 重物,放于床尾牵引架上持续牵引。牵引绷带和水平面呈 30°角,以防压迫鼻腔,牵引重物距地面 5～10cm,若滑脱,气囊向上移位时,重物即至地面而减轻牵拉压力。

（3）置管期护理 ①初次压迫持续 6～12 小时,后每 4～6 小时放气半小时后再注气压迫,避免压迫时间过长致黏膜发生缺血和坏死,气囊压迫一般 3～4 日,继续出血者适当延长。气囊持续压迫最长不超过 24 小时,放气解除压迫一段时间后,必要时重复充盈气囊恢复牵引。②经胃管用冰水或冰盐水洗胃,清除积血,减少毒物在肠道吸收,防肝性脑病。③定期抽吸胃内容物,避免胃膨胀致呕吐,观察和记录胃内容物量、色、性状,评估出血是否停止。如无血性液体抽出,遵医嘱局部注入止血药;如见新鲜血液说明止血效果不好,应检查并调整牵引松紧或气囊压力。④定期监测囊内压:每隔 4～6 小时监测 1 次囊内压力,若囊内压力降低,应抽尽囊内气体重新注气;若患者恶心、胸骨下不适或频发早搏,应检查胃囊是否进入食管下端压迫心脏,适当调整;若提拉不慎或患者用力咳嗽,将胃气囊拉出而阻塞咽喉部,引起呼吸困难或窒息,应将气囊口打开,放出气体;若囊内压力为"0"且注气后测压仍为"0",考虑气囊破裂,拔管后重新置管。⑤口腔、鼻部护理。3 次/日向鼻腔滴少许润滑油,防三腔管贴附鼻黏膜;口腔护理 2 次/日,嘱勿咽痰液,防误入气管致吸入性肺炎。⑥用生理盐水 2 次/日做雾化吸入,减轻咽部疼痛及拔管后声音嘶哑。⑦留置气囊期间,患者不适,易出现紧张、焦虑、恐惧等心理,多与患者非语言沟通,予鼓励和安慰。

(4)拔管护理　出血停止 24 小时后,食管囊放气后放松牵引,向胃内送入少许三腔管,解除胃底贲门压力,即游离胃囊状态下继续置管 24 小时,如未再出血,即可拔管。拔管前嘱患者口服液状石蜡 20～30ml,润滑黏膜和气囊管外壁,轻柔缓慢拔管。拔管后 24 小时内仍需严密观察,如出血,仍继续压迫。

(五)饮食护理

(1)急性大出血伴恶心、呕吐者应禁食。

(2)消化性溃疡出血:在止血停止 24 小时后予温凉流食;消化性溃疡少量出血无呕吐者,一般不需禁食,摄入少量清淡流食,中和胃酸,减少胃肠蠕动,促进溃疡愈合;3～5 天后逐渐过渡到营养丰富、易消化、无刺激性半流食再至软食。

(3)食管下段和胃底静脉曲张破裂出血:禁食时间较长,一般于出血停止 48～72 小时后先予试验性半量冷流食,逐渐进高热量、高维生素流食,限制钠和蛋白质摄入,避免粗糙、坚硬、刺激性食物。

(4)进食细嚼慢咽、少量多餐,减轻胃肠负担。

(六)心理护理

对大出血者,护士应经常巡视、陪伴患者,抢救工作忙而不乱,使其产生安全感、信任感,及时清除血迹或污物,减少对患者的不良刺激。慢性病或全身性疾病致反复出血者,因其常对治疗失去信心、不合作,护士应解释各项检查、治疗措施,耐心答疑,说明情绪稳定利于止血、焦虑加重出血。

【健康教育】

1.疾病知识指导

生活起居规律,劳逸结合,保持乐观情绪,避免长期紧张及过劳。戒烟酒。饮食规律卫生、细嚼慢咽、少量多餐。帮助患者和家属掌握消化道出血的有关预防知识。

2.用药指导

指导患者用药方法,讲解药物作用及不良反应。禁用或慎用阿司匹林、保泰松等解热镇痛剂。

(卜秀梅)

第十一节　慢性便秘患者的护理

正常人每日便次 1～2 次或 2～3 次,平均便量 22～35g/d,粪便便次和重量受食物种类及环境影响。便秘是指排便困难或费力、排便不畅、排便次数减少、粪便干结质硬量少。按有无器质性病变,分为器质性和功能性便秘。按病程或起病方式,分为急性和慢性便秘,便秘时间大于 12 周为慢性便秘。按便秘病理生理基础,分为机械梗阻性便秘和动力性便秘,其中动力性便秘可为肌源性或神经源性。根据便秘部位和机制,动力性便秘分为慢通过便秘、排出道阻滞性便秘和通过正常便秘。

【病因及发病机制】

1.结肠肛门疾病

先天性巨结肠、肠腔狭窄(如炎症性肠病、肿瘤)、出口性梗阻、肛裂、痔、肠易激综合征等

2.肠外疾病

①神经与精神因素如脑梗死、抑郁症、厌食症;②内分泌与代谢疾病如糖尿病、铅中毒、维生素 B_1 缺乏;③盆腔疾病如子宫内膜异位症;④药源性疾病,如长期大量服用刺激性泻剂、吗啡类麻醉剂、抗胆碱能药、抗抑郁剂、阿片制剂等降低肠易激能力;⑤皮肌炎、硬皮病等肌病。

3.不良生活习惯

①饮食方面:量少、精细、高热量、蔬菜水果少、饮水少,对肠道刺激不足;②运动方面:量少、久坐或卧床多,减弱肠动力;③排便习惯:不定时,有便意不及时排便,久之减弱肠刺激。

4.社会与心理因素

①人际关系紧张、家庭不和、心情长期压抑,使自主神经功能紊乱,肠蠕动异常;②生活规律或环境改变,如外出旅游、住院、突发事件,影响排便规律。

【临床表现】

主要表现为排便次数<3 次/周,严重者长达 2～4 周才排便一次,排便困难,每次排便时间长,可达 30 分钟以上,排出粪便干结如羊粪且量少,排便后仍有未排尽粪便感。患者常有下腹胀痛、食欲减退、口苦、疲乏无力等症,伴随头昏、头痛、烦躁、焦虑、失眠等神经功能紊乱症状。部分患者过于用力排便致肛门疼痛、肛裂、痔疮。查体在左下腹乙状结肠部位扣及条索状物。

【医学检查】

1.内镜检查

直接观察结/直肠病变情况。

2.胃肠道 X 线检查

胃肠钡餐检查对了解胃肠运动功能有参考价值;钡剂灌肠造影有助于便秘病因诊断。

3.结肠传输试验

口服不透 X 光标志物后定时拍摄腹平片,判断结肠内容物运行情况,借此鉴别便秘是慢传输型还是出口梗阻型。

4.排便造影检查

用于出口梗阻型便秘的诊断。

5.钢管直肠压力测定

利用压力装置入直肠内,以分辨出口梗阻型便秘类型。

6.肛门肌电图检查

利用电生理技术明确便秘是否为肌源性。

【治疗原则】

(一)器质性便秘

主要针对病因治疗,辅以临时缓解便秘症状。

(二)功能性便秘

1.患者教育

增加膳食纤维和多饮水、养成定时排便习惯,增加运动量,避免滥用泻药等。膳食纤维补充是功能性便秘首选方法。定时排便能防止粪便堆积,对粪便嵌塞者,尤其重要。详见本节"护理措施"。

2.药物治疗

上述处理无效时,酌情用促胃肠动力药、泻药及盐水灌肠治疗。

(1)促胃肠动力药 如莫沙必利、伊托必利等刺激肠肌间神经元,促进胃肠蠕动,对慢传输型便秘有效。

(2)泻药 通过刺激肠道分泌、减少吸收、增加肠腔内渗透压而导泻。泻剂分为:刺激性(如大黄、番泻叶、酚酞、蓖麻油);盐类(如硫酸镁);渗透性(如甘露醇、乳果糖);膨胀性(如麸皮、甲基纤维素、聚乙二醇);润滑性(如液状石蜡、甘油)。根据便秘类型选择适宜泻剂。

3.生物反馈疗法

通过测压和肌电设备使患者直观感知排便时盆底肌功能状态,有意识进行排便过程中既放松盆底肌又增加腹内压训练。此疗法对一些直肠、肛门盆底肌功能紊乱便秘有效。

4.手术治疗

对先天性巨结肠(Hirschsprung)病,手术治疗取得满意疗效。对顽固慢性传输型便秘、出口梗阻型便秘及盆底失弛缓症患者,根据不同情况采取不同术式。

【护理诊断/问题】

(1)便秘 与肠道疾病、进食纤维素过少、肠蠕动减慢或药物不良反应引起排便不畅有关。

(2)焦虑 与便秘治疗效果不佳有关。

(3)疼痛 与粪便干硬、排便困难有关。

(4)组织完整性受损 与便秘致肛周组织损伤有关。

【护理措施】

1.休息与活动

①提供舒适、清洁、安静、隐蔽、无干扰的排便环境。②协助患者采取最佳排便姿势,有效利用重力和腹内压。③适度运动和体育锻炼能促进肠蠕动。④全身状况欠佳或腹肌衰弱患者可用排便动作,即正常排便时一收一放动作,锻炼肛提肌收缩。⑤指导患者养成定时排便习惯。

2.病情观察

①观察排便频率、性状、颜色及伴随症状,如口臭、下腹饱胀感、失眠、烦躁及注意力不集中等。②评估病史、用药史,观察进食量、活动量、精神状态与环境等。③检查肠蠕动次数、有无腹部肿块、胀痛、肛周脓肿、肛裂及痔疮。

3.用药护理

(1)告知便秘患者不能滥用泻药,长期使用缓泻剂会使肠道失去自行排便功能,甚至造成服药依赖性、成瘾性、耐药性而致胃肠功能紊乱。

(2)遵医嘱正确用药:①急性便秘可选盐类泻剂、刺激性及润滑性泻剂,时间不超过一周。②慢性便秘以膨胀性泻剂为宜,必要时选刺激性泻剂。③长期服刺激性泻剂引起结肠黑变病、平滑肌萎缩与肌层神经丛破坏而加重便秘,不可久用。④润滑性泻剂餐间服用(避免影响脂溶性维生素吸收)、不宜睡前服用(因吸入肺内引起脂性肺炎)。⑤促胃肠动力药宜长期间歇服用。⑥肾功能不全慎用含镁泻剂(因部分镁离子被吸收后经肾排出)。⑦乳果糖和山梨醇宜从小剂量开始,减少腹泻反应。⑧指导简易通便法如使用开塞露、甘油栓等。⑨对长期便秘尤其粪便嵌塞者,予灌肠,灌肠液温盐水的刺激性弱于肥皂水。

4.对症护理

①粪便秘结使用软化剂无效,戴手套人工取便,必要时灌肠。②保持肛裂者肛周皮肤清洁,指导患者勿用力排便。③培养患者养成定时排便习惯,即使无便意,也定时去蹲坐 10～20 分钟。④自我腹部按摩,顺结肠走行方向做环行按摩,一次持续 15～30 分钟,刺激肠蠕动。

5.饮食护理

①鼓励患者多饮开水,摄入量可达每天 3000ml。每天睡前和晨起饮一杯温开水或淡盐水,上午和傍晚各饮一杯温热蜂蜜水,增加肠道水分,刺激肠蠕动,润肠通便。②饮食宜清淡、易消化,多吃富含膳食纤维食物,如芹菜、笋类、豆角、白菜、糙米、玉米、大麦等,促进肠蠕动,改善症状。③以便秘为主的肠易激综合征者逐渐增加膳食纤维含量,防腹痛腹胀。④肠梗阻、巨结肠以及神经性便秘患者,增加膳食纤维不能达到通便目的,应减少肠内容物并定期排便。

6.心理护理

向患者解释情绪与排便的关系,告知过度紧张、焦虑、压抑、恼怒等负向情绪可致肠道生理功能发生紊乱,应保持乐观心态,消除紧张因素、克服焦虑。

【健康教育】

(1)养成良好饮食习惯,食物宜助润肠通便、富含纤维素,不饮用含咖啡因的饮料如可乐等。

(2)养成良好排便习惯,不管有无便意,早上起床后或早餐后坚持准时如厕。

(3)腹部按摩,加强腹肌锻炼,每日顺时针按摩腹部数次,增加肠蠕动。

(4)适当运动尤其是户外活动,增加胃肠蠕动,以预防便秘。

(5)老年高血压、心脑血管疾病者避免用力排便,防发生意外。

(卜秀梅)

第四章　泌尿系统疾病患者的护理

第一节　泌尿系统解剖生理

一、肾脏

(一)位置

肾为实质性器官,位于腹膜后脊柱两侧的脂肪囊中,左右各一,右肾位置略低于左肾。

(二)基本结构

肾实质包括外层皮质和内层髓质。每个肾由约 100 万个肾单位组成,每个肾单位由肾小体及与之相连的肾小管组成。

1.肾小体

肾小体是由肾小球及肾小囊构成的球状结构。肾小球也称为血管球,是一团毛细血管网丛,与输入及输出小动脉相连于血管极。肾小囊由内外两层组成,内层为肾小囊的脏层,包在肾小球毛细血管及球内血管系膜区的周围,在脏层和毛细血管内皮间有共同的基膜;外层称为壁层,是肾小囊的外壁,它与近端小管曲部的管壁相连接。内外两层之间为一囊腔,与近端肾小管的管腔相连通,正常成人安静时双肾血流量为 1L/min,血流过肾小球时,除血细胞和大分子蛋白外,几乎所有血浆成分均可通过肾小球滤过膜进入肾小囊而形成原尿。原尿经肾小球滤出后经该囊腔进入肾小管。

2.肾小管

肾小管由近端小管、细段小管和远端小管 3 部分组成。肾小管的主要功能如下。

(1)重吸收　原尿流经肾小管时,绝大部分的葡萄糖、氨基酸、蛋白质、维生素、钾、钙、钠、水等物质被选择性地重吸收而回到肾小管周围的毛细血管,其中近端小管的重吸收量最大。

(2)分泌和排泄　肾小管上皮细胞将本身产生的或血液内的 H^+、NH_3和肌酐等物质分泌或排泄到尿中,借此调节人体电解质和酸碱平衡。

(3)浓缩和稀释　正常人在机体缺水时,组织渗透压升高,通过渗透压感受器促进抗利尿激素的分泌,使远端小管和集合管对水的重吸收增加,尿液浓缩,尿比重上升;反之,尿液稀释而排出机体多余的水分,尿比重降低。

3.肾的皮质和髓质

肾的皮质和髓质内含有大量肾单位和许多集合小管,构成肾的实质。在这些结构之间,含有少量结缔组织,称为肾间质,内有血管、淋巴管和神经穿行。

(三)肾脏的内分泌功能

肾脏所分泌的激素分为血管活性激素和非血管活性激素。前者包括肾素、前列腺素、激肽释放酶等；后者包括 1α-羟化酶、促红细胞生成素等。

1.肾素

肾素主要由肾小球旁器的球旁细胞产生，肾灌注压下降、交感神经兴奋及体内钠含量的减少均可刺激其分泌，从而升高血压。

2.前列腺素

大部分由肾髓质的间质细胞分泌，能扩张肾血管，增加肾血流量和水钠排出，使血压降低。

3.激肽释放酶

肾皮质内所含的缓激肽释放酶可促使激肽原生成激肽，作用与前列腺素相似。

4.1α-羟化酶

在维生素 D 代谢时，肾皮质可产生 1α-羟化酶，使其生成有活性的 $1,25$-二羟维生素 D_3，从而调节钙、磷代谢。

5.促红细胞生成素

促红细胞生成素有促进红细胞合成和成熟的作用，肾脏疾病常伴有贫血，肾性贫血的发生与肾实质破坏导致促红细胞生成素减少有关。

二、输尿管、膀胱和尿道

1.输尿管

输尿管起于肾盂，止于并开口于膀胱，全长 25～30cm。输尿管全长粗细不等，有 3 个狭窄部，即输尿管的起始部、跨越髂血管处、膀胱壁内，是结石易滞留之处。

2.膀胱

膀胱是贮存尿液的肌性囊状器官，有较大的伸缩性，成人一般容量为 300～500ml。

3.尿道

男性尿道起始于膀胱的尿道内口、终于尿道外口，成人平均长 18cm，尿道全程有尿道内口、尿道膜部、尿道外口 3 处狭窄，是尿路结石最易滞留处。女性尿道较男性尿道宽、短、直，起于尿道内口，以尿道外口开口于阴道前庭，长约 3～5cm，由于女性尿道宽、短、直，后方又邻近肛门等原因，因而易患尿路逆行感染。

（张少茹）

第二节　泌尿系统疾病患者常见症状体征的护理

一、肾源性水肿

【临床表现】

水肿是肾小球疾病最常见的症状。按发病机制由肾小球疾病引起的水肿分为两类。

1.肾炎性水肿

由于肾小球滤过率下降，而肾小管重吸收功能基本正常引起球-管失衡和肾小球滤过分数下降，导致水钠潴留而出现水肿。同时，毛细血管通透性增高可进一步加重水肿。多见于急、慢性肾炎。肾炎性水肿多从颜面部疏松组织开始，重者波及全身，指压凹陷不明显。

2.肾病性水肿

由于长期、大量蛋白尿造成低蛋白血症,血浆胶体渗透压降低,导致液体从血管内渗入组织间隙,产生水肿。同时,继发性有效血容量减少可激活肾素-血管紧张素-醛固酮系统,使抗利尿激素分泌增多,加重水肿。常见于肾病综合征。肾病性水肿多从下肢部位开始,具有可凹性、坠积性和体位性的特点。

【护理措施】

1.休息与活动

严重水肿者应卧床休息,可减轻肾脏负担,缓解水钠潴留。下肢明显水肿者,应抬高下肢,以增加静脉回流,减轻水肿。阴囊水肿者可用吊带托起。水肿减轻后可适当活动,但应避免劳累。

2.病情观察

记录 24 小时出入量,监测尿量变化;定期测量患者体重;观察水肿消长的情况,观察有无胸腔、腹腔和心包积液,必要时测腹围;监测患者生命体征的变化,尤其是血压;观察有无急性左心衰竭和高血压脑病的表现;密切监测实验室检查结果,如尿常规、肾小球滤过率、血肌酐、血尿素氮等。

3.饮食护理

(1)钠盐　限制钠的摄入,给予低盐(<2～3g/d)饮食。

(2)液体　液体入量根据水肿程度和尿量而定。若每天尿量达 1000ml 以上,则不严格限水,但不可过多饮水。若每天尿量小于 500ml 或有严重水肿者需限制水的摄入,坚持"量出为入"的原则,每天入液量不应超过前一天 24 小时尿量加上不显性失水量(约 500ml)。

(3)蛋白质　低蛋白血症所致水肿者,若无氮质潴留,可给予 $0.8～1.0g/(kg \cdot d)$ 的优质蛋白,但不宜给予高蛋白饮食。有氮质血症的水肿患者,则应限制蛋白质的摄入,一般给予 $0.6～0.8g/(kg \cdot d)$ 的优质蛋白质,慢性肾衰竭患者需根据 GFR 来调节蛋白质摄入量。

(4)热量　补充足够热量,每天摄入热量不应低于 $126kJ/(kg \cdot d)$ 或 $30kcal/(kg \cdot d)$。

(5)其他　注意补充多种维生素和矿物质。

4.用药护理

指导患者遵照医嘱使用利尿剂,注意观察疗效及副作用,长期使用者应监测血清电解质和酸碱平衡情况,观察有无低钾血症、低钠血症、低氯性碱中毒表现。使用大剂量呋塞米时,应注意观察有无恶心、直立性眩晕、口干、心悸等。注意初始利尿不能过猛,以免血容量不足,诱发血栓形成和肾功能损害。

5.皮肤护理

嘱患者应注意衣着柔软、宽松;长期卧床者应嘱其经常变换体位,防止压疮发生;患者卧床休息时需协助其翻身或用软垫支撑受压部位;同时协助患者做好全身皮肤清洁,防止感染,清洗时勿过分用力,避免损伤皮肤。此外,肌内及静脉注射时要严格无菌操作,应将皮下水肿液推向一侧再进针,用5～6号针头,穿刺后用无菌干棉球按压,按压时间延长至不渗液。必要时更换注射部位。严重水肿者尽量避免肌注,可采用静脉途径保证药物准确、及时输入。

6.心理护理

安慰患者及家属,使其掌握水肿出现的原因,水肿与水、钠潴留间的关系。教会患者根据病情合理安排每天食物的含盐量和饮水量,并掌握有关药物的剂量、用法及不良反应等,缓解其焦虑情绪。

二、尿路刺激征

【临床表现】

尿路刺激征指膀胱三角区及膀胱颈受炎症或机械刺激而引起的尿频、尿急、尿痛,可伴有排尿不尽感及下腹坠痛。尿意频繁而每次尿量不多称为尿频;一有尿意就急不可待要排尿称为尿急;排尿时会阴、下腹、尿道感到挛缩样疼痛或烧灼感称尿痛。多见于尿路感染、结石等。

【护理措施】

1. 休息与活动

急性发作期应卧床休息、采取屈曲位,尽量不站立或坐位。

2. 病情观察

询问患者排尿情况和尿频、尿急、尿痛等起始时间,有无发热、腰痛等伴随症状等并做好记录。

3. 饮食护理

进食清淡并含丰富营养的食物,补充多种维生素。多饮水,一般每天饮水量要在 2000ml以上,保证每天尿量在 1500ml 以上,目的是增加尿液的冲洗,促进细菌和炎性物质从尿道排出,降低肾脏的高渗状态,不利于细菌的生长。勤排尿,每 2~3 小时排尿 1 次。

4. 用药护理

遵医嘱给予抗菌药物和口服碳酸氢钠,注意药物疗效及不良反应。尿路刺激征明显者可遵医嘱给予阿托品、普鲁苯辛等抗胆碱能药物。

5. 对症护理

(1)疼痛护理　指导患者进行膀胱区热敷或按摩以缓解疼痛。对高热、头痛及腰痛患者可遵医嘱给予退热镇痛剂。

(2)皮肤黏膜护理　加强个人卫生,保持会阴部清洁,教会患者正确清洁会阴部的方法,女患者月经期应增加外阴清洁次数,以减少肠道细菌对尿路的感染机会。洗澡应选择淋浴方式。

6. 心理护理

指导患者保持心情愉快,因过分紧张可加重尿频,患者可从事一些感兴趣的活动,以分散患者注意力,减轻焦虑,缓解尿路刺激征。

三、肾性高血压

肾脏疾病常伴血压增高称肾性高血压。它是继发性高血压的常见原因之一。按发病机制分容量依赖型高血压和肾素依赖型高血压。

1. 容量依赖型高血压

由于各种因素使水钠潴留,导致血容量增加,引起容量依赖型高血压,见于急慢性肾炎、尿毒症早期等。限制水钠摄入或增加水钠排泄可改善高血压。

2. 肾素依赖型高血压

由于肾实质缺血,肾素-血管紧张素-醛固酮系统激活或体内扩张血管物质活性降低等引起肾素依赖型高血压。过度利尿常促使血压更加升高,而应用血管紧张素转换酶抑制剂可使血压下降。

四、尿异常

1.尿量异常

正常成人 24 小时尿量为 1000～2000ml。尿量的多少取决于肾小球滤过率、肾小管重吸收量及两者的比例。尿量异常包括少尿、无尿、多尿和夜尿增多。

(1)少尿和无尿 少尿指每天尿量少于 400ml,或每小时尿量少于 17ml;无尿指每天尿量少于 100ml。少尿无尿的主要原因是肾小球滤过率下降,分别由肾前性(心排出量减少,血容量不足等)、肾实质性(急、慢性肾衰竭)和肾后性(尿路梗阻等)三类因素引起。

(2)多尿 指每天尿量超过 2500ml。主要是由于肾小管浓缩功能受损,见于慢性肾小球肾炎、糖尿病肾病及急性肾衰多尿期。

(3)夜尿增多 指夜尿量超过白天尿量或夜尿量持续超过 750ml,此时尿比重常低而固定,提示肾浓缩功能减退。

2.蛋白尿

每日尿蛋白量持续超过 150mg,蛋白质定性试验呈阳性反应,称为蛋白尿。蛋白尿时,排尿液表面有细小泡沫,且不易消失。常见于各种肾小球疾病。蛋白尿按发病机制可分为 6 类。

(1)肾小球性蛋白尿 由于肾小球滤过膜通透性增加,原尿中蛋白质超过肾小管重吸收能力所致的肾小球性蛋白尿是最常见的一种蛋白尿。

(2)肾小管性蛋白尿 由于肾小管重吸收能力下降所致。多见于肾小管病变以及其他引起肾间质损害的病变。

(3)混合性蛋白尿 肾小球疾病后期病变同时累及肾小球和肾小管产生的蛋白尿,具有上述两种蛋白尿的特点,见于各种肾小球疾病的后期。

(4)溢出性蛋白尿 肾外疾病引起血中低分子量蛋白异常升高,肾小球滤过后肾小管不能全部重吸收而产生的蛋白尿。多见于急性溶血性疾病、多发性骨髓瘤、巨球蛋白血症等。

(5)组织性蛋白尿 肾组织破坏后胞质中蛋白释放,常与肾小球性、肾小管性蛋白尿同时发生。

(6)功能性蛋白尿 蛋白尿的发生是由于运动、体位、发热、寒冷等引起的,也称为生理性蛋白尿,蛋白尿较轻,一般每日不超过 1g,且持续时间较短,诱因去除后蛋白尿在短期内消失。

3.血尿

新鲜尿离心沉渣后每高倍镜视野红细胞＞3 个,或 1 小时排泄的尿红细胞计数超过 10万,称为镜下血尿。尿液外观为洗肉水样、血样或有血凝块时,称为肉眼血尿。1000ml 尿含1ml 血液即呈现肉眼血尿。血尿发生原因多可由各种泌尿系统疾病引起,如肾小球肾炎、肾盂肾炎、结石、肿瘤、结核等,肾对药物的过敏或毒性反应等;也可由全身性疾病引起,如过敏性紫癜、风湿病、心血管病等。临床上将血尿按病因分为肾源性血尿和非肾源性血尿。肾源性血尿是肾小球基底膜断裂所致,可伴较大量蛋白尿和(或)多种管型尿尤其红细胞管型,以畸形红细胞为主。非肾源性血尿为肾小球外病变如尿路感染、结石及肿瘤等所致,尿中红细胞大小形态均一。

4.白细胞尿

新鲜离心尿液每高倍视野白细胞＞5 个,或新鲜尿液白细胞计数超过 40 万,称为白细胞尿或脓尿。常见于尿路感染。

5.管型尿

尿中管型是由蛋白质、细胞或其碎片在肾小管内凝聚而成,包括透明管型、上皮细胞管型、颗粒管型、细胞管型(白细胞管型、红细胞管型)、蜡样管型、脂肪管型等。

五、肾区痛

急、慢性肾脏疾病,常表现单侧或双侧肾区持续或间歇性隐痛或钝痛,多由于肾盂、输尿管内张力增高或肾包膜牵拉所致,表现为肾区胀痛或隐隐作痛,体检时可有肾区压痛和叩击痛。输尿管结石可表现为患侧发作性绞痛,疼痛常突然发作,并向下腹、大腿内侧、会阴放射,多伴血尿,疼痛剧烈可有恶心、呕吐、大汗淋漓、面色苍白,甚至引起休克。

(郑　瑾)

第三节　肾小球肾炎患者的护理

一、急性肾小球肾炎

急性肾小球肾炎简称急性肾炎,急性起病,以血尿、蛋白尿、水肿、高血压和肾小球滤过率下降为特点的肾脏疾病,可伴有一过性肾脏功能损害。

【病因及发病机制】

主要是由 A 组 β 溶血性链球菌感染引起的一种免疫复合物性肾小球肾炎。发病机制为链球菌的某种抗原刺激机体产生抗体,抗原与抗体结合后形成免疫复合物沉积于肾小球,激活补体系统,使肾小球发生炎性病变,肾小球基底膜损伤,血液、蛋白等成分从肾毛细血管漏出,出现了血尿、蛋白尿,此外肾小球的炎症反应又会使肾小球滤过率下降,造成水钠潴留,出现水肿、少尿、无尿、高血压,严重时可出现循环充血、高血压脑病和急性肾衰竭。

【临床表现】

本病好发于儿童,以 5～14 岁高发,男性多见。

1.前驱感染和间歇期

前驱病常为链球菌所致的上呼吸道感染和皮肤感染。上呼吸道感染多见于冬春季节,如急性化脓性扁桃体炎、咽炎、淋巴结炎等,潜伏期多为 1～2 周。皮肤感染多见于夏秋季节,潜伏期较上呼吸道感染时间长,多为 2～4 周。

2.典型表现

表现为血尿、蛋白尿、水肿、高血压和肾功能损害。水肿是最常见的首发症状,主要是由于肾小球滤过率下降导致水钠潴留引起。病初仅累及眼睑及颜面,晨起重;程度多为轻中度,重者可波及全身,呈非凹陷性。血尿以镜下血尿为主,肉眼血尿时尿色可呈茶褐色或烟蒂水样,也可呈洗肉水样。蛋白尿多为轻度至中度,每天尿蛋白定量不超过 3.5g。高血压见于 80% 的病例,系因水钠潴留而致血容量扩大,因此利尿后血压多可恢复正常。部分患者早期可出现一过性轻度氮质血症,常于 1～2 周后恢复正常。

【并发症】

1.心力衰竭

老年人多见,儿童多为严重的循环充血,主要由于水钠潴留、循环血容量增加所致。

2.高血压脑病

儿童多见,主要由于血压骤然升高,超过了脑血管的代偿调节能力,使脑部血容量急剧增多所致,临床上可出现头痛、烦躁不安、呕吐,严重时出现惊厥、昏迷。

3.急性肾衰竭

少见,多在尿少或严重少尿、无尿时出现,为急性肾小球肾炎死亡的重要原因。

【医学检查】

1.尿液检查

肉眼血尿或镜下血尿,是急性肾炎的重要特点。尿沉渣还常见肾小管上皮细胞、白细胞、大量透明管型和颗粒管型。尿蛋白通常为＋～＋＋。

2.血常规

红细胞计数及血红蛋白可稍低。白细胞计数可正常或增高,血沉增快。

3.肾功能检查

肾小球滤过率(GFR)呈不同程度下降,但肾血浆流量仍可正常。临床可见一过性血中尿素氮、肌酐增高。

4.细胞学和血清学检查

自咽部或皮肤感染灶培养出 β 溶血性链球菌的阳性率为 30%,通常于链球菌感染后 2～3 周出现,3～5 周滴度达高峰而后下降。

5.血清补体测定

早期血总补体(CH50)及补体 C3 均明显下降,6～8 周后恢复正常。

【治疗原则】

1.一般治疗

急性期应卧床休息,待肉眼血尿消失、血压恢复、水肿减退即可逐步增加室内活动量。3 个月内宜避免剧烈体力活动。饮食宜限制盐、水、蛋白质摄入。

2.对症治疗

在控制水、钠摄入后水肿无缓解者,可给予呋塞米或氢氯噻嗪等排钾类利尿剂,禁用保钾类利尿剂。经限制水、钠摄入及应用利尿剂后血压仍不能控制者,应给予降压药。

3.控制感染灶

一般选用无肾毒性的抗生素,对于链球菌感染多选用青霉素肌注 10～14 天,青霉素过敏者可选用大环内酯类抗生素如红霉素,抗生素不宜长期使用。

4.并发症的治疗

(1)心力衰竭的治疗　纠正水钠潴留、恢复血容量。若发生急性肺水肿可用硝普钠,5～20mg 加入 5% 的葡萄糖乳液 100ml 中。此药宜现用现配,避光静点,速度不宜过快。

(2)高血压脑病的治疗　以降压药控制血压为主,同时给予对症处理,对持续抽搐者可应用地西泮、利尿剂。

(3)急性肾衰竭　维持水、电解质平衡,及时处理少尿、无尿、高钾血症等,必要时给予透析治疗。

【护理诊断/问题】

(1)体液过多　与肾小球滤过率下降导致水钠潴留有关。

(2)活动无耐力　与疾病所致钠、水潴留,血压升高有关。

(3)有皮肤完整性受损的危险　与水肿、营养不良有关。

(4)潜在并发症:急性左心衰竭、高血压脑病、急性肾衰竭。

【护理措施】

1.休息与活动

起病2~3周内卧床休息,至水肿消退、血压正常、肉眼血尿消失后逐步增加活动量。1~2年内宜避免重体力活动和劳累。儿童血沉正常后可上学,但应避免剧烈的体育活动。

2.病情观察

(1)尿量　观察水肿的变化程度,每周测体重2次,严重水肿者,每天测体重1次。每周留晨尿2次,进行尿常规检查。

(2)血压　每天测血压2次,定时巡视病房,观察患者有无剧烈头痛、呕吐、眼花、视物不清等症状。

(3)预防并发症的护理　密切观察患者生命体征的变化,水肿严重者如出现烦躁不安、呼吸困难、心率增快等表现时要立即报告医生,同时给予半卧位和吸氧,遵医嘱用药。

3.饮食护理

给予高热量、高维生素、适量蛋白质和脂肪的饮食,一般每天食盐摄入量应低于3g。水肿严重、尿少、氮质血症者,应限制水及蛋白质的摄入。

4.用药护理

遵医嘱用药,注意药物疗效及不良反应。降压药可选用钙通道阻滞药、肾素血管紧张素转换酶抑制剂等药物进行治疗。降压效果不好者,可静脉输注硝普钠,对高血压脑病尤其伴肺水肿者适宜。用药时需监测血压变化,视血压情况调整速度。此药滴注过程中应避光,溶液应新鲜配制,如放置超过4小时或液体变色,不能再用。

5.皮肤护理

嘱患者应注意衣着柔软、宽松;长期卧床者应嘱其经常变换体位,防止压疮发生;患者卧床休息时需协助其翻身或用软垫支撑受压部位;同时协助患者做好全身皮肤清洁,防止感染,清洗时勿过分用力,避免损伤皮肤。此外,护理操作时应注意避免发生医源性损伤,尽量避免肌注,静脉注射拔针后用无菌棉球按压穿刺部位,以防进针口渗液而发生感染。

6.心理护理

安慰患者及家属,使其掌握疾病的相关知识,避免呼吸道感染。告知患者及家属对本病不必过分担忧,本病多为自限性疾病,预后多良好,减轻患者及家属的焦虑情绪。

【健康教育】

(1)向患者讲解保暖、加强个人卫生等预防上呼吸道或皮肤感染的措施,发现症状及时就医。

(2)教育患者患病期间加强休息,使其了解休息的重要性。痊愈后应加强锻炼,但在1~2年内不应从事重体力劳动,避免劳累。临床症状消失后,定期随访,监测病情变化。

二、慢性肾小球肾炎

慢性肾小球肾炎是一组以血尿、蛋白尿、水肿和高血压为主要临床表现的肾小球疾病。临床特点为病程长,病变进展缓慢,起病初期常无明显症状,以后缓慢持续进行性发展,最终可致慢性肾衰竭。

【病因及发病机制】

尚不清楚,多与急性肾炎无关,仅少数患者由急性肾炎迁延不愈转变而来。起始因素为免疫介导性炎症,多数病例肾小球内有免疫复合物沉积。后期有非免疫非炎症性因素参与,非免疫性因素在慢性肾炎的发生与发展中也可能起重要作用,如高血压、超负荷的蛋白饮食。

【临床表现】

1.轻、中度蛋白尿

为其必有表现,常呈＋～＋＋＋,24 小时尿蛋白定量常在 1～3g。

2.血尿

多为镜下血尿,也可出现肉眼血尿及管型尿。

3.轻、中度水肿

水肿是由水钠潴留和低蛋白血症引起的。晨起多为眼睑、颜面水肿,下午双下肢水肿明显。

4.高血压

多为轻、中度高血压,严重高血压可致高血压脑病、高血压性心脏病及高血压危象,中度以上的高血压如控制不好,肾功能恶化较快,预后较差。

5.肾功能呈进行性损害

进展速度主要与相应的病理类型及有无加重因素有关。可因感染、劳累、血压升高或肾毒性药物而急剧恶化,早期可逐渐出现夜尿增多,进一步发展则出现疲倦、乏力、头痛、头晕、失眠、恶心、呕吐、食欲减退、营养不良、贫血等,去除诱因后肾功能可在一定程度上缓解。随着病情的发展,部分患者可出现肾功能减退,最后可发展为慢性肾衰竭。

【医学检查】

1.尿液检查

尿蛋白＋～＋＋＋,24 小时尿蛋白定量 1～3g。有肉眼血尿、镜下血尿及管型尿,畸形红细胞。尿比重多在 1.020 以下。

2.血常规

早期正常或轻度贫血。晚期红细胞和血红蛋白明显下降。

3.肾功能检查

酚红排泄试验及尿浓缩稀释功能减退。晚期血肌酐和血尿素氮增高,内生肌酐清除率下降。

4.肾活检

可确定慢性肾炎的病理类型。

5.B 超

晚期双肾缩小、皮质变薄。

【治疗原则】

以利尿、降压、抗凝治疗为主,防止和延缓肾功能进行性恶化。

1.优质蛋白饮食

宜低蛋白、低磷饮食,以减轻肾小球毛细血管高灌注、高压力和高滤过的状态,延缓肾功能的进一步恶化。可选优质蛋白食物,水肿、高血压患者应限制盐($<3g/d$)的摄入。

2.降压治疗

主要根据蛋白尿的程度来控制血压,尿蛋白$\geqslant 1g/d$时,血压最好控制在125/75mmHg以下,尿蛋白$<1g/d$时,血压最好控制在130/80mmHg以下。首选药为血管紧张素转换酶抑制剂(ACEI)和血管紧张素Ⅱ受体拮抗剂(ARB)。ACEI和ARB除具有降压作用外,还可减少蛋白尿和延缓肾功能的进一步恶化的作用。肾功能不全者在应用ACEI或ARB时要防止出现高钾血症,因此应严格监测血钾。慢性肾炎引起的高血压主要是由于水钠潴留引起的循环血容量增多,因此也可选用噻嗪类利尿剂控制血压,噻嗪类无效时可选用袢利尿剂,但不宜长期使用。

3.应用抗血小板药物

对于有高凝状态或某些易引起高凝状态的病理改变时使用抗血小板药可有一定的减轻尿蛋白的作用,虽然有文献报道指出该类药可延缓肾功能的减退,但目前尚无明确的循证医学研究证据表明该类药的确切疗效。临床常用的抗血小板药物有双嘧达莫和阿司匹林。

4.防止肾功能损害

防治各种感染,尤其是上呼吸道感染可引起慢性肾炎的急性发作,加重肾功能损害;避免应用对肾脏有损害的药物,如氨基糖苷类抗生素、磺胺类药物等;患者应避免体力活动,减轻肾脏负担;及时治疗高脂血症、高尿酸血症等。

【护理诊断/问题】

(1)体液过多　与肾功能受损、肾小球滤过率下降导致水钠潴留等有关。

(2)有营养失调的危险:低于机体需要量　与低蛋白饮食、长期蛋白尿致蛋白质丢失过多及限制蛋白质摄入等有关。

(3)焦虑　与疾病的反复发作、预后不良有关。

(4)潜在并发症:慢性肾衰竭。

【护理措施】

1.休息与活动

急性期卧床休息,可减轻肾脏负担,减少蛋白尿及水肿。平卧可增加肾血流量,提高肾小球滤过率,减少水钠潴留。轻度水肿患者卧床休息与活动可交替进行,限制活动量,严重水肿者应以卧床休息为主。水肿减轻后可适当活动。

2.病情观察

(1)密切观察血压和体重变化,必要时测腹围,体重变化能有效反映水肿消长情况。监测实验室检查结果(如尿常规、肾小球滤过率、血肌酐、血尿素氮等)。

(2)记录24小时出入量,根据尿量计算患者每天的入水量,并观察尿液颜色改变和肾功能减退程度。

(3)注意有无尿毒症早期征象,如头痛、嗜睡、食欲减退、恶心、呕吐、尿少和出血倾向等,若出现异常情况应及时通知医生。

（4）注意有无心脏损害的征象，如心悸、脉率增快、交替脉、心律失常，严重时可出现呼吸困难、夜间不能平卧、烦躁不安等心力衰竭表现，若出现异常情况应及时通知医生。

（5）注意有无高血压脑病征象，如剧烈头痛、呕吐、黑矇和抽搐等，须定时测血压，若出现异常情况应及时通知医生。

3.饮食护理

蛋白质的摄入量为 $0.6\sim0.8g/(kg\cdot d)$，其中 50% 以上为优质蛋白质，肾功能损害者限制蛋白及磷的摄入。低盐（$<2\sim3g/d$）饮食，禁含钠高的食物及饮料，如腌制食品、罐头、味精、香肠等，严重水肿、高血压、心衰者应无盐（$1\sim2g/d$）饮食。注意补充多种维生素和锌元素的摄入，锌元素可刺激食欲。

4.用药护理

指导患者遵照医嘱坚持长期用药，以延缓或阻止肾功能恶化。使用降压药时不宜降压过快、过低。用利尿剂后注意观察疗效及副作用，噻嗪类利尿剂主要副作用为低钾，因此在长期使用时应定期监测血清电解质，观察有无低钾血症、低钠血症等。

5.心理护理

安慰患者及家属，使其掌握疾病的相关知识，避免肾功能进行性损害的各种因素如防治上呼吸道感染、禁用肾毒性药物等。

【健康教育】

（1）向患者及家属讲解肾小球肾炎疾病的相关知识，使其了解疾病的临床表现，及时发现病情变化。指导患者注意生活规律，避免过劳，防止受凉，注意个人卫生，预防感染，以免复发。

（2）按医嘱坚持用药，不得自行停药或减量，避免应用对肾脏有损害的药物。

（3）女性患者不宜妊娠。

（4）指导患者优质低蛋白、低磷、低盐、高热量饮食。

（5）告知患者避免加重肾损害的因素，如感染、控制不良的高血压、电解质紊乱、蛋白摄入过多、血容量不足等。

（王　雪）

第四节　肾病综合征患者的护理

肾病综合征是指由各种肾脏疾病所致的以大量蛋白尿、低蛋白血症、水肿、高脂血症为临床表现的一组综合征。

【病因及发病机制】

肾病综合征按病因分为原发性和继发性。原发性肾病综合征是指原发于肾脏本身疾病，如急性肾炎、急进性肾炎等疾病过程中发生肾病综合征。继发性肾病综合征病因很多，常见为糖尿病肾病、肾淀粉样变、狼疮性肾炎、过敏性紫癜、感染及药物引起。

1.大量蛋白尿

大量蛋白尿是肾病综合征最重要的病理生理改变，是导致本病其他表现的基本原因。由于肾小球滤过膜通透性增加，大量血浆蛋白漏出，远远超过近端小管的回收能力，形成大量蛋白尿。

2.低白蛋白血症

因为血浆蛋白从尿中丢失,肾小管对重吸收的白蛋白进行分解,即出现低白蛋白血症。白蛋白分子量小,易从滤过膜漏出,故其血浆浓度最易减低。

3.高脂血症

由于低蛋白血症刺激肝脏代偿合成蛋白质的同时,脂蛋白合成亦随之增加,导致高脂血症。以高胆固醇血症最多见,甘油三酯、低密度脂蛋白、极低密度脂蛋白也可增多。

4.水肿

低白蛋白血症导致血浆胶体渗透压减低,水分外渗进入组织间隙。另外,部分水肿患者循环血容量不足,激活肾素-血管紧张素-醛固酮系统,水钠潴留加重,产生水肿。

【临床表现】

1.水肿

为最突出体征。水肿部位常随体位而移动,晨起眼睑、头枕部及腰骶部水肿较显著,起床后则逐渐以下肢为主,呈可凹性。重者全身水肿,常见胸腔、腹腔、心包积液。此期尿少。

2.大量蛋白尿

典型病例有大量选择性蛋白尿,尿蛋白＋＋＋～＋＋＋＋。

3.低蛋白血症

血清白蛋白低于30g/L。

4.高脂血症

以高胆固醇血症最为常见。

5.其他

部分患者有高血压,水肿明显者可随水肿消退而降为正常。面色苍白、疲乏无力,易晕厥等。

【并发症】

1.继发感染

最常见并发症,也是导致本病复发和疗效不佳的主要原因。感染部位以呼吸道、尿路、皮肤最多见。感染与蛋白质营养不良、免疫功能紊乱、使用大量糖皮质激素等有关。

2.血栓及栓塞

多数肾病综合征患者血液呈高凝状态。由于有效循环血量减少,血液浓缩使血液黏稠度增加;低蛋白血症刺激肝脏代偿合成蛋白质的同时,脂蛋白亦增加,引起机体凝血、抗凝和纤溶系统失衡;此外使用利尿剂也可加重高凝状态,血管内易形成血栓,多见于肾静脉、下肢静脉血栓。

3.肾衰竭

肾衰竭是肾病综合征导致肾损伤的最终后果。有效循环血容量减少时可诱发肾前性肾衰竭,少数可发展为肾性肾衰竭,表现为少尿、无尿、高钾血症等。

4.其他

心血管疾病如动脉粥样硬化、冠心病等,与长期高脂血症有关;蛋白质营养不良、抵抗力下降等。

【医学检查】

1.尿液检查

尿蛋白定性一般为＋＋＋～＋＋＋＋,24 小时尿蛋白定量测定＞3.5g,尿沉渣常见颗粒管型及红细胞。

2.血液检查

血清白蛋白低于 30g/L,血清胆固醇及甘油三酯可升高,免疫功能检查血 IgG 下降。

3.肾功能

内生肌酐清除率可正常或降低,血尿素、肌酐可正常或升高。

4.肾活检

可确定肾小球病变的病理类型。

5.B 超

双肾正常或缩小,肾静脉血栓形成时可增大。

【治疗原则】

1.休息

严重水肿、体腔积液时需卧床休息,保持适度床上及床旁活动,防止血栓形成。水肿消退、一般状况好转后,可逐渐增加活动量。

2.饮食

蛋白摄入量应为正常入量[1.0g/(kg·d)]的优质蛋白,因高蛋白饮食增加肾小球高滤过功能,加重蛋白尿,肾脏功能进一步恶化,因此目前不建议高蛋白饮食。热量要保证充分,不少于 126～147kJ/(kg·d)或 30～35kcal/(kg·d)。为减轻高脂血症,应少进富含饱和脂肪酸如动物油,多吃不饱和脂肪酸的食物如植物油、鱼油。水肿时应低盐(＜3g/d)饮食。

3.利尿、消肿

(1)利尿剂　通过激素治疗和限制水、钠摄入后水肿仍不能缓解者,可应用利尿剂。①噻嗪类利尿药与保钾利尿药合用:可增强利尿效果,减少钾代谢紊乱,为利尿治疗基础药物。噻嗪类利尿剂主要为氢氯噻嗪 25mg,每天 3 次;保钾类利尿剂主要为螺内酯 20mg,每天 3 次。②袢利尿剂:常用药物为呋塞米 20～120g/d,在用药过程中防止低钠血症、低钾血症、碱中毒发生。③渗透性利尿剂:可一过性提高血浆胶体渗透压,也可减少水、钠的重吸收而利尿。主要是不含钠的低分子右旋糖酐,静滴后加入袢利尿剂利尿效果更佳,但少尿时应慎用。

(2)提高血浆胶体渗透压　如右旋糖酐、白蛋白。对于严重的肾病综合征患者,在必须利尿的情况下方可考虑应用,但避免过频过多服用。心力衰竭者慎用。

4.减少尿蛋白

持续的蛋白尿是影响肾小球疾病预后的重要因素,研究已表明减少尿蛋白可有效减缓肾功能的进一步恶化。应用血管紧张素转化酶抑制剂(ACEI)或血管紧张素Ⅱ受体拮抗剂(ARB)不仅可以降压,也可降低肾小球内压和直接影响肾小球基底膜对大分子的通透性达到减少尿蛋白的作用。

5.降血脂

高脂血症可使肾病综合征患者发生心、脑血管病的风险增高,因此可考虑降脂治疗。常用有他汀类降脂药物和氯贝丁酯类。

6.抑制免疫与炎症反应

抑制免疫与炎症反应为最主要治疗方法。

(1)糖皮质激素 应用的基本原则是起始用量要足、足疗程、减量慢、维持时间长,服半年至1年或更久。常用药物为泼尼松,用量为1mg/(kg·d),口服8周,必要时可延长至12周,足量治疗后可每2~3周减为原有剂量的10%,当减到20mg/d时容易复发,应缓慢减量,最后用最小剂量10mg/d维持半年左右的时间。激素的服用方法为全天顿服,或在服药期间两日量隔天顿服,以减轻激素的不良反应。患者对糖皮质激素的治疗反应,可分为"激素敏感型""激素依赖型"和"激素抵抗型"。当泼尼松治疗效果不佳时可改为甲泼尼龙。地塞米松因其副作用大、半衰期长,目前已较少使用。

(2)细胞毒类药物 常应用于"激素依赖型"和"激素抵抗型"肾病综合征患者。环磷酰胺为最常用药物,200mg隔天注射或2mg/(kg·d),口服1~2次,累积量到6~8g后停药。

(3)环孢素 用于激素抵抗和细胞毒药物无效的难治性肾病综合征。常用量为3~5mg/(kg·d),分两次口服,宜空腹服用,服药2~3个月后减量,疗程1年左右。

7.并发症防治

(1)感染 不主张抗生素预防感染,不仅达不到预防目的,更容易引起二次感染,若发生感染,应选择敏感、强效及无肾毒性的抗生素进行治疗。严重感染难控制时应根据患者的具体情况考虑减少或停用激素。

(2)血栓及栓塞 给予抗凝剂如肝素,并辅以抗血小板药如双嘧达莫。对已发生血栓、栓塞者,给予尿激酶或链激酶溶栓治疗,同时配合应用抗凝剂抗凝治疗。

(3)急性肾衰竭 利尿无效且符合透析指标要求时给予透析治疗。

【护理诊断/问题】

(1)体液过多 与血浆白蛋白下降引起血浆胶体渗透压下降有关。
(2)营养失调:低于机体需要量 与大量蛋白丢失,食欲下降有关。
(3)活动无耐力 与低蛋白血症有关。
(4)有感染的危险 与抵抗力下降及使用激素和免疫抑制剂有关。
(5)有皮肤完整性受损的危险 与皮肤高度水肿、营养不良有关。

【护理措施】

1.休息和活动

全身严重水肿,合并胸腔积液、腹水,有严重呼吸困难者应绝对卧床休息,取半坐卧位,必要时给予吸氧。病情缓解后逐渐增加活动量,减少血栓等并发症的发生。高血压患者限制活动量。老年患者改变体位时不可过快以防直立性低血压。卧床期间注意肢体适度活动与被动运动,防止血栓形成。

2.病情观察

(1)观察并记录生命体征,尤其血压变化。
(2)记录24小时出入量,监测患者体重变化和水肿消长情况。
(3)监测尿量变化,如经治疗尿量并没有恢复正常,反而进一步减少,甚至无尿,提示发生严重肾实质损害。
(4)定期测量血浆白蛋白、血红蛋白等指标以评估机体营养状态。同时密切监测尿常规、

GFR、BUN、Scr、血浆蛋白、血清电解质变化。

3.饮食护理

(1)蛋白质:给予高生物效价的优质蛋白(优质蛋白>50%)。

(2)供能:限制动物脂肪。脂肪占供能的 30%～40%,饱和脂肪酸和非饱和脂肪酸比为 1:1,其余热量由糖供给。

(3)增加富含可溶性纤维食物如燕麦、豆类等。

(4)钠的摄入量不超过 3g/d,水量依病情而定。高度水肿而尿量少者应严格控制入量。准确记录出入量。

(5)补充各种维生素及微量元素。

(6)不能进食者应遵医嘱静脉补充营养和水分。

4.对症护理

(1)皮肤护理　参见本章第二节"肾源性水肿"的护理。

(2)感染的护理　①预防交叉感染、限制探视,尤其在使用激素期间,房间每日紫外线消毒 1 小时,并定时通风,每次 20～30 分钟,每日 2 次,患者应戴口罩。②告知防感染重要性,尤其应加强皮肤、口腔及会阴部护理。③加强营养和休息,增强抵抗力。④护理操作中应严格无菌操作。

5.用药护理

(1)激素药物:长期服用激素可出现类似库欣综合征的表现(向心性肥胖、代谢障碍、烦躁等)、感染、骨质疏松、加重水钠潴留及高血压、诱发糖尿病及精神异常等副作用,因此在服药过程中要加强监测,及时处理。

(2)细胞毒药物:服药期间应注意监测血药浓度,观察有无不良反应的出现,如骨髓抑制、中毒性肝炎、出血性膀胱炎及脱发等。

(3)利尿药物:观察利尿药的治疗效果及有无出现不良反应,如低钾、低钠、低氯性碱中毒等。使用大剂量呋塞米时,应注意观察有无恶心、直立性眩晕、口干、心悸等。注意初始利尿不能过猛,以免血容量不足,诱发血栓形成和损伤肾功能。

(4)输注血浆制品不可过多、过频,因长时间的肾小球高滤过及肾小管高重吸收,有可能造成肾小球及肾小管上皮细胞的损伤,从而损害肾功能,也影响激素的疗效。

6.心理护理

了解患者的心理反应和社会支持状况,给予适当安慰,使其掌握疾病的相关知识,避免肾功能进行性损害的各种因素。

【健康教育】

(1)注意休息,做好"四防"即防潮、防凉、防劳累、防感染。应乐观开朗,保持对疾病治疗的信心。

(2)指导患者合理饮食,给予低盐、低脂、优质蛋白饮食,同时注意每日勿摄入过多蛋白。

(3)增加抵抗力,预防感染,感染发生后及时、有效治疗。适度活动,避免产生肢体血栓等并发症,同时避免劳累和剧烈运动。

(4)遵医嘱服药,勿自行减量或停用激素,让患者了解激素的重要性,药物与疾病的关系。讲解长期坚持用激素的重要性,停药可能出现的后果。让患者明确激素服用的时间、方法、维持时间。

（5）自我病情监测、定期随访，密切监测肾功能的变化。

（王　雪）

第五节　尿路感染患者的护理

尿路感染是指各种病原微生物感染所引起的尿路急、慢性炎症。多见于育龄女性、老年人、免疫功能低下者。根据感染部位的不同，分为上尿路感染和下尿路感染。

【病因及发病机制】

1. 病因

主要是细菌感染引起，致病菌多为革兰阴性杆菌，其中以大肠埃希菌最为多见。大肠杆菌多见于无症状性细菌尿、首次发生尿路感染或非复杂性尿路感染。此外副大肠杆菌、变形杆菌、葡萄球菌、铜绿假单胞菌、粪链球菌等，偶见厌氧菌、真菌、原虫及病毒等也可引起尿路感染的发生。

2. 发病机制

（1）感染途径　①上行感染：最常见，90％尿路感染为上行感染所致。正常情况下，尿道口及其周围有细菌寄生，但一般不引起感染。当机体抵抗力下降或尿道黏膜有损伤时，或者细菌毒力大，细菌可沿尿路上行至膀胱、输尿管、肾引起感染。②血行感染：少见，致病菌多为金黄色葡萄球菌等。多为体内感染灶的细菌侵入血液循环到达肾脏，引起肾盂肾炎。③淋巴感染：更少见，多因盆腔、肠道炎症时，细菌经该处淋巴管与肾周围淋巴管交通支进入肾脏，引起炎症。④直接感染：偶见外伤或肾周围器官发生感染时，该处细菌直接侵入肾脏引起感染。

（2）机体防御能力　正常情况下，细菌进入膀胱后很快会被清除，能否发生尿路感染不仅取决于细菌的数量、毒力，还取决于机体的防御能力。机体的防御机制有：①尿液的冲刷作用。②尿道黏膜和膀胱黏膜可抵御细菌侵入。③尿液高浓度尿素和高渗透压不利于细菌生长。④前列腺分泌物的抗菌成分可抑制细菌生长。⑤输尿管膀胱连接处的活瓣可阻挡细菌进入输尿管。⑥感染后白细胞进入膀胱和尿道内清除细菌。

（3）易感因素　①女性：女性尿道短、直而宽，括约肌收缩力弱，尿道口与肛门、阴道相近，女性经期、妊娠期、绝经期因内分泌等因素改变而更易发病。②尿道梗阻或泌尿系统结构异常：如结石、肿瘤等，引起尿路梗阻，导致尿流不畅，有利于细菌生长。泌尿系统结构异常如肾盂输尿管畸形、肾发育不良、膀胱-输尿管反流等也可引发尿路感染。③医源性损伤：器械检查等如外伤、手术、导尿导致黏膜损伤，使细菌进入深部组织而发病。④全身抵抗力下降：全身性疾病，如糖尿病或长期应用糖皮质激素的患者可使机体免疫力下降，易发生尿路感染。⑤尿道口周围及盆腔有炎症等。

【临床表现】

1. 膀胱炎

尿路刺激征重，主要表现为尿频、尿急、尿痛，伴有耻骨上不适。一般全身中毒症状轻，多无全身毒血反应。30％有血尿，偶有镜下血尿。

2. 急性肾盂肾炎

各年龄阶段都可发生，多见于育龄女性。临床表现与感染程度密切相关。

（1）全身症状　起病急骤、畏寒、发热、体温可达 40℃。常伴头痛、全身不适、疲乏无力、食欲减退、恶心、呕吐等。

（2）泌尿系统症状　尿频、尿急、尿痛等膀胱刺激症状，多伴下腹部不适，可有腰痛、肾区及输尿管走行区压痛、叩击痛。部分患者可无膀胱刺激症状或症状不典型。

3.慢性肾盂肾炎

大多数因急性肾盂肾炎治疗不彻底发展而来。临床表现多不典型，病程长，迁延不愈，反复发作。急性发作时可有全身及尿路刺激症状，与急性肾盂肾炎相似。还有患者以高血压、轻度水肿为首发表现。慢性肾盂肾炎后期有肾功能减退症状。病情持续可发展为慢性肾衰竭。

4.无症状细菌尿

有真性细菌尿但无尿路感染的症状。部分患者仅有低热乏力，多次尿细菌培养阳性，称为"无症状性菌尿"，多见于老人和孕妇。若不治疗，部分患者可发生急性肾盂肾炎。

5.并发症

多见于严重急性肾盂肾炎，可有肾周围炎、肾脓肿、败血症、肾乳头坏死等。

【医学检查】

1.尿常规

尿液混浊，可有异味。红细胞增多，其中以白细胞最常见。若见白细胞（或脓细胞）管型，对肾盂肾炎有诊断价值。可有红细胞、微量蛋白。极少数急性膀胱炎患者可见肉眼血尿。

2.血常规

急性期血白细胞计数和中性粒细胞可增高，慢性期血红蛋白可降低。

3.尿细菌学检查

临床常用清洁中段尿做细菌培养、菌落计数，尿细菌定量培养的临床意义为：菌落计数 G^- 杆菌 $\geqslant 10^5/ml$ 为有意义，$10^4/ml \sim 10^5/ml$ 为可疑阳性，$< 10^4/ml$ 则可能是污染。如临床上无尿路感染症状，则两次清洁中段尿定量培养均 $\geqslant 10^5/ml$，且为同一菌种。

4.肾功能检查

慢性期可出现持续性功能损害，肾浓缩功能减退，如夜尿多，尿渗透浓度下降，肌酐清除率降低，血尿素氮、肌酐增高。

5.影像学检查

慢性、反复发作的肾盂肾炎可做腹部平片、静脉尿路造影检查。但急性期不宜做静脉尿路造影检查。男性尿感患者无论是首发还是复发，排除前列腺炎或前列腺肥大后，可行尿路 X 线检查。

【治疗原则】

治疗目的是纠正诱因，采取合理药物消灭细菌，辅以全身支持疗法。

1.急性膀胱炎

对于膀胱刺激征明显者，除鼓励多饮水外，可遵医嘱应用药物。①单剂量疗法：可选用磺胺类、喹诺酮类药物，但单剂量疗法易复发。②三日疗法：目前更推荐，较单剂量疗法更有效、减少复发。可选用磺胺类、喹诺酮类、头孢菌素等连用三日。③七日疗法：对于妊娠妇女、老年人、糖尿病、机体免疫力低下者应连续服用抗菌药七日，不宜采用单剂量或三日疗法。

2.急性肾盂肾炎

应按尿培养和药物敏感试验结果选择应用抗菌药物，如磺胺类、喹诺酮类等。同时口服碳酸氢钠片(1.0g,每日 3 次)以碱化尿液,可增强上述抗生素的疗效,减轻尿路刺激征。待症状完全消失,尿检查阴性后,继续用药 3～5 天,然后停药观察,以后每周复查尿常规和尿细菌培养 1 次,共 2～3 周,若均为阴性,可认为临床治愈。

3.慢性肾盂肾炎

急性发作者,按急性肾盂肾炎治疗。反复发作者,在急性发作控制后应积极寻找易感因素加以治疗。有严重感染全身中毒明显者需入院接受治疗,静脉滴注氨苄西林、头孢曲松钠、左氧氟沙星等,症状好转后口服抗生素。

4.无症状菌尿

治疗目前有争议。妊娠女性和学龄前儿童应行抗菌治疗。根据药物过敏试验结果选择抗生素,尽量选用肾毒性小的抗菌药,如头孢类,不宜选用氨基糖苷类、磺胺类药物等,短疗程服药,若复发可选用低剂量抑菌治疗。

5.再发性尿路感染

再发性尿路感染是指尿感经过治疗,细菌尿转阴后,再次发生真性细菌尿。可分为复发和重新感染。复发指原致病菌再次引起感染,通常在停药 6 周后发生,治疗中应积极寻找并去除易感因素,选用强而有效抗生素,给予最大剂量治疗 6 周,必要时延长疗程或改为注射药。重新感染指因另一种新致病菌侵入而引起感染,多在停药 6 周后发生。尿路防御能力低下,治疗中采用长疗程低剂量抑菌疗法做预防性治疗,如每晚睡前给予磺胺甲噁唑半片,服用半年左右,若复发,可延长 1～2 年或更长。

【护理诊断/问题】

(1)排尿障碍:尿频、尿急、尿痛　与泌尿系统感染有关。

(2)体温过高　与细菌感染有关。

(3)潜在并发症:肾乳头坏死、肾周脓肿等。

【护理措施】

1.休息与活动

急性或慢性急性发作第 1 周应卧床休息,病情缓解可适当活动,但避免劳累,保证睡眠;慢性肾盂肾炎患者不宜从事重体力劳动。

2.病情观察

监测体温变化并做好记录,如高热持续不退或体温进一步升高,且出现腰痛加剧等,应考虑是否出现肾周脓肿、肾乳头坏死等并发症,应及时通知医生处理。

3.饮食护理

进食清淡并含丰富营养的食物,补充多种维生素。多饮水,一般每天饮水量要在 2500ml以上,目的是增加尿液的冲洗,促进细菌和炎性物质从尿道排出,降低肾脏的高渗状态,不利于细菌的生长。

4.用药护理

(1)严格遵医嘱用药或按药敏结果选择。

(2)尿检转阴,于停药 1 周和 1 个月分别复查 1 次,均阴性视为治愈。

(3)喹诺酮类可引起轻度消化道反应、皮肤瘙痒等;氨基糖苷类抗生素对肾脏和听神经均有毒性,使用期间注意询问患者的听力。

5.对症护理

(1)疼痛的护理　减轻疼痛方法为卧床休息、采取卧位,尽量不站立或坐位,同时指导患者进行膀胱区热敷或按摩,以缓解疼痛。对高热、头痛及腰痛患者可遵医嘱给予退热镇痛剂。

(2)皮肤黏膜护理　发热患者出汗后及时更换衣物和床单。内衣裤吸汗且透气性好。保持会阴部清洁,教会患者正确清洁会阴部的方法,女患者月经期应增加外阴清洁次数,以减少肠道细菌对尿路的感染机会。洗澡应选择淋浴方式。

6.尿细菌学检查护理

(1)应用抗生素前或停药5天后收集标本。

(2)尿在膀胱内6~8小时,选取晨起第一次尿。

(3)留取标本前用肥皂水清洗外阴,不宜使用消毒剂,严格无菌操作留中段尿。

(4)尿在1小时内送检,以防杂菌生长,否则应冷藏保存。

7.心理护理

对于急性期患者,应耐心解释本病预后,树立战胜疾病的信心;对于慢性期患者出现的焦虑情绪,及时给予安慰,并宣传疾病的防治知识。

【健康教育】

(1)保持规律生活,避免劳累,坚持锻炼,增加抵抗力。

(2)多饮水、勤排尿、勿憋尿。多饮水、勤排尿是预防尿路感染简单有效的护理措施。

(3)女性注意经期、妊娠期、产褥期卫生;女婴注意尿布及会阴部清洁。

(4)性生活后立即排尿,并口服1次抗菌药;注意会阴清洁,每日清洗;不穿紧身裤。

(5)严格掌握尿路器械检查指征,检查后多饮水,遵医嘱用药。膀胱-输尿管反流者,需要"二次排尿",即每次排尿数分钟后再排尿1次。

(6)定期复查,积极治疗全身疾病,解除尿路梗阻。

（王　雪）

第六节　慢性肾衰竭患者的护理

在各种慢性肾脏疾病(原发性和继发性)的基础上,缓慢出现肾功能进行性减退,最终出现以代谢产物潴留,水、电解质、酸碱平衡紊乱为主要表现的一组临床综合征。

【病因及发病机制】

1.病因

(1)原发性肾脏疾病　如肾小球肾炎、慢性肾盂肾炎等,其中慢性肾小球肾炎是我国最常见导致慢性肾衰竭的病因。

(2)继发于全身疾病的肾脏病变　如高血压肾小动脉硬化症、系统性红斑狼疮、过敏性紫癜、糖尿病等引起的肾损害,最后均可导致慢性肾衰竭。

(3)慢性尿路梗阻性肾病　如结石、前列腺肥大等。

(4)先天性疾病　如多囊肾、遗传性肾炎、肾发育不良等均可导致肾衰竭。我国以慢性肾小球肾炎、梗阻性肾病、糖尿病肾病、狼疮肾炎、高血压肾小动脉硬化症等较多见。

2.发病机制

(1)肾小球高滤过学说　各种病因引起肾单位破坏,单个健存肾单位的肾小球滤过率增高、血浆流量增高和毛细血管跨膜压增高,加重肾小球进行性损伤,导致肾小球硬化和健存肾单位进一步减少。

(2)矫枉失衡学说 肾小球滤过率下降引起某些物质代谢失衡,机体在纠正这些不平衡时进行了代偿性调节,但在调节过程中又导致了新的不平衡,造成了机体的损害。

(3)肾小管高代谢学说 健存肾单位的肾小管的高代谢状态,可导致氧自由基产生增多,加重细胞和组织损伤,引起肾脏损害。

(4)其他 脂质代谢紊乱、细胞因子和生长因子介导肾损害、尿蛋白和高蛋白饮食等均可加速肾小球的硬化。

【分期】

根据肾功能损害程度我国将慢性肾衰竭分为 4 期:肾功能代偿期、肾功能失代偿期、肾衰竭期、尿毒症期(表 4 - 6 - 1)。

表 4 - 6 - 1 慢性肾衰竭分期

各期名称	内生肌酐清除率 (ml/min)	肾小球滤过率	血肌酐(μmol/L)	症状
肾功能代偿期	50~80	50%~80%	133~177	无
肾功能失代偿期	25~50	25%~50%	178~450	轻
肾衰竭期	10~25	10%~25%	451~706	全身症状
尿毒症期	<10	<10%	≥707	严重

【临床表现】

1. 消化系统

初期表现为食欲减退、腹部不适,是最早、最常出现的症状。此外患者多有恶心、呕吐、呃逆、腹泻、消化道出血、口腔氨臭味。上述症状的产生与体内毒素刺激胃肠黏膜,水、电解质平衡紊乱,代谢性酸中毒等因素有关。

2. 循环系统

(1)高血压、左心室肥大 大部分患者有不同程度的高血压,主要与水钠潴留有关,部分也与肾素活性增高有关。

(2)心力衰竭 常见死亡原因,左心衰为主,与高血压、水钠潴留、贫血、尿毒症性心肌病等有关。

(3)尿毒症性心包炎 尿毒症性心包炎可为干性心包炎,表现为胸痛、心前区可听到心包摩擦音,少数患者可为心包积液,多与尿毒症毒素沉着有关。尿毒症性心包炎是病情危重的表现之一。

(4)动脉粥样硬化 患者常有高甘油三酯血症及轻度胆固醇升高,动脉粥样硬化发展迅速,是主要死亡原因之一。

3. 血液系统

(1)贫血 贫血是尿毒症必有的症状,为正色素正细胞性贫血。导致贫血的主要原因是由于肾脏促红细胞生成素(EPO)生成减少,称为肾性贫血。其他原因包括铁摄入不足、叶酸缺乏、营养不良、失血、感染等。

(2)出血倾向　常表现皮肤瘀斑、鼻出血、呕血和便血,重者出现消化道出血和颅内出血。其原因与血小板功能障碍以及凝血因子缺乏有关。

(3)白细胞异常　白细胞功能下降,易感染,以肺部及泌尿系统感染多见,为主要死亡原因之一。

4.神经、肌肉系统

(1)中枢神经系统　肾衰早期常出现精神萎靡、疲乏、失眠,逐渐出现精神异常,幻觉、抑郁、淡漠,严重者昏迷。

(2)周围神经病变　常发生于肾衰晚期,表现为下肢远端麻木、疼痛、感觉异常等。尿毒症时可出现肌肉震颤、痉挛、肌无力和肌肉萎缩等。

5.内分泌系统

(1)营养失调　表现为低蛋白血症和消瘦。其发生原因与长期恶心、呕吐使蛋白质摄入不足,出现负氮平衡及低蛋白血症有关。

(2)脂肪代谢紊乱　表现为高脂血症。

(3)糖代谢紊乱　尿毒症时毒素可干扰胰岛素作用,且加强外周组织对胰岛素的抵抗性,故可表现空腹血糖轻度升高,糖耐量异常。

(4)性功能障碍　女性患者常表现月经不规则甚至闭经、不孕。男性患者常有阳痿、不育等。

6.呼吸系统

酸中毒时表现为深大呼吸,代谢产物潴留可引起尿毒症性支气管炎、肺炎、胸膜炎,肺功能下降。

7.皮肤

尿毒症患者因贫血出现面色苍白或黑色素沉着呈黄褐色、失去光泽,称为尿毒症面容。同时伴有皮肤干燥、脱屑,后期皮肤瘙痒,因尿素随汗液排出,形成尿素霜刺激皮肤引起瘙痒,皮肤瘙痒也与甲状旁腺功能亢进引起的钙沉着于皮肤有关。

8.水、电解质、酸碱平衡紊乱

(1)脱水或水肿　因肾小管浓缩功能差而致多尿、夜尿多,又常有畏食、呕吐或腹泻,易引起脱水,晚期患者尿量可少于 400ml/d。另一方面肾脏排水能力差,当水、钠的摄入量增加而不能相应地排泄,则引起水、钠潴留,出现水肿、高血压甚至心力衰竭。大量应用强有力的利尿剂可引起低钠血症,容易脱水和水肿。

(2)钠平衡失调　高钠或低钠血症。

(3)低钾或高钾　肾衰晚期,钾平衡失调多见。由于利尿、呕吐、腹泻、摄入不足可出现低血钾。终末期患者常发生高血钾,主要因进食水果、肉类多,尿量少及使用保钾利尿药造成。

(4)代谢性酸中毒　尿毒症患者都有轻重不等的代谢性酸中毒。因肾脏对酸碱平衡的调节能力下降,导致酸性代谢产物在体内潴留。

9.钙磷代谢紊乱

表现为低钙血症与高磷血症。部分患者可出现纤维囊性骨炎、骨软化症、骨质疏松症等,称为肾性骨营养不良症,简称肾性骨病。其发生机制与活性维生素 D_3 不足、继发性甲状旁腺功能亢进有关。

10.感染

感染是慢性肾衰竭患者主要死因之一,其发生与机体免疫功能低下、白细胞功能异常、淋巴细胞减少和功能障碍等有关。常发生于肺部、尿路和皮肤等部位。

【医学检查】

1.血常规

贫血,血红蛋白多在 80g/L 以下,最低达 20g/L,白细胞与血小板正常或偏低。

2.尿液检查

尿蛋白＋～＋＋＋,晚期可呈阴性。尿沉渣检查可见颗粒管型和蜡样管型,对本病有诊断意义。同时可见红细胞、白细胞,若数量增多表示病情活动或有感染。尿量可正常但夜尿多,尿渗透压、尿比重低,严重者尿比重固定在 1.010～1.012。

3.生化检查

血肌酐、尿毒氮升高,内生肌酐清除率降低。血钙偏低,血磷增高,血清钾、钠浓度可正常、降低或增高,有代谢性酸中毒等。

4.影像学检查

B超或彩超检查示双肾体积小,肾萎缩,肾图示双肾功能明显受损。

【治疗原则】

1.治疗原发病、纠正加重肾衰的可逆因素

如防止水电解质紊乱、感染、尿路梗阻、心力衰竭等,是防止肾功能进一步恶化,促使肾功能有不同程度恢复的重要措施。

2.延缓慢性肾衰竭的发展

(1)必需氨基酸或 α-酮酸　慢性肾衰竭时,低蛋白饮食虽可降低血中含氮的代谢产物,但如摄入低蛋白饮食的时间超过 2 周则会发生蛋白质营养不良,所以需要加用必需氨基酸才能使患者长期维持较好的营养状态。另外,必需氨基酸在合成蛋白质的过程中能利用部分尿素,使血尿素氮下降,改善尿毒症症状。

(2)增加肾血流量　遵医嘱给予前列腺素 E_1、前列地尔等增加肾血流量。

3.对症治疗

(1)控制高血压　严格、有效控制血压是延缓慢性肾衰进行性发展的重要措施之一。容量依赖型患者,应限水钠、配合利尿药及降压药等综合治疗;对肾素依赖型高血压,应首选血管紧张素转换酶抑制剂(ACEI)或血管紧张素 II 受体拮抗剂(ARB),用药过程中注意药物不良反应。高血压脑病患者需迅速按医嘱快速降压、控制抽搐和降低颅内压,并观察降压药物不良反应,及时记录。

(2)贫血的治疗　肾性贫血者给予促红细胞生成素,同时静脉补充铁剂,严重贫血者可适当输新鲜血。有出血倾向应避免应用抑制凝血药物如解热镇痛剂、右旋糖酐及纤溶药物,以免诱发出血。

(3)纠正水、电解质和酸碱平衡失调。

1)水、钠平衡失调:明显水肿、高血压时,使用利尿剂;严重水钠潴留、急性左心衰者,尽早透析治疗。轻度低钠血症,不必处理,稀释性低钠血症时,若血钠低于 130mmol/L,且有相应症状时,可适量补钠。

2)高钾血症:密切监测血钾的浓度,当血钾超过 6.5mmol/L,心电图表现异常变化时,应在透析前给予紧急处理:①10％葡萄糖酸钙 10～20ml 稀释后缓慢静注,拮抗钾离子对心肌的毒害作用。②5%碳酸氢钠 100～200ml 静滴,以纠正酸中毒并促进钾离子向细胞内转移。③使用利尿剂如呋塞米,促进钾离子的排出。④50%葡萄糖 50ml 加普通胰岛素 10U 缓慢静注,以促进糖原合成,使钾离子向细胞内转移。

3)代谢性酸中毒:酸中毒不严重可口服碳酸氢钠 1～2g,每日 3 次。酸中毒明显时,应静脉补碱。在纠正酸中毒过程中同时补钙,防止低钙引起的手足抽搐。必要时透析治疗。

4)钙、磷代谢紊乱:对于高血磷、低血钙者应口服葡萄糖酸钙,同时限制磷的摄入。对于血磷正常、低血钙、或继发性甲状旁腺功能亢进者,给予 1,25 -(OH)$_2$D$_3$ 口服,有助于纠正低钙血症和治疗继发性甲状旁腺功能亢进。

4.透析治疗

透析治疗是根据半透膜原理,清除体内代谢产物和多余水分,纠正水、电解质平衡紊乱的一种治疗方法。包括血液透析和腹膜透析。透析疗法可代替失去功能的肾脏排泄各种毒物,减轻症状,维持生命。参见本章"血液净化治疗患者的护理"。

5.肾移植

肾移植为目前终末期肾衰竭治疗最有效的方法。慢性肾衰竭的患者,经保守治疗无效时,应考虑做肾移植。成功的肾移植可使肾功能恢复正常,但需长期使用免疫抑制剂,防止排斥反应的发生。

6.中医治疗

在西医治疗基础上,进行中医辨证论治,加用冬虫夏草、黄芪、川芎等中药,有助于保护残肾功能,延缓肾衰竭的进展程度。

【护理诊断/问题】

(1)体液过多 与肾小球滤过功能降低导致水钠滞留或补液不当等因素有关。

(2)营养失调:低于机体需要量 与食欲减退、消化吸收功能紊乱、长期限制蛋白质摄入等有关。

(3)有皮肤完整性受损的危险 与皮肤水肿、瘙痒、凝血机制异常、机体抵抗力下降有关。

(4)有感染的危险 与营养不良、贫血、机体抵抗力下降有关。

(5)活动无耐力 与并发心脏病变、贫血、水电解质和酸碱平衡紊乱有关。

(6)潜在并发症:水、电解质、酸碱平衡紊乱。

【护理措施】

1.休息与活动

慢性肾衰竭期应卧床休息以减轻肾脏负担,当出现烦躁不安、抽搐或昏迷时应有专人护理,采取保护性措施。若出现中度以上水肿如中重度高血压、严重贫血、肉眼血尿或少尿、肺部感染、心功能不全和肾衰中晚期以卧床休息为主。在病情稳定期,可进行轻松活动,如散步、太极拳、气功等,并评价活动耐受情况。

2.病情观察

监测患者是否出现意识改变如嗜睡、谵妄、昏迷等。观察患者有无恶心、呕吐、顽固性呃逆与消化道出血症状。注意血压、心率与心律,有无心衰及心包摩擦音。了解患者贫血的进展及有无出血倾向。密切观察有无电解质紊乱表现,如低血钾,同时观察患者体重、尿量变化,以及液体出入量情况,并正确进行记录。

3.饮食护理

饮食原则为给予高维生素、高热量、优质低蛋白,低磷、高钙饮食。

(1)蛋白质　限制蛋白质的摄入,且饮食中50%以上的蛋白质为优质蛋白,如鱼、瘦肉、鸡蛋、牛奶为主,忌豆制品、花生等植物蛋白。

(2)热量　供给患者足够热量,以减少体内蛋白质的消耗。一般每天供应的热量为126～147kJ/kg(30～35kcal/kg),主要由碳水化合物和脂肪供能。主食最好采用麦淀粉、藕粉、薯类等。同时供给富含维生素C和B族维生素的食物。对已开始透析的患者,应改为透析饮食。

(3)改善食欲　提供整洁、舒适的进食环境,提供色、香、味俱全的食物,少量多餐。

(4)监测肾功及营养　定期对患者的营养状况进行评估,监测患者的体重、血肌酐、血尿素氮、血清白蛋白及血红蛋白水平等。

4.对症护理

(1)胃肠道症状　注意口腔护理和饮食调节,对顽固性呃逆者可用耳针、针灸或肌内注射哌甲酯(利他林)。

(2)神经系统症状　应安置患者于光线较暗的病室,注意安全,适量使用镇静剂。

(3)心血管系统症状　高血压脑病患者需迅速按医嘱快速降压、控制抽搐降低颅内压。出现急性肺水肿或严重心律失常时,应积极配合抢救。

(4)造血系统症状　有出血倾向者应避免应用抑制凝血药物如解热镇痛剂、右旋糖酐及纤溶药物,以免诱发出血,出血严重者除局部止血外,应防止局部黏膜受刺激,必要时可输鲜血。

(5)少尿、高钾血症　①观察血钾检验报告和心电图情况,及时与医师取得联系。②采集血钾标本时针筒要干燥,采血部位结扎勿过紧,血取出后沿试管壁缓慢注入,以防溶血。③忌进含钾量高的食物和药物。④忌输库存血。

5.用药护理

遵医嘱应用促红细胞生成素,每次皮下注射应更换注射部位,治疗期间注意严格控制血压。观察药物疗效及头痛、血管通路栓塞、高血压脑病等不良反应。嘱患者慎用有肾毒性作用的药物,避免加速肾功能损害。

6.心理护理

护理人员应鼓励患者参加力所能及的社会活动,争取工作单位和家属配合,帮助患者适应特殊治疗要求,培养自我护理能力。

【健康教育】

(1)疾病知识指导,注意做到"四防",即防潮、防凉、防劳累、防感染。

(2)保持乐观情绪。

(3)坚持治疗饮食,给予低盐、低优质蛋白饮食,保证足够热量供给,选择适合自己病情的食物品种和数量。

(4)维持出入液平衡,控制血压。

(5)告知患者必须遵医嘱用药,避免使用肾毒性药物,如氨基糖苷类抗生素等。

(6)鼓励患者坚持透析或做肾移植。

(7)定期复查肾功能、血清电解质等,准确记录每日的尿量、血压、体重,依病情变化随诊。

(王　雪　周英凤)

第七节 急性肾衰竭患者的护理

急性肾衰竭是由于各种病因引起的短期内(数小时或数天)肾功能突然下降而出现的临床综合征。临床表现为肾小球滤过率明显降低所致的血肌酐和尿素氮升高,以及肾小管重吸收和排泌功能障碍所致的水、电解质、酸碱平衡失调。急性肾衰竭有广义和狭义之分,广义的急性肾衰竭按病因分为肾前性、肾性、肾后性。狭义的急性肾衰竭是指急性肾小球坏死。

【病因及发病机制】

1. 肾前性急性肾衰竭

肾前性急性肾衰竭指各种原因引起的肾血流灌注不足所致的肾小球滤过率降低,肾实质组织结构完好。如能及时恢复肾血流灌注,肾功能可很快恢复。

(1)急性血容量不足 ①消化道失液:如呕吐、腹泻等。②各种原因引起的大出血:大量出血引起的休克和血容量不足,有时两者共存,肾严重灌注不足,肾小球滤过率下降。肾小管变性及坏死是常见急性肾衰竭的原因。③皮肤大量失液:见于中暑及大量出汗未及时补充血容量。④第三间隙失液:如大面积烧伤、腹膜炎、坏死性胰腺炎,大量液体进入第三间隙,引起严重血容量不足,导致肾衰竭。⑤过度利尿:利尿可引起失水失盐。

(2)心血管疾病 由于心排血量严重不足导致肾灌注不足,见于下列情况:①充血性心力衰竭。②急性心肌梗死:尤其合并心源性休克或严重心律失常,更易合并急性肾衰竭。③心包填塞:此时体循环淤血严重影响心排血量。④肾动脉栓塞或血栓形成。⑤大面积肺梗死。⑥严重心律失常。

(3)末梢血管扩张或感染中毒性休克 此时有效循环血量重新分布,见于血压降低过快过猛或感染。

(4)肾血管阻力增加 见于大手术后及麻醉时、肝肾综合征、前列腺素抑制剂引起前列腺素分泌减少。

2. 肾性急性肾衰竭

肾性急性肾衰竭是肾实质损伤所致,损伤累及肾单位和肾间质。

(1)急性肾小管坏死 见于各种休克、急性溶血综合征、妊娠期高血压疾病。

(2)急性肾毒性物质损害 ①抗生素:氨基糖苷类、磺胺类药物等易造成肾脏的损害。②造影剂:包括各种含碘造影剂。③重金属盐类:如汞、铅、铀、金、铂、铬、砷、磷等。④工业毒物:如氰化物、甲醇、四氯化碳、甘油、杀虫剂、除草剂等。⑤生物毒:如蛇毒、蜂毒、斑蝥毒、鱼胆毒等。⑥其他:环孢素、大剂量静点甘露醇等。

(3)肾小球疾病 如肾小球肾炎、肾病综合征、急进性肾炎、肺出血肾炎综合征、血清病等。

(4)急性间质性肾炎 是一组引起肾间质损害的疾病,病因非常复杂。常见的如肾脏感染性疾病、肾脏毒性物质、X线长时间照射及各种药物中毒引起肾间质损害。

(5)肾血管性疾患 如肾动脉栓塞和血栓形成腹主动脉瘤、肾静脉血栓形成等。

3. 肾后性急性肾衰竭

由于急性尿路梗阻所致,梗阻可发生在从肾盂至尿路任一水平。肾后性急性肾衰竭的肾功能多可在梗阻解除后得以恢复。常见病因有前列腺增生、肿瘤、神经源性膀胱、输尿管结石、肾乳头坏死堵塞、腹膜后肿瘤压迫等。

【临床表现】

急性肾衰竭临床上将其分为起始期、维持期及恢复期三个阶段。

1. 起始期

起始期指肾脏受到各种因素的作用而发生损伤的过程。此期尚未发生明显的肾实质损伤,此阶段常可预防肾衰发生。一般持续数小时至几天。但随着肾小管上皮细胞发生明显损伤,GFR逐渐下降进入维持期。

2. 维持期

维持期又称少尿期,一般持续1~2周,轻则数小时,很少超过4周,若超过4周提示肾皮质坏死,肾乳头坏死等。维持期持续愈久,预后愈差。随着肾功能减退,临床上均可出现一系列尿毒症表现。

(1)消化系统症状　常为首发症状,表现食欲减退、恶心、呕吐、腹胀、腹泻等,严重者可发生消化道出血。

(2)呼吸系统症状　主要表现为急性肺水肿和肺部感染,可出现呼吸困难、咳嗽、憋气、胸痛等症状。

(3)循环系统症状　出现高血压、心力衰竭和急性肺水肿表现,也可因毒素潴留、电解质紊乱、贫血及酸中毒等出现各种心律失常及心肌病变。

(4)神经系统症状　出现意识障碍、躁动、谵妄、抽搐、昏迷等尿毒症脑病表现。

(5)血液系统症状　表现为贫血、白细胞升高、血小板减少及功能障碍、出血倾向。

(6)感染　其发生与免疫力低下、营养不良等因素有关。常见感染部位为肺部、泌尿道、皮肤等。如并发多脏器功能衰竭,病死率可高达70%以上。

(7)水、电解质和酸碱平衡失调　①水过多:多于少尿、水钠潴留、大量输液时发生。表现为稀释性低钠血症、高血压、心力衰竭、急性肺水肿和脑水肿等。②代谢性酸中毒:由于酸性产物生成增多,且酸性代谢产物排出减少所致。③高钾血症:产生原因与肾脏排钾减少、感染、高分解状态、代谢性酸中毒引起。表现为恶心、呕吐、四肢麻木、烦躁、胸闷等症状,严重者可出现心律失常和心脏骤停。高钾血症是急性肾衰竭最严重的并发症,是起病第一周死亡最常见的原因。④低钠血症:由于水潴留引起稀释性低钠血症,或呕吐、腹泻引起钠盐丢失过多。严重时表现为脑水肿。⑤其他:低钙、高磷、低氯血症等。

3. 恢复期

尿量逐渐恢复正常,肾功能基本恢复,病情稳定,各项化验指标平稳。进入恢复期说明病情趋向好转。尿量进行性增加可达3000~5000ml/d,早期肌酐、尿素氮仍可上升,可有高钾血症,后期随着尿量增多血尿素氮、肌酐等逐渐下降,尿毒症症状也随之好转,后期易出现低钾血症。此外,此期仍易发生感染、心血管并发症和上消化道出血等。恢复期一般持续1~3周。肾小管的功能恢复时间相对慢一些,需3~6个月恢复正常。部分患者留有不同程度的肾脏结构和功能损害。

【医学检查】

1. 血液检查

(1)血常规　轻至中度贫血,白细胞增多,血小板减少。

(2)血尿素氮和肌酐　无并发症时,每日血尿素氮约上升3.6~7.1mmol/L、血肌酐约上升 44.2～88.4μmol/L;在高分解状态时,每日血肌酐可升高 176.8μmol/L 或以上。

(3)电解质　血清钾升高＞5.5mmol/L。血清钠正常或偏低,血清钙降低,血清磷升高。

(4)血 pH　低于 7.35。

2.尿液检查

(1)尿量　少尿型,每日尿量在 400ml 以下;非少尿型尿量正常或增多。

(2)尿常规　外观混浊,尿色深、有时呈酱油色;尿比重低且固定,在 1.015 以下;尿呈酸性;尿蛋白定性＋～＋＋＋;尿沉渣镜检可见肾小球上皮细胞、上皮细胞管型、颗粒管型及少许红细胞、白细胞等。

(3)尿渗透浓度与血渗透浓度之比低于 1:1;尿肌酐与血肌酐之比常低于 10;尿钠增高,多在 40～60mmol/L;钠滤过排泄分数大于 1;肾衰指数常大于 1。

3.影像学检查

B 超检查双肾多正常或增大;肾活检可确定病理类型。

【治疗原则】

1.积极治疗原发病、去除病因

首先纠正可逆的病因,如各种严重外伤、心力衰竭、急性失血等,应积极扩容、处理血容量不足、休克和感染等。停用影响肾灌注或具有肾毒性的药物。

2.维持体液平衡

坚持"量出为入"的原则,控制液体入量。每天入液量可按前一天尿量加 500ml 计算。透析治疗者进液量可适当放宽。

3.高钾血症

最有效方法为透析治疗。高钾血症的防治同慢性肾衰竭。密切监测血钾浓度,当血钾超过 6.5mmol/L 时,应在透析治疗前给予相应处理,参见本章第六节"慢性肾衰竭患者的护理"。

4.代谢性酸中毒

给予 5％碳酸氢钠 100～250ml 静滴。严重酸中毒者行透析治疗。

5.感染

尽早根据细菌培养和药物敏感试验结果应用抗生素。尽量选择无肾脏毒性的抗生素,按照内生肌酐清除率调整剂量。

6.透析治疗

透析治疗的指征为明显尿毒症,包括心包炎、严重脑病、高钾血症、严重代谢性酸中毒、容量负荷过重且对利尿剂治疗无效者。可选择间歇性血液透析、腹膜透析或连续性肾脏替代治疗。主要目的为尽早清除过多的水和毒素;纠正高钾血症和代谢性酸中毒;有助于补充热量、蛋白等营养物质;利于肾损伤细胞的修复和再生。

7.心衰治疗

处理方法同一般的心力衰竭。主要为扩血管治疗为主,不建议使用洋地黄药物,洋地黄药物应用与急性肾衰竭患者疗效差且易发生洋地黄中毒。对于循环负荷过重的心衰应尽早进行透析治疗。

8.恢复期治疗

继续病因治疗外,一般无需特殊治疗,注意营养,避免使用损害肾脏的药物。

【护理诊断/问题】

(1)体液过多　与急性肾衰竭致肾小球滤过功能受损、水分控制不严有关。

(2)营养失调:低于机体需要量　与食欲减退、限制蛋白质摄入、透析等原因有关。

(3)有感染的危险　与饮食限制蛋白质摄入、机体抵抗力低下及侵入性操作有关。

(4)恐惧　与肾功能急剧恶化、病情重等因素有关。

(5)潜在并发症:水、电解质、酸碱平衡失调。

(6)潜在并发症:高血压脑病、急性左心衰竭、心律失常、心包炎、DIC、多脏器功能衰竭等。

【护理措施】

1.休息与活动

安置患者绝对卧床休息以减轻肾脏负担,注意活动下肢,防止静脉血栓形成;床铺、衣裤干燥平整、柔软,防止皮肤破损;操作尽量集中进行,避免影响患者的休息。

2.饮食护理

(1)限制蛋白质摄入,降低血尿素氮,减轻尿毒症症状,可给予高生物效价优质蛋白质(如瘦肉、鱼、禽、蛋、奶类)饮食,摄入量为 0.8g/(kg·d);接受透析的患者给予高蛋白饮食,蛋白摄入量为 1.0~1.2g/(kg·d)。

(2)保证热量供给:低蛋白饮食的患者需注意提供足够的热量,以减少体内蛋白质的消耗,保持机体的正氮平衡。热量供给一般为 135~145kJ/(kg·d),主要由碳水化合物和脂肪供给。饮食宜清淡流质饮食或半流质饮食。为摄入足够的热量,可食用植物油和食糖,并注意供给富含维生素 C、维生素 B 族和叶酸的食物。必要时静脉补充营养物质。

(3)维持水平衡:少尿期应严格计算 24 小时的出入液量,按照"量出为入"的原则补充入液量。

(4)尽可能减少钠、钾、氯的摄入量。不能经口进食者可用鼻饲或肠外营养。

3.病情观察

对急性肾衰竭患者应进行临床监护,监测的内容包括:①严格记录患者 24 小时的液体出入量,入量包括饮水量、补液量、食物所含水量等,出量包括尿量、呕吐物、粪便、透析的超滤液量等。②定期测量患者的生命体征、意识变化。③观察水肿的情况,包括水肿的分布、部位、特点、程度及消长等,定期测量患者的体重、腹围,观察患者有无出现胸腔积液、腹腔积液等全身严重水肿的征象及水中毒或稀释性低钠血症的症状,如头痛、嗜睡、意识障碍、共济失调、昏迷、抽搐等。④观察患者有无出现呼吸道、尿道、皮肤、胆道、血液等部位感染的征象。⑤配合医生做好肾功能各项指标和血钠、血钾、血钙、血磷、血 pH 等变化的观察,并进行心电监护,若患者出现心律不齐、肌无力、心电图改变,提示可能发生高钾血症,若出现手指麻木、抽搐、易激惹,考虑可能发生低钙血症。⑥监测重要器官的功能情况,如有无上消化道出血、心衰、肺梗死、高血压脑病等表现。

4.用药护理

遵医嘱对心衰患者使用利尿剂和血管扩张剂,观察利尿、降压效果及副作用。发生高血钾时配合医生进行紧急处理。

5.防治感染

常见呼吸道、尿路、血液、胆道、皮肤等部位的感染,且金黄色葡萄球菌、肠球菌等引起的医院内感染日渐增多,故应采取切实措施,在护理的各个环节预防感染的发生。①尽量将患者安置在单人房间,做好病室的清洁消毒,减少探视人员和时间。②注意无菌操作,透析的各个环节应严格执行无菌操作,置管处每日严格按无菌原则进行换药。需留置尿管的患者应加强消毒、定期更换尿管和进行尿液检查。③协助卧床患者定期翻身,防止压疮和肺部感染的发生;协助做好口腔护理,保持口腔清洁、舒适,以促进食欲,饭后漱口。

6. 心理护理

体贴、关心患者,解释本病的有关知识,指导患者避免和消除精神紧张、恐惧、焦虑等不良心理反应,以免加重病情、加速肾功能的衰退。安慰患者及家属,使患者或家属掌握有关急性肾衰的治疗知识,慎用肾毒性抗生素,树立战胜疾病的信心。

【健康教育】

(1)向患者及家属讲述急性肾衰竭的临床过程和早期透析治疗的重要性,以减轻其不安和恐惧的心理,指导患者保持乐观情绪,配合治疗和护理。

(2)告知患者与家属有关的家庭护理知识:①恢复期患者应加强营养,注意合理膳食,增强体质,适当锻炼。②注意个人清洁卫生,注意保暖,防止受凉、受潮,注意预防呼吸道、皮肤等感染。③不使用对肾功能有害的药物,尽量避免使用大剂量造影剂的医学检查。④避免妊娠、手术、外伤等。⑤定期门诊随访,监测肾功能、尿量等。

（郑　瑾）

第八节　血液净化治疗患者的护理

一、血液透析

血液透析简称血透,是最常用的血液净化方法之一。血透是利用半透膜,将患者的血液与含一定化学成分的透析液分别引入透析器内半透膜的两侧,经弥散和对流的作用,两侧物质进行物质交换达到平衡,以清除血中代谢废物,纠正电解质和酸碱失衡的状态,并清除多余的水分。血液透析能部分替代肾脏功能,清除血液中蓄积的毒素,纠正体内水、电解质紊乱,维持酸碱平衡。

【透析装置】

透析装置主要包括透析器、透析液、透析机与供水系统等。

1. 透析器

透析器是血液透析溶质进行物质交换的场所,目前最常用的透析器为中空纤维型,每个透析器由 $8000\sim12000$ 根直径 $200\mu m$ 的空心纤维组成。空心纤维壁就相当于半透膜。血液透析时,血液从空心纤维管腔内流过,空心纤维管外充满了透析液,它的流动方向与血流方向相反。

透析膜孔径大小在一定范围内,使得膜两侧溶液中的小分子溶质和水分子可自由通过,而大分子(多肽、蛋白质)、血细胞和细菌等则不能通过。透析前,患者体内的肌酐、尿素氮等有毒物质会弥散到透析液中,而患者所需的物质也会从透析液弥散到血液中而得到补充。因而,透析可以快速纠正肾衰时产生的高尿素氮、高肌酐、高血钾、低血钙、酸中毒等代谢紊乱。同时,通过半透膜两侧的跨膜压力达到超滤脱水的目的,纠正肾衰时的水过多,达到"人工肾"的目的。

2.透析液

透析液分为碳酸氢盐和醋酸盐透析液。前者在体内无需转换,直接被人体吸收,更符合生理要求,纠正酸中毒迅速,不良反应少,现已取代醋酸盐透析液在临床广泛使用。透析液的成分包括钠、钾、钙、镁、氯、碳酸氢盐和葡萄糖。

3.透析机与透析用水

透析机包括血泵及各种透析监测系统。目前最好的透析用水是反渗水,它是用按一定比例稀释浓缩透析液达到生理要求的。反渗水的特点是无离子、无有机物、无菌,用于稀释浓缩透析液。透析机按一定比例稀释浓缩的透析液达到生理要求,按设定温度和流量供应透析液,通过调节透析液一侧的负压实现预定脱水量,用血泵维持血流量,用肝素泵调节肝素用量。同时,透析机的监测系统用于监测透析液的浓度、温度、流量和压力,透析膜有无破损等。

【适应证与相对禁忌证】

1.适应证

(1)急性肾衰竭 透析指征参见本章第七节"急性肾衰竭患者的护理"。

(2)慢性肾衰竭 非糖尿病肾病、糖尿病肾病、高钾血症、代谢性酸中毒、高磷血症、贫血等,可提前开始透析。

(3)急性药物或毒物中毒 镇静安眠药如巴比妥类、地西泮、氯丙嗪、水合氯醛等,抗抑郁药、洋地黄类药物或有机磷、四氯化碳等毒物中毒,可采用透析治疗。

(4)其他 如严重水、电解质及酸碱平衡紊乱,经常规治疗难以纠正者。

2.相对禁忌证

血透无绝对禁忌,相对禁忌证有严重低血压、休克、严重出血或感染、心衰、心律失常、心梗、恶性肿瘤晚期、极度衰竭、精神失常等。

【血管通路】

血管通路是指将血液从人体引出至透析器,进行透析后再返回到体内的通路。血管通路是进行血液透析的必要条件,分为临时性和永久性两类。临时性血管通路用于紧急透析和长期维持性透析内瘘未形成前,主要为中心静脉留置导管。永久性血管通路用于长期维持性透析,主要指自体动静脉内瘘。

1.中心静脉留置导管

常用血液透析的中心静脉留置导管有两个腔,静脉腔开口于导管前端,用于回血至患者体内,动脉腔开口由数个侧孔构成,用于将血液引出至透析器。置管部位常选择颈内静脉、股静脉和锁骨下静脉。其优点是置管术操作相对简单,可在床边完成,置管后可立即使用,提供的血流量充分。缺点是感染发生率高,使用时间相对较短。

中心静脉留置导管的护理:①保持局部皮肤清洁干燥,沐浴时避免导管出口处局部皮肤淋湿。②观察有无感染征象。③避免剧烈活动、牵拉致导管脱出。④透析专用,不可输液、抽血、输血等。

2.自体动静脉内瘘

自体动静脉内瘘是维持性血液透析患者最常用的血管通路。内瘘成形术指经外科手术将表浅、毗邻的动静脉直接做吻合,使静脉血管动脉化,形成皮下动静脉内瘘。常用的血管有桡动脉与头静脉、肱动脉与头静脉等。内瘘成熟的表现为吻合口血管有明显震颤或搏动,血管明显增粗、血管壁明显增厚、血管显露于皮肤表面。内瘘成熟至少需要1个月,最好在术后2~3个月开始使用。内瘘的优点是感染的发生率低,使用时间长。缺点是手术后不能立即使用,待内瘘成熟时间长,且每次透析均需穿刺血管。由于经常穿刺血管,可发生皮下血肿、血栓、感染、假性动脉瘤等。

动静脉内瘘的护理:①慢性肾衰竭患者保守治疗期间注意保护一侧上肢静脉。②术后防伤口感染,早期功能锻炼。③待内瘘成熟后(术后2~3周)再使用。④不要在瘘侧肢体采血、输液及测血压,避免受压。⑤严格无菌操作,技术熟练,一次成功。⑥透析完毕拔针后,压迫力量适当,免造成栓塞。⑦注意内瘘的自我保护:瘘侧肢体不要持重物;避免冷刺激;避免外力压迫或碰撞;经常自我判断通畅情况;观察局部情况,发现异常及时与医生联系。

【血液透析时肝素的使用】

肝素是血透最常用的抗凝剂,使血液在透析器和透析管路中保持流动状态,保证血透治疗的顺利实施。血透时肝素的使用方法包括:①常规肝素化,即全身肝素化。适用于无出血倾向和无显著的脂质代谢和骨代谢异常的患者。②小剂量肝素化,适用于有出血倾向、有心包炎或出血病史的患者。③低分子量肝素,因对凝血酶活性影响小,因此能减少出血的不良反应。④无肝素透析,适用于有明显出血、高危出血倾向的患者。⑤局部枸橼酸抗凝法,用于有高危出血倾向、不宜使用肝素的患者。

【血液透析患者的护理】

1. 透析前的护理

①向患者介绍透析相关知识及注意事项,消除恐惧心理,取得配合。②观察患者生命体征、透析机各项指标、相关数值并记录。③了解患者透析方法、透析次数、透析时间及抗凝剂的应用情况。检查血管通路是否通畅,局部有无感染、渗血、渗液等。④透析前取血标本送检,监测指标及频率。

2. 透析过程观察及常见并发症的处理

(1)低血压　是透析过程中最常见的并发症之一。预防及处理措施:①严格掌握脱水量。②避免透析前服用降压药。③尽量选用碳酸氢盐透析液。④减慢血流速度,停止超滤,给予吸氧。⑤在血管通路输注生理盐水或静推高渗葡萄糖液或高渗盐水。⑥必要时加用升压药。

(2)失衡综合征　指透析中或透析结束后不久出现以神经精神症状为主的临床综合征,多发生于严重高尿毒氮血症的患者接受透析之初。表现为头痛、恶心、呕吐、躁动,严重者表现为抽搐、昏迷等。预防及处理措施:①缩短首次透析时间,一般不超过4小时。②透析脱水速度不宜太快。③给予输注生理盐水或静推高渗葡萄糖液或高渗盐水。④试用含钠较高透析液配方。

(3)肌肉痉挛　多出现在透析中后期,主要表现为足部肌肉、腓肠肌痉挛疼痛。预防及处理措施:①严格控制透析间期体重增加水平。②采用高钠透析、碳酸氢盐透析。③纠正电解质紊乱。④加强肌肉锻炼。⑤降低超滤速度,快速输入生理盐水或输入高渗葡萄糖液或甘露醇。

(4)透析器反应　又称首次使用综合征。表现为透析开始1小时内出现的皮肤瘙痒、荨麻疹、流涕、腹痛、胸痛等,严重者可发生呼吸困难,甚至休克、死亡。预防及处理措施:一般给予吸氧、抗组胺药物、止痛药物等对症处理,无需停止透析。

（5）其他　如心律失常、栓塞、溶血、出血、发热等。

3.透析后及透析间期的护理

①穿刺部位压迫止血。②观察并询问患者有无头晕、出冷汗等不适反应。③测量并记录体重、血压。④透析间期加强患者的管理和指导，监测指标及频率。

二、腹膜透析

腹膜透析简称腹透，是慢性肾衰竭患者最常用的替代性疗法之一，指利用腹膜的半透膜特性，将适量透析液引入腹腔并停留一段时间，借助腹膜毛细血管内血液及腹腔内透析液中的溶质浓度梯度和渗透度进行水和溶质交换，以清除蓄积的代谢废物，纠正水、电解质、酸碱平衡紊乱。常见的腹膜透析方式包括：持续非卧床腹膜透析、间歇性腹膜透析、持续循环腹膜透析、夜间间歇性腹膜透析、潮式腹膜透析和自动腹膜透析等。目前以持续非卧床腹膜透析在临床应用最广。

【腹膜透析原理】

1.弥散作用

血液中的毒素随着浓度梯度从浓度较高的腹膜毛细血管弥散到浓度较低的腹透液中，而透析液中的葡萄糖、乳酸盐、钙浓度较血液内的浓度高，透析时则由腹透液向血液弥散。

2.超滤作用

腹透液具有相对的高渗透性，可引起血液中水的超滤，同时伴有溶质的转运。

【设备及材料】

1.腹膜透析管

临床常用的腹膜透析管包括 Tenkhoff 直管、Tenkhoff 曲管等。其中 Tenkhoff 直管应用最广泛，由腹腔内段、皮下隧道段和腹部皮肤段三部分组成。以涤纶套分别固定于腹膜外和皮下隧道的近皮肤出口处，同时起到防感染的作用，腹部皮肤外段末端的钛接头与短管相连，短管另一端用于与腹透液连接。

2.腹膜透析液

主要由渗透剂、缓冲液、电解质三部分组成。渗透剂常采用葡萄糖。缓冲液常采用乳酸盐。电解质组成和浓度与正常血浆相近。腹透液应无菌、无毒、无致热原，可根据病情适当加入药物。

【适应证和禁忌证】

1.适应证

同血液透析。尤其对于老年人、幼儿、儿童、原有心、脑血管疾病或心血管系统功能不稳定、血管条件差或反复血管造瘘失败、凝血功能障碍以及有明显出血倾向者更适合腹膜透析。

2.禁忌证

（1）绝对禁忌证　腹膜有严重缺损者，各种腹部病变导致腹膜的超滤和溶质转运功能降低。

（2）相对禁忌证　腹腔内有新鲜异物；腹部手术 3 天内，腹腔置外科引流管；腹腔有局限性炎症病灶；肠梗阻；椎间盘疾病；严重全身性血管病变致腹膜滤过功能降低；晚期妊娠、腹腔内巨大肿瘤、巨大多囊肾；慢性阻塞性肺疾病；精神障碍者等。

【腹膜透析的护理】

1.饮食护理

由于腹透可致体内大量蛋白质及其他营养成分丢失,故应通过食物补充。患者蛋白质的摄入量为 $1.2\sim1.3/(kg \cdot d)$,其中 50% 以上为优质蛋白质;热量摄入为 $147kJ/(kg \cdot d)$,即 $35kcal/(kg \cdot d)$;水的摄入量应根据每天的出量而定,即为前一天尿量加前一天腹透超滤量。

2.操作注意事项

①腹膜透析液的场所应清洁、相对独立、光线充足,定期进行紫外线消毒。②分离和连接管道时要严格无菌操作。③掌握各种管道连接系统。④透析液摄入腹腔前要干加热至 37℃。⑤每天测量和记录体重、血压、尿量、饮水量,透析液每次进出腹腔的时间和液量,定期做各种检查。⑥观察透析管皮肤出口处有无渗血、漏液、红肿。⑦保持导管和出口处清洁、干燥。

3.常见并发症的观察及护理

(1)透析液引流不畅　为常见并发症。表现为透析液流出总量减少、流入和(或)流出时不通畅。常见原因包括腹膜透析管移位、受压、扭曲、纤维蛋白堵塞、大网膜包裹等。预防及处理措施:①改变患者体位。②排空膀胱。③增加活动,保持大便通畅,促使肠蠕动。④腹膜透析管内注入尿激酶、肝素、生理盐水、透析液等,去除堵塞透析管的纤维素、血块等。⑤调整透析管的位置。⑥手术重新置管。

(2)腹膜炎　为主要并发症。表现为腹痛、发热、腹部压痛、反跳痛、腹透透出液混浊等。预防及处理措施:①密切观察透出液的颜色、性质、量、超滤量,及时对透出液常规检查和进行细菌培养并记录 24 小时出入液量。②透析液连续腹腔冲洗 3~4 次。③腹膜透析液内加入抗生素及肝素,或全身应用抗生素。④上述处理无效时应考虑拔除透析管。

(3)导管出口处感染和隧道感染　表现为导管出口周围发红、肿胀、疼痛,甚至伴有脓性分泌物,沿隧道移行处压痛。预防及处理措施:①导管妥善固定,末端放入腰带内,避免牵拉。②保持局部清洁干燥。腹透管置入 6 周内暂不沐浴,改为擦身,6 周后沐浴时用人工肛袋保护导管出口及腹外段导管以免淋湿,切勿盆浴,沐浴后立即更换导管出口敷料。③接触导管前洗手。④出口处局部涂抹抗生素软膏或清创处理。⑤使用抗生素。⑥上述处理无效时应考虑拔管。

(4)腹痛、腹胀　多与腹透液的温度过高或过低、渗透压过高、腹透液流入或流出的速度过快、腹透管置入位置过深、腹膜炎等因素有关。护理时应注意调节适宜的腹透液温度、渗透压,控制腹透液进出的速度,腹透管置入位置过深时应由置管医生对腹透管进行适当调整,积极治疗腹膜炎。

(5)其他　腹透超滤过多引起的脱水、低血压、腹腔出血、腹透管周或腹壁渗漏、营养不良、慢性并发症如肠粘连等。

(赵丽萍)

第五章 血液及造血系统疾病患者的护理

第一节 血液系统解剖生理

血液及造血系统由血液及造血器官组成。血液由血细胞及血浆组成。造血器官有骨髓、胸腺、肝、脾和淋巴结。

一、血细胞的生成及造血器官

血细胞主要在骨髓生成。骨髓源源不断地输出新生细胞,补充血液中衰老死亡的血细胞,形成动态平衡。

胚胎成形后造血干细胞随血流移居肝和脾,最后种植于红骨髓内。所以,在胚胎期24周前,肝脏为主要造血器官。婴儿出生后,肝、脾造血功能迅速停止,红骨髓成为主要造血器官,5~7岁以前的儿童全身骨髓都参与造血,随着年龄的增长,长骨的红骨髓逐渐被无造血功能的黄骨髓替代,仅留下髂骨、胸骨、肋骨、脊椎骨、颅骨和长骨近端骨骺处有活跃的造血功能,当机体需要时,黄骨髓又可转变为红骨髓恢复造血功能。在骨髓造血不能完全代偿时,肝、脾可恢复部分造血功能,称为髓外造血。

二、血液组成及血细胞生理功能

【血液组成】

由血浆及血细胞组成。血细胞有红细胞、白细胞及血小板3种。

【血细胞的生理特征及功能】

1. 红细胞

红细胞的主要成分为血红蛋白,主要功能是运输氧和二氧化碳,二者正常值见表5-1-1。

表5-1-1 成年人红细胞与血红蛋白正常值

性别	红细胞(RBC)	血红蛋白(Hb)
男	$(4\sim5.5)\times10^{12}/L$	120~160g/L
女	$(3.5\sim5.0)\times10^{12}/L$	110~150g/L

2. 白细胞

主要功能是参与人体对入侵异物的反应过程。

(1)粒细胞 ①中性粒细胞:具有杀菌或抑菌作用,是机体抵抗病原微生物特别是急性化脓性细菌入侵的第一道防线;②嗜酸性粒细胞:主要功能是破坏嗜碱性粒细胞释放的生物活性物质,参与对蠕虫的免疫反应,具有抗过敏、抗寄生虫作用;③嗜碱性粒细胞:颗粒内含组胺、过敏性慢反应物质、嗜酸性粒细胞趋化因子等生物活性物质,主要与变态反应有关。

(2)单核细胞 单核细胞分化成巨噬细胞时,能吞噬、消灭细胞内的致病微生物(如真菌、疟原虫、病毒),清除衰老组织,识别、杀伤肿瘤细胞。

(3)淋巴细胞 淋巴细胞在免疫应答反应中起核心作用。其中 T 细胞参与细胞免疫,B 细胞参与体液免疫。

白细胞的正常值为$(4\sim10)\times10^9/L$。$>10\times10^9/L$ 见于急性感染、白血病等;$<4\times10^9/L$ 见于白细胞减少(主要是中性粒细胞减少)。中性粒绝对值$<1.5\times10^9/L$,称粒细胞减少症;中性粒绝对值$<0.5\times10^9/L$,称粒细胞缺乏症,见于病毒感染、再障、粒细胞减少症等。

3. 血小板

主要参与生理性止血和血液凝固,保持毛细血管内皮的完整性。其正常范围$(100\sim300)\times10^9/L$。血小板减少见于再障、白血病、血小板减少性紫癜等。小于 $70\times10^9/L$,破损后不易止血;小于 $20\times10^9/L$,可以自发出血。血小板增加见于骨髓增生性疾病、慢性粒细胞白血病(早期)。

4. 网织红细胞

正常成人网织红细胞在外周血中占 $0.5\%\sim1.5\%$,绝对值为$(54\sim100)\times10^9/L$,其增减反映骨髓造血功能。网织红细胞增加见于骨髓红细胞增生旺盛,如溶血性贫血、急性失血性贫血或贫血有效治疗后;网织红细胞减少见于骨髓造血功能低下,如再生障碍性贫血。所以网织红细胞可作为贫血治疗疗效判断的指标,观察治疗效果和判断病情变化。

5. 骨髓细胞

其增生程度是以成熟细胞和有核细胞的比来表示,正常增生活跃,成熟细胞和有核细胞的比例为 20:1。有核细胞 5% 左右,越多增生越活跃,越少增生越低下。如:缺铁性贫血骨髓增生明显活跃,粒、红比例减低[正常(2~4):1],红系明显增生;再障骨髓增生不良,粒、红两系明显减少,淋巴细胞相对增多;急性白血病骨髓增生明显或极度活跃,某类细胞高度增生,以原幼阶段为主(有核细胞>50%)。

【血液病分类】

血液病常表现为血细胞数量和质量的改变,出凝血机制的障碍,故将血液病大致分为下列几类。

(1)红细胞疾病 常见各类贫血、遗传性球形细胞增多症等。

(2)白细胞疾病 如粒细胞缺乏症、淋巴细胞白血病等。

(3)出血性疾病 如原发性血小板减少性紫癜、血管性紫癜、凝血功能障碍性疾病、血小板无力症、血友病、弥散性血管内凝血(DIC)等。

(4)造血干细胞疾病 如再生障碍性贫血、阵发性睡眠性血红蛋白尿、骨髓增生异常综合征、急性非淋巴细胞白血病以及骨髓增生性疾病等。

(5)其他 血栓形成与血流、血液成分、血液高凝状态、血管壁等多种因素有关。

(张少茹)

第二节 血液系统疾病患者常见症状体征的护理

一、贫血

贫血是外周血液单位容积内血红蛋白量、红细胞数和（或）红细胞压积（HCT）低于同年龄、同性别、同地区正常值的低限。最常见，以血红蛋白量最为重要，判断是否贫血时应注意血液稀释和浓缩的影响。平原地区成年人贫血判断标准见表 5-2-1。

表 5-2-1 平原地区成年人贫血判断标准

性别	Hb	RBC	HCT
男	<120g/L	<4.5×10^{12}/L	<0.42
女	<110g/L	<4.0×10^{12}/L	<0.37

【分类】

1.按病因和发病机制分类

(1)造血干祖细胞异常所致贫血　再生障碍性贫血（AA）、纯红细胞再生障碍性贫血（PRCA）、先天性红细胞生成异常性贫血（CDA）、造血系统恶性克隆性疾病。

(2)造血调节异常所致贫血　骨髓基质细胞受损所致贫血、淋巴细胞功能亢进所致贫血、造血调节因子水平异常所致贫血、造血细胞凋亡亢进所致贫血。

(3)造血原料不足或利用障碍所致贫血　叶酸或维生素 B_{12} 缺乏或利用障碍所致贫血（叶酸为 B 族维生素）、缺铁和铁利用障碍性贫血。

2.按细胞形态学分类

根据平均红细胞容积（MCV）、平均红细胞血红蛋白浓度（MCHC）分类。

(1)大细胞性贫血　巨幼细胞贫血、伴网织红细胞大量增生的溶血性贫血、骨髓增生异常综合征、肝疾病。

(2)正常细胞性贫血　再生障碍性贫血、纯红细胞再生障碍性贫血、溶血性贫血、骨髓病性贫血、急性失血性贫血。

(3)小细胞低色素性贫血　缺铁性贫血、铁粒幼细胞性贫血、珠蛋白生成障碍性贫血。

3.按照血红蛋白浓度分类

根据 Hb 下降程度，贫血分四度。轻度贫血：Hb<参考值低限；中度贫血：Hb 60～90g/L；重度贫血：Hb 30～59g/L；极重度贫血：Hb <30g/L。

4.按照骨髓增生程度分类

按照骨髓增生程度，贫血分为增生不良性贫血（如再生障碍性贫血）和增生性贫血（除再障以外的其他贫血）。

【临床表现】

轻度贫血多无症状，中、重度贫血可见甲床、口唇及睑结膜苍白，甚至面色苍白。神经系统对缺氧最敏感，常出现头晕、耳鸣、头痛、记忆力减退，注意力不集中。呼吸、循环系统表现为活动后心悸、气短，严重贫血可诱发心绞痛、发生贫血性心脏病。由于胃肠道缺血缺氧，消化液分泌减少及胃肠蠕动功能紊乱,多表现食欲减退、恶心、呕吐、腹胀、腹泻或便秘。肾脏、生殖系统缺氧,可出现多尿、低比重尿、蛋白尿及性功能减退,女性常伴有月经不调或继发性闭经等。皮肤黏膜苍白是贫血最突出的体征,由于环境温度、皮肤色素及水肿等因素会影响皮肤的颜色,贫血时一般以观察甲床、口唇黏膜、睑结膜较为可靠。

【医学检查】

包括血常规(Hb、红细胞计数);MCV、MCHC;骨髓检查(涂片和活检);病因相关检查。

【治疗原则】

1.病因治疗

积极寻找和去除病因是治疗贫血的首要原则。

2.对症支持治疗

严重贫血者可以给予输血;同时注意预防控制感染。

二、发热

由于机体免疫力下降以及营养不良,血液病患者容易发生感染。多见急性白血病、淋巴瘤、再生障碍性贫血、粒细胞缺乏症等血液病。最重要的原因是由于正常的白细胞数量减少和质量改变。

感染部位多为呼吸系统、皮肤、泌尿系统。严重者可发生败血症。急性白血病易发生肛周感染或脓肿。轻度或早期感染多为低热或不规则热,严重感染如败血症可为弛张热。少数老年人或机体免疫功能极差者,即使严重感染也可能无明显发热反应。

【护理措施】

1.病情观察

观察患者有无感染征象,注意体温变化规律、呼吸、脉率、血压、意识状态及进食情况,记录出入量,了解有关检查结果。

2.保持心情平静及舒适体位

环境保持安静,嘱患者静心养病。取舒适体位。

3.保持病室清洁

室内空气要新鲜,每天用紫外线消毒,限制探视人员,以防交叉感染。白细胞$<1.0\times10^9/L$时应实行保护性隔离。

4.保持皮肤、口腔卫生

定期洗澡换衣;饭前饭后定时用漱口液漱口,有真菌感染者漱口液选用碳酸氢钠溶液;每次便后用1:5000高锰酸钾溶液坐浴,女性患者尤应注意会阴部清洁。

5.饮食护理

高蛋白、高热量、高维生素易消化饮食,多饮水,出汗多时注意补充含盐饮料,必要时遵医嘱静脉补充,发热时每日液体入量在3000ml左右为宜。

6.寒战与大量出汗的护理

寒战时全身保暖,并饮用较热开水。大量出汗时注意更换内衣,减少不适。

7.降温护理

体温38.5℃以上应行降温,分为两种。

(1)物理降温 在头颈、腋下及腹肌沟等大血管处放置冰袋,血液病患者不宜用酒精擦浴,以免造成皮下出血。

(2)药物降温 经物理降温无效给予药物降温,药量不宜过大,以免引起大量出汗、血压下降,甚至虚脱。

8. 有关检查的护理

及时配合医生做好各项检查,检查前应向患者说明检查目的及标本采集方法。

9. 用药护理

遵医嘱使用抗生素,了解药物不良反应,一旦发生不良反应及时向医生汇报。

10. 出院指导

向患者及家属讲明发热的原因,并介绍简单物理降温方法及发热时的饮食要求,使他们学会自我护理及今后如何预防感染。

三、出血倾向

自发出血或轻伤后出血不止(血小板下降及功能异常、血管脆性增加、血浆中凝血因子减少、抗凝物质增加)、止血和凝血功能障碍而引起自发性出血或轻微创伤后出血不易停止的一种症状。

【原因】

发生原因可分为三种。

1. 血小板数量减少或功能异常

如原发性血小板紫癜、再生障碍性贫血、先天性血小板无力症等。

2. 血管壁异常

如过敏性紫癜、老年性紫癜。

3. 凝血因子减少或缺乏

常见各型血友病、维生素 K 缺乏症等。多表现为自发性出血或轻度受伤后出血不止。出血部位可遍及全身,以皮肤黏膜、鼻腔、牙龈和眼底出血多见。此外,关节腔、内脏出血(咯血、呕血、便血、血尿及阴道出血)也常见。严重时可发生颅内出血,危及生命。颅内出血先兆常出现剧烈头痛,呕吐,血小板测定常在 $20 \times 10^9 / L$ 以下,患者出现上述症状应警惕脑出血。

【护理措施】

1. 活动与休息

血小板计数低于 $50 \times 10^9 / L$ 时应减少活动,增加卧床休息以防再次出血。被血液沾污的衣物、地面应迅速处理,避免患者受惊吓。防止身体受外伤,如跌倒、碰撞,保证充足睡眠,避免情绪激动。

2. 病情观察

注意患者皮肤、黏膜有无损伤,有无内脏或颅内出血的症状和体征。如呕血、便血、阴道出血、血尿、头晕、头痛、血压下降、脉率增加以及呕吐、意识障碍、视力变化等。

3. 饮食护理

应给予高热量、高蛋白、高维生素、少渣软食,以避免口腔黏膜擦伤。餐前后可用冷的苏打漱口水含漱。

4.**皮肤出血的护理**

肢体皮肤或深层组织出血可抬高肢体,以减少出血,深部组织血肿也可应用局部压迫方法,促进止血。避免搔抓皮肤,保持皮肤清洁。尽量少用注射药物,必须使用时在注射后用消毒棉球充分压迫局部直至止血。

5.**鼻出血的护理**

少量出血可用干棉球或 1:1000 肾上腺素棉球塞鼻腔压迫止血,并局部冷敷,促血管收缩达到止血。若出血不止,用油纱条做后鼻孔填塞,压迫出血部位促进凝血。嘱患者不要用手挖鼻痂,可用液状石蜡油滴鼻,防止黏膜干裂出血。

6.**口腔、牙龈出血护理**

牙龈渗血时,可用肾上腺素棉球或明胶海绵片贴敷齿龈。牙龈出血时易引起口臭,使患者食欲或心情受影响,可用 1% 过氧化氢液体漱口。不要用牙刷、牙签清理牙齿,可用棉签蘸漱口液擦洗牙齿。用液状石蜡油涂抹口唇,以防干裂。

7.**内脏出血的护理**

建立静脉输液通道、配血和做好输血的准备,保证液体、止血药物和血液制品的输入。

8.**输血及血液制品**

遵医嘱输入浓缩血小板、血浆或新鲜全血,输注前要认真核对血型、姓名,输入后注意输血反应、过敏反应。

9.**出院指导**

向患者说明以上处理的必要,指导患者学会自我护理。

四、骨、关节疼痛

多见于多发性骨髓瘤的患者,如白血病、多发性骨髓瘤和淋巴瘤等。主要与肿瘤细胞的过度增生或局部浸润,导致骨髓腔内压力增高、局部瘤块形成及压迫、骨质疏松或溶骨性破坏、病理性骨折等有关。可表现为局部或全身骨、关节疼痛以及牙痛或叩击痛;发生骨折者,局部还可出现畸形等临床表现。多发性骨髓瘤的患者多以骨痛为首发症状。

(董　博)

第三节　缺铁性贫血患者的护理

缺铁性贫血是由于体内贮存铁缺乏,血红蛋白合成不足,红细胞生成障碍引起的一种小细胞、低色素性贫血。缺铁性贫血是最常见的一种贫血,各年龄组均可发生,以育龄妇女和婴幼儿更多见。

【铁的代谢】

1.**铁的来源和吸收**

正常人体每天制造新鲜红细胞所需的铁大部分来源于衰老红细胞破坏后释放的铁,每天从食物中只需摄取 1～1.5mg 即可满足需要。含铁量较丰富的食物有肝、瘦肉类、蛋黄、豆类、紫菜、海带及香菇等,谷类、多数蔬菜、水果含铁较低,乳类(如牛奶)含铁最低。

铁的吸收分两步:①胃酸将铁游离化,由维生素 C 等还原物质将高铁变成无机亚铁被肠黏膜吸收。②铁的主要吸收部位在十二指肠及空肠上段,亚铁离子被小肠吸收后,大部分进入血液。小部分与肠黏膜上皮细胞内去铁蛋白结合形成铁蛋白。铁的吸收受体内贮存铁控制，当铁贮备量很充足，铁吸收就减少，相反，铁吸收就增多。

2.铁的转运

经肠黏膜进入血流的亚铁大部分被氧化为高铁，高铁与血浆转铁蛋白（肝脏产生的球蛋白）相结合成为血清铁，将铁运送到全身各组织中，主要是骨髓。

3.铁的贮存及排泄

正常成人体内铁总量的 67% 组成血红蛋白，贮存铁约占 29%。贮存铁主要以铁蛋白和含铁血黄素形式贮存在肝、脾和骨髓、肠黏膜等组织中。铁蛋白在血浆中含量很少，但可通过测定血浆铁蛋白浓度来了解铁贮备状况。正常男性每天排泄铁不超过 1mg，女性每天排泄铁 $1\sim1.5$mg。

【病因及发病机制】

1.需要增加而摄入不足

婴幼儿、青少年生长快，需铁量多，如果铁摄入不足，可导致缺铁。育龄期女性需铁量亦增加，如哺乳期妇女每天从乳汁中丢失铁约 $0.5\sim1$mg；妊娠妇女需供给胎儿每千克体重 80mg 的铁。育龄妇女若饮食中供铁不足，易发生缺铁性贫血。

2.铁吸收不良

十二指肠及空肠上端是铁的主要吸收部位，胃大部切除或胃空肠吻合术后，由于胃酸缺乏、肠道功能紊乱、小肠黏膜病变等均可使铁吸收障碍。

3.损失铁过多

慢性失血是缺铁性贫血的主要病因，由于反复多次小量失血，常使体内贮存铁耗竭。溃疡病出血、痔出血、月经过多、钩虫病等均可引起缺铁性贫血。

【临床表现】

本病多呈慢性经过，缺铁加重才出现贫血及含铁酶活性降低的表现。

1.一般贫血表现

如面色苍白、疲乏无力、头晕、耳鸣、心悸气短，严重者可发生贫血性心脏病。

2.缺铁性贫血特殊表现

舌炎、口角炎及胃炎，表现为舌乳头萎缩、舌痛、舌质淡而光滑、口角皲裂、慢性萎缩性胃炎、胃酸缺乏等。由于咽部、食管黏膜萎缩、变性可引起吞咽困难。神经、精神系统表现为易激动、烦躁、兴奋、头痛，多见小儿。少数患者有异食癖，喜吃泥土、石子等。

3.体征

除皮肤黏膜苍白外常表现为皮肤干燥、皱缩，毛发干枯易脱落，指（趾）甲变平，指甲条纹隆起，严重者呈"反甲"、薄脆易裂。

【医学检查】

1.血象

为小细胞、低色素性贫血，血红蛋白降低，红细胞体积较小且大小不一，中心淡染区扩大。白细胞、血小板一般正常。

2.骨髓象

骨髓中度增生，主要是中晚幼红细胞增生活跃。骨髓铁染色可反映体内贮存铁情况，缺铁性贫血常表现骨髓细胞外含铁血黄素消失,幼红细胞内含铁颗粒减少或消失。

3. 生化检查

血清铁(ST)降低,多<8.95μmol/L,总铁结合力多增高,>64.44μmol/L,血清铁蛋白(SF)<12μmol/L,血清铁蛋白检查可准确反映体内贮存铁情况,能作为缺铁依据。

【治疗原则】

1. 去除病因

查明缺铁病因后必须积极治疗,纠正病因贫血才能彻底痊愈而不再复发。

2. 补充铁剂

包括含铁丰富的食物及药物。药物首选口服铁剂,常用药物有硫酸亚铁、富马酸亚铁、速力菲等。铁剂治疗有效者于用药后1周左右网织红细胞数开始上升,10天左右渐达高峰;2周左右血红蛋白开始升高,1～2个月恢复至正常。在血红蛋白恢复正常后,仍需继续服用铁剂3～6个月,或待血清铁蛋白>50μg/L后停药。口服铁剂不能耐受,或病情要求迅速纠正贫血等情况可使用注射铁剂。计算公式为:注射铁总量(mg)＝[150－患者Hb(g/L)]×体重(kg)×0.33,常用药物有科莫非。

【护理问题/诊断】

(1)活动无耐力　与贫血致组织器官缺氧有关。
(2)营养失调:低于机体的需要量　与铁的供应不足、吸收不良、丢失过多或消耗增加有关。
(3)知识缺乏:与家长及年长儿缺乏本病的防护知识有关。
(4)有感染的危险　与机体免疫功能低下有关。

【护理措施】

1. 休息与活动

休息可减少氧的消耗(减少因为脑缺血引发的晕厥,缓解心脏负担),根据贫血程度制定个体计划。

(1)轻中度:适度活动(P≥100次/分,停止活动),活动后不感到疲乏、不加重症状,必要时活动时协助,防意外。
(2)重度伴显著缺氧者:卧床休息,抬高床头(有利于肺的扩张、气体交换)。
(3)严重贫血者给氧治疗(改善组织缺氧)。

2. 病情观察

了解患者治疗的依从性、治疗效果及药物的不良反应,关注患者的自觉症状,特别是原发病及贫血的症状和体征;饮食疗法和药物应用的状况;红细胞计数及血红蛋白浓度、网织红细胞计数等;铁代谢的有关实验室指标等。

3. 用药护理

补充铁剂有口服与注射两种。

(1)口服铁剂护理　①口服铁剂可引起恶心、呕吐等胃肠道刺激症状,故应在饭后服用并从小剂量开始;②应避免铁剂与牛奶、茶、咖啡同服,为促进铁的吸收,还应避免同时服用抗酸药以及H₂受体拮抗剂;③可与维生素C、稀盐酸、橙汁同服,以帮助铁的吸收;④对液体铁剂应经稀释后用吸管服用,以防破坏牙釉;⑤向患者解释服用铁剂后会使大便发黑,以免引起不必要的紧张;⑥强调按计量、按疗程服药。

（2）注射铁剂护理　使用时剂量要准确,宜深部肌内注射,并经常更换注射部位。注射过程中应密切观察患者反应,如局部有无无菌性坏死、发热、头痛、荨麻疹、低血压及过敏性休克等。采取以下措施注射:①不在皮肤暴露部位注射;②抽取药液后,更换注射针头;③采用"Z"字形注射法或留空气注射法。

（3）观察疗效　铁剂治疗见效迅速,一般补充铁剂 48 小时后,患者自觉症状有所好转,血中网织红细胞计数数天内即开始升高。

4.饮食护理

（1）纠正不良的饮食习惯　如挑食或偏食,是导致缺铁的主要原因,无规律、无节制、刺激性过强的饮食容易造成胃肠黏膜的损害,也不利于食物铁的吸收。因此,应指导患者保持均衡饮食,避免挑食或偏食,养成良好的饮食习惯,定时、定量、细嚼慢咽,必要时可少量多餐。

（2）增加含铁丰富的食物的摄取　鼓励患者多吃含铁丰富且吸收率较高的食物,如动物肝脏、肉类、血、蛋黄、海带、黑木耳等。

（3）促进食物铁的吸收　不合理的饮食结构或搭配往往导致铁吸收障碍,因此为增加食物铁的吸收,提倡均衡饮食的同时,还应指导患者多吃富含维生素 C 的食物,尽量避免同时进食或饮用可减少食物铁吸收的物质。

【健康教育】

（1）提高患者及家属对于疾病的认识,讲解疾病的原因、临床表现、治疗、护理等相关知识,让患者及其家属能主动参与疾病的预防和治疗。

（2）提倡饮食均衡,荤素结合,以保证足够热量、蛋白质、维生素及相关营养素的摄入。

（3）重视在易患人群中开展防止缺铁的卫生知识教育,如改进婴儿哺育方法,及时增添辅食,世界卫生组织提出在孕妇和婴儿食品中加入少量铁剂。

（4）说明贫血的病因及积极根治原发病的重要意义,以提高自我保护意识。

（5）病情监测指导。监测内容包括自觉症状、静息状态下呼吸、心率变化,能否平卧、有无水肿及尿量变化等。

（周英凤）

第四节　再生障碍性贫血患者的护理

再生障碍性贫血是由多种原因引起的骨髓干细胞、造血微环境损伤以及免疫机制改变,导致骨髓造血功能衰竭,出现以全血细胞(红细胞、粒细胞、血小板)减少为主要表现的疾病。

【病因及发病机制】

1.病因

多数患者患病原因不明确。

（1）药物及化学物质　与剂量有关,最常见的是氯霉素,其毒性可引起骨髓造血细胞受抑制及损害骨髓微环境。苯是重要的骨髓抑制毒物,长期与苯接触危害性较大。

（2）物理因素　X 线、丁射线等可干扰 DNA 的复制,使造血干细胞数量减少。骨髓微环境也受损害。

（3）生物因素　各型肝炎病毒均能损伤骨髓造血。EB 病毒、流感病毒、风疹病毒等也可引起再障。引起再障的药物及化学物质见表5-4-1。

表5-4-1　引起再障的药物和化学物质

种类	药名
药物	
抗微生物药	氯霉素、磺胺药、四环素、链霉素、异烟肼等
解热止痛药	保泰松、吲哚美辛、阿司匹林、安乃近等
抗惊厥药	苯妥英钠、三甲双酮等
抗甲状腺药	甲巯咪唑、卡比马唑、甲硫氧嘧啶等
其他	氯丙嗪、米帕林、氯喹、甲苯磺丁脲、乙酰唑胺、氮芥类、白消安、环磷酰胺等
化学物质	苯及其衍生物、有机磷农药、染发剂等

2.发病机制

(1)造血干细胞缺陷("种子"学说)　各种病因损伤造血干细胞,使骨骼各系造血细胞明显减少,导致外周血全血细胞减少。

(2)造血微环境受损("土壤"学说)　骨髓微环境由巨噬细胞、网状组织及微血管构成。正常微环境是造血干细胞再生、分化的必备条件。造血微环境的结构与功能异常,是再障患者骨髓移植失败或效果失败的重要原因。

(3)免疫机制(免疫学说)　研究发现骨髓体外培养时,再障患者骨髓或血的淋巴细胞能抑制红、粒细胞生长,说明再障发生可能与免疫机制有关。临床应用免疫抑制剂治疗再障有确切效果。

【临床表现】

主要表现为进行性贫血、出血、反复感染而肝、脾、淋巴结多无肿大。

1.重型再障

起病急,进展迅速,常以感染、出血为首发症状,感染较重,部位依次为呼吸道、消化道、泌尿生殖道和皮肤黏膜,严重者可发生败血症,病情险恶。贫血进行性加重,伴明显的乏力、头晕及心悸等。出血部位广泛,除皮肤黏膜外,还常有深部出血,如便血、血尿、子宫出血或颅内出血,危及生命。一般常用的对症治疗不易奏效。重型再障患者约1/3~1/2在数月至1年内死亡,死亡原因为脑出血和严重感染。

2.非重型再障

此型较多见,起病及进展较缓慢。贫血往往是首发和主要表现。出血较轻,以皮肤黏膜为主。除女性有子宫出血外,很少有内脏出血。感染以呼吸道多见。合并严重感染者少。少数病例病情恶化可演变为急性再障,预后极差。

【医学检查】

1.血象

全血细胞减少,重型较明显,贫血为正常细胞正常色素型。网织红细胞绝对值低于正常。白细胞计数多减少,以中性粒细胞减少为主。血小板减少,出血时间延长。

2.骨髓象

为确诊再障的主要依据。骨髓涂片肉眼观察有较多脂肪滴。

(1)重型再障 骨髓显示增生低下或极度低下,粒、红二系明显减少,无巨核细胞。淋巴细胞比例增多,非造血细胞如浆细胞、组织细胞增多。

(2)非重型再障 至少要有一个部位增生不良,如抽取到灶性增生部位的骨髓,可呈骨髓增生活跃,红系和粒系细胞减少不一定很明显,甚至可以增多,但巨核细胞仍减少,一般慢性病例应该多部位骨髓穿刺,同时做骨髓活检。

【治疗原则】

1. 对症治疗

对症治疗包括纠正贫血、止血及控制感染。

(1)控制感染 对于感染性高热的患者,应反复多次进行血液、分泌物和排泄物的细菌培养及药物敏感试验,并根据结果选择敏感的抗生素。

(2)止血 除应用一般止血药物外,可根据患者的具体情况选用不同的治学方法或药物,如女性月经过多可用雄激素对抗雌激素,以减少月经量。

(3)纠正贫血 血红蛋白低于 60g/L 伴明显缺氧症状者,可输入浓缩红细胞。

2. 针对不同发病机制的治疗

(1)免疫抑制剂 抗胸腺细胞球蛋白和抗淋巴细胞球蛋白以及环孢素联合应用被认为是重型再障非移植治疗的一线方案。

(2)促进骨髓造血 ①雄激素为治疗慢性再障首选药物,作用机制可能是刺激肾脏产生促红细胞生成素。对骨髓有直接刺激红细胞生成作用。目前常用丙酸睾酮衍生物司坦唑醇,需治疗 3~6 个月,才能判断疗效,判断指标为网织红细胞或血红蛋白升高,其他药物还有美雄酮,但对肝有损害,要定期查肝功能。②造血细胞因子:主要用于重型再障,多作为辅助性药物,在免疫抑制剂治疗后应用,有促进骨髓恢复的作用。③骨髓移植:40 岁以下患者,有供髓者可考虑。

【护理问题/诊断】

(1)活动无耐力 与贫血有关。

(2)组织完整性受损 与血小板减少有关。

(3)自我形象紊乱 与丙酸睾酮引起副作用有关。

(4)有感染的危险 与白细胞减少有关。

(5)潜在并发症:脑出血与血小板过低($<20\times10^9$/L)有关。

【护理措施】

1. 休息与活动

急性型以休息为主,病情危重时须卧床休息。但在患者能忍受范围内鼓励适当下床活动,应防止碰撞、跌跤等。

2. 病情观察

(1)急性期 注意发热情况、出血程度,尤应观察有无颅内出血和严重感染,做好物理降温、止血、输血和输血小板以及预防及控制感染的护理。粒细胞绝对值≤0.5×10^9/L 者,应给予保护性隔离。

(2)慢性期 注意贫血的严重程度和有无急性发作的表现,做好休息、活动、给氧及饮食等方面护理。预防各器官系统的感染。

3.对症护理

(1)预防呼吸道感染　保持室内空气清新,物品清洁,定期使用消毒液擦拭家具、地面,并用紫外线或臭氧照射消毒,每周 2~3 次。季节变换时要注意保暖,防止受凉。严格限时探视人数及时间,避免到人群密集的地方。严格执行无菌操作,粒细胞过低患者实施保护性隔离。

(2)预防口腔感染　加强口腔护理,督促患者养成进餐前后、睡前、晨起用生理盐水、氯已定、复方茶多酚含漱液或复方硼砂含漱液漱口的习惯。若口腔黏膜发生溃疡,可增加漱口次数,并局部用药。

(3)预防皮肤感染　保持皮肤清洁、干燥、勤沐浴、更衣和更换床上用品。肌内、静脉等各种穿刺时,严格无菌操作。女性患者要注意会阴部的清洁卫生,适当增加局部皮肤清洁。

4.辅助检查护理

每周定时、准确收集血常规、网织细胞和血小板标本。

5.用药护理

雄激素治疗慢性再障有效,2~3 月才见效。雄性激素刺激造血干细胞增殖分化,因此必须有残存造血干细胞才能发挥作用,所以急性重症无效。用药过程中应密切观察药物的不良反应。丙酸睾酮为油剂,可形成硬块甚至无菌性坏死,需深部缓慢分层注射,轮换部位。长期用后可出现痤疮、水肿、体重增加、毛发增多等。长期应用免疫抑制剂对肝脏有毒性反应;应加强观察并及时与医师取得联系,给予相应处理。通常药物治疗 1 个月左右网织红细胞开始上升,随之血红蛋白升高,经 3 个月后红细胞开始上升,血小板上升需要较长时间。

6.饮食护理

鼓励患者多进食高蛋白、高热量、富含维生素的清淡食物,必要时遵医嘱静脉补充营养素,以满足机体需要,提高患者的抗病能力。对有感染或发热的患者,应鼓励其多饮水。

7.心理护理

(1)急性型再障疗效差,死亡率高,患者易产生悲观、消极等不良情绪。慢性型病程长,患者易对治疗失去信心。因此护士必须做好他们的思想工作,缓解各种不良情绪。应与患者和家属建立融洽的护患关系,倾听并鼓励患者和(或)家属表达其心理感受,对患者表示理解、同情和尊重。

(2)耐心解释病情,认真而坦诚地回答患者提出的有关疾病治疗、预后和护理方面的问题,并介绍治疗成功病例。帮助患者认识到心境平和、精神乐观、生活充实而愉快,有利于病情的好转。

(3)对于长期应用雄激素的患者,应注意观察患者的情绪反应及行为表现,鼓励患者讲出自己所关注的问题并及时给予有效的心理疏导。向患者及家属解释雄激素类药物应用的目的、不良反应,如面部痤疮、毛发增多、声音变粗、女性闭经、乳房缩小、性欲增强等,说明待病情缓解后,随着药物剂量的减少,不良反应会逐渐消失。帮助患者认识到不良心理状态对疾病康复的不利影响。

【健康教育】

(1)向患者及家属介绍本病常见病因。①患者不可随便用药,滥用药物常是引起再障的重要原因。对骨髓造血有害药物:如氯霉素、磺胺、保泰松、安乃近、阿司匹林等。应在医生指导下应用。氯霉素半年内服用者发生再障危险性比对照组高 33 倍。发热尽量不用退热药。②对长期接触有害骨髓造血物质的工作者,如职业因素接触 X 线、放射性物质、农药、苯等,加强宣教,提高对工作环境危害的认识,增强自我保健意识,自觉遵守规章制度及劳动防护。定期检查血象,有异常者及时就医。

(2)指导患者加强营养,注意个人卫生,避免皮肤黏膜损伤等预防出血及感染。

(3)患者出院后要坚持治疗,预防出血、感染,定期门诊复查。

(4)解释骨髓移植有关知识。

(董　博　李悦玮)

第五节　出血性疾病的概述

【概述】

1.出血性疾病的概念

(1)出血倾向　止血和凝血机制障碍而引起的自发性出血或轻微创伤后出血不易停止的症状。

(2)出血性疾病　由于人体的止血、凝血功能发生障碍而导致临床上皮肤、黏膜、内脏的自发性出血或轻微损伤后出血不止的一组疾病。

2.正常止血、凝血的机制

(1)生理性止血　包括血管收缩、血小板黏附聚集释放、血栓形成、血液凝固几个环节。任何造成血管壁通透性增加、血小板数目减少及其功能异常和凝血功能障碍,均可能导致出血。

(2)凝血机制　血液凝固指各种无活性的凝血因子按照一定顺序相继被激活而形成凝血酶,最终使纤维蛋白原转变为纤维蛋白,以致血液由流动的液体状态转变成不能流动的凝胶状态的过程。

【病因】

其中血小板减少所致者最常见,约占出血性疾病总数的 $30\%\sim50\%$;其次为血管结构及功能异常所致者,约占 $20\%\sim40\%$;凝血因子缺陷所致者较少见,约占 $5\%\sim15\%$。

【分类】

可分为血管壁异常、血小板异常、凝血异常(内源性凝血、外源性凝血)、抗凝和纤溶系统异常、复合型止血机制异常。

1.血管异常

先天性疾病,如遗传性出血性毛细血管扩张症、巨大海绵状血管瘤、Marfan syndrome 等;后天获得性疾病(多数),如过敏性紫癜、坏血病(维生素 C 缺乏)、单纯性紫癜等。

2.血小板异常

包括血小板数量异常(数量增多或减少)、质量异常(如血小板功能不良)。

3.凝血功能异常

各种原因导致的凝血因子缺乏,可分为遗传性和获得性。

4.抗凝物质增多、纤溶系统异常

如抗凝药物过量(中毒、凝血因子抗体的形成)。

5.复合性止血机制异常

病情严重,进展较快,治疗难度大,预后欠佳,其临床重要性已引起高度重视。

【临床表现】

1.出血

血小板和血管性疾病表现类同,与凝血性疾病有所不同。前者多见于女性,家族史少见,常自发性出血,位于皮肤黏膜,反复发作;后者多见于男性,常为遗传性疾病,多为外伤引起关节腔、肌肉、内脏出血,外伤后有迟发出血现象,疾病多为终身性。

(1)出血部位　有血管部位均可出血。可出现皮肤黏膜出血;鼻衄、牙龈出血;消化道、泌尿道、呼吸道出血;内脏出血;深部组织出血(关节积血、眼底出血、颅内出血)。

(2)出血程度　出血量 500ml 以下为轻度出血,此时患者无明显临床征象,怕冷、皮肤苍白,头晕乏力,立位时血压降低,脉搏增快;中度出血:出血量 500~1000ml,收缩压<12kPa,可出现眩晕、烦躁、心慌、尿少、紧张等症状;重度出血:出血量 1000~1500ml 以上,收缩压<8~10kPa,脉搏大于 120 次/分,有烦躁、出汗、四肢厥冷、尿少/尿闭、意识模糊等。

(3)出血相关病史　包括性别、年龄、外伤、妊娠、药物、营养因素。

(4)家族史　血管、血小板疾病有阳性家族史者较少;凝血障碍性疾病有阳性家族史者较常见。

(5)出血频率　经常性出血如血友病、严重肝病;间隙性出血如特发性血小板减少性紫癜等;一过性出血通常为获得性出血性疾病。

2.贫血

一般不会有贫血症状。长期反复出血的患者可出现轻、中度慢性贫血,可有乏力、头昏、活动后气促、面色苍白等表现。

3.肝脾大

少见,反复发作患者,可有脾脏轻度肿大,如慢性特发性血小板减少性紫癜。

4.其他表现

组织或器官缺血、缺氧表现(心、脑、肾等脏器功能不全)。出现与否及严重程度取决于患者发病前健康状况、原发病的严重程度、出血速度和出血量。

【医学检查】

1.一般检查

包括束臂试验、出凝血时间、血小板计数、血小板或血管异常、血块回缩试验、部分凝血活酶时间、凝血功能异常、凝血酶原时间。

2.特殊检查

包括血小板形态和功能的检查、凝血因子的量和功能的检查、纤溶系统功能检查,如鱼精蛋白副凝固试验(3P),纤维蛋白降解产物定量(FDP),纤溶酶原含量及活性等。

(董　博　陈凯明)

第六节　特发性血小板减少性紫癜患者的护理

特发性血小板减少性紫癜(ITP)又称自身免疫性血小板减少性紫癜,是最常见的一种血小板减少性疾病。临床上以自发性皮肤、黏膜及内脏出血,血小板计数减少、生存时间缩短和抗血小板自身抗体形成,骨髓巨核细胞发育、成熟障碍等为特征。

【病因及发病机制】

特发性血小板减少性紫癜(ITP)发病的相关因素如下。

1.感染

约80%的急性ITP患者在发病前2周左右有上呼吸道感染史;慢性ITP常因感染而使病情加重。

2.免疫因素

患者体内有病理性免疫所产生的抗血小板抗体,血小板与抗体结合后易遭到破坏。抗体不仅导致血小板破坏同时也影响巨核细胞成熟,使血小板生成减少。

3.肝、脾与骨髓因素

体外培养证实慢性型患者脾能产生血小板特异性IgG,与抗体结合的血小板主要在脾脏遭到破坏,正常血小板平均寿命为7~11天,ITP患者血小板寿命明显缩短,约为1~3天。另外,患者做脾脏切除后,多数血小板计数上升,表明脾脏在发病机制中可能起重要作用。

4.其他因素

慢性型多见于女性,青春期后及绝经期前易发病,可能与雌激素抑制血小板生成及增强单核-吞噬细胞系统对与自体抗体结合的血小板的破坏有关。

【临床表现】

本病分急性型和慢性型。

1.急性型

多见于儿童,起病前1~2周常有上呼吸道或病毒感染史,起病急骤,可出现畏寒、发热,全身的皮肤、黏膜出血,皮肤可有大片瘀斑,甚至血肿,常先出现于四肢,尤以下肢为多。当血小板低于$20\times10^9/L$时,可发生内脏出血。颅内出血是本病致死的主要原因。急性型病程多在4~6周恢复。

2.慢性型

以青年女性多见。起病缓慢隐匿,一般无前驱症状。出血症状较轻,常反复发作皮肤及黏膜瘀点、瘀斑,可伴轻度脾大,女性患者月经过多较常见。每次发作常持续数周或数月,可迁延多年。

【医学检查】

1.血象

血小板计数减少程度不一,急性型常低于$20\times10^9/L$,慢性型多为$(30\sim80)\times10^9/L$。失血多可出现贫血,白细胞计数多正常,嗜酸性粒细胞可增多。

2.骨髓象

骨髓巨核细胞数量增多或正常,生成血小板的巨核细胞减少(<30%)。

3.其他

出血时间延长,血块回缩不良,束臂试验阳性。血小板寿命明显缩短,最短者仅几小时,血小板相关免疫球蛋白(PAIgG)增高。

【治疗原则】

1.一般疗法

避免应用降低血小板数量及抑制功能的药物。血小板明显减少,出血严重者应卧床休息,感染时应使用抗生素。

2.糖皮质激素

为首选药物,可以抑制血小板与抗体结合,及阻滞单核-吞噬细胞系统吞噬破坏血小板(主要是脾、肝),并降低血管壁通透性。常用泼尼松口服,病情急重可静脉滴注氢化可的松或地塞米松。待血小板接近正常后,可逐渐减量,维持 $3\sim6$ 个月。

3.脾切除

适应证:①糖皮质激素治疗 6 个月以上无效者;②糖皮质激素治疗有效,但维持量必须大于 30mg/d。脾切除可减少血小板的破坏及抗体的产生,切脾后约 70% 的患者可获疗效。

4.免疫抑制剂

一般不作首选,用以上治疗方法无效、疗效差或不能切脾者,可加用免疫抑制剂,或单独使用免疫抑制剂。最常用的是长春新碱,环孢素主要用于难治性 ITP 的患者。免疫抑制剂有抑制骨髓造血功能的不良反应,使用时应慎重。

5.输血和输血小板

适用于危重出血者、血小板低于 $20\times10^9/L$ 者,脾切除术前准备或其他手术及严重并发症,输新鲜血或浓缩血小板悬液有较好止血效果。

【护理问题/诊断】

(1)组织完整性受损　皮肤、黏膜出血与血小板减少有关。

(2)有皮肤完整性受损的危险　与血小板减少有关。

(3)自我形象紊乱　与长期服用肾上腺皮质激素有关。

(4)潜在并发症:脑出血　与血小板过低($<20\times10^9/L$)有关。

【护理措施】

1.休息与活动

血小板计数在 $(30\sim40)\times10^9/L$ 以上者,出血不重,可适当活动。血小板在 $(30\sim40)\times10^9/L$ 以下者,要少活动,卧床休息,保持心情平静。

2.病情观察

(1)严密观察出血部位、出血症状、出血量,准确判断出血程度,以便及时止血。

(2)消除患者恐惧和紧张情况,按医嘱给予止血药,做好输血护理,准备一切抢救用品,做好抢救配合。

3.对症护理

(1)皮肤出血时禁止搔抓皮肤,鼻腔出血不止时,要用油纱条填塞。便血、呕血、阴道出血时需卧床休息,对症处理。

(2)预防脑出血:血小板计数 $<20\times10^9/L$ 应警惕脑出血,便秘、剧烈咳嗽会诱发脑出血,故便秘时要用泻药或开塞露,剧咳者可用镇咳药。

4.用药护理

(1)服用糖皮质激素约 $5\sim6$ 周时易出现库欣综合征、高血压、高血糖、感染等副作用,应及时向患者解释停药后可逐渐消失,同时定期监测血压、血糖、白细胞计数。

(2)长春新碱可致患者骨髓造血功能抑制,末梢神经炎。环磷酰胺可致出血性膀胱炎。大剂量免疫球蛋白静脉滴注可有恶心、头痛、出汗、肌肉痉挛、发热等副作用。

(3)输血及成分输血的护理:输血前认真核对,控制输注速度,严重贫血者输入速度应低于每小时 1ml/kg。血小板取回后应尽快输入,每袋血小板要在 20 分钟内输完,新鲜血浆于采集后 6 小时输完。

5.饮食护理

尽量选择富含高蛋白、高维生素、少渣饮食,以减少出血。

【健康教育】

(1)讲解疾病相关知识,使患者及家属了解疾病的成因、主要表现及治疗方法,以主动配合治疗与护理。指导患者避免人为损伤而诱发或加重出血。

(2)慢性患者适当限制活动;血小板低于 $50 \times 10^9/L$ 勿做较强体力活动,可适当散步,预防各种外伤;避免使用损伤血小板的药物,如阿司匹林、双嘧达莫、吲哚美辛、保泰松、右旋糖酐;定期门诊复查,坚持治疗。

(3)本病急性型大多数患者数周至 4 个月可恢复正常,慢性型常反复发作,多迁延不愈,可达数年或更长时间,很少自然缓解。

(董　博)

第七节　血友病患者的护理

血友病是一组最常见的遗传性凝血因子缺乏的出血性疾病。病理机制为凝血因子基因缺陷导致其水平和功能减低而使血液不能正常地凝固,临床主要表现为自发性关节和组织出血。根据患者所缺乏凝血因子的种类,分为血友病 A(Ⅷ因子缺乏)、血友病 B(Ⅸ 因子缺乏),以血友病 A 最为常见。

【病因】

血友病 A 和 B 均为典型的性染色体连锁隐性遗传病,绝大多数情况下只有男性患病,女性作为缺陷基因携带者。约 1/3 患者无家族史,发病原因不明。不同类型的血友病的发病基础与其所缺乏的凝血因子种类有关,但共同的结果均是造成机体内源性凝血途径正常运作的原料缺乏,凝血活酶生成减少,凝血酶原激活受限,最终导致凝血功能障碍而使患者发生出血或出血倾向。

【临床表现】

临床主要表现为出血,血友病 A 出血较重,血友病 B 出血较轻。

(1)血友病出血具备下列特征:①出生即有,伴随终身;②常表现为软组织或深部肌肉内血肿;③负重关节(如膝、踝关节等)反复出血甚为突出,最终可致关节疼痛、肿胀、僵硬、畸形,可伴骨质疏松、关节骨化及相应肌肉萎缩。

(2)皮肤紫癜极罕见。重型患者可发生呕血、咯血甚至颅内出血;血肿压迫周围神经可致局部疼痛、麻木及肌肉萎缩;压迫血管可致相应供血部位缺血性坏死或淤血、水肿;口腔底部、咽后壁、喉部及颈部出血可致呼吸困难甚至窒息,压迫输尿管致排尿障碍。

【医学检查】

本病主要为内源性凝血途径障碍,凝血时间和激活部分凝血活酶时间延长,凝血酶原消耗(PCT)不良及简易凝血酶生成试验(STGT)异常。而出血时间、血小板计数均正常。

【治疗原则】

最有效的治疗方法仍是替代治疗,最好的治疗方式是预防性治疗。替代治疗的目的是将患者缺乏的凝血因子提高到止血水平,以预防或治疗出血。其原则是尽早、足量和维持足够时间。

【护理问题/诊断】

(1)组织完整性受损　与凝血因子缺乏有关。

(2)疼痛:肌肉、关节疼痛　与深部组织血肿或关节腔积血有关。

(3)有失用综合征的危险　与反复多次关节腔出血有关。

【护理措施】

1.休息与活动

患者不能进行剧烈的接触性运动,如拳击、篮球、足球等。活动以轻度有氧运动为主。

2.病情观察

注意观察肌肉及关节血肿引起的表现,判断其程度,协助医生进行相应处理。定期监测血压、脉搏,观察患者有无呕血、咯血等内脏出血的征象;注意颅内出血的表现,如头痛、呕吐、瞳孔不对称,甚至昏迷等。

3.用药护理

输注凝血因子,应在凝血因子取回后立即输注;使用冷沉淀物时,应在37℃温水中10分内融化,并尽快输入。遵医嘱用药,禁忌使用阿托品、双嘧达莫等抑制血小板聚集或使血小板减少的药物,防加重出血。

4.对症护理

(1)防止外伤,预防出血。不要过度负重或做剧烈的运动(拳击、穿硬底鞋或赤脚走路);当使用刀、剪、锯等工具时应戴手套;避免手术治疗,必须手术时,应根据手术大小调节补充凝血因子的用量。

(2)尽量采用口服用药,不用或少用肌内注射和静脉注射,必须时,在注射完毕至少压迫针刺部位5分钟,直至出血停止。不使用静脉留置套管针,以免针刺点出血。

(3)注意口腔卫生,预防龋齿,避免拔牙;不食带骨、刺的食物,避免刺伤消化道黏膜。

(4)关节的护理。关节腔积血导致关节不能正常活动时,应局部制动并保持肢体于功能位。在肿胀未完全消退、肌肉力量未恢复之前切勿使患肢负重。在关节腔出血控制后,帮助患者进行主动或被动关节活动。

【健康教育】

(1)教育患者日常的、适度的运动是有益的,如游泳、散步、骑自行车等。但应避免剧烈的接触性运动,如足球、篮球、拳击等,以降低外伤和出血的危险。

(2)指导患者注意口腔卫生,防止因拔牙等而引起出血。告诉患者一定要避免使用阿司匹林,因此类药能减弱血小板功能,增加出血的频率和严重度。

(董　博　卜秀梅)

第八节　弥散性血管内凝血患者的护理

弥散性血管内凝血(DIC)是由致病因素激活凝血及纤溶系统,导致全身微血栓形成,凝血因子大量消耗并继发纤溶亢进,引起全身出血及微循环衰竭的临床综合征。

【病因】

感染性疾病最多见,常见的有败血症、斑疹伤寒、流行性出血热等;恶性肿瘤次之,常见急性白血病、淋巴瘤、前列腺癌、胰腺癌、肝癌等。

【临床表现】

DIC按发展过程分为高凝血期、消耗性低凝血期、继发性纤溶亢进期。

1. 出血倾向

为自发性、多发性出血。可遍及全身,多见于皮肤、黏膜、伤口及穿刺部位出血;其次为内脏出血,重者可发生颅内出血。

2. 休克或微循环衰竭

为一过性或持续性血压下降,早起即出现肾、肺、脑等器官功能不全,表现为肢体温冷、少尿、呼吸困难、发绀及神志改变等。

3. 微血管栓塞

(1)浅层栓塞　表现为皮肤发绀,进而发生坏死、脱落,多见于眼睑、四肢、胸背及会阴部。

(2)深部器官栓塞　多见于肾、肺、脑等脏器,可表现为急性肾衰竭、呼吸衰竭、意识障碍、颅内高压综合征等。

4. 微血管病性溶血

表现为进行性贫血,贫血程度与出血量不成比例,偶见皮肤、巩膜黄染。

【医学检查】

血小板减少、凝血酶原时间延长、D-二聚体水平升高或阳性、纤维蛋白原含量逐渐减低、3P试验阳性等。

【治疗原则】

(1)治疗基础病,消除诱因如抗感染,治疗肿瘤、产科及外伤。

(2)抗凝治疗,原则上使用肝素抗凝。

(3)补充所减少的血浆凝血因子及血小板,低分子右旋糖酐及抗纤溶药等。

【护理措施】

1. 对症护理

对于神志清醒的患者解释使其积极配合治疗。保持呼吸道通畅,持续吸氧,以改善组织缺氧状况及避免脑出血发生。

2. 病情观察

定时监测患者生命征,注意意识状态的变化,记录24小时尿量,观察皮肤颜色、温度、末梢感觉,有无各器官栓塞的症状和体征,如肺栓塞表现为突然胸痛、呼吸困难、咯血,脑栓塞引起头痛、抽搐、昏迷等。肾栓塞会出现腰痛、血尿、少尿或无尿,甚至发生急性肾衰竭,胃肠黏膜栓塞有消化道出血；皮肤栓塞出现干性坏死，手指、足趾、鼻、颈、耳部发绀。

3. 用药护理

遵医嘱给予预防低血压的药物，维持静脉输液畅通，以防止血压降低后进一步减少末梢循环血量。遵医嘱准确给予肝素抗凝治疗，护士应熟知肝素的药理、适应证和禁忌证，使用时注意观察出血减轻或加重情况，定期测凝血时间以指导用药，在肝素抗凝过程中，补充新鲜凝血因子，并注意观察输血反应。

4. 心理护理

加强心理护理，减轻患者紧张、焦虑状态。

（张少茹）

第九节　白血病患者的护理

白血病是一类造血干细胞的恶性克隆性疾病，克隆的白血病细胞增殖失控、分化障碍、凋亡受阻，停止在细胞发育的不同阶段。在骨髓和其他造血组织中白血病细胞大量增生积累，并浸润其他器官和组织，而正常的造血功能受抑制。临床上以进行性贫血、持续发热或反复感染和组织器官浸润等为表现，外周血中出现幼稚细胞为特征。

【分类】

1. 按细胞成熟度和病程分类

根据白血病细胞成熟程度和白血病自然病程分类，白血病可分为急性和慢性两类。

(1)急性白血病　起病急，细胞分化停滞在较早阶段，骨髓及外周血多为原始细胞及早幼细胞，病情发展迅速，未经治疗的患者自然病程仅数月。

(2)慢性白血病　起病缓慢，细胞分化停滞在较晚阶段，白血病细胞多为成熟和较成熟的细胞，病情发展慢，病程一般在 1 年以上。

2. 按照细胞形态学分类

目前通用 FAB 分类法将急性白血病分为急性淋巴细胞白血病与急性非淋巴细胞白血病。

(1)急性淋巴细胞白血病又分成 3 种亚型　①L_1型：原始淋巴细胞体积较小，此型预后较好；②L_2型：原始淋巴细胞较大，形态不很一致；③L_3型：原淋巴细胞较大，形态较一致。

(2)急性非淋巴细胞白血病分成 8 型　急性髓细胞白血病微分化型(M_0)；急性粒细胞白血病未分化型(M_1)；急性粒细胞白血病部分分化型(M_2)；急性早幼粒细胞白血病(M_3)；急性粒-单核细胞型(M_4)；急性单核细胞白血病(M_5)；急性红白血病(M_6)；急性巨核细胞白血病(M_7)。

我国急性白血病比慢性白血病多见，成年患者中，急性粒细胞白血病多见，儿童中急性淋巴细胞白血病多见。

【病因及发病机制】

白血病的病因目前尚不完全清楚，可能与发病有关的因素如下。

1. 病毒

人类白血病病因的研究，到目前为止已证明人类 T 淋巴细胞病毒能引起成人 T 细胞白血病，并从恶性 T 细胞中已分离出病毒，就是一种 C 型逆转录 RNA 病毒。

2.放射

电离辐射可致白血病已被肯定。一次大剂量或多次小剂量照射均可引起白血病。

3.化学因素

多种化学物质或药物均可诱发白血病,苯及其衍生物已被认为可致白血病。氯霉素、保泰松、烷化剂及细胞毒药物均有可能致白血病。

4.遗传因素

遗传因素与白血病发病有关。同卵孪生子一个患白血病,另一个患病的机会约是 20%,比双卵孪生子高 12 倍。有染色体异常的一些遗传性疾病患者,如先天性愚型、先天性再生障碍性贫血等的患者较易发生白血病。

一、急性白血病患者的护理

【临床表现】

多数起病急骤,常突然高热或有明显出血倾向;也可缓慢起病,出现进行性疲乏、苍白、低热、轻微出血等。本病主要表现为发热、出血、贫血及各种器官浸润所引起的症状和体征。

1.发热

发热为本病常见的症状之一。发热的主要原因是感染,发生感染最主要原因是成熟粒细胞缺乏,其次是人体免疫力降低。常见有口腔炎、牙龈炎、咽峡炎、肺部感染及肛周炎、肛周脓肿。严重时可致菌血症或败血症。常见致病菌有革兰阴性菌、铜绿假单胞菌、大肠埃希菌及金黄色葡萄球菌等。疾病后期常伴真菌感染,这与长期应用广谱抗生素、糖皮质激素、细胞毒类化疗药物有关。一般而言,若中性粒细胞小于 $1.0 \times 10^9/L$ 感染机会中度增加,若小于 $0.5 \times 10^9/L$,感染机会显著增加,当小于 $0.1 \times 10^9/L$ 时几乎都有严重感染。

2.出血

出血最主要原因是血小板减少。多数患者有出血表现,但出血程度不同。出血部位可遍及全身,常见皮肤瘀点、瘀斑、鼻出血、齿龈出血、口腔血肿、子宫出血,眼底出血可影响视力,颅内出血最为严重,常表现头痛、呕吐、瞳孔大小不等、瘫痪,甚至昏迷或突然死亡。此外,急性早幼粒细胞白血病者易并发 DIC 而出现全身广泛性出血,是急性白血病亚型中出血倾向最为明显的一种。

3.贫血

贫血常为首发症状,呈进行性加重,贫血原因主要是骨髓中白血病细胞极度增生与干扰,造成正常红细胞生成减少。约半数患者就诊时已有重度贫血,呈正细胞正色素性贫血。

4.白血病细胞浸润不同部位的表现

(1)骨骼和关节　胸骨下端常有局部压痛,提示骨髓腔内白细胞过度增生。四肢关节痛和骨痛以儿童多见。急性粒细胞白血病细胞患者由于骨膜受累,还可在眼眶、肋骨及其他扁平骨的骨面形成粒细胞肉瘤(绿色瘤),可引起眼球突出、复视或失明。

(2)肝脾及淋巴结肿大　脾及浅表淋巴结肿大急淋患者多见,肝脾一般轻度至中度肿大。浅表淋巴结多为轻度肿大无压痛。多见于急性淋巴细胞白血病。

(3)中枢神经系统白血病　化疗药物不易通过血脑屏障,隐藏在中枢神经系统的白血病细胞不能被有效杀伤,导致中枢神经系统白血病。随着急性白血病患者生存期延长,中枢神经系统白血病比早年多见,而且多发生在疾病缓解期,以急淋最常见,儿童患者尤甚。出现脑膜或中枢神经系统症状,表现为头痛、呕吐、颈强直,重者抽搐、昏迷,但不发热,脑脊液压力增高。

(4)其他部位 皮肤浸润表现为弥漫性斑丘疹、结节性红斑等,多见于急非淋亚型 M_4 和 M_5;白血病细胞浸润口腔黏膜表现为齿龈肿胀或巨舌等;睾丸受浸润表现无痛性肿大,多为一侧性。

【医学检查】

1.血象

多数患者白细胞计数增多,甚至可大于 $100 \times 10^9 / L$,部分患者白细胞数正常或减少。分类中可发现原始细胞及早幼细胞占 30%~90%。

2.骨髓象

骨髓检查是诊断白血病的重要依据,骨髓一般增生明显活跃或极度活跃,主要细胞为白血病原始细胞占非红细胞的 30% 以上,而较成熟中间阶段细胞缺如,并残留少量成熟粒细胞,形成所谓"裂孔"现象,正常粒系、红系细胞及巨核细胞系均显著减少。奥尔(Auer)小体仅见于急非淋白血病,有独立诊断的意义。

3.其他

白血病患者血液中尿酸浓度及尿液中尿酸排泄均增加,在化疗期可更显著,这是由于大量白血病细胞被破坏所致。

【治疗】

1.对症治疗

病情较重的患者须卧床休息,最好是将患者安置在隔离病室或无菌层流室进行治疗。

(1)感染 严重感染是白血病患者主要死亡原因。感染应做咽拭子血培养和药敏试验,同时应用广谱抗生素治疗,待阳性培养结果出来后再更换细菌敏感的抗生素。有条件可多次输注浓缩红细胞。

(2)出血 出血严重,血小板计数 $<20 \times 10^9 / L$ 时应输浓缩血小板悬液或新鲜血。轻度出血可使用各种止血药。

(3)贫血 严重贫血可输浓缩红细胞或全血。

(4)预防尿酸肾病 由于大量白血病细胞被破坏,可产生尿酸肾结石,引起肾小管阻塞,严重者可致肾衰竭,患者表现少尿无尿。故要求患者多饮水,给予别嘌醇以抑制尿酸合成。

2.化学治疗

化学治疗是目前白血病治疗最主要的方法,也是造血干细胞移植的基础。急性白血病的化疗过程分为两个阶段,分别是诱导缓解和缓解后治疗。诱导缓解的目的是在短时间内获得完全缓解,完全缓解的标准是:患者的症状和体征消失;外周血象的白细胞分类中无幼稚细胞;骨髓象中相关系列的原始细胞与幼稚细胞之和≤5%。常用化疗药物见表 5-9-1。

3.中枢神经系统白血病的防治

常用药物是甲氨蝶呤,在缓解前或后鞘内注射,可同时加地塞米松。也可用阿糖胞苷鞘内注射。需同时做头颅和脊髓放射治疗。若中枢神经系统白血病已经发生,可用上述方法治疗。

4.骨髓移植

原理是先用全身放疗和强烈的免疫抑制剂尽量将患者体内白血病细胞最大可能全部杀灭,同时充分抑制患者免疫功能,然后植入正常人的骨髓,以使患者恢复正常造血功能。进行移植的时间,目前主张急性白血病第 1 次完全缓解时进行,患者年龄控制在 50 岁以下。

表 5 - 9 - 1　常用化疗药物

种类	药名	药理作用	不良反应
抗叶酸代谢	甲氨蝶呤	干扰 DNA 合成	口腔及胃肠道黏膜溃疡,肝损害,骨髓抑制
抗嘌呤代谢	巯嘌呤	阻碍 DNA 合成	骨髓抑制,胃肠反应,肝损害
	氟达拉滨	同上	神经毒性,骨骼抑制,自身免疫现象
抗嘧啶代谢	阿糖胞苷	同上	消化道反应,肝功能异常,骨髓抑制,巨幼变骨髓抑制,唾液腺肿大
	环孢素	同上	
烷化剂	环磷酰胺	破坏 DNA	骨髓抑制,恶心呕吐,脱发,出血性膀胱炎
	苯丁酸氮芥	同上	骨髓抑制,胃肠反应
	白消安	同上	皮肤色素沉着,精液缺乏,停经,肺纤维化
生物碱类	长春新碱	抑制有丝分裂	末梢神经炎,腹痛,脱发,便秘
	高三尖杉酯碱	同上	骨髓抑制,心脏损害,消化道反应
	依托泊苷	干扰 DNA、RNA 合成	骨髓抑制,脱发,消化道反应
抗生素类	柔红霉素	抑制 DNA、RNA 合成	骨髓抑制,心脏损害,消化道反应
酶类	左旋门冬酰胺	影响瘤细胞蛋白质合成	肝损害,过敏反应,高尿酸血症,高血糖,胰腺炎,氮质血症
激素类	泼尼松	破坏淋巴细胞	类库欣综合征,高血压,糖尿病
抗嘧啶、嘌呤代谢	羟基脲	阻碍 DNA 合成	消化道反应,骨髓抑制
肿瘤细胞诱导分化剂	维甲酸	使白血病细胞分化为具有正常表型功能的血细胞	皮肤黏膜干燥,口角破裂,消化道反应,头晕,关节痛,肝损害

【护理措施】

1. 休息与活动

保证休息、活动和睡眠。根据患者体力,活动与休息可以交替进行,以休息为主,静注后可下床活动 10~15 分钟,卧床休息 30 分钟再下床活动,患者若无不适,可以每天室内活动 3~4 次,以后逐渐增加活动时间或活动次数。每天睡眠 7~9 小时。

2. 病情观察

(1)白血病患者发热时要积极寻找有无感染病灶,如口腔炎、咽喉炎、肺部感染、皮肤疖肿、肛周炎或败血症。一旦发现感染病灶,应及时按医嘱使用有效抗生素。

(2)白血病患者出血部位可遍及全身,以颅内出血危险性最大。如发现患者神志改变、血压突然升高、脉搏变慢、呼吸不规则、瞳孔两侧不等大、颈项强直、肢体瘫痪等情况,应迅速与医师联系及时处理。

（3）观察有无中枢神经系统白血病浸润表现，如头痛、恶心、呕吐、颈项强直等。

（4）判断病情及监测周围血象。

3. 对症护理

（1）贫血、乏力　帮助患者梳理盥洗，在床上用膳、排便，避免多说话和消耗体力。

（2）发热　中等程度发热不需特殊处理，应促进休息和鼓励进食饮水。高热可用冷敷，但尽量不宜用酒精擦洗，需要时按医嘱给退热药。

（3）出血　口腔、齿龈出血可用生理盐水棉棒拭清后局部涂止血药。鼻出血可用局部冷敷和填塞法。颅内出血应绝对安静平卧，头戴冰帽，偏向一侧，吸氧，建立静脉通道，按医嘱给予脱水剂、止血药物，必要时输血小板，应用糖皮质激素。

（4）骨骼、关节疼痛　帮助患者取舒适卧位，放松肢体，疼痛关节用枕头支托，局部按摩，胸骨疼痛剧烈时，按医嘱及早给镇痛剂，尽量消除患者不安与痛苦。

4. 化疗不良反应的护理

（1）局部反应　某些化疗药物，如柔红霉素、氮芥、阿霉素等多次静注可引起静脉炎，药物静注速度要慢，在静注后要用生理盐水冲洗静脉，以减轻其刺激。当有数种药物给予时，要先用刺激性强的药物。若发生静脉炎需及时使用普鲁卡因局部封闭，或冷敷、休息数天直至静脉炎痊愈，否则可造成静脉闭塞。静注时，注意血管要轮换使用。药液外溢皮下可引起局部组织的炎症甚至坏死，疑有或发生化疗药物外渗，立即停止注入，边回抽边退针，不宜立即拔针；局部使用生理盐水加地塞米松做多处皮下注射，范围须大于渗漏区域。

（2）骨髓抑制　抗白血病药物在杀伤白血病细胞的同时也会损害正常细胞，在化疗中须定期查血象、骨髓象，以便观察疗效及骨髓受抑制情况。多数化疗药物骨髓抑制作用最强的时间约为化疗后第 7～14 天，恢复时间多为之后的 5～10 天，但存在个体差异。

（3）胃肠道反应　某些化疗药物可以引起恶心、呕吐、纳差等反应。应为患者提供一个安静、舒适、通风良好的休息与进餐环境，避免不良刺激。避免在化疗前后 2 小时内进食。当出现恶心、呕吐时应暂缓或停止进食，及时清除呕吐物，保持口腔清洁。必要时，遵医嘱在治疗前 1～2 小时给予止吐药物，并根据药物作用的半衰期，每 6～8 小时重复给药 1 次，维持 24 小时的有效血药浓度，以达到减轻呕吐反应的效果。化疗期间患者饮食要高热量、富含蛋白质与维生素、适量纤维素、清淡、易消化软食，以半流质为主，少量多餐。避免进食高糖、高脂、产气过多和辛辣的食物，并尽可能满足患者的饮食习惯，增加食欲。进食后避免平卧。

（4）脱发的护理　化疗前向患者说明化疗的必要性及化疗可能导致脱发现象，但多数患者在化疗结束后，头发会再生，使患者有充分的心理准备。出现脱发后要做好心理护理：①评估患者对化疗所致脱发的感受和认识，鼓励其表达内心的感受。②指导患者使用假发或戴帽子，以降低患者身体意象障碍。③协助患者重视自身的能力和优点，并给予正面回馈。④鼓励亲友共同支持患者。⑤介绍有类似经验的患者共同分享经验。⑥鼓励患者参与正常的社交活动。

（5）口腔溃疡的护理　目的是减少溃疡面感染的几率，促进溃疡愈合。对发生口腔溃疡者，应加强口腔护理，每日 2 次，并教会患者漱口液及溃疡药物的使用方法。①一般情况下可选用的漱口液为生理盐水、复方硼砂含漱液等交替漱口，若为厌氧菌感染可选用 1%～3% 过氧化氢溶液；真菌感染选用 1%～4% 的碳酸氢钠溶液、制霉菌素溶液或 1：2000 的氯已定溶液，每次含漱时间为 15～20 分钟，至少每日 3 次，溃疡疼痛严重者可给予 2% 利多卡因止痛。

②选用促进溃疡面愈合的药物,如碘甘油 10ml 加蒙脱石散剂 1 包与地塞米松 5mg 调配成糊状;此外尚可选用溃疡贴膜、外用重组人表皮生长因子衍生物、锡类散、新霉素、金霉素甘油等;真菌感染者可选用制霉菌素甘油。用药方法为三餐后及睡前用漱口液含漱后,将药物涂于溃疡处。涂药后 2～3 小时方可进食或饮水。

(6)鞘内注射化疗药物的护理　协助患者采取头低抱膝侧卧位,协助医生做好穿刺点的定位和局部消毒与麻醉;推注药物速度宜慢,拔针后局部予消毒纱布覆盖、固定,嘱患者去枕平卧 4～6 小时,注意观察有无头痛、呕吐、发热等化学性脑膜炎及其他神经系统的损害症状。

(7)其他　长春新碱能引起末梢神经炎、手足麻木感,停药后可逐渐消失。柔红霉素、三尖杉酯碱类药物可引起心肌及心脏传导损害,用药时要缓慢静滴,注意听心率、心律,复查心电图。甲氨蝶呤可引起口腔黏膜溃疡,可用 0.5％普鲁卡因含漱,减轻疼痛,便于进食和休息,甲酰四氢叶酸钙可对抗其毒性作用,可遵医嘱使用。环磷酰胺可引起脱发及出血性膀胱炎所致血尿,嘱患者多饮水,有血尿必须停药。

5.饮食护理

需要高蛋白、高维生素、高热量饮食。向患者、家属说明化疗期间需保证足够营养,可帮助化疗顺利进行。对恶心、呕吐者,应在停止呕吐后指导患者进行深呼吸和有意识吞咽,以减轻恶心症状,可少量多次进食,并可遵医嘱给予止吐药。同时保证每天饮水量。

6.心理护理

向患者及其家属说明白血病是造血系统肿瘤性疾病,虽然难治,但目前治疗进展快、效果好,应树立信心。家属应为患者创造一个安全、安静、舒适和愉悦宽松的环境,使患者保持良好的情绪状态,有利于疾病的康复。化疗间歇,患者可做力所能及的家务,以增强自信心。

二、慢性白血病患者的护理

慢性白血病按细胞类型分为粒、淋巴、单核细胞三型,我国以慢性粒细胞白血病(简称慢粒)为多见,其临床特点为粒细胞明显增多,且不成熟,脾大,病程缓慢,大多因急性变死亡。慢粒以中年最多见,且男性多于女性。

【临床表现】

慢性粒细胞白血病自然病程可分为慢性期、加速期及急性变期。

1.慢性期

起病缓,早期常无自觉症状,随着病情的发展,可出现乏力、消瘦、低热、多汗或盗汗等代谢亢进的表现。脾大为最突出体征,可达脐平面甚至伸入盆腔。若发生脾梗死时,压痛明显。多数病例可有胸骨中下段压痛,为重要体征。慢性期可持续 1～4 年。

2.加速期及急性变期

起病后 1～4 年,约 70％慢粒患者可进入加速期。加速期主要表现为不明原因的发热,骨关节痛,贫血,出血加重,脾脏迅速肿大。加速期从几个月至 1～2 年即进入急性变期。急性变期表现与急性白血病相似。

【医学检查】

1.血象

白细胞计数明显增高,以中性中幼、晚幼和杆状核粒细胞为主,且数量显著增多,常高于

$20\times10^9/L$,晚期可达 $100\times10^9/L$ 以上。

2.骨髓象

骨髓呈现粒细胞系列增生明显至极度活跃,以粒细胞为主,粒/红比例明显增高;嗜酸、嗜碱性粒细胞增多;红系细胞相对减少。

3.染色体检查及其他

90％以上慢粒患者血细胞中出现 Ph 染色体。少数患者 Ph 染色体呈阴性,此类患者预后较差。血及尿中尿酸浓度增高,与化疗后大量白细胞破坏有关。

【治疗原则】

1.化学治疗

化疗药物有白消安、羟基脲、二溴甘露醇、氮芥类药物,其中首选羟基脲。

(1)白消安　曾为最常用的药物,起效慢,持续时间长,用药 2～3 周后外周血白细胞才开始减少,停药后白细胞减少可持续 2～4 周,始用剂量为每日 4～6mg,口服。缓解率在 95％以上。

(2)羟基脲　较白消安药效作用迅速,持续时间短,常用剂量每日 3g,分 3 次口服,用药后2～3 天细胞数下降,停药后又很快回升。用药期间需查血象以调节药量,该药需长期维持治疗。该药治疗慢粒中位数生存期比白消安治疗者为长,且急性变率低。治疗慢粒白血病以该药为首选。

(3)靛玉红　为从青黛中提取的主要成分,剂量 150～300mg/d,分 3 次口服,对慢粒有效率为 87.3％,用药约 2 个月白细胞可降到正常范围。

2.α-干扰素

与羟基脲或小剂量阿糖胞苷合用,可提高疗效。

3.骨髓移植

异基因骨髓移植需在慢粒慢性期缓解后尽早进行,移植成功者可获得长期生存或治愈。

4.其他治疗

脾大明显而化疗效果不佳时,可做脾区放射治疗;服用别嘌醇且每日饮水 1500ml 以上,可以预防化疗期间细胞破坏过多、过速引起的尿酸肾病。

5.慢粒急性变的治疗

按急性白血病的化疗方法治疗。

【护理措施】

1.休息与活动

治疗期间要注意休息,尤其贫血较重患者(血红蛋白 60g/L 以下),以休息为主,不可过劳。

2.病情观察

每日测量患者脾的大小、质地并做好记录。注意脾区有无压痛,观察有无脾栓塞或脾破裂的表现。脾栓塞或脾破裂时,患者突感脾区疼痛,发热、多汗以致休克,脾区拒按,有明显触痛,脾可进行性肿大,脾区可闻及摩擦音者,甚至产生血性腹水。

3.对症护理

(1)缓解脾胀痛　置患者安静、舒适的环境中,减少活动,尽量卧床休息,并取左侧卧位,以减轻不适感。鼓励患者少量多次进食、进水以减轻腹胀。尽量避免弯腰和碰撞腹部,以避免脾破裂。遵医嘱协助患者做脾放射治疗,以减轻脾胀痛。

(2)尿酸性肾病 化疗期间定期监测白细胞计数、血尿酸和尿尿酸含量,进行尿沉渣检查等,记录 24 小时出入量,注意观察有无血尿或腰痛发生,一旦发生血尿,应通知医生停止用药,同时检查肾功能。鼓励患者多饮水,化疗期间每日饮水量为 3000ml 以上,以利于尿酸和化疗药物降解产物的稀释和排泄,减少对泌尿系统的化学刺激。

4.用药护理

观察用药效果及不良反应。白消安的不良反应主要是骨髓抑制、血小板或全血细胞减少及皮肤色素沉着、阳痿、停经,用药前应向患者说明,用药期间经常复查血象,不断调整剂量。靛玉红主要不良反应有腹泻、腹痛、便血等,使用时要慎重,注意观察患者大便的性质。干扰素的不良反应有发热、恶心、食欲减退、血小板减少及肝功能异常,应定期检查血象和肝功能。

附:骨髓穿刺术

骨髓穿刺术(bone marrow puncture)是采集骨髓液的一种常用诊断技术。临床上骨髓穿刺液常用于血细胞形态学检查,也可用于造血干细胞培养、细胞遗传学分析及病原生物学检查等,以协助临床诊断、观察疗效和判断预后等。

【适应证】

(1)各类血液病(如白血病、再障、原发性血小板减少性紫癜等)的诊断。

(2)某些传染病或寄生虫病需行骨髓细菌培养或寻找疟疾及黑热病等原虫者。

(3)网状内皮系统疾病及多发性骨髓瘤的诊断。

(4)恶性肿瘤可疑骨髓转移者。

(5)了解骨髓造血机能,有无造血抑制,指导抗癌药及免疫抑制药的使用。

【禁忌证】

(1)由于凝血因子缺乏而有严重出血者如血友病。

(2)穿刺部位皮肤有感染者。

(3)晚期妊娠者。

【准备工作】

(1)向患者及家属讲明穿刺的目的、必要性,签字同意后实施。

(2)查"凝血四项",有严重凝血功能障碍者需输血浆或相应凝血因子纠正后再实施。

(3)过敏体质者,需行利多卡因皮试,阴性者方可实施。

(4)器械准备:骨髓穿刺包(弯盘 1 个、18 号、16 号或 12 号骨髓穿刺针 1 个、消毒碗 1 个、镊子 1 把、止血弯钳 1 把、消毒杯 2 个、纱布 2 块、干棉球数个、无菌洞巾)、无菌手套(2 个)、5ml 注射器 2 个及 20ml 注射器 1 个、2%利多卡因 1 支、载玻片 10 张、推片 1 个、持物钳、砂轮、碘酒酒精棉球。

【操作方法】

1.洗手

术者按 7 步洗手法认真清洗双手后,准备操作。

2.穿刺部位及体位选择

(1)髂前上棘穿刺点：髂前上棘后 1～2cm 处,该处骨面平坦,易于固定,操作方便,危险性极小。患者取仰卧位。

(2)髂后上棘穿刺点：骶椎两侧、臀部上方突出的部位。患者取侧卧位。

(3)胸骨穿刺点：胸骨柄、胸骨体相当于第 1、2 肋间隙的部位。此处胸骨较薄,且其后有大血管和心房,穿刺时务必小心,以防穿透胸骨而发生意外。但由于胸骨的骨髓液丰富,当其他部位穿刺失败时,仍需要进行胸骨穿刺。患者取仰卧位。

(4)腰椎棘突穿刺点：腰椎棘突突出的部位。患者取坐位或侧卧位。

(5)2 岁以下小儿选胫骨粗隆前下方。

临床上以髂前上棘、髂后上棘为最常用,尤其髂后上棘骨质薄、骨髓腔大、量多,难于稀释。

3.操作前准备

打开穿刺包,术者戴无菌手套。检查穿刺包物品齐全；检查骨髓穿刺针是否通畅,成人用 16 或 18 号穿刺针,儿童用 12 号穿刺针,将骨髓穿刺针的固定器固定在适当的长度上(髂骨穿刺约 1.5cm,胸骨穿刺约 1.0cm)；检查注射器有无漏气。

4.消毒

由助手持持物钳将 2.5%～3%碘酒棉球、75%酒精棉球分别夹入 2 个消毒杯内(注意持物钳应水平或向下持拿,整个过程避免污染),术者左手持镊子,夹持碘酒棉球水平交至右手的弯止血钳中,以穿刺点为中心顺时针方向消毒局部皮肤 3 遍(每 1 圈压上一圈 1/3),直径大约 15cm,待干燥后再用酒精棉球脱碘 3 遍、脱碘范围一次比一次小,最后 1 次应超过碘酒的最外层。消毒时弯盘应置患者体侧,消毒后的棉球、弯止血钳置于消毒碗内由助手取走。

5.麻醉

铺无菌洞巾；术者与助手核对麻药无误；用 5ml 注射器抽取 2%利多卡因 3ml；左手拇指、食指固定穿刺部位皮肤,用 2%利多卡因做局部皮肤、皮下和骨膜麻醉。注意先水平进针、打一直径约 0.5cm 的皮丘,再垂直骨面一直麻醉到坚硬的骨膜,并应上、下、左、右多点麻醉,以充分麻醉减少穿刺时患者的疼痛；纱布覆盖穿刺点右手拇指稍用力按压以充分浸润。

6.穿刺

操作者左手拇指和食指固定穿刺部位,右手持骨髓穿刺针与骨面垂直刺入,若为胸骨穿刺则应与骨面成 30°～45°角刺入(穿刺针向头侧偏斜)。当穿刺针针尖接触坚硬的骨质后,沿穿刺针的针体长轴左右旋转穿刺针,并向前推进,缓缓刺入骨质(注意向下压的力量应大于旋转的力量,以防针尖在骨面上滑动)。当突然感到穿刺阻力消失,且穿刺针已固定在骨内时,表明穿刺针已进入骨髓腔。如果穿刺针尚未固定,则应继续刺入少许以达到固定为止。注意观察患者反应并处理。

7.抽取骨髓液

拔出穿刺针针芯,接上干燥的 20ml 注射器,用适当的力量抽取骨髓液。当穿刺针在骨髓腔时,抽吸时患者感到有尖锐酸痛,随即便有红色骨髓液进入注射器。抽取的骨髓液一般为 0.1～0.2ml,若用力过猛或抽吸过多,会使骨髓液稀释。如果需要做骨髓液细菌培养,应在留取骨髓液计数和涂片标本后,再抽取 1～2ml,以用于细菌培养。若未能抽取骨髓液,则可能是针腔被组织块堵塞或"干抽",此时应重新插上针芯,稍加旋转穿刺针或再刺入少许。拔出针芯,如果针芯带有血迹,再次抽取即可取得红色骨髓液。

8. 涂片

将 20ml 注射器水平移至载玻片上方,迅速将骨髓液滴在载玻片上,助手立即制备骨髓液涂片数张。注意推片与载玻片呈 30°～45°角,稍用力推开,制备的髓片应头、体、尾分明并有一定的长度,使细沙样浅肉色的骨髓小粒分布均匀。

9. 加压固定

骨髓液抽取完毕,重新插入针芯。左手取无菌纱布置于穿刺处,右手将穿刺针(稍旋转)拔出,并将无菌纱布敷于针孔上,按压 1～2 分钟后,局部酒精棉球消毒,换消毒纱布覆盖,胶布加压固定。

10. 送检

同时应制备血涂片 2～3 张一并送检。

【注意事项】

(1) 骨髓穿刺前应检查出血时间和凝血时间,有出血倾向者行骨髓穿刺术时应特别注意,血友病患者禁止骨髓穿刺检查。

(2) 骨髓穿刺针和注射器必须干燥,以免发生溶血。

(3) 穿刺针针头进入骨质后要避免过大摆动,以免折断穿刺针。胸骨穿刺时不可用力过猛、穿刺过深,以防穿透内侧骨板而发生意外。

(4) 穿刺过程中如果感到骨质坚硬、难以进入骨髓腔时,应考虑为大理石骨病的可能,因此不可强行进针,以免断针。及时行骨骼 X 线检查,以明确诊断。

(5) 做骨髓细胞形态学检查时,抽取的骨髓液不可过多,以免影响骨髓增生程度的判断、细胞计数和分类结果。

(6) 行骨髓液细菌培养时,需要在骨髓液涂片后,再抽取 1～2ml 骨髓液用于培养。

(7) 由于骨髓液中含有大量的幼稚细胞,极易发生凝固。因此,穿刺抽取骨髓液后应立即涂片。

(8) 送检骨髓液涂片时,应同时附送 2～3 张血涂片。

(9) 如使用普鲁卡因麻醉必需先做皮试。

(董 博 何彩云)

第六章　内分泌与代谢性疾病患者的护理

第一节　概　述

内分泌与代谢性疾病主要包括内分泌系统疾病、代谢疾病以及营养疾病。内分泌系统疾病包括下丘脑、垂体、甲状腺、肾上腺等疾病,其他系统疾病或激素药物的使用等也可能引起内分泌疾病。代谢疾病指机体新陈代谢过程中某一环节障碍引起的相关疾病。营养疾病则是营养物质不足、过剩或比例失调引起的。随着人们生活方式和生活水平的改变,代谢及营养疾病也成为严重威胁人类健康的世界性公共卫生问题。

一、内分泌系统

(一)内分泌系统解剖生理

内分泌系统是由内分泌腺和弥散分布于某些组织器官中的神经内分泌细胞及它们所分泌的激素组成。包括下丘脑、垂体、甲状腺、甲状旁腺、肾上腺、性腺、胰岛等。

内分泌系统是在神经支配和物质代谢反馈调节基础上释放激素,调节人体代谢过程、脏器功能、生长发育、生殖衰老等许多生理活动和生命现象。

1.内分泌腺、内分泌组织和细胞

(1)下丘脑　下丘脑可以合成、释放促激素和抑制激素,是人体最重要的神经内分泌器官。只有下丘脑视神经上核及脑室旁核分别分泌抗利尿激素及缩宫素贮藏于神经垂体,其余这些激素主要对腺垂体起调节作用。①下丘脑分泌的促激素有:促甲状腺激素释放激素(TRH);促性腺激素释放激素(GnRF),包括黄体生成激素释放激素和卵泡刺激素释放激素;促肾上腺皮质激素释放激素(CRH);生长激素释放激素(GHRH);催乳素释放因子(PRF);黑色素细胞刺激素释放因子(MRF)等。②下丘脑释放的抑制激素有:生长激素释放抑制激素(GHRIH),又称生长抑素(SS);催乳素释放抑制因子(PIF);黑色素细胞刺激素释放抑制因子(MIF)。

(2)垂体　分为腺垂体和神经垂体两部分。

①腺垂体(前叶)分泌下列激素:促甲状腺激素(TSH);促肾上腺皮质激素(ACTH);黄体生成激素(LH);卵泡刺激素(FSH)(LH 及 FSH 又称促性腺激素,对周围相应靶腺合成及释放激素起调节作用);生长激素(GH)促进物质代谢与生长发育;催乳素(PRL)刺激泌乳、维持黄体分泌作用;黑色素细胞刺激素(MSH)作用于皮肤基底细胞层的黑色素细胞,促进黑色素沉着。

②神经垂体不含腺体细胞,不能合成激素,所谓的神经垂体激素是指在下丘脑视上核、室旁核产生而贮存于神经垂体的升压素(抗利尿激素)与催产素,在适宜的刺激作用下,这两种激素由神经垂体释放进入血液循环。神经垂体(后叶)中贮存的抗利尿激素(ADH)促进肾远曲

小管及集合管对水分的重吸收。催产素(OXT)在分娩时刺激子宫收缩,促进分娩后泌乳和轻度抗利尿作用。

(3)甲状腺 甲状腺为人体内最大的内分泌腺体。滤泡是甲状腺结构和分泌的功能单位,产生并分泌甲状腺素(T_4)及三碘甲状腺原氨酸(T_3),促进能量代谢、物质代谢和生长发育。甲状腺滤泡旁 C 细胞分泌降钙素(CT)抑制骨钙的再吸收,与甲状旁腺激素(PTH)一起调节钙代谢,降低血钙水平。

(4)甲状旁腺 甲状旁腺含颗粒的主细胞等分泌甲状旁腺激素(PTH)。PTH 的作用为:①促进破骨细胞活动,增加骨钙的再吸收,促进肾小管对钙的再吸收,减少尿钙排出。②与降钙素及 1,25 -二羟维生素 D_3[1,25(OH)$_2$$D_3$]共同调节体内钙、磷代谢。

(5)肾上腺 分为肾上腺皮质和髓质两个部分,其生理作用各异。①肾上腺皮质:分泌糖皮质激素(皮质醇)、盐皮质激素(醛固酮)、性激素。皮质醇可参与物质代谢,能抑制蛋白质合成,促进其分解,使脂肪重新分布,有抑制免疫功能、抗炎、抗过敏、抗病毒和抗休克的作用;醛固酮有促进肾远曲小管和集合管重吸收钠、水和排钾的作用;性激素具有促进蛋白质合成和骨骺愈合的作用。②肾上腺髓质:分泌肾上腺素和去甲肾上腺素。肾上腺素作用于 α 和 β 受体,使皮肤、黏膜、肾血管收缩;骨骼肌动脉和冠状动脉扩张,改善心肌供血,提高心肌兴奋性;扩张支气管平滑肌;参与体内物质代谢。去甲肾上腺素主要作用于 α 受体,有强烈收缩血管的作用,使血压升高。

(6)胰岛 目前发现人胰岛至少有五种分泌不同激素的细胞,包括 A 细胞、B 细胞、D 细胞、D1 细胞及 PP 细胞。①A 细胞:约占 25%,分泌胰高血糖素。②B 细胞:占 60% 以上,为胰岛的主要细胞,分泌胰岛素。③D 细胞:较少,约占 10%,主要分泌生长激素释放抑制激素(SS)。④D1 细胞:分泌肠血管活性肽(VIP)。⑤PP 细胞:既见于胰岛周围,也散在于胰岛以外的胰腺外分泌细胞中,胃肠道黏膜中也有 PP 细胞存在,分泌胰多肽。胰岛素促进葡萄糖进入脂肪及肌肉细胞而被利用,抑制肝糖原异生,并促进三羧酸循环而使血糖下降,促进脂肪、蛋白质、DNA、RNA 等合成,抑制脂肪分解而生成游离脂肪酸及酮体,抑制糖及蛋白质分解,以调节血糖的稳定。胰高血糖素能促进肝糖原分解而使血糖上升,促进脂肪、蛋白质分解,加强糖异生而使血糖升高,与胰岛素起拮抗作用。

(7)性腺 男性性腺为睾丸,主要分泌雄性激素。雄激素的作用是刺激男性性器官发育和男性第二性征的出现,并维持其成熟状态,促进蛋白质的合成、骨骼生长、毛发生成,以及促进曲精小管上皮生成精子等。

女性性腺为卵巢,主要分泌雌激素和孕激素。雌激素的主要作用是刺激女性性器官发育和女性第二性征的出现,并维持其正常状态。孕激素主要为孕酮,由黄体所分泌,作用于子宫内膜,使其在增生期基础上进入分泌期,准备受精卵着床及正常妊娠的进行,并促进乳腺生长发育,还有致热作用,使排卵后基础体温升高,在水钠代谢方面有抗醛固酮作用。

(8)弥散性神经-内分泌细胞系统 指除神经组织以外各组织的神经内分泌细胞,主要分布于胃、肠、胰和肾上腺髓质,合成和旁分泌肽类与胺类激素。

(9)组织的激素分泌细胞 绝大多数组织含有能自身合成和分泌激素的细胞。

2.激素

激素是内分泌细胞分泌的微量活性物质,由血液输送到远处组织器官并通过受体而发挥调节作用的化学信使。目前,已将激素的范围扩展到具有局部调节作用的旁分泌和自分泌物

质。分子结构清楚者为激素,结构尚不明确者称为因子。

(1)激素的分类　激素根据化学结构分为4类:肽类激素和蛋白质激素、胺类激素、氨基酸类激素、类固醇类激素。

(2)激素分泌方式　有以下几种。

1)内分泌:内分泌腺体分泌的激素首先进入毛细血管,再经腺体静脉进入循环。内分泌激素随血液分布于机体的各种组织器官中,在靶细胞与受体结合后发挥生理作用。

2)旁分泌:胃肠激素、生长因子、免疫因子等一般不进入血液,仅(或主要)在器官局部发挥作用,这种激素分泌方式称为旁分泌。

3)自分泌:自分泌激素反馈作用于自身细胞,这是细胞自我调节的重要方式之一。

4)胞内分泌:在细胞质合成的激素不分泌出来,直接运送至细胞核而影响靶基因的表达。

5)神经分泌:神经激素由神经细胞分泌,沿神经轴突运送至所支配的组织,调节靶细胞激素的合成和分泌。

(3)激素降解与转换　激素通过血液、淋巴液和细胞外液而转运到靶细胞部位发挥作用,并经肝肾和靶细胞代谢降解而灭活。肽类激素的半衰期短,仅3～7分钟,而非水溶性激素,如TH,类固醇激素则与转运蛋白结合半衰期可延长。激素浓度和转运蛋白结合量、亲和性均可影响其结合型和游离型激素的比值。游离型激素可进入细胞内发挥其生物作用并参与激素合成的反馈调节。类固醇类激素的半衰期随激素的类型和分子结构而异,但一般均较肽类激素长。激素在改变分子结构后或在体内代谢后可缩短或延长半衰期。如 T_4 在外周组织中可转换为 T_3,生物活性增加。

激素的分泌、在血中与蛋白结合及其最终降解,使激素水平保持动态平衡,而其中最主要决定因素是激素的生成和分泌率。

(4)激素的作用机制　激素要发挥作用,首先必须转变为具有活性的激素,如 T_4 转变为 T_3,以便与其特异性受体结合。根据激素受体所在部位不同,可将激素作用机制分为两类。

1)主要作用于细胞核内受体:类固醇激素、甲状腺激素、$1,25(OH)_2D_3$、视黄酸(维生素 A 酸)。他们的生物作用是通过调节靶基因的转录来实现的。

2)主要作用于细胞膜受体:肽类激素、胺类激素、细胞因子、前列腺素,一些类固醇类激素也存在膜受体。

激素与受体结合后,受体的变构效应使钙通道开放,钙离子内流,细胞浆内 Ca^{2+} 浓度升高,激活蛋白激酶,并使蛋白磷酸化。其中的钙调节蛋白可改变蛋白的空间结构,增强酶的催化作用。

在激素-受体相互作用过程中,作为第二信使(效应体)的 cAMP、cGMP、Ca^{2+}、IP_3、DAG 和蛋白激酶 C 等使细胞浆内的活性蛋白磷酸化并引起细胞的一系列生物反应。受体合成或降解速率的改变引起膜受体数目的变化,调节激素的活性。

(5)激素与神经系统、免疫系统的相互联系。

1)神经系统与内分泌系统的相互调节:简述如下。

①下丘脑是联系神经系统和内分泌系统的枢纽,与垂体之间构成一个神经内分泌轴。内分泌系统直接由下丘脑所调控,下丘脑含有重要的神经核,具有神经分泌细胞的功能,可以合成、释放和抑制激素,通过垂体门静脉系统进入腺垂体,调节腺垂体各种分泌细胞激素的合成和分泌。下丘脑视上核及脑室旁核分别分泌血管加压素(抗利尿激素)和催产素,经过神经轴

突进入神经垂体,贮存并由此向血液释放激素。通过腺垂体所分泌的激素对靶腺如肾上腺、甲状腺和性腺进行调控,亦可直接对靶器官、靶细胞进行调节。

②内分泌系统对中枢神经系统包括下丘脑也有直接调整其功能的作用,一个激素可作用于多个部位,而多种激素也可作用在同一器官组织,包括神经组织,发挥不同的作用。应激情况下,促肾上腺皮质激素释放激素(CRH)-促肾上腺皮质激素(ACTH)-皮质醇分泌增加,加强血糖的调节,提高血管对去甲肾上腺素的反应性,限制血容量丢失,减少组织损伤和炎症反应,CRH 和皮质醇还可直接作用于中枢神经系统和交感神经系统。

2)内分泌系统的反馈调节:下丘脑、垂体与靶腺(甲状腺、肾上腺皮质和性腺)之间存在反馈调节,如 CRH 通过垂体门静脉而刺激垂体促肾上腺皮质激素分泌细胞分泌 ACTH,而 ACTH 水平增加又可兴奋肾上腺皮质束状带分泌皮质醇,使血液皮质醇浓度升高,而升高的皮质醇浓度反过来可作用在下丘脑,抑制 CRH 的分泌,并在垂体部位抑制 ACTH 的分泌,从而减少肾上腺分泌皮质醇,维持三者之间的动态平衡,这种通过先兴奋后抑制达到相互制约保持平衡的机制,称为负反馈。但在月经周期中除了有负反馈调节,还有正反馈调节,如促卵泡素刺激卵巢使卵泡生长,通过分泌雌二醇,它不仅使促卵泡素分泌增加,而且还可促进黄体生成素及其受体数量增加,以便达到共同兴奋,促进排卵和黄体形成。反馈控制是内分泌系统的主要调节机制,使相处较远的腺体之间相互联系,彼此配合,保持机体内环境的稳定性,并克服各种病理状态。

3)免疫系统和内分泌功能:内分泌、免疫和神经三个系统之间可通过相同的肽类激素和共有的受体相互作用,形成一个完整的调节环路。一方面,神经-内分泌系统调控着免疫功能,淋巴细胞膜表面有多重神经递质及激素的受体,表明神经内分泌系统通过其递质或激素与淋巴细胞膜表面受体结合介导免疫系统的调节。如糖皮质激素、性激素、前列腺素 E 等可抑制免疫应答,而生长激素、甲状腺激素和胰岛素能促进免疫应答。ACTH 既可由垂体产生,又可由淋巴细胞产生。ACTH 既可刺激肾上腺皮质产生和释放糖皮质激素,又可作用于免疫系统,抑制抗体的生成。另一方面,免疫应答的信息和免疫效应物(抗体、细胞因子等)又对神经-内分泌系统有明显影响。许多内分泌疾病的病因与自身免疫反应有关,一些激素对靶细胞的效应常需细胞因子的介导。自身免疫性疾病好发于育龄女性,用肾上腺皮质激素治疗有效,也说明内分泌激素与自身免疫病的发病有关。

(6)激素间的相互调节　机体内的任何一种激素的合成和分泌都受另一种(些)激素的调控,除反馈环内的激素调节作用外,其他激素往往直接或间接影响其分泌。激素间的调节可分为两种形式:一种激素调节多种激素的分泌和多种激素调节一种激素的分泌。

(二)内分泌系统疾病

各种病因引起内分泌腺的病变,以功能分类可分为功能亢进、功能减退和功能正常三类。根据其病变发生部位在下丘脑、垂体或周围靶腺,可分为原发性和继发性两类。

内分泌腺或靶组织对激素的敏感性或应答反应降低也可导致疾病。非内分泌组织恶性肿瘤如异常地产生过多激素,或治疗过程应用激素和某些药物,也可导致内分泌疾病。

1.功能亢进的原因

(1)内分泌腺肿瘤　如各种垂体肿瘤、甲状腺瘤、胰岛素瘤、嗜铬细胞瘤等。

(2)多内分泌腺瘤　1 型、2A 型、2B 型。

(3)异位内分泌综合征　由非内分泌组织腺瘤分泌过多激素或类激素所致。

(4)激素代谢异常 如严重肝病患者血中雌激素水平增加,雄烯二酮在周围组织转变为雌二醇增多。

(5)医源性内分泌紊乱 如长期应用糖皮质激素引起 Cushing 综合征。

(6)激素受体突变而有获取功能 如腺苷酸环化酶自动活化,产生过多 cAMP 并发挥生物活性作用。

(7)自身免疫 如 TSH 受体抗体刺激甲状腺功能增强(Graves 病)。

2. 功能减退的原因

(1)内分泌腺的破坏 可因自身免疫病(如 1 型 DM、桥本甲状腺炎、Addison 病等)、肿瘤、出血、梗死、炎症、坏死、放射损伤、手术切除等引起。

(2)内分泌腺激素合成缺陷 如生长激素、生长激素释放激素基因缺失或突变等。

(3)内分泌腺以外的疾病 如肾实质破坏性疾病,不能将 25-羟维生素 D_3 转变为具有活性的 $1,25(OH)_2D_3$,导致促红细胞生成素合成减少。

(4)激素缺乏 发生在激素、激素受体、转录因子、酶及离子通路的基因突变。

3. 激素敏感性缺陷

表现为对激素发生抵抗,主要有受体和(或)受体后信号转导缺陷,使激素不能发挥正常作用。临床上大多表现为功能减退或正常,但血中激素水平异常升高。

二、营养和代谢

新陈代谢是人体生命活动的基础,包括物质的合成代谢和分解代谢两个过程。新陈代谢过程不断为人体的生存、劳动、生长、发育、生殖和维持内环境稳定提供物质和能量。营养物质不足、过剩或比例失调都可引起营养疾病,体内中间代谢某一环节障碍则引起代谢病。营养疾病和代谢疾病关系密切,常并存且相互影响。如维生素 D 缺乏症属营养病,但表现为钙磷代谢失常;糖尿病为代谢病,常伴随蛋白质、能量缺乏。

(一)营养和代谢的生理

1. 营养物质的供应和摄取

人体所需要的营养物质包括水、矿物质、碳水化合物、脂肪、蛋白质、维生素六大类。营养物质主要来自食物,少数可在体内合成。食物营养价值高低是指所含营养素的种类是否齐全、数量多少、各种营养素之间比例是否合适,是否容易被消化吸收。必需营养物质每天膳食供给量是指在正常情况下,为维持机体正常身高、体重、组织结构与生理功能所需的最少量。要维持人体营养状况的稳定,能量的供给和消耗必需平衡。在人类社会中,进食行为受神经、内分泌的调节,其中下丘脑起重要作用。此外,进食还受文化、家庭、个人经历、宗教信仰、经济以及市场供应等因素和条件的影响。

2. 营养物质的消化、吸收、代谢和排泄

食物在胃肠道经消化液、酶、激素等作用转变为氨基酸、单糖、短链和中链脂肪酸、甘油与水、盐、维生素等一起被吸收入血,中性脂肪和多数长链脂肪酸则经淋巴入血,到达肝和周围组织被利用,以合成物质或提供能量。糖、脂肪、蛋白质、水和无机元素等中间代谢一系列复杂的生化反应受基因控制,从酶、激素和神经内分泌等三个方面进行调节,同时也受代谢底物的质和量、辅因子、体液组成、离子浓度等反应环境以及中间和最终产物的质和量等因素的调节。中间代谢所产生的物质,除被机体储存或重新利用外,最后以水、二氧化碳、含氮物质或其他代谢产物的形式,经肺、肾、肠、皮肤黏膜等排出体外。

(二)营养病和代谢病

1.营养病

机体对各种营养物质有一定的需要量、允许量和耐受量。营养病可因一种或多种营养物质不足、过多或比例不当而引起。一般按某一营养物质的不足或过多分类,再根据发病的原因分为原发性和继发性两大类。

(1)原发性营养失调 是由于摄取营养物质不足、过多或比例不当引起。如摄取蛋白质不足可引起蛋白质缺乏症;摄取能量超过机体消耗可引起单纯性肥胖症。

(2)继发性营养失调 是由于器质性或功能性疾病所致的营养失调。常见原因有进食障碍、消化吸收障碍、物质合成障碍、机体需要营养物质增加而供应不足、排泄失常等。

2.代谢病

代谢病是指由于中间代谢某个环节障碍为主所致的疾病,由于原发器官疾病为主所致的代谢障碍则归入该器官疾病的范围。

(1)遗传性代谢病 基因突变引起蛋白质结构紊乱,特异性酶催化反应消失、降低或升高,导致细胞和器官功能异常。多由于细胞内酶系缺陷或膜转运异常所致,具有遗传倾向。酶系缺陷可使代谢途径流向改变和(或)合成途径的反馈调节紊乱,导致代谢产物缺失或过多,中间产物堆积或转变为毒性代谢物,产生相应的病理改变和临床表现。

(2)获得性代谢病 可因环境因素引起,或遗传与环境因素相互作用引起。不合适的食物、药物、理化因素、创伤、感染、器官疾病、精神疾病等,是造成代谢障碍的常见原因。如大手术后氮代谢负平衡,慢性肾衰竭时的钙磷代谢障碍,以及常见的水、电解质和酸碱平衡紊乱等。

(刘 曼)

第二节 内分泌与代谢疾病患者常见症状体征的护理

一、身体外形的改变

身体外形的改变多与脑垂体、甲状腺、甲状旁腺、肾上腺疾病和代谢性疾病有关。常见身体外形的改变如下。

1.身材过高与矮小

身材矮小见于侏儒症、呆小症患者;身材过高见于肢端肥大症、巨人症患者。

2.肥胖与消瘦

(1)肥胖 体重超过标准体重的 20% 称为肥胖。其原因如下。

1)摄入过多或消耗过少:嗜食中枢与厌食中枢功能失调;喜食甜食、零食、高脂饮食及不必要的营养补品;轻体力、久坐的工作,社交活动和体力活动减少,能量消耗也随之降低,进食量不相应减少,剩余能量会转化为脂肪贮存在皮下。

2)代谢性疾病:见于甲状腺功能低下、肾上腺皮质增生、垂体功能不全等疾病。临床表现为轻度肥胖一般无自觉症状,中重度患者稍加活动后即感疲劳、气急。肥胖者易发生高血压、冠心病,成人糖尿病发病率在肥胖人群中比非肥胖者高 4 倍。肥胖者尤其是重度肥胖者,因其外表臃肿、动作迟缓,参加社会活动的能力降低,易产生不同程度的自卑感、压抑感。

(2)消瘦　体重低于标准体重的10%以上为消瘦。其原因如下。

1)营养物质分解代谢增强：糖尿病患者因胰岛素不足，血糖利用不佳并大量丢失，则蛋白质、脂肪分解消耗增加以补充体内的能量需求。甲亢者，因甲状腺激素水平增高，使糖、蛋白质、脂类物质分解代谢增加。

2)胃肠功能紊乱：肾上腺皮质功能低下者，由于胃酸及胃蛋白酶分泌减少而出现消化吸收不良。临床表现为畏食、食欲减退、消化不良、呕吐、腹泻、体重减轻。

3.毛发改变

全身性多毛见于先天性肾上腺皮质增生、库欣综合征等。而睾丸功能减退、肾上腺皮质和卵巢功能减退、甲状腺功能减退等均可引起毛发脱落。

4.面容的变化

甲亢患者可出现眼球突出、颈部增粗；库欣综合征患者常有满月脸、痤疮和多血质貌等。

5.皮肤的变化

(1)皮肤黏膜色素沉着　指皮肤或黏膜色素量增加或色素颜色增深。主要是由于垂体促肾上腺皮质激素（ACTH）前身物质可刺激黑色素沉积于皮肤、组织所致。临床上 ACTH 增高见于慢性肾上腺皮质功能减退症、Cushing 病、异位 ACTH 综合征等。其特点是全身皮肤呈弥漫性棕褐色，以皮肤褶皱、瘢痕及肢体的伸侧面明显。

(2)皮肤紫纹和痤疮　是库欣综合征的特征之一。

二、生殖发育及性功能异常

生殖发育及性功能异常包括生殖器官发育迟缓或过早，性欲减退或丧失，女性月经紊乱、溢乳、闭经或不孕，男性勃起功能障碍或乳房发育。

三、进食或营养异常

进食或营养异常表现为食欲亢进或减退、营养不良、消瘦或肥胖。如糖尿病患者烦渴多饮、易饥多食，多数新发患者体重减轻；甲状腺功能亢进患者食欲亢进，体重减轻等。

四、高血压

高血压常见于原发性醛固酮增多症、嗜铬细胞瘤、库欣综合征及部分糖尿病患者等，是内分泌疾病常见伴随症状。

五、疲乏

疲乏是一种无法抵御的持续的精力衰竭感，以及体力和脑力的下降，也是内分泌与代谢性疾病的常见伴随症状。常见于甲状腺功能亢进症和甲状腺功能减退症、库欣综合征、肥胖症等。

六、排泄功能异常

内分泌系统功能改变常可影响排泄型态，如多尿见于糖尿病，多汗、排便次数增多、排稀软便可见于甲亢，便秘多见于甲减患者。

七、骨痛与自发性骨折

骨痛为代谢性骨病的常见症状,严重者常发生自发性骨折,或轻微外伤即引起骨折。如糖尿病、甲亢、性功能减退症、库欣综合征等常伴有骨质疏松症。

（王 雪）

第三节 单纯性甲状腺肿患者的护理

单纯性甲状腺肿是因缺碘、先天性甲状腺激素合成障碍或致甲状腺肿物质等多种原因引起的非炎症性、非肿瘤性甲状腺肿大,不伴甲状腺功能减退或亢进表现。也称非毒性甲状腺肿。散发的单纯性甲状腺肿患者约占人群的 5%,女性发病率为男性的 3～5 倍。当一个地区儿童中单纯甲状腺肿的患病率超过 10%时,称为地方性甲状腺肿。

【病因及发病机制】

1.地方性甲状腺肿

(1)碘缺乏 为最常见原因(碘缺乏性甲状腺肿)。多见于山区和远离海洋的地区,如云贵高原和陕西、山西、宁夏等地,由于山区中土壤碘盐被冲洗流失,以致食物及饮水中含碘不足,故得病者较多。碘是甲状腺合成甲状腺激素(TH)的重要原料之一,碘缺乏时合成 TH 不足,反馈引起垂体分泌过量的 TSH,刺激甲状腺增生肥大。甲状腺在长期 TSH 刺激下出现增生或萎缩的区域、出血、纤维化和钙化,也可出现自主性功能亢进。长期的非毒性甲状腺肿可以发展为毒性甲状腺肿。

(2)摄碘过多 过多的碘盐使甲状腺中碘的有机化障碍,竞争过氧化物酶上的活性基团,酪氨酸碘化障碍而抑制 TH 的合成和释放,并可导致甲状腺肿,称高碘性甲状腺肿。

2.散发性甲状腺肿

(1)外源性因素 食物中致甲状腺肿物质过量如含硫氰酸盐的食物,阻碍 TH 合成。致甲状腺肿物质如硫脲类药物、保泰松、碳酸锂等可阻碍 TH 合成引起甲状腺肿。

(2)内源性因素 儿童先天性甲状腺激素合成障碍,这些障碍包括甲状腺内的碘转运障碍、过氧化物酶活性缺乏、碘化酪氨酸偶联障碍、异常甲状腺球蛋白形成、甲状腺球蛋白水解障碍、脱碘酶缺乏等,上述的障碍导致 TH 合成减少,TSH 分泌反馈性增加,导致甲状腺肿。

【临床表现】

(1)临床上一般无明显症状。

(2)甲状腺常呈现轻、中度肿大,表面平滑,质地较软。若进一步增大,可出现颈部增粗和颈前肿块。

(3)扪及甲状腺,即重度肿大的甲状腺可引起压迫症状,出现咳嗽、气促、吞咽困难或声音嘶哑等。

(4)胸骨后甲状腺肿可使头部、颈部和上肢静脉回流受阻。临床出现面部青紫、肿胀,颈部和胸前表浅静脉明显扩张。

(5)在地方性甲状腺肿流行地区,如自幼碘缺乏严重,可出现地方性呆小病;患者摄入过多的碘时,可诱发甲状腺功能亢进症。

【医学检查】

1. 甲状腺功能检查

血清 TT_3、TT_4 正常，TT_4/TT_3 常增高，血清 TSH 水平一般正常。

2. 甲状腺摄碘率及 T_3 抑制试验

摄 ^{131}I 率增高但无高峰前移，可被 T_3 所抑制。当甲状腺结节有自主功能时，可不被 T_3 抑制。

3. 甲状腺扫描

可见弥漫性甲状腺肿，常呈均匀分布。

4. 血清甲状腺球蛋白（Tg）测定

Tg 水平增高，增高的程度与甲状腺肿体积呈正相关。

【治疗原则】

1. 碘剂治疗

由碘缺乏所致者，可使用碘剂、甲状腺制剂。成年人，特别是结节性甲状腺肿患者，应避免大剂量碘治疗，以免诱发碘甲亢。

2. 甲状腺制剂治疗

无明显原因的单纯甲状腺肿患者，可采用甲状腺制剂治疗。

3. 手术治疗

单纯性甲状腺肿一般不直接手术治疗。当出现压迫症状、药物治疗无好转者，或疑有甲状腺结节癌变时应手术治疗，术后需长期用 TH 替代治疗。

【护理诊断/问题】

(1) 自我形象紊乱　与甲状腺肿大致颈部增粗有关。

(2) 知识缺乏：缺乏单纯性甲状腺肿的相关防治知识。

(3) 焦虑或恐惧　与甲状腺激素分泌过多，对术前准备、手术治疗和预后等缺乏了解有关。

(4) 营养失调：低于机体需要量　与高代谢状态有关。

(5) 潜在并发症：甲亢、呼吸困难、窒息。

【护理措施】

1. 休息与活动

指导患者正常休息与活动，避免劳累。

2. 病情观察

观察患者甲状腺肿大的程度、质地、有无结节和压痛以及颈部增粗的进展情况、有无伴随压迫症状如声音嘶哑、呼吸困难、吞咽困难、面部肿胀等，如患者出现肿胀压迫症状要立即通知医生，以便及时手术。观察患者的情绪变化。

3. 饮食护理

指导患者摄入碘盐和含碘丰富的食物如海带、紫菜等，避免摄入大量阻碍甲状腺激素合成的食物。

4. 用药护理

指导患者遵医嘱准确服药，不可随意更改剂量；服用碘剂时用吸管，用凉开水冲服，避免水温过高。碘剂要避光保存。观察甲状腺药物治疗的效果和不良反应。如患者出现心动过速、呼吸急促、食欲亢进、怕热多汗、腹泻等甲状腺功能亢进症表现,应及时向医生汇报。结节性甲状腺肿患者避免大剂量使用碘治疗,以免诱发甲亢。

5.甲状腺肿大的护理

指导患者利用服饰进行外表修饰,完善自我形象。

6.心理护理

消除患者因形体改变而引起的自卑与挫折感,正确认识疾病所致的形体外观改变。

【健康教育】

1.防治宣教

在地方性甲状腺肿流行地区,开展防治的宣传教育工作,指导患者补充碘盐,这是预防缺碘性地方性甲状腺肿最有效的措施。

2.饮食指导

指导碘缺乏患者和妊娠期妇女多进食含碘丰富的食物如海带、紫菜等海产类食品,并避免摄入大量阻碍甲状腺激素合成的食物。

3.用药指导

嘱患者按医嘱准确服药和坚持长期服药,以免停药后复发。教会患者观察药物疗效及不良反应。

（王　雪）

第四节　甲状腺功能亢进症患者的护理

甲状腺毒症是指血循环中 TH 过多,引起以神经、循环、消化等系统兴奋性增高和代谢亢进为主要表现的一组临床综合征。根据甲状腺的功能状态,甲状腺毒症可分为甲状腺功能亢进类型和非甲状腺功能亢进类型。非甲状腺功能亢进类型包括破坏性甲状腺毒症和服用外源性甲状腺激素。甲状腺功能亢进症(hyperthyroidism,甲亢)是指由多种病因导致甲状腺腺体本身产生甲状腺激素(TH)过多而引起的甲状腺毒症。临床上以高代谢综合征及甲状腺肿大为主要表现。各种原因所致的甲亢中,以弥漫性毒性甲状腺肿即 Graves 病最多见,以下仅介绍 Graves 病。

Graves 病(GD)属于 TH 分泌增多的自身免疫性甲状腺病,是甲状腺功能亢进症最常见的病因,约占全部甲亢的 $80\%\sim85\%$。多见于成年女性,男:女$\approx$1:($4\sim6$),以 $20\sim50$ 岁多见。西方患病率 $1.1\%\sim1.6\%$,我国是 1.2%。典型表现为甲状腺毒症、弥漫性甲状腺肿和眼征。

【病因及发病机制】

本病病因及发病机制尚未完全阐明,但公认本病的发生与自身免疫有关,属于器官特异性自身免疫病。它与自身免疫甲状腺炎同属于自身免疫性甲状腺病。

1.自身免疫

GD 患者的血清中存在针对甲状腺细胞 TSH 受体的特异性自身抗体(TSH 受体的特异性自身抗体),称为 TSH 受体抗体(TRAb)。TRAb 有两种类型,即 TSH 受体刺激抗体

(TSAb)和 TSH 受体阻断性抗体(TSBAb)。TSAb 与 TSH 受体结合,激活腺苷酸环化酶信号系统,导致甲状腺细胞增生和甲状腺激素合成、分泌增加,所以,TSAb 是 GD 的致病性抗体。95%未经治疗的 GD 患者 TSAb 阳性,母体的 TSAb 也可以通过胎盘,导致胎儿或新生儿发生甲亢。TSBAb 与 TSH 结合,使 TSH 无法与 TSH 受体结合,产生抑制效应,甲状腺细胞萎缩,TH 产生减少。

2.遗传因素

该病有家族遗传倾向,患者家族中发生自身免疫性疾病者常多见。

3.环境因素

感染、创伤、精神刺激、劳累等因素破坏机体免疫稳定性,使有遗传性免疫监护和调节功能缺陷者发病。

【临床表现】

1.甲状腺毒症表现

(1)高代谢综合征　由于 T_3、T_4 分泌过多促进营养物质代谢,患者产热与散热明显增多,以致出现怕热、多汗、皮肤温暖湿润,低热等。蛋白质分解增强致负氮平衡,体重下降。

(2)精神神经系统　神经过敏,好言多动,易激动、紧张焦虑、注意力不集中、记忆力减退,失眠。腱反射亢进,伸舌和双手向前平伸时有细震颤。

(3)心血管系统　心悸、胸闷、气短;心率增快、心肌收缩力增强,收缩压增高、舒张压降低致脉压增大,由于心肌收缩力增强可有收缩期杂音,心律失常以房性期前收缩最常见;重则出现严重心律失常、心脏扩大、心力衰竭,称甲亢性心脏病。

(4)肌肉与骨骼系统　部分患者有肌无力、肌萎缩、行动困难,临床上呈慢性甲亢性肌病。周期性瘫痪多见于青年男性,可伴有重症肌无力。

(5)消化系统　患者食欲亢进、消瘦,严重者呈现恶病质,大便频繁、甚至慢性腹泻。重者有肝大及肝功能异常,偶见显性黄疸。

(6)血液系统　白细胞计数偏低,血小板寿命短,可出现紫癜,部分患者有轻度贫血。

(7)生殖系统　女性常有月经稀少、闭经;男性多阳痿、乳房发育;男女生育能力均下降。

(8)皮肤、毛发及肢端表现　皮肤光滑细腻,缺少皱纹,触之温暖湿润,颜面潮红,部分患者出现白癜风。毛发表现为脱落或斑秃。少数尚可见到指端软组织肿胀,呈杵状指,掌指骨骨膜下新骨形成,以及指或趾甲的邻近游离缘和甲床分离,称为指端粗厚症,亦为 GD 的特征性表现之一。

2.甲状腺肿大

呈弥漫性对称性肿大,随吞咽上下移动;质地较软,无压痛;甲状腺上下极可触及震颤,闻及血管杂音,为本病重要体征。甲状腺肿大程度与甲亢轻重无明显关系。

3.眼征

(1)单纯性突眼(良性突眼)　由于交感神经兴奋性增加,眼外肌群及上睑肌张力增高所致,随着治疗可恢复。单纯性突眼包括下述表现。①轻度突眼:突眼度 19～20mm。②Stellwag 征:瞬目减少和凝视。③上睑挛缩,睑裂增宽。④Von Graefe 征:上眼睑移动滞缓,眼睛向下看时,上眼睑不能及时随眼球向下移动,可在角膜上缘看到白色巩膜。⑤Joffroy 征:眼球向上看时,前额皮肤不能皱起。⑥Mobius 征:两眼看近物时,眼球辐辏不良。

(2)浸润性突眼(恶性突眼)　GD患者的眼征达到ATA分级的4级及以上者(表6-4-1),称为Graves眼病(GO),又称甲状腺相关性眼病(TAO)。与自身免疫有关。眼球后水肿、淋巴细胞浸润,突眼度超过正常值上限4mm,一般在23mm以上;患者主诉怕光、复视、视力减退,可合并眼肌麻痹;由于眼球高度突出致角膜外露,易受外界刺激,引起充血、水肿、感染,重则失明。

表6-4-1　Graves病眼征的分级标准(美国甲状腺学会,ATA)

级别	眼部表现
0	无症状和体征
1	无症状,体征有上睑牵缩,Stellwag征、Von Graefe征等
2	有症状和体征,软组织受累
3	突眼(>18mm)
4	眼外肌受累
5	角膜受累
6	视力丧失(视神经受累)

【特殊的临床表现和类型】

1. 甲状腺危象

系病情恶化时的严重症群,可危及生命。其发生原因可能与交感神经兴奋,垂体-肾上腺皮质轴反应减弱,大量 T_3、T_4 释放入血有关。

(1)诱因　①应激状态:感染、手术、^{131}I 治疗等。②严重躯体疾病:心衰、低血糖症、败血症、脑卒中、急腹症或严重创伤等。③口服过量 TH 制剂。④严重精神创伤。⑤手术中过度挤压甲状腺。

(2)临床表现　①T≥39℃。②心率≥140次/分。③恶心、畏食、呕吐、腹泻、大汗、休克。④神情焦虑、烦躁、嗜睡或谵妄、昏迷。⑤可合并心衰、肺水肿等。

(3)甲亢危象患者病死率20%以上,死亡原因多为高热虚脱、心力衰竭、肺水肿及严重水、电解质代谢紊乱。

2. 甲状腺毒症性心脏病

主要表现为心房颤动、心力衰竭。10%～15%发生心房颤动;发生心力衰竭时,30%～50%并发心房颤动。心力衰竭包括两种类型:①由心动过速和心脏排出量增加导致的心衰,多发于年轻甲亢患者,又称为高排出量型心力衰竭,随甲亢控制,心功能恢复。②诱发和加重已有的或潜在的缺血性心脏病发生的心衰,多发于老年患者,又称为心脏泵衰竭。

3. 老年性甲亢

老年性甲亢也称淡漠型甲亢,起病隐袭,表现为神志淡漠、嗜睡乏力、反应迟钝、心动过缓,症状多不典型,常以某一系统的表现为突出,有时仅有厌食、腹泻等消化道表现;或以慢性肌病、甲亢性心脏病表现为主。易误诊。

4. T_3型甲状腺毒症(T_3型甲亢)

本病由于甲亢时,产生 T_3、T_4 比例失调,T_3 产生量显著多于 T_4 所致。多见于碘缺乏地区和老年人。临床表现较轻。实验室检查血清 TT_3 和 FT_3 增高,而 TT_4、FT_4 正常甚而偏低。

TSH 降低,甲状腺摄^{131}I 率正常或偏高,但不受外源性 T_3 抑制。

5.T_4 型甲状腺毒症(T_4 型甲亢)

本病以血 TT_4、FT_4 升高;TT_3 和 FT_3 正常或偏低为特征。主要见于 GD 伴严重躯体性疾病或碘甲亢。

6.亚临床甲亢

主要依赖实验室检查结果即血 T_3、T_4 正常,TSH 降低,不伴或伴有轻微甲亢症状。持续性亚临床甲亢病因包括:①外源性 TH 替代。②甲状腺自主高功能腺瘤。③多结节性甲状腺肿。④Graves 病。

本病不良结果:①发展为临床甲亢。②心血管系统表现为全身血管张力下降,心率加快、心输出量增加、心房纤颤等。③骨质疏松主要发生于绝经期女性,骨折发生频度增加。

7.妊娠甲亢

主要有以下几种情况。

(1)妊娠合并甲亢　诊断应依赖于 FT_3、FT_4 和 TSH。因妊娠妇女由于雌激素水平增高,血 TBG(甲状腺激素结合球蛋白)升高,使血清 TT_3 和 TT_4 增高,凡此均易与甲亢混淆。GD 可导致早产、流产、妊娠毒血症及死胎;而妊娠可加重甲亢患者心血管负担。

(2)妊娠一过性甲状腺毒症(HCG 相关性甲亢)　绒毛膜促性腺激素(HCG)在妊娠 3 个月达到高峰,它与 TSH 有相同的 α 亚单位、相似的 β 亚单位和受体亚单位,过量的 HCG 能够刺激 TSH 受体,产生妊娠一过性甲状腺毒症。

(3)新生儿甲亢　本症主要发生于妊娠期患弥漫性毒性甲状腺肿妇女所生婴儿。病因为母亲患甲亢未得到妥善治疗,母体的 TSAb 可以透过胎盘刺激胎儿的甲状腺引起胎儿或新生儿甲亢。患儿出生时就有甲亢的表现,如肤色潮红、烦躁、多汗、食量大但体重不增加、心率快、甲状腺肿大等。

(4)产后 GD　产后由于免疫抑制的解除,GD 易于发生。

8.胫前黏液性水肿

属自身免疫性病变,是本病的特异性表现之一,约有 5% 患者可见,白种人多见。多见于小腿胫骨前下 1/3 处,也可见于足背、踝关节、膝部肩部、手背或手术瘢痕处,偶见面部、上肢,甚至头部。皮损多为对称性,表现为初起皮肤粗厚,有广泛不等的棕红色或红褐色或暗紫色突起不平的斑块或结节,边界清楚,直径 5～30mm 不等,连片时更大,皮损周围的皮肤发亮,薄而紧张,病变表面及周围有毛增生、变粗、毛囊角化,可伴有感觉过敏或减退,或伴痒感;后期皮肤粗厚,如橘皮或树皮样,皮损融合,有深沟、覆以灰色或黑色疣状物,下肢粗大似象皮腿。可伴继发感染和色素沉着。

【医学检查】

1.血清总 T_4(TT_4)、总三碘甲状腺原氨酸 T_3(TT_3)

TT_4、TT_3 为甲状腺功能基本筛选试验,不受外来碘干扰,甲亢时增高。TT_3、TT_4 受血清甲状腺结合球蛋白(TBG)的影响,妊娠等因素使 TBG 变化时不应依靠此项检查诊断。

2.血清游离 T_4(FT_4)、游离三碘甲状腺原氨酸 T_3(FT_3)

FT_4、FT_3 是具有生理活性的甲状腺激素,不受 TBG 影响,是诊断甲亢的首选指标。

3.促甲状腺激素(TSH)

血 TSH 浓度变化是反映甲状腺功能最敏感指标。甲亢时 TSH 降低。

4. 基础代谢率(BMR)

正常 BMR 为 $-10\%\sim+15\%$,本病约 95% 的患者增高。测定应在禁食 12 小时、睡眠 8 小时以上、静卧空腹状态下进行。常用 BMR 简易计算公式:BMR%=脉压+脉率-111。

5. 甲状腺摄[131]I 率

正常 2 小时为 $5\%\sim25\%$,24 小时为 $20\%\sim45\%$;甲亢患者摄碘率增高且高峰前移。不能反映病情严重程度与治疗中的病情变化,但可鉴别不同病因的甲亢。

6. T_3 抑制试验

口服一定剂量 T_3 后再做摄[131]I 率,甲亢时不受抑制,而单纯性甲状腺肿者受抑制,故此试验可作为甲亢与单纯性甲状腺肿的鉴别。

7. 促甲状腺激素释放激素(TRH)兴奋试验

甲亢时 T_3、T_4 增高,反馈抑制 TSH,故 TSH 不受 TRH 兴奋,TRH 给药后 TSH 增高可排除甲亢。

8. TRAb 测定

TRAb 是鉴别甲亢病因,诊断 GD 的重要指标。新诊断的 GD 患者 $75\%\sim96\%$ TRAb（+）。

9. CT 或 MRI

眼部 CT 或 MRI 可排除其他原因所致的突眼,有助于 TAO 的早期诊断。

【治疗原则】

目前尚缺乏病因治疗。甲亢的治疗包括抗甲状腺药物治疗、放射性碘治疗及手术治疗三种。

1. 一般治疗

保证休息及营养,避免情绪波动,可适当使用镇静催眠剂,还可给予 β 受体阻滞剂等。

2. 抗甲状腺药物(ATD)

目前常用药物分为两类:硫脲类和咪唑类。硫脲类包括甲硫氧嘧啶(MTU)、丙硫氧嘧啶(PTU)等;咪唑类包括甲巯咪唑(MMI,他巴唑,赛治)、卡比马唑(CMZ,甲亢平)。作用机制为抑制甲状腺过氧化物酶,阻断甲状腺激素合成,具有一定的免疫抑制作用。

(1)适应证　适用于所有甲亢患者的初始治疗。

(2)禁忌证　青少年患者、症状较轻者、老年患者或有严重器质性疾病不能耐受手术者。

(3)剂量与疗程　长程治疗包括初治期、减量期及维持期。

1)初治期:PTU 300～450mg/d 或 MMI 30～40 mg/d,分 3 次口服,持续 6～8 周,每 4 周复查 TH 一次,至症状缓解或血 TH 恢复正常时即可减量。

2)减量期:约每 2～4 周减量一次,PTU 每次减 50～100mg/d,MMI 每次减 5～10mg,待症状完全消除,体征明显好转后再减量至最小维持量。

3)维持期:PTU 50～100mg/d,MMI 5～10mg/d,如此维持 1～1.5 年,甚至更长。

3. 放射性[131]I 治疗

利用[131]I 释放的 β 射线破坏甲状腺腺泡上皮,减少甲状腺素的合成与释放。放射性碘治疗具有迅速、简便、安全、费用低廉、疗效明显等优点。

(1)适应证　①中度甲亢(甲亢伴甲状腺肿大Ⅱ度以上)。②年龄在 25 岁以上者。③对

ATD 有过敏等反应或治疗无效者。④手术后复发。⑤甲状腺毒症心脏病或甲亢伴其他病因的心脏病。⑥甲亢合并白细胞或血小板减少或全血细胞减少。⑦老年甲亢。⑧甲亢合并糖尿病。⑨毒性多结节性甲状腺肿。⑩自主功能性甲状腺结合并甲亢。

（2）禁忌证　妊娠、哺乳期妇女禁用。

（3）剂量　根据估计的甲状腺重量及最高摄^{131}I率推算剂量。利用超声测量甲状腺的体积比较安全和精确。

（4）并发症　①甲状腺功能减退。②放射性甲状腺炎。③个别可诱发危象。④可能导致浸润性突眼恶化。

4.手术治疗

甲状腺次全切除术的治愈率可达 95％左右,复发率为 0.6％～9.8％,但可引起多种并发症,有的病例于术后多年仍可复发或出现甲状腺功能减退症。

（1）适应证　①中、重度甲亢,长期服药无效,停药后复发,或不能长期服药者。②甲状腺巨大,有压迫症状者。③胸骨后甲状腺肿。④结节性甲状腺肿伴甲亢者。

（2）禁忌证　①伴严重浸润性突眼者。②合并较重心、肝、肾、肺疾病,全身状况差不能耐受手术者。③妊娠早期(第 3 个月前)及晚期(6 个月后)。

（3）并发症　主要是甲状旁腺功能减退、喉返神经损伤。

5.甲状腺危象的治疗

（1）将患者安置在安静、低温的环境中,密切观察神志变化,定时测量生命体征并做详细记录;昏迷者注意口腔及皮肤护理,预防压疮及肺部感染。

（2）对症及处理并发症:①高热可给予药物或物理降温,必要时进行人工冬眠。②补充足量液体。③持续低流量给氧。④积极治疗感染、肺水肿等并发症。

（3）抑制甲状腺激素合成及 T_4 转变 T_3:首选丙硫氧嘧啶,口服或胃管灌入。

（4）抑制已合成的甲状腺激素释放入血:可选用碘化钠或卢格氏碘液。

（5）降低和清除血浆中甲状腺素:当上述常规治疗疗效不满意时,可选用腹膜透析、血液透析或血浆置换等迅速降低血浆中甲状腺激素浓度。

6.Graves 眼病的治疗

（1）轻度 GO　病程一般呈自限性,不需要强化治疗。治疗以局部和控制甲亢为主。包括:①戴有色眼镜,防止强光及灰尘刺激。②角膜异物感者给予人工泪液滴眼,可减轻眼部局部刺激症状。③夜间用抗生素眼膏、纱布或眼罩遮盖,以保护角膜。④眶周水肿者抬高头部。⑤轻度复视者予棱镜矫正。⑥强制性戒烟。⑦如有结膜水泡样膨出,可暂时缝合上下睑,以保护角膜。

（2）中、重度 GO　上述治疗基础上予强化治疗。①免疫抑制剂:泼尼松 40～80mg,每日 3次,持续 2～4 周,早期疗效较好,症状好转后减量,每 2～4 周减量 2.5～10mg/d。持续 3～12个月逐渐停药。②眶部放疗:对近期的软组织炎症和近期发生的眼肌功能障碍效果较好。本疗法可单独使用或与糖皮质激素联合使用,可增加疗效。③眼眶减压:切除眶壁和球后纤维脂肪组织,增加眶容积,适应于重症突眼的治疗。手术可能引起复视或者加重复视,尤其在手术切除范围扩大者。④控制甲亢:首选抗甲状腺药治疗,可合用 L－T_4(左旋甲状腺片)50～100mg/d,以预防甲状腺功能低下加重突眼。

7. 妊娠期甲亢的治疗

(1)ATD 治疗　首选 PTU,因该药不易通过胎盘。初治剂量 300mg/d,维持剂量 50～100mg/d 对胎儿是安全的。

(2)手术治疗　发生在妊娠初期的甲亢,经 PTU 治疗控制甲亢症状后,可选择在妊娠中期(4～6 个月)做甲状腺次全切除。

(3)哺乳期的 ATD 治疗　首选 PTU,一般认为 PTU 300mg/d 对婴儿是安全的。

(4)产后 GD　分娩以后,免疫抑制解除,GD 易于复发,ATD 的需要量也增加。

8. 甲状腺功能亢进性心脏病的治疗

(1)ATD 治疗　立即给予足量抗甲状腺药物,控制甲功至正常。

(2)^{131}I 治疗　经 ATD 控制甲状腺毒症症状后,尽早给予大剂量的 ^{131}I 破坏甲状腺组织。

(3)β 受体阻断药　普萘洛尔可以控制心动过速,也可以用于心动过速导致的心力衰竭。为了克服普萘洛尔引起的抑制心肌收缩的副作用,需要同时使用洋地黄制剂。

【护理诊断/问题】

(1)营养失调:低于机体需要量　与机体高代谢致代谢需求超过能量摄入有关。

(2)活动无耐力　与蛋白质分解增加、甲亢性心脏病、肌无力等有关。

(3)应对无效　与性格及情绪改变有关。

(4)有组织完整性受损危险　与浸润性突眼有关。

(5)自我形象紊乱　与突眼和甲状腺肿大引起的身体外观改变有关。

(6)潜在并发症:甲状腺危象。

【护理措施】

1. 休息与活动

避免各种刺激,保持病室安静、清爽,室温保持在 20℃ 左右,避免强光和噪音刺激。避免有精神刺激的言行,使其安静休养。轻者可适当活动,但不宜紧张和劳累,重者则应卧床休息。

2. 病情观察

(1)监测生命体征变化,如脉搏增快、血压增高提示出现甲亢性心脏病的可能。

(2)监测饮食摄入量、基础代谢率、消化道功能、体重、神志、精神状态、睡眠、活动能力、大小便及出入量等。如出现摄入量多,基础代谢率高而体重明显减少提示 TH 分泌过多。

(3)监测甲状腺肿大程度,有无压迫症状。

(4)突眼的程度和症状,是否存在视力下降等安全隐患。

3. 饮食护理

给予高热量、高蛋白、高脂肪、高维生素饮食,限制含纤维素高的食物,注意补充水分。避免进食含碘丰富的食物,忌食海带、紫菜等海产品,应食用无碘盐,慎食卷心菜、甘蓝等易致甲状腺肿的食物。禁止摄入刺激性的食物和饮料,忌饮酒、咖啡、浓茶等,以免引起患者精神兴奋。腹泻者,应限制含纤维高的饮食,并给予充足的水分,每天饮水 2000～3000ml,补充出汗、腹泻、呼吸加快等所丢失的水分,但并发心脏病者应避免大量饮水,以防因血容量增加而加重水肿和心力衰竭。

4. 用药护理

遵医嘱正确按疗程足量用药。抗甲状腺药物治疗分为初始期、减量期和维持期 3 个阶段。

药效显露往往需要 2 周左右,随时需要根据甲状腺功能调节药物用量,且维持时间长至 1.5~2 年,所以护士应熟知药物的作用,要向患者讲清疗程和用法,不可自行减量或停药,并密切观察药物的疗效和不良反应,及时处理。尤其监测粒细胞减少症状。抗甲状腺药物不良反应及处理措施。

(1)粒细胞减少 主要发生治疗开始后的 2~3 个月内。白细胞降低时,试用升白细胞药物,如维生素 B_4、鲨肝醇、利血生、脱氧核糖核酸、碳酸锂等,必要时给予泼尼松 30mg/d 口服。如外周血白细胞低于 $3×10^9$/L,或中性粒细胞低于 $1.5×10^9$/L,应考虑停药,并应严密观察。

(2)皮疹 发生率 2%~3%。可用抗组胺药物,不必停药,但应严密观察;如皮疹加重,应立即停药,以免发生剥脱性皮炎。

(3)其他 如中毒性肝病、胆汁淤积性黄疸、血管神经性水肿、中毒性肝炎、急性关节痛等,如发生应立即停药。

5. 对症护理

患者易出汗,应勤洗澡更衣,保持清洁舒适。腹泻较重者,注意保护肛周皮肤。有突眼者,应加强眼部护理,如经常点眼药水,外出时戴茶色眼镜,以避免强光与灰尘的刺激;当患者眼睛有异物、刺痛或流泪时,不要用手揉搓眼睛;可用 0.5% 甲基纤维素或 0.5% 氢化可的松滴眼,以减轻症状;经常用眼药水湿润眼睛,避免过度干燥;睡前涂眼药膏、戴眼罩,并抬高头部,低盐饮食,以减轻眼球后软组织水肿。眼睛勿向上凝视,以免加剧眼球突出和诱发斜视。

6. 甲状腺危象的抢救与护理

(1)避免诱因 感染、精神刺激、创伤等。

(2)警惕甲状腺危象 若原有甲亢症状加重,并出现发热(T>39℃),严重乏力、烦躁、多汗、心悸、心率达 140 次/分以上,食欲减退,恶心、呕吐、腹泻、脱水等应警惕甲状腺危象发生,立即报告医师并协助处理。

(3)紧急处理配合 ①绝对卧床休息,呼吸困难者取半卧位,吸氧,迅速建立静脉通路。②遵医嘱给予 PTU、复方碘溶液、β-肾上腺素能受体阻滞剂、氢化可的松等药物。使用丙硫氧嘧啶及碘剂时注意观察病情变化,严格掌握碘剂的剂量,并观察中毒或过敏反应。准备抢救物品,如镇静剂、血管活性药物、强心剂等。③体温过高者给予物理降温如冰敷或酒精擦浴降温,如采用人工冬眠者,应观察并记录降温效果。④烦躁不安者注意加强安全护理,给予床栏保护。⑤昏迷患者应加强皮肤护理、口腔护理、预防压疮及肺炎发生。

【健康教育】

(1)教育患者保持身心愉快,避免过度劳累和精神刺激。

(2)提供有关甲亢的疾病知识。

(3)坚持长期服药,并按时按量服用,不随意减量和停药。

(4)每隔 1~2 个月做甲状腺功能测定,每日清晨起床前自测脉搏,定期测量体重,脉搏减慢、体重增加是治疗有效的标志。若出现高热、恶心、呕吐、腹泻、突眼加重等,应警惕甲状腺危象的可能,及时就诊。

(5)对妊娠期甲亢患者,禁用 [131]I 治疗,慎用普萘洛尔,产后如需继续服药,则不宜哺乳。

(王 雪 李悦玮)

第五节 甲状腺功能减退症患者的护理

甲状腺功能减退症简称甲减,是由各种原因导致低甲状腺激素血症或甲状腺激素抵抗而引起的全身性低代谢综合征,其病理特征是黏多糖在组织和皮肤堆积,表现为黏液性水肿。起病于胎儿或新生儿的甲减称为呆小病(cretinism),又称克汀病,常伴有智力障碍和发育迟缓。起病于成人者称成年型甲减。国外报告临床甲减患病率为0.8%~1.0%,发病率为3.5/1000;我国学者报告的临床甲减患病率1.0%,发病率为2.9/1000。本节主要介绍成年型甲减。

【分类】

1.原发性甲减

约占90%以上,系甲状腺本身疾病所引起。

2.中枢性甲减

由于下丘脑和垂体病变引起的TSH不足而继发甲状腺功能减退症。

3.甲状腺激素抵抗综合征

外围组织对甲状腺激素反应减低。

【病因及发病机制】

1.自身免疫损伤

最常见原因是自身免疫性甲状腺炎引起TH合成和分泌减少,包括桥本甲状腺炎、萎缩性甲状腺炎、亚急性淋巴细胞性甲状腺炎和产后甲状腺炎等。

2.甲状腺破坏

包括手术、^{131}I治疗等。

3.下丘脑和垂体病变

垂体外照射、垂体大腺瘤、颅咽管瘤及产后大出血引起的TRH或TSH产生和分泌减少所致。

4.碘过量

可引起具有潜在性甲状腺疾病者发生甲减,也可诱发和加重自身免疫性甲状腺炎。

5.抗甲状腺药物

如锂盐、硫脲类、咪唑类等抑制TH合成。

【临床表现】

1.一般表现

有畏寒、少汗、乏力、少言、体温偏低、动作缓慢、食欲减退而体重无明显减轻。典型黏液性水肿患者呈现表情淡漠、眼睑水肿、面色苍白,唇厚舌大,皮肤干燥、发凉、粗糙、脱屑,毛发稀疏,眉毛外1/3脱落。由于高胡萝卜素血症,手足皮肤呈姜黄色。

2.各系统表现

(1)精神神经表现 记忆力减退、智力低下、反应迟钝、嗜睡、精神抑郁、有神经质表现。

(2)心血管系统表现 心肌黏液性水肿导致心肌收缩力减弱、心动过缓、心排血量下降。由于心肌间质水肿、非特异性心肌纤维肿胀、左心室扩张和心包积液导致心脏增大,称之为甲减性心脏病。久病者由于血胆固醇增高,易并发冠心病,10%患者伴有高血压。

(3)消化系统表现　有畏食、腹胀、便秘等,严重者可出现麻痹性肠梗阻或黏液水肿性巨结肠。由于胃酸缺乏或维生素 B_{12} 吸收不良,可导致缺铁性贫血或恶性贫血。

(4)呼吸系统表现　呈缺氧状态。

(5)内分泌系统表现　有性欲减退,女性常月经过多、经期延长和不育;男性出现阳痿。

(6)肌肉与关节表现　肌肉软弱乏力,寒冷时可有暂时性肌强直、痉挛、疼痛、咀嚼肌、胸锁乳突肌、股四头肌及手部肌肉可有进行性肌萎缩。部分患者可伴有关节病变,偶有关节腔积液。

(7)血液系统表现　主要表现为贫血。导致贫血的原因:①TH 缺乏引起血红蛋白合成障碍。②肠道吸收铁障碍引起铁缺乏。③肠道吸收叶酸障碍引起叶酸缺乏。④恶性贫血是与自身免疫性甲状腺炎伴发的器官特异性自身免疫病。

3.黏液性水肿昏迷

见于病情严重者。诱发因素有寒冷、感染、手术、严重躯体疾病、中断 TH 替代治疗和使用麻醉、镇静剂等。表现为嗜睡,低体温(体温<35℃),呼吸减慢,心动过缓,血压下降,四肢肌肉松弛,反射减弱或消失,甚至昏迷、休克。

【医学检查】

1.一般检查

①多为轻、中度正细胞正色素性贫血。②血糖正常或偏低。③血胆固醇、甘油三酯常增高。

2.甲状腺功能检查

①血清 TSH 升高。②血 TT_4(或 FT_4)降低是诊断本病的必备指标,它早于 TT_3(或 FT_3)。③TT_3(或 FT_3)仅见于后期或病重者。④甲状腺摄^{131}I 率降低。

【治疗原则】

甲减的治疗主要是对症处理和 TH 替代治疗。

1.替代治疗

各种类型的甲减,均需用 TH 替代,永久性甲减者需终身服用。首选左甲状腺素($L-T_4$)口服。治疗目标为用最小剂量纠正甲减而不产生明显不良反应,将血清 TSH 和 TH 水平恢复到正常范围内,需要终身服药。剂量取决于患者病情、年龄、体重和个体差异。

2.对症治疗

贫血者补充铁剂、维生素 B_{12}、叶酸等;胃酸低者补充稀盐酸,与 TH 合用疗效好。

3.亚临床甲减的处理

亚临床甲减引起的血脂异常可促使动脉粥样硬化,部分可发展为临床甲减。目前认为只要患者有高胆固醇血症、血清 TSH>10mU/L,就需要给予 $L-T_4$治疗。

4.黏液性水肿昏迷的治疗

(1)补充 TH:立即静脉注射 T_3(首选),清醒后改口服维持治疗。

(2)保温、给氧,保持呼吸道通畅,必要时行气管切开、机械通气等。

(3)氢化可的松 200~300mg/d 持续静滴,患者清醒后逐渐减量。

(4)根据需要补液,但补液量不宜过多。

(5)控制感染,治疗原发病。

【护理诊断/问题】

(1)便秘　与代谢率降低及体力活动减少引起肠蠕动减慢有关。

(2)体温过低　与机体基础代谢率降低有关。

(3)营养失调:高于机体需要量　与代谢率降低致摄入大于需求有关。

(4)活动无耐力　与甲状腺激素合成分泌不足所致肌肉乏力、心功能减退、贫血有关。

(5)社交障碍　与甲状腺功能低下致精神情绪改变有关。

(6)有皮肤完整性受损的危险　与皮肤组织营养障碍有关。

(7)潜在并发症:黏液性水肿昏迷。

【护理措施】

1.休息与活动

调节室温在22～23℃之间,加强保暖。冬天外出时,戴手套、穿棉鞋,避免受凉。护士要指导和鼓励患者适当活动,对于活动能力和反应能力低下者,应注意保护,保证其活动范围内无障碍物,地面清洁、干燥,以防发生意外。

2.病情观察

(1)密切观察生命体征变化　观察患者有无颤抖、发冷、皮肤苍白等低体温现象,以及心律不齐、心动过缓。若体温低于35℃,考虑黏液性水肿昏迷,应及时报告医师。

(2)观察神志和精神状态　注意监测患者身体与精神、智力的变化,发现精神异常如痴呆、幻想、木僵、昏睡等,及时报告医生,及时干预,确保患者安全。

3.饮食护理

给予高蛋白、高维生素、低钠、低脂肪、清淡易消化饮食,鼓励患者摄取足够水分以防止脱水。多进食粗纤维食物,促进胃肠蠕动。

4.用药护理

遵医嘱给药,注意药物的疗效及不良反应。①指导患者按时服用$L-T_4$,注意观察有无发生药物服用过量的症状。②甲状腺制剂需长期或终身服用,不能随意间断或变更剂量,否则可能导致心血管疾病。对有心脏病、高血压、肾炎的患者,应特别注意剂量的调整。③观察患者的体重和水肿情况,服用利尿剂时,需记录24小时液体出入量。④替代治疗效果最佳的指标为血TSH恒定在正常范围内,应告知长期替代者每6～12个月检测1次。

5.对症护理

(1)皮肤护理　每日观察皮肤弹性与水肿情况,观察皮肤有无发红、发绀、起水疱或破损等。洗澡时避免使用肥皂。协助患者按摩受压部位,预防压疮。

(2)便秘护理　①为卧床患者创造良好的排便环境,教育患者每日定时排便,养成规律排便的习惯。②指导患者每日进行适度的运动。③教育患者应多食粗纤维食物,如蔬菜、水果或全麦制品,促进胃肠蠕动,以保证大便通畅。④必要时根据医嘱给予轻泻剂,并观察大便的次数、性质改变。

6.黏液性水肿昏迷的护理

(1)避免诱因　避免寒冷、感染、手术、使用麻醉剂等。

(2)病情监测　观察神志、生命体征的变化及全身黏液性水肿情况,每天记录患者体重。患者若出现体温低于35℃、呼吸浅慢、心动过缓、血压降低、嗜睡等表现,或出现口唇发绀、呼吸深长、喉头水肿等症状,立即通知医师,备齐抢救用物,积极配合抢救。

(3)抢救配合　①迅速建立静脉通道,按医嘱给予急救药物。②注意保暖,保持呼吸道通畅,及时吸氧,必要时配合医生行气管插管或气管切开术。③监测生命体征、尿量及水、电解质、酸碱平衡、动脉血气分析的变化,记录液体出入量。④按医嘱控制感染,配合休克、昏迷的抢救。⑤注意保暖,避免局部热敷,以免烫伤和加重循环不良。

7.心理护理

多与患者交谈,让患者倾诉自己的思想,鼓励患者家属及亲友探视,与患者多沟通,理解其行为,提供心理支持。鼓励患者多参加社交活动,结交朋友。

【健康教育】

(1)告知患者发病原因及自我护理的注意事项。

(2)做好个人卫生,冬季要注意保暖,避免出入公共场所,预防感染和创伤,慎用安眠、镇静、止痛、麻醉等药物,以免加重病情。

(3)对需终身替代治疗者,向其解释终身服药的重要性和必要性。

(4)指导患者自我监测甲状腺素服用过量的症状,讲解黏液性水肿昏迷发生的原因及表现,使患者学会自我观察。若出现相应表现时,应及时就医。

(王　雪)

第六节　库欣综合征患者的护理

库欣综合征又称 Cushing 综合征,是由各种原因造成肾上腺皮质分泌过量糖皮质激素所致病症的总称。其中以垂体促肾上腺皮质激素分泌亢进所引起者最为多见,称为库欣病。本病可发生于任何年龄,成人多于儿童,女性多见,男∶女≈1∶(2～3),以 20～40 岁居多,约占 2/3。

【病因及发病机制】

Cushing 综合征根据病因不同可分为 ACTH 依赖性和非 ACTH 依赖性两类。

1.依赖 ACTH 的库欣综合征

依赖 ACTH 的库欣综合征是指下丘脑-垂体病变(包括肿瘤)或垂体以外的某些肿瘤组织分泌过量的 ACTH 和(或)促肾上腺皮质激素释放激素(CRH),导致双侧肾上腺皮质增生并分泌过量的皮质醇。

(1)**库欣病**　最常见,指垂体 ACTH 分泌过多,伴肾上腺皮质增生,分泌大量皮质醇,伴肾上腺皮质增生。垂体多有微腺瘤,少数为大腺瘤,也有未能发现肿瘤者。包括垂体 ACTH 腺瘤、垂体 ACTH 细胞瘤、垂体 ACTH 细胞增生、鞍内神经节细胞瘤、异位垂体瘤等。

(2)**异位 ACTH 综合征**　系垂体以外肿瘤分泌大量 ACTH 或 ACTH 类似物,刺激肾上腺皮质增生,分泌过量的皮质醇。最常见为肺癌(50%)。

2.不依赖 ACTH 的库欣综合征

不依赖 ACTH 的库欣综合征主要指原发性肾上腺皮质肿瘤分泌大量皮质醇,抑制垂体 ACTH 的释放。

【临床表现】

Cushing 综合征有多种类型。①典型病例:表现为向心性肥胖、满月脸、多血质、紫纹等,多为垂体性库欣病,肾上腺腺瘤、异位 ACTH 综合征中的缓进型。②早期病例:以高血压为主,肥胖,向心性不够显著。全身情况较好,尿游离皮质醇明显增高。③重型:主要特征为体重减轻、高血压、水肿、低血钾性碱中毒,由于癌肿所致重症,病情严重,进展迅速,摄食减少。④以并发症为主就诊者,如心衰、脑卒中、病理性骨折、精神症状或肺部感染等,年龄较大,Cushing 综合征易被忽略。

典型病例的表现如下。

1. 向心性肥胖、满月脸、多血质

患者面圆而呈暗红色,胸、腹、颈、背部脂肪甚厚。至疾病后期,因肌肉消耗,四肢显得相对瘦小。多血质与皮肤菲薄,微血管易透见,可能与皮质醇刺激骨髓使红细胞数、血红蛋白增多有关。

2. 皮肤表现

皮肤薄,微血管脆性增加,轻微损伤即可引起瘀斑。下腹两侧、大腿外侧等处出现紫纹;手、脚、指(趾)甲、肛周常出现真菌感染。异位 ACTH 综合征及较重 Cushing 病患者皮肤色素沉着加深。

3. 代谢障碍

(1)类固醇性糖尿病　大量皮质醇促进肝糖原异生,并拮抗胰岛素的作用,减少外周组织对葡萄糖的利用,由于葡萄糖输出量增加,引起糖耐量减低,部分患者出现继发性糖尿病,称为类固醇性糖尿病。

(2)明显的低血钾性碱中毒　大量皮质醇有潴钠、排钾作用,主要见于肾上腺皮质癌和异位 ACTH 综合征。

(3)轻度水肿　低血钾使患者乏力加重,引起肾浓缩功能障碍,部分患者因潴钠而有轻度水肿。

(4)骨质疏松　因皮质醇有排钙作用,病程较久者出现骨质疏松,脊椎可发生压缩畸形,身材变矮,有时呈佝偻、骨折。

(5)生长发育受抑制　见于儿童患者。

4. 心血管表现

高血压最常见,与肾素-血管紧张素系统激活,对血管活性物质加压反应增强,血管舒张系统受抑制及皮质醇可作用于盐皮质激素受体等因素有关。常伴有动脉硬化和肾小动脉硬化。长期高血压可并发左心室肥大、心力衰竭和脑血管意外。由于凝血功能异常、脂代谢紊乱,易发生动静脉血栓,使心血管并发症发生率增加。

5. 对感染抵抗力减弱

长期皮质醇分泌增多使免疫功能减弱,患者容易发生各种感染,其中以肺部感染多见。

6. 性功能障碍

由于肾上腺雄激素产生过多以及皮质醇对垂体促性腺激素的抑制作用。女性患者大多出现月经减少、不规则或停经(多伴不孕),痤疮常见。男性患者性欲可减退,阴茎缩小,睾丸变软等。如出现明显男性化,要警惕肾上腺癌。

7. 全身及神经系统

表现肌无力,下蹲后起立困难;常有不同程度的精神、情绪变化,如情绪不稳定、烦躁、失眠,严重者精神变态,个别可发生偏执狂。

【医学检查】

1. 皮质醇测定

血浆皮质醇水平增高且昼夜节律消失;24小时尿17-羟皮质类固醇升高。

2. 地塞米松抑制试验

(1)小剂量地塞米松抑制试验　尿17-羟皮质类固醇不能降至对照值的50%以下。

(2)大剂量地塞米松抑制试验　尿17-羟皮质类固醇能降至对照值的50%以下者,病变大多为垂体性;不能被抑制者,可能为原发性肾上腺皮质肿瘤或异位ACTH综合征。

3. ACTH兴奋试验

垂体性库欣病和异位ACTH综合征者常有反应,高于正常;原发性肾上腺皮质肿瘤者大多数无反应。

【治疗原则】

本病治疗有手术、放疗、药物3种治疗方法。

1. 手术治疗

①垂体瘤切除术:经蝶窦切除垂体微腺瘤为治疗本病的首选方法,可治愈,仅少数患者术后复发。②如经蝶窦手术未发现或未摘除垂体微腺瘤,或某种原因不宜做垂体手术,且病情严重者,宜做一侧肾上腺全切,另侧肾上腺大部分或全切除术,术后行激素替代治疗(氢化可的松或可的松)和垂体放疗。

2. 放射治疗

为避免手术后复发,可在术后辅以放射治疗。

3. 药物治疗

在放疗奏效前使用药物治疗,以控制肾上腺皮质激素分泌过度。①肾上腺皮质激素合成阻滞药:米托坦(双氯苯二氯乙烷)、美替拉酮、氨鲁米特、酮康唑。②影响神经递质和神经调质作用的药物:利舍平、赛庚啶、甲麦角林、丙戊酸钠、溴隐亭、奥曲肽等。

【护理诊断/问题】

(1)身体意象紊乱　与库欣综合征引起身体外观改变有关。
(2)体液过多　与皮质醇增多引起水钠潴留有关。
(3)有感染的危险　与皮质醇增多导致机体免疫力下降有关。
(4)活动无耐力　与蛋白质代谢障碍引起肌肉萎缩有关。
(5)有皮肤完整性受损的危险　与皮肤干燥、菲薄、水肿有关。
(6)潜在并发症:骨折、心力衰竭、脑卒中、类固醇性糖尿病。

【护理措施】

1. 休息与活动

提供安全、舒适的环境,保证患者的睡眠,尽量取平卧位,抬高双下肢,以利于静脉回流,合理的休息可避免加重水肿。

2. 病情观察

①注意观察血压、心率、心律的变化,以早期发现高血压对心脏的影响。②观察有无低钾血症的表现,如恶心、呕吐、腹胀、乏力、心律失常等。③注意观察患者进食量和有无糖尿病表现,必要时及早做糖耐量试验或测空腹血糖,以明确诊断。④评估患者水肿情况,每天测量体

重变化,记录 24 小时液体出入量,监测电解质浓度和心电图变化。⑤密切观察生命体征变化,定期监测血常规,注意有无感染征象。

3.饮食护理

给予高蛋白、高钾、高钙、低钠、低热量、低碳水化合物饮食,预防和控制水肿。鼓励患者多食含钾高的食物。避免刺激性食物,忌烟酒。

4.用药护理

①利尿剂:根据医嘱给予利尿剂,观察疗效及不良反应。如出现心律失常、恶心、呕吐、腹胀等低钾症状和体征时,及时处理。②糖皮质激素替代治疗的护理:在激素治疗过程中,应观察血压、电解质。永久性替代治疗的患者应坚持服药,不宜中断药物,防止肾上腺危象发生。③应用肾上腺皮质激素合成阻滞药治疗时,应注意观察疗效和副作用。如低血压、头昏、口干、头痛、食欲减退、恶心、呕吐、腹泻、嗜睡、共济失调等,偶有皮疹和发热反应,定期复查肝功能等。

5.对症护理

(1)预防感染　①本病存在感染易感性,保持病室环境清洁,避免患者暴露在污染的环境中,减少感染机会。②严格执行无菌操作,尽量减少侵入性治疗措施以降低感染及交叉感染的危险。③对患者及家属进行日常卫生指导,如保持皮肤、会阴部、衣着、用具等清洁卫生,减少感染机会;注意保暖,减少或避免到公共场所,以防上呼吸道感染。④观察体温变化,注意早期发现感染灶。常见有咽部扁桃体感染、皮肤疖痈、口腔念珠菌及泌尿道真菌感染等。一旦发生感染应按医嘱及早治疗,以免扩散。

(2)避免外伤　①减少安全隐患,对有广泛骨质疏松和骨痛的患者,应嘱注意休息,避免过度劳累。②移除环境中不必要的家具和摆设,浴室应铺上防滑脚垫,防止跌倒引起外伤和骨折。③避免剧烈运动,严防摔伤,变换体位时动作轻柔,防止发生病理性骨折。④给患者进行药物注射和护理操作时,动作应轻稳,避免碰击或擦伤皮肤,引起皮下出血。⑤观察患者有无关节痛或腰背痛等情况,及时报告医师,必要时使用助行器辅助行动。

(3)皮肤、口腔护理　协助患者做好个人卫生,避免皮肤擦伤和感染。长期卧床者宜定期翻身,注意保护骨突处,预防压疮发生。病重者做好口腔护理。

6.心理护理

患者因体态、外貌改变有悲观情绪,应给予耐心解释和疏导,对有明显精神症状者应尽量减少情绪波动,如发现患者情绪由兴奋转为抑郁,应加强保护设施。

【健康教育】

(1)指导患者在日常生活中注意预防感染,保持皮肤清洁,防止外伤、骨折的因素,定期复查。

(2)指导患者正确用药并掌握药物疗效和不良反应,如发生虚弱、头晕、发热、恶心、呕吐等肾上腺危象表现时应立即就诊。

(王　雪)

第七节　糖尿病患者的护理

糖尿病(DM)是由不同原因引起胰岛素分泌绝对或相对不足以及靶细胞对胰岛素敏感性降低,致使体内糖、蛋白质和脂肪代谢异常,以慢性高血糖为突出表现的内分泌代谢疾病。其临床特点为慢性长期高血糖、胰岛素分泌缺陷和(或)作用缺陷,伴长期碳水化合物、脂肪、蛋白质代谢紊乱并可引起多系统损害,导致眼、肾、神经、心脏、血管等组织器官的慢性进行性病变、功能减退及衰竭;病情严重或应激时可发生急性严重代谢紊乱,如糖尿病酮症酸中毒、高血糖高渗状态等。

糖尿病是常见病、多发病,其患病率正随着人民生活水平的提高、人口老化、生活方式改变而迅速增加,呈逐渐增长的流行趋势,对社会和经济带来沉重负担,是严重威胁人类健康的世界性公共卫生问题。目前全球的糖尿病患者约 2.85 亿,预计到 2030 年可达 5 亿。在发达国家糖尿病已成为继心血管病和肿瘤之后的第三大非传染性疾病。我国患病总人数多,据估计,目前我国有糖尿病患者约 9240 万,居世界第一位。

【分类】

1.1 型糖尿病

因胰岛 B 细胞破坏引起胰岛素绝对缺乏,胰岛呈现病毒性炎症或自身免疫破坏,可产生胰岛细胞抗体。1 型糖尿病的发病与遗传、自身免疫和环境因素有关,主要见于年轻人,易发生酮症酸中毒,需用胰岛素治疗。

2.2 型糖尿病

主要与遗传有关,有家族性发病倾向,多见于 40 岁以上成人,超体重者占多数,常对胰岛素发生抵抗,应激情况下可发生酮症,必要时也需用胰岛素控制血糖。

3. 其他特殊类型糖尿病

继发性糖尿病相对少见,病因明确包括 B 细胞功能遗传性缺陷、胰岛素作用遗传性缺陷、胰腺外分泌疾病、内分泌病、药物或化学品所致糖尿病、感染、不常见的免疫介导糖尿病,其他可能与糖尿病相关的遗传性综合征。

4. 妊娠期糖尿病

妊娠期发生糖耐量减低称为妊娠期糖尿病,不包括在糖尿病诊断之后妊娠者。

【病因及发病机制】

1.1 型糖尿病

绝大多数 1 型糖尿病为自身免疫性疾病,其病因和发病机制尚未明了,目前认为与遗传因素、环境因素及自身免疫因素有关。某些外界因素作用于有遗传易感性的个体,激活 T 淋巴细胞介导的一系列自身免疫反应,引起选择性胰岛 B 细胞破坏和功能衰竭,体内胰岛素分泌不足进行性加重,导致糖尿病。

(1)多基因遗传因素　遗传在 1 型糖尿病的发病中有一定的作用。遗传学研究显示 1 型糖尿病是多基因、多因素共同相互作用的结果。1 型糖尿病存在遗传异质性,遗传背景不同的亚型其病因及临床表现不尽相同。

(2)环境因素　与 1 型糖尿病发病有关的环境因素主要有病毒感染、化学物质及饮食因素等,以病毒感染最重要。

(3)自身免疫因素　约 90% 新发病患者循环血肿有多种胰岛 B 细胞自身抗体,目前发现至少有 10 种。当免疫耐受遭到破坏时,胰岛 B 细胞自身成分可能被当成抗原物质;或在环境因素作用下,病毒感染、化学毒物或食物因素直接或间接使胰岛 B 细胞自身抗原得以表达或因细胞损伤而被释放出来。抗原被巨噬细胞摄取、加工,交给并激活辅助性 T 淋巴细胞(Th)。

活化的 Th 大量增殖,分化成能杀伤 B 细胞的细胞毒性细胞并释放多种细胞因子,募集更多的炎症细胞,产生免疫放大效应,直接或间接造成 B 细胞损伤,促进胰岛炎症形成。1 型糖尿病胰岛 B 细胞破坏甚至坏死或凋亡,其中凋亡更重要。

2. 2 型糖尿病

2 型糖尿病也是复杂的遗传因素和环境因素共同作用的结果,目前对 2 型糖尿病的病因仍然认识不足,可能是一种异质性情况。

(1)遗传因素 遗传因素在 2 型糖尿病的病因中较 1 型糖尿病更重要。

(2)环境因素 流行病学研究表明,肥胖、高热量饮食、体力活动不足及人口老龄化是 2 型糖尿病最主要的环境因素。

(3)胎儿和婴儿期低体重 低体重可能反映了生命早期营养不良或其他不利环境因素的影响,而生命早期营养不良可能导致 2 型糖尿病。

(4)胰岛素抵抗和胰岛 B 细胞功能缺陷 是 2 型糖尿病的基本特征,也是 2 型糖尿病发病机制中的两个要素。在存在 IR 的情况下,如果 B 细胞能代偿性增加胰岛素分泌,则可维持血糖正常;当 B 细胞功能有缺陷、对胰岛素抵抗无法代偿时,就会发生 2 型糖尿病。

1)胰岛素抵抗(IR):是指机体对一定量的胰岛素的生物学反应低于预计正常水平的一种现象。

2)B 细胞功能缺陷:机体出现 IR 时胰岛素介导下的骨骼肌、脂肪组织对葡萄糖的摄取、利用或储存的效力减弱,对肝糖输出的抑制作用减弱,肝脏葡萄糖输出量增加,导致 B 细胞分泌更多的胰岛素维持代谢正常。当胰岛素抵抗进一步加重,B 细胞因长期代偿过度而衰竭,对 IR 无法代偿时,血糖进一步升高,终致 2 型糖尿病。高血糖又可使 B 细胞分泌胰岛素反应受抑制并增强胰岛素抵抗,即"葡萄糖毒性",从而形成恶性循环。

【临床表现】

主要为代谢紊乱综合征。

1. 典型症状

典型症状为"三多一少"即多尿、多饮、多食和体重减轻。当胰岛素缺乏时,葡萄糖通过细胞膜的速率降低,且糖原的合成大大减少,致使体内有过多的糖却又无法贮存利用,导致血糖升高;血中葡萄糖增多超过肾糖阈,多余的糖以尿的形式排出,出现糖尿;肾排出糖的同时伴随大量水分排出,产生多尿,患者排尿次数及量均明显增多,可达 3～5L/d 以上。多尿失水,患者常烦渴多饮。葡萄糖供能不足,身体内贮存的脂肪、蛋白质转变成能量以供身体利用,如此恶性循环使脂肪、蛋白质不断消耗,体重下降。

2. 皮肤瘙痒

由于高血糖及末梢神经病变导致皮肤干燥和感觉异常,女性患者因尿糖刺激局部皮肤,出现外阴瘙痒。

3. 其他

视力模糊、四肢酸痛、麻木、腰痛、性欲减退、阳痿不育、月经失调、便秘等。

【并发症】

1. 急性并发症

(1)糖尿病酮症酸中毒(DKA) 最常见。糖尿病代谢紊乱加重时,脂肪动员和分解加速,大量脂肪在肝脏经氧化产生大量分解产物即酮体(包括乙酰乙酸、β-羟丁酸、丙酮),引起血酮体水平升高及尿酮体出现,临床上称为酮症;代谢紊乱进一步恶化,酸性的酮体进一步堆积,超过体内酸碱平衡的调节能力,则血 pH 值下降,随后出现恶心、呕吐、呼吸深快、头痛、烦躁,形成酮症酸中毒。

此并发症多见于 1 型糖尿病,2 型糖尿病在某些诱因情况下也可发生。

1)诱因:①胰岛素、口服降糖药剂量不足或治疗中断。②感染。③饮食不当。④应激状态(妊娠、分娩、创伤、麻醉、手术、严重精神刺激)。

2)临床表现:早期酮症阶段仅有多尿、多饮、疲乏等,继之出现食欲减退、恶心、呕吐、头痛、嗜睡、呼吸深大,呼气中出现烂苹果味;后期脱水明显、尿少、皮肤干燥、血压下降、休克、昏迷以致死亡。

(2)高血糖高渗状态 临床以严重高血糖、高血浆渗透压、脱水为特点,无明显酮症酸中毒,常有不同程度的意识障碍和昏迷。多见于 50～70 岁老年人,男女发病率相似,约 2/3 患者发病前无糖尿病病史或仅为轻型或糖耐量减低的患者。

1)常见诱因:①各种急性感染,最常见。②严重的急性应激状态。③急性全身性疾病如急性胃肠炎、胰腺炎、脑卒中、严重肾疾患、尿毒症、大面积烧伤等。少数因运用了某些加重高渗状态或相关的诱发剂如高渗葡萄糖、血液或腹膜透析、甘露醇及相关的利尿药物后或服用相关的胰岛素抵抗药物如糖皮质激素、免疫抑制剂、西咪替丁、β受体阻滞剂、苯妥英钠等诱发。

2)临床表现:起病缓慢,常先有多尿、多饮,但多食不明显,或反而食欲减退;失水随病程进展逐渐加重,表现为皮肤干燥、口渴明显等脱水症状。晚期尿少甚至尿闭,就诊时常严重脱水、休克等外周循环衰竭表现,但无酸中毒样深大呼吸。神经精神症状更突出,患者表现为反应迟钝、烦躁或淡漠、嗜睡、幻觉、定向力障碍、偏盲、偏瘫、木僵等,最后陷入昏迷。

(3)感染 皮肤瘙痒症、湿疹、疖痈等皮肤化脓性感染多见,可致败血症或脓毒血症;足癣、甲癣、体癣等皮肤真菌感染也较常见。口腔易致牙周病和龋齿。肺炎、肺结核发病率高,进展快,易形成空洞。女性常并发真菌性阴道炎、女性外阴瘙痒、肾盂肾炎等,常反复发作。

(4)低血糖 简述如下。

1)诊断标准。一般将血浆葡萄糖浓度≤2.8mmol/L,糖尿病患者血糖≤3.9mmol/L 作为诊断标准。因个体差异,有的患者血糖不低于此值也出现低血糖症状。

2)临床类型。①空腹低血糖:见于胰岛素剂量过大、注入血管内致胰岛素吸收过快、注射胰岛素未进食、胰岛素注射不当、注射胰岛素后运动或胰岛素拮抗激素缺乏等,如联合药物使用、使用外源性胰岛素、高胰岛素血症、胰岛素瘤等。②餐后低血糖:多见于 2 型糖尿病初期,餐后胰岛素分泌高峰延迟,大多数发生在餐后 4～5 小时,尤以单纯进食碳水化合物时为主,以及见于功能性疾病如倾倒综合征、胃肠外营养治疗等。

3)临床表现。①交感神经兴奋表现:自觉症状明显,如心慌、肌肉颤抖、心悸、出汗、强烈饥饿感、乏力、紧张、焦虑、流涎、面色苍白、心率加快、四肢冰冷等。严重患者可致晕厥、昏倒等。②脑功能障碍表现:初期注意力不集中、反应迟钝、定向力障碍、头晕、嗜睡、视物不清、步态不稳等。部分患者会出现幻觉、躁动、易怒、性格改变、认知障碍,严重时发生抽搐、昏迷。

2. 慢性并发症

(1)糖尿病大血管病变 发病年龄较轻,病情进展快,主要表现为动脉粥样硬化。大、中动脉粥样硬化主要侵犯主动脉、冠状动脉、脑动脉、肾动脉和肢体外周动脉等,引起冠心病、缺血性或出血性脑血管病、肾动脉硬化、肢体动脉硬化等。肢体外周动脉粥样硬化常以下肢动脉病变为主,表现为下肢疼痛、感觉异常和间歇性跛行,严重供血不足可导致肢体坏疽。

(2)糖尿病微血管病变 病变部位为肾、视网膜、神经、心肌组织,尤以肾脏和视网膜病变最重要。

1)糖尿病肾病:指糖尿病性肾小球硬化症,一种以血管损害为主的肾小球病变。多见于糖尿病病史超过 10 年者,是 1 型糖尿病患者的主要死亡原因。其病理改变包括:①结节性肾小球硬化型病变。②弥漫性肾小球硬化型病变。③渗出性病变。糖尿病肾病共分 5 期。① I 期:肾小球高滤过期。肾小球滤过率(GFR)>150ml/min,影像学检查(CT 或 B 超)可发现肾脏增大。此期无肾病临床症状和体征。② II 期:静息期。此期无临床症状,尿白蛋白排出率(UAE)正常(<20μg/min 或<30mg/d),部分患者在代谢控制不良和应激(如运动)时可出现微量蛋白尿,GFR 稍高于正常,休息后可恢复。但这一期肾小球已出现结构改变,肾小球毛细血管基底膜(GBM)增厚和系膜基质增加。③ III 期:早期糖尿病肾病。UAE 以 20~200μg/min 或 30~300mg/d 为标志,尿常规化验蛋白仍呈阴性。GFR 下降到正常,血压正常或偏高。积极治疗,部分仍可逆转。此期开始出现肾小球的荒废。④ IV 期:临床糖尿病肾病或显性糖尿病肾病。特点是 UAE>200μg/min 或>300mg/d。GFR 减低,尿常规化验蛋白阳性,可出现高血压、贫血、水肿、视网膜病变、不同程度的大血管、周围神经及自主神经病变等。水肿严重,对利尿药反应差。⑤ V 期:终末期肾衰竭,持续性尿蛋白,肾小球基底膜广泛增厚,肾小球毛细血管腔进行性狭窄和更多的肾小球荒废,肾脏滤过功能进行性下降,导致肾衰竭。高血压、水肿、贫血、蛋白尿等症状加重,相继出现电解质紊乱、酸中毒等,患者最终常死于尿毒症、昏迷、继发感染、心衰或脑血管意外。其临床表现包括蛋白尿、水肿、高血压、肾功能不全、贫血、恶心、呕吐、食欲下降、抽搐等。

2)糖尿病视网膜病变:是指视网膜血管硬化、脆弱、出血、纤维增生,最终导致视网膜脱离,是糖尿病患者失明的主要原因之一。除视网膜病变外,白内障、青光眼均易发生。按眼底改变可分为六期,分属两大类。①背景性视网膜病变(单纯型)包括 I 期:出现微血管瘤,小出血点; II 期:微血管瘤,小出血点、黄白色硬性渗出或并有出血斑; III 期:出现棉絮状软性渗出或并有出血斑。②增殖性视网膜病变(增殖型)包括 IV 期:眼底有新生血管形成或并有玻璃体出血; V 期:机化物形成; VI 期:并发视网膜剥离,失明。

(3)糖尿病神经病变 非常多见,以双侧对称性周围神经病变最为常见。

1)周围神经病变:最常见,可单侧或双侧,对称或不对称,但以双侧对称性常见。①对称性多发性周围神经病变:通常为两侧对称的远端感觉障碍,下肢较上肢严重,病情进展缓慢,是最常见的类型。四肢远端感觉异常,分布如袜套、手套状,伴麻木、针刺、灼热或如踏棉垫感,有时伴痛觉过敏。随后有肢痛,呈隐痛、刺痛或烧灼样痛,自发性闪电痛或刀割样痛,还可有蚁行感、发热和触电样异常感,夜间及寒冷季节加重。后期运动神经受累,出现肌张力减弱,肌力减弱以致肌萎缩和瘫痪。②非对称性多发性单神经病变:可出现皮肤苍白、青紫、少汗、无汗、脱毛、皮肤营养障碍等神经营养失调现象,以四肢近端尤其是下肢损害为主,起病较急,常有肌无力、肌萎缩。

2)自主神经病变:可累及心血管系统、消化系统、泌尿系统、生殖系统、瞳孔、汗腺等,是糖尿病神经病变中最复杂的。它起病隐匿,患者多无主诉,其症状易与其他疾病混淆。①心血管系统:主要是血管运动反射受损害,常表现为静息时心动过速、直立性低血压,无痛性心梗,可导致严重心源性休克、心衰,甚至猝死。②汗腺分泌异常:可出现足腿以及躯干下部出汗减少,而上半身出现多汗,尤其吃饭时大汗淋漓。③消化系统:常出现胃排空迟缓、胃轻瘫、糖尿病性腹泻与便秘交替等。④不察觉性低血糖:极易导致低血糖昏迷。⑤无张力性膀胱:即神经源性膀胱,早期可无症状,以后可表现为尿流变细,排尿时间延长,直至出现排尿不尽、滴沥等现象。膀胱排空困难,残余尿增多,引起尿潴留,继而易发生反复尿路感染,甚至累及肾脏,引起肾盂肾炎、肾衰竭。⑥性功能紊乱:男性可出现阳痿、早泄、逆性射精、不育;女性可有月经紊乱、不孕。⑦瞳孔调节异常:瞳孔缩小,外形不规则,双侧不对称不等大,对光反射不灵敏。

3)中枢神经病变:①糖尿病性脊髓病较少见,表现为走路不稳、步态蹒跚,如踩棉花感。如有感觉障碍,则出现共济失调。②脑部病变以缺血性脑血管病多见。根据发生部位的不同,可发生偏瘫、偏盲、失语、智力障碍、血管性痴呆及帕金森病等。

(4)糖尿病足(DF)　下肢远端神经异常和不同程度的周围血管病变引起足部(踝关节或踝关节以下的部分)感染、溃疡和(或)深层组织破坏。患者从皮肤到骨与关节的各层组织均可受害,其主要临床表现为足溃疡和坏疽,糖尿病患者尤其是老年患者最痛苦的一种慢性并发症,更因为其高昂的治疗费用和治疗难度,已作为糖尿病最严重并发症之一,成为糖尿病患者截肢、致残主要原因。

1)诱因:鞋创伤、切割伤、温度创伤、重复应激、压疮、医源性损伤、甲沟炎、鸡眼及其他皮肤病、皮肤水肿、趾间或足部皮肤瘙痒而搔抓致皮肤溃破、水疱破裂、烫伤、碰撞伤、修脚损伤及新鞋磨破伤等。

2)临床表现:皮肤干而无汗、发凉、颜色变暗或苍白灼痛、肢端刺痛、麻木、感觉迟钝或消失,感觉异常、足外形改变、骨质破坏发生病理性骨折、足溃疡等。

3)临床多采用 Wagner 分级法对 DF 的严重程度进行分级。①0 级:有发生足溃疡的高危因素,目前无溃疡。②1 级:足皮肤表面溃疡,临床上无感染。③2 级:较深的、穿透性溃疡,常合并软组织感染,但无骨髓炎或深部脓肿,溃疡部位可存在一些特殊的细菌,如厌氧菌、产气菌。④3 级:深部溃疡,常影响到骨组织,并有深部脓肿或骨髓炎。⑤4 级:缺血性局限性溃疡,局部的或足特殊部位的坏疽。通常合并神经病变,没有严重疼痛,坏死组织的表面可有感染,常见于趾、足跟或前足背。⑥5 级:坏疽影响到大部分或全足。

【医学检查】

1.血糖

血糖升高是诊断糖尿病的主要依据,也是评价疗效的主要指标。空腹血糖≥7.0mmol/L(126mg/dl),和(或)餐后 2 小时血糖≥11.1mmol/L(200mg/dl)可确诊本病。

2.尿糖

尿糖阳性是诊断糖尿病的重要线索,但不能作为诊断依据。尿糖阳性只是提示血糖值超过肾糖阈,尿糖阴性也不能排除糖尿病的可能。尿酮体阳性提示有酮症酸中毒;尿蛋白阳性提示可能有肾脏的继发损害。

3.口服葡萄糖耐量试验(OGTT)

适用于血糖高于正常范围但又未达到糖尿病诊断标准者,或疑有 DM 倾向者,需进行OGTT。注意事项:①OGTT 应在不限制饮食和正常体力活动 2～3 天后的清晨空腹进行,试验前禁食至少 8～10 小时,其间可以饮水。应避免使用影响糖代谢的酒精和利尿剂、避孕药等药物,且前 3 天每天饮食需含碳水化合物至少 150g,试验日晨禁止注射胰岛素。②取空腹血标本后,成人饮用含有 75g 葡萄糖或 82.5g 含 1 分子水的葡萄糖(单糖)的水溶液250~300ml,在 5 分钟内饮完,儿童按 1.75g/kg 葡萄糖服用,总量＜75g。在服糖后 0.5 小时、1 小时、2 小时和 3 小时采取血标本。③试验中禁烟、酒、咖啡和茶,不做剧烈运动,无需绝对卧床。

4.糖化血红蛋白测定

可反映取血前 8~12 周的血糖水平。

5.血浆胰岛素和 C-肽释放试验

主要用于胰岛 B 细胞功能的评价。

6.血脂测定

本病多伴有血脂异常,可有高胆固醇、高甘油三酯及高密度脂蛋白降低等。

7.血气分析

酮症酸中毒时,pH＜7.30、HCO_3^-＜15mmol/L 时证实有代谢性酸中毒存在。

【治疗原则】

国际糖尿病联盟(IDF)提出糖尿病治疗 5 要点,即糖尿病教育、饮食治疗、运动锻炼、药物治疗和自我监测以及降糖、降压、降脂和改变不良生活习惯四项措施。

(一)糖尿病教育

糖尿病需终身治疗,其治疗效果在很大程度上取决于患者的主动性。糖尿病教育的内容包括糖尿病防治专业人员的培训、医务人员的继续医学教育、患者及其家属和公众的卫生保健教育。提高医务人员综合防治水平,将科学的糖尿病知识、自我保健技能深入浅出的传授给患者,使患者了解治疗不达标的危害,只要医患长期密切合作,完全可以达到正常的生活质量。

(二)饮食治疗

饮食治疗是糖尿病最基本的治疗措施。其目的在于维持标准体重,保证未成年人的正常生长发育,减轻胰岛负担,降低血糖。不论糖尿病的类型、病情轻重,也不论是否应用药物治疗,所有糖尿病患者都应严格和长期执行。饮食治疗应以控制总热量为原则,实行低糖、低脂(以不饱和脂肪酸为主)、适当蛋白质、高纤维素、高维生素饮食。饮食治疗应特别强调定时、定量。

(三)运动治疗

根据年龄、性别、体力、病情及有无并发症等条件,循序渐进和长期坚持。在胰岛素相对不足时运动可使肝糖输出增加、血糖升高;在胰岛素相对过多时运动使肌肉摄取和利用葡萄糖增加,有可能诱发低血糖反应。故对 T1DM 运动宜在餐后,运动量不宜过大,持续时间不宜过长。运动对肥胖 2 型糖尿病尤佳。适当运动可以增加胰岛素敏感性,减轻体重,改善血糖情况。因此,坚持规律运动是控制糖尿病的基本措施。一般坚持规律运动 12~14 年,可以显著降低死亡率。

(四)药物治疗

1.口服降糖药

口服降糖药分为以下三类。

(1)促胰岛素分泌剂　简述如下。

1)磺脲类(SUs)。①作用机制:刺激胰岛 B 细胞分泌胰岛素。因此,SUs 的降糖作用有赖于尚存在的相当数量(30%以上)有功能的胰岛 B 细胞。②适应证:2 型糖尿病非肥胖者。用于饮食和运动控制血糖不理想时。年龄>40 岁,病程<5 年,空腹血糖<10mmol/L 时效果较好。③禁忌证:1 型糖尿病、有严重并发症或晚期的 2 型糖尿病、儿童糖尿病、孕妇、哺乳期妇女、大手术的围手术期和全胰切除术后、高胰岛素血症、肝肾功能障碍,白细胞减少者。④常用药物:格列本脲(优降糖)、格列齐特(达美康)、格列喹酮(糖适平)、格列波脲和格列美脲(亚莫利)、格列吡嗪(美吡达、灭糖脲、灭特尼)、格列吡嗪控释片(瑞易宁)等。⑤药物选择及剂量:治疗应从小剂量开始,甲苯磺丁脲通常每次服 0.5～1.0g,1 日 3 次,于 3 餐前口服。⑥不良反应:低血糖反应、体重增加、皮肤过敏反应、上腹不适、食欲减退等,偶有肝功损害、胆汁淤滞性黄疸等。

2)非磺脲类(格列奈类)。①作用机制:与磺脲类相似。直接刺激胰岛 B 细胞分泌胰岛素,改善早相胰岛素分泌。降糖作用快而短,主要用于控制餐后高血糖。当血糖水平在 3～10mmol/L 时才有刺激作用。②适应证:2 型糖尿病早期餐后高血糖阶段或以餐后高血糖为主的老年患者。③禁忌证:同磺脲类。④常用药物:瑞格列奈、那格列奈。⑤注意事项:应在餐前半小时或进餐时服用。低血糖发生率低、程度较轻且限于餐后期间。

(2)增加胰岛素敏感性药物 简述如下。

1)双胍类。①作用机制:作用于胰外周组织,抑制肝糖易生及分解,降低肝糖的输出。同时促进外周组织对葡萄糖的摄取和利用。延缓葡萄糖在肠道吸收,促进糖的酵解,并改善外周组织对胰岛素的敏感性,减轻胰岛素抵抗。②适应证:超重或肥胖以及血脂异常、高血压或高胰岛素血症 2 型糖尿病患者一线药物,可单独或联合其他药物应用。1 型糖尿病不宜单独使用,与胰岛素联合应用有可能减少胰岛素用量和血糖波动。③禁忌证:高热、严重缺氧、心衰、肝肾功能减退、慢性胃肠病、合并严重感染、外伤、大手术、孕妇和哺乳期者禁用。④常用药物:二甲双胍(格华止),每日剂量 500～1500mg,分 2～3 次口服,最大剂量每天不超过 2g。⑤不良反应:胃肠道反应、过敏反应、乳酸性酸中毒。

2)噻唑烷二酮类(TZD,格列酮类)。①作用机制:增强靶组织对胰岛素的敏感性,减轻胰岛素抵抗;改善胰岛 B 细胞功能。②适应证:2 型糖尿病,尤其肥胖、明显胰岛素抵抗者,可单独或与其他类口服降糖药、胰岛素联合应用。③禁忌证:有心力衰竭倾向或肝病者慎用;65 岁以上老人,1 型糖尿病、酮症酸中毒、孕妇、哺乳期妇女和儿童慎用。④常用药物:罗格列酮、吡格列酮。⑤不良反应:主要为水肿,有心脏病、心衰或肝病者禁用。

(3)α 葡萄糖苷酶抑制剂(AGI) ①作用机制:通过抑制小肠黏膜上皮细胞表面的 α 葡萄糖苷酶而延缓碳水化合物的吸收,降低餐后血糖。②适应证:2 型糖尿病尤其空腹血糖正常(或偏高)而餐后血糖明显升高者。③禁忌证:肝肾功能不全、胃肠功能紊乱者,孕妇、儿童、哺乳期者,合并感染、创伤、酮症酸中毒等。④常用药物:阿卡波糖(拜糖平),起始剂量 50～100mg,1 日 3 次,日最大剂量为 300mg;伏格列波糖(倍欣),起始剂量 0.2mg,1 日 3 次,日最大剂量为 0.9mg,进餐时嚼服。⑤用法:应在进食第一口食物后服用。⑥不良反应:胃肠道反应如腹胀、排气增加、腹痛、腹泻等。

2. 胰岛素

(1)适应证 ①1 型糖尿病。②糖尿病急、慢性并发症者。③对口服降糖药无效的 2 型糖尿病。④糖尿病合并应激或其他情况,如手术、妊娠、分娩、严重感染、心脑血管急症、肝肾疾患等。

(2)剂型　根据作用时间分为速效、短效(普通)、中效、长效及预混胰岛素5类制剂。各类胰岛素制剂类型及作用时间见表6-7-1。速效和短效胰岛素主要控制一餐饭后高血糖;中效胰岛素主要控制两餐饭后高血糖,以第二餐为主;长效胰岛素无明显作用高峰,主要提供基础水平胰岛素;预混胰岛素是短效和中效的预混物或速效和长效的混合制剂。

表6-7-1　胰岛素制剂类型及作用时间

制剂类型	药名	起效时间	高峰时间	持续时间	注射时间
速效	门冬胰岛素 赖脯胰岛素	15分钟	0.5~1小时	2~5小时	三餐前15分钟
短效	普通胰岛素(R)	30分钟	2~4小时	6~8小时	三餐前30分钟
中效	低精蛋白胰岛素 慢胰岛素锌混悬液	1.5小时	4~12小时	16~24小时	早晚餐前1小时或睡前
长效	甘精胰岛素 地特胰岛素	3~4小时	14~24小时	24~36小时	睡前或任一时刻
预混	优泌林30R 诺和灵30、50R	30分钟	2~12小时	16~24小时	餐前/后即注射
	诺和锐30	15分钟	1~4小时	24小时	餐前/后即注射
	优泌乐25、50	15分钟	0.5~1.5小时	15小时	餐前/后即注射

(3)使用原则　胰岛素剂量取决于血糖水平、胰岛B细胞功能缺陷程度、胰岛素抵抗程度、饮食和运动状况等。一般小剂量开始,根据血糖水平逐渐调整。力求模拟生理性胰岛素分泌模式,包括持续基础分泌和进餐后胰岛素追加分泌。

(4)治疗方案　简述如下。

1)1型糖尿病的治疗:强化胰岛素治疗方案。①三餐前短效加睡前中效或长效胰岛素注射,3~4次/天。②胰岛素泵:也称持续皮下胰岛素输注(CSII)泵,是一种更为完善的强化胰岛素治疗方法,放置速效胰岛素或速效胰岛素类似物的容器通过导管分别与针头和泵连接,针头置于腹部皮下组织,用可调程序微型电子计算机控制胰岛素输注,模拟持续胰岛素持续基础分泌和进餐时脉冲式释放。它是以基础量和餐前追加量的形式,模拟人体自身胰岛素的持续基础分泌和餐时释放,保持体内胰岛素维持在一个基本水平,保证患者生理需要,使血糖控制得更理想。

2)2型糖尿病的胰岛素治疗:胰岛素补充治疗方案。用于经合理的饮食和口服降糖药治疗仍未达到良好控制目标的患者,通常白天继续服用口服降糖药,睡前注射一次中效胰岛素或每天注射1~2次长效胰岛素。

(5)注意事项　采用强化胰岛素治疗方案后,有时早晨空腹血糖仍然较高,其可能原因有:①夜间胰岛素作用不足。②"黎明现象":即夜间血糖控制良好,也无低血糖发生,仅于黎明一段短时间出现高血糖。可能为清晨皮质醇、生长激素等胰岛素拮抗素激素分泌增多所致;出现此现象者应该增加睡前胰岛素的用量。③Somogyi效应:即在夜间曾有低血糖,在睡眠中未被察觉,但导致体内胰岛素拮抗激素分泌增加,继而发生低血糖后的反跳性高血糖。出现者应减少睡前胰岛素的用量或改变剂型,睡前适量加餐。夜间多次(0、3、6时)测定血糖,有助于鉴别早晨高血糖的原因。

(五)胰腺和胰岛细胞移植

治疗对象主要为 1 型糖尿病患者,目前尚局限于伴终末期肾病的患者。但因复杂的外分泌处理和严重并发症而受到限制,尚处于临床试验阶段。

(六)手术治疗

2009 年美国糖尿病学会在 2 型糖尿病治疗指南中正式将代谢手术列为治疗肥胖症 2 型糖尿病患者的措施之一。

(七)糖尿病急性并发症的治疗

1. 糖尿病酮症酸中毒的治疗

(1)补液　是抢救 DKA 的首要措施。本病常有较严重的失水,需给予大量补充。输液量及速度非常重要,DKA 失水量可达体重的 10% 以上,一般根据患者体重和失水程度估计已失水量。开始时输液速度较快,最初 2 小时应快速输入 1000～2000ml,以迅速补充血容量,改善周围循环和肾功能。如治疗前已有低血压或休克,快速输液不能有效升高血压,应输入胶体溶液并采用其他抗休克措施。以后根据血压、心率、尿量、末梢循环状况及中心静脉压等决定输液速度和量,一般每 4～6 小时输液 1000ml。24 小时输液量应包括已失水量和部分继续失水量,一般 4000～6000ml,严重失水者 6000～8000ml,如患者清醒,可鼓励饮水。

(2)胰岛素治疗　小剂量短效胰岛素 0.1U/(kg·h)加入生理盐水持续静脉滴注或泵入,同样剂量亦可采用间歇静脉注射或间歇肌内注射。血糖下降速度一般以每小时降低 3.9～6.1mmol/L为宜,每 1～2 小时复查血糖,若在补足液量情况下 2 小时后血糖下降不理想或反而升高,提示患者对胰岛素敏感性较低,胰岛素剂量应加倍。当血糖降至 13.9mmol/L 左右时改输 5% 葡萄糖液加入短效胰岛素(按每 2～4g 葡萄糖加 1U 胰岛素计算),继续静脉滴注并 4～6 小时复查血糖。尿酮体消失后,根据血糖、尿糖及进食情况调整胰岛素剂量或每 4～6 小时皮下注射胰岛素 1 次,病情平稳后逐渐恢复胰岛素常规皮下注射。

(3)纠正电解质和酸碱平衡失调　有以下几个方面。

1)补钾:DKA 患者有不同程度失钾。根据治疗前血钾水平及尿量决定补钾时机、补钾量和速度。如治疗前血钾低于正常,立即开始补钾;如治疗前血钾正常,尿量 40ml/h 以上,可在输液和胰岛素治疗同时补钾;如治疗前血钾高于正常水平(≥6.0mmol/L)或无尿时暂缓补钾。治疗过程中定时监测血钾和尿量,调整补钾量和速度。病情恢复后仍应继续口服钾盐数天。

2)纠正酸中毒:轻症经输液和胰岛素治疗后,酮体水平下降,酸中毒可自行纠正,可不必补碱。严重酸中毒时可影响心血管、呼吸和神经系统功能,可给予等渗碳酸氢钠(1.25%～1.4%)静脉滴注。一般仅给 1～2 次。补碱不宜过多过快,以免诱发或加重脑水肿,组织缺氧加重、血钾下降和反跳性碱中毒等。

(4)治疗并发症　积极抗感染、纠正脱水、休克、心衰、脑水肿等。

2. 低血糖的治疗

(1)清醒患者　指导进食含糖类食物和饮料等。

(2)昏迷患者　及时建立静脉通道,静推 50% 葡萄糖 20ml,15 分钟后血糖仍低于 3.9mmol/L,继续给予静推 60～100ml,直到患者清醒后可改为口服或进食升糖治疗。一般进食或静推高糖后 15～30 分钟内监测血糖变化,直到血糖监测恢复正常。24～48 小时继续监测血糖,同时注意低血糖诱发的心脑血管疾病等。

(八)糖尿病慢性并发症的治疗

1.糖尿病足的治疗

(1)全身治疗　严格控制血糖、血压、血脂,改善全身营养不良状态和纠正水肿等。

(2)神经性足溃疡的治疗　90%的神经性溃疡可以通过彻底清创、引流、保湿、减轻压力、促进肉芽组织生长、促进上皮生长和创面愈合等保守治疗而愈合。

(3)缺血性病变的处理　对于轻度缺血、血管阻塞不是十分严重或没有手术指征者可采取保守治疗,静脉滴注扩血管和改善血液循环的药物如丹参、川芎嗪、肝素等;近年来有人报告静脉滴注前列地尔和口服培达有较好改善周围血液循环的作用。如患者有严重的周围血管病变,应尽可能行血管重建手术,如血浆置换、血管成形或血管旁路术、血管腔内介入治疗。只有当患者出现足部坏疽且在休息时有疼痛,或病变广泛不能通过血管重建手术改善者,才考虑截肢。

(4)感染的治疗　要根据细菌培养的结果和药物敏感试验选用合适的抗生素。口服治疗可以持续数周,深部感染可用抗生素,但是在开始时应从静脉给药同时还需要排脓减压、外科引流,切除感染的坏死组织、不良肉芽、死骨等。

(5)外科治疗　难治性溃疡可以通过外科手术治疗,当糖尿病足感染或坏疽的面积较大时,外科医生应根据具体情况具体分析。

2.糖尿病高血压、血脂紊乱和大血管病变

治疗原则与非糖尿病相似,但要求更严格。血压应控制在 130/80mmHg 以下;如 24 小时尿蛋白＞1g,血压控制应低于 125/75mmHg。低密度脂蛋白的目标值为＜2.6mmol/L(100mg/dl)。

3.糖尿病肾病

早期肾病应用血管紧张素转换酶抑制剂(ACEI)或血管紧张素 II 受体拮抗剂(ARB)除可降血压外,还可减轻微量白蛋白尿;减少蛋白质摄入量对早期肾病及肾功能不全的防治均有利,临床肾病 IV 期即要开始低蛋白饮食。GFR 下降后进一步减至 0.6g/(kg·d)并加用复方 α-酮酸;尽早给予促红细胞生成素纠正贫血、尽早进行透析治疗,注意残余肾功能的保存等。

4.糖尿病视网膜病变

由专科医生对糖尿病视网膜病变定期进行检查,必要时尽早应用激光光凝治疗,争取保存视力。

5.糖尿病神经病变

对糖尿病周围神经病变尚缺乏有效治疗方法,通常在综合治疗基础上,采用多种维生素、醛糖还原酶抑制剂、肌醇以及对症治疗等可改善症状。

【护理诊断/问题】

(1)营养失调:低于机体需要量　与胰岛素缺乏所致代谢紊乱有关。

(2)有感染的危险　与蛋白质代谢紊乱所致抵抗力低下、营养不良、微循环障碍等因素有关。

(3)潜在并发症:酮症酸中毒、高血糖高渗状态。

(4)潜在并发症:低血糖、糖尿病足。

【护理措施】

1.运动锻炼

(1)原则　强调因人而异、循序渐进、相对定时、定量、适可而止。

(2)运动的种类　根据个人兴趣和易掌握的程度选择散步、打拳、慢跑、跳舞等。

(3)运动时间及强度　餐后1小时开始运动,每天1次或每周3~4次,每次30~40分钟。运动量的简单计算方法:脉率＝170－年龄。

(4)运动注意事项　①运动前评估糖尿病控制情况,根据患者具体情况决定运动方式、时间及运动量。②避免空腹及感觉不适时运动,防低血糖。运动时随身携带糖果,发生低血糖反应时立即进食,同时注意补充水分。③运动时有人做伴,并随身携带糖尿病救助卡。④运动中出现胸闷、胸痛、视力模糊等应停止运动。⑤运动后记录,以便观察疗效和不良反应。

2.病情观察

糖尿病患者入院后首先要了解该患者病情轻重程度,有无并发症,因此需密切观察。

(1)有无泌尿道、皮肤、肺部等感染,女性有无外阴部皮肤瘙痒。

(2)有无食欲减退,恶心,呕吐,嗜睡,呼吸加快、加深,呼吸呈烂苹果样气味及脱水等酮症酸中毒表现。

(3)有无低血糖症状。

(4)有无四肢麻木等周围神经炎的表现。

3.饮食护理

(1)热量计算　按照理想体重计算每日总热量。理想体重(kg)＝身高(cm)－105;±10%均属于理想体重,以理想体重结合患者的年龄、生理需要、劳动强度等进行计算;成人休息状态下每日83.7~125.5kJ(20~30kcal/kg),轻体力劳动125.5~146.4kJ(30~35kcal/kg),中等体力劳动146.4~167.4kJ(35~40kcal/kg),重体力劳动167.4kJ(40kcal/kg)以上。生长发育期、孕妇、哺乳期妇女、营养不良及消耗性疾病患者热量相应增加10%~20%,过重或肥胖者相应减少10%~20%。

(2)食物饮养成分分配　糖类占总热量55%~60%,以主食为主,脂肪<30%,蛋白质不超过总热量的15%,特殊情况可酌情增减蛋白质。每克糖类及每克蛋白质释放热量16.7kJ(4kcal),每克脂肪释放热量37.6kJ(9kcal)。根据具体条件及饮食习惯查看食物成分表,折算出可行食谱。

(3)三餐热量分配　可根据饮食习惯,选择1/5、2/5、2/5或1/3、1/3、1/3等均可,但要基本固定,主张少食多餐,这样可防止血糖波动过大。对用胰岛素的患者,为避免低血糖,可于两餐中或睡前加餐,但应包括在总热量中。

(4)注意事项　①血糖和尿糖的变化和饮食控制好坏有密切的关系,应让患者明确饮食控制的重要性,自觉遵守饮食规定,不进其他食物和甜食。②应严格定时进食,对于使用胰岛素治疗的患者尤应注意。③控制饮食的关键在于控制总热量,治疗开始,患者会因饮食控制而出现易饥饿的感觉,此时可以增加蔬菜、豆制品等副食。④定期测量体重,一般每周1次。若为肥胖者,希望能逐渐接近标准体重。⑤要有计划地更换食品,以免患者感到进食单调乏味。

4.应用胰岛素治疗的护理

(1)未开封胰岛素制剂贮藏冰箱中4~8℃冷藏,切勿冰冻保存,温度太低也可使胰岛素变性。使用中的胰岛素可放置在28℃以下的室温中,避免过冷、过热和光照,存放阴凉干燥的地方。

(2)应用时注意计量换算,同时注意胰岛素的有效期。

(3)计量必须准确,采用1ml注射器抽药,抽吸药液时避免震荡。

(4)两种胰岛素合用时,应先抽吸正规胰岛素,后抽长效胰岛素,以免将长效胰岛素混入短效胰岛素内,而影响其速效特性。

(5)胰岛素常用皮下注射法,宜选择皮肤疏松部位,如腹部、上臂三角肌、大腿前侧等部位。若患者自己注射,以大腿内侧和腹部最方便。

(6)不良反应观察及处理。①低血糖反应:多发生在注射后作用最强的时间或因注射后没有及时进食而发生(参见本节低血糖的治疗和护理)。②过敏反应:以局部反应为主。表现有注射部位红肿、瘙痒、荨麻疹,通常在几天或几周内消失,如有发生,立即告知医生。③注射部位皮下脂肪营养不良:注射部位出现凹陷或硬结,可能与胰岛素制剂中有杂质有关。采用多点、多部位皮下注射和及时更换针头、更换高纯度的胰岛素、局部理疗等可预防发生。若发生则该部位停止注射可缓慢恢复。④水肿:初用胰岛素的DM患者,有的在用药后数日内因水钠潴留出现轻重不同的水肿,以颜面与四肢多见,一般数日内可自行吸收。⑤视力模糊:部分患者在胰岛素治疗的早期出现一过性视物模糊,可能与胰岛素治疗后血糖迅速下降,引起眼晶体、玻璃体渗透压改变,晶体内水分外溢而导致屈光率下降,一般2~4周自愈。

5. 糖尿病足的护理

(1)评估有无足溃疡的危险因素　①既往足溃疡史。②神经病变症状或体征和缺血性血管病变的体征。③严重的足畸形。④其他因素:视力下降,膝、髋或脊柱关节炎,鞋袜不合适等。⑤个人因素:社会经济条件差、老年人或独居生活、拒绝治疗和护理等。

(2)足部观察与检查　①每天检查双足1次,了解足部有无感觉减退、麻木、刺痛感。每年至少进行1次足部的专科检查。②观察足部皮肤有无颜色、温度改变及足背动脉搏动情况。③注意检查趾甲、趾间、足底部皮肤有无胼胝、鸡眼、甲沟炎、甲癣,是否发生红肿、青紫、水疱、溃疡、坏死等损伤。④定期做足部保护性感觉的测试如尼龙单丝测试,及时了解足部感觉功能,主要测试关节位置觉、振动觉、痛觉、温度觉、触觉和压力觉。

(3)保持足部清洁,避免感染　指导患者勤换鞋袜,每天温水泡脚,不能烫脚,温度应低于37℃,可用手肘或请家人代试水温,并适当用双脚按摩互搓,促进足底血液循环,洗的时间不宜过长,10分钟左右为宜;洗完后用柔软的浅色毛巾擦干,尤其是脚趾间。皮肤干燥者必要时可涂羊毛脂,但不可常用,以免皮肤过度浸软。

(4)预防外伤　指导患者不要赤脚走路,以防刺伤;外出时不可穿拖鞋,以免踢伤;应选择轻巧柔软、透气性好的面料,前端宽大、圆头、有带或鞋袢的鞋,鞋底要平、厚,鞋内部平整光滑,避免穿小鞋、硬底鞋、高跟鞋、尖头鞋。运动时穿运动鞋,保持鞋内卫生,勤洗鞋底和袜子,保持鞋内干燥,积极预防脚气。最好下午买鞋,需穿袜子试穿,新鞋第一次穿20~30分钟后应脱下,检查双脚皮肤是否有异常,之后再逐渐增加穿鞋时间。穿鞋前应检查鞋,清除异物和保持里衬平整。袜子选择浅色、弹性好、吸汗、透气及散热性好的棉毛质地为佳,大小适中,袜边不要太紧,内部接缝不粗糙,无破洞。修剪趾甲时应把边缘磨光滑,且不要修剪得过深。冬天不要使用热水袋、电热毯或烤灯保暖,谨防烫伤,可用厚袜及毛毯保温。同时防冻伤。夏天注意避免蚊虫叮咬。避免足部针灸、修脚等,防止意外感染。

(5)促进肢体血液循环 防止患肢受压,抬高患肢,卧位时注意勤翻身,减少局部受压时间,必要时使用支被架。对因动脉供血不足而引起的溃疡,指导和协助患者采用多种方法促进肢体血液循环,如步行和腿部运动。避免盘腿坐或跷二郎腿。

(6)积极控制血糖,戒烟 足溃疡的预防教育应从早期指导患者控制和监测血糖开始。同时说服患者戒烟,防止因吸烟导致局部血管收缩而进一步促进足溃疡的发生。

6. 心理护理

指导患者正确处理疾病所致的生活压力,树立与糖尿病长期斗争及战胜疾病的信心。

【健康教育】

(1)糖尿病教育的重点是让患者知晓糖尿病的心理、饮食、运动、药物治疗和病情监测的原则和重要性,教会患者规律生活,戒烟酒,注意个人卫生,以及如何预防、发现和治疗急、慢性并发症。采取多种教育方法,如讲解、放录像、发放宣传资料等,提高患者对治疗的依从性。指导患者外出随身携带识别卡,以便发生紧急情况时及时处理。

(2)指导患者定时进行病情监测与随访,每 3～6 个月复查糖化血红蛋白,血脂异常者每 1～2 个月监测 1 次,体重每 1～3 个月监测 1 次。每年全面体检 1～2 次,以尽早防治慢性并发症。

(王 雪 卜秀梅)

第八节 痛风患者的护理

痛风是慢性嘌呤代谢障碍所致的一组异质性疾病。临床特点为高尿酸血症、痛风性急性关节炎反复发作、痛风石沉积、特征性慢性关节炎和关节畸形、尿酸性肾病,常累及肾脏引起慢性间质性肾炎和尿酸性尿路结石。

【病因及发病机制】

1. 高尿酸血症的形成

病因尚不清楚,可能受地域、民族、饮食习惯的影响,痛风的生化标志是高尿酸血症。尿酸是嘌呤代谢的终产物,主要由细胞代谢分解的核酸和其他嘌呤类化合物以及食物中的嘌呤经酶的作用分解而来。在人体,尿酸的主要来源为内源性,大约占总尿酸的 80%,从富含嘌呤或核酸蛋白食物而来的仅占 20%。高尿酸血症的发生,内源性嘌呤代谢紊乱较外源性更重要。尿酸排泄障碍是引起高尿酸血症的重要因素。痛风患者中 80%～90% 的个体具有尿酸排泄障碍,而且上述异常都不同程度地存在,但以肾小管尿酸的分泌减少最为重要;而尿酸的生成大多数正常。

2. 痛风的发生

临床上仅有部分高尿酸血症患者发展为痛风,在酸性环境下,尿酸可析出结晶,沉积在骨关节、肾脏和皮下等组织,造成组织病理学改变,导致痛风性关节炎、痛风性肾病和痛风石等时,才能称为痛风。

【临床表现】

临床多见于 40 岁以上的男性,女性多在更年期后发病,常有家族遗传史。

1.无症状期

仅有波动性或持续性高尿酸血症,但随年龄增长痛风的患病率增加,其症状出现与高尿酸血症的水平和持续时间有关。

2.急性关节炎期

(1)急性关节炎为痛风的首发症状,多在午夜或清晨突然起病,多呈剧痛,突然发作下肢远端单一关节红、肿、热、痛和功能障碍,最常见为踇趾及第一跖趾关节,其余依次为踝、膝、腕、指、肘等关节。

(2)多于春秋发病,酗酒、过度疲劳、关节受伤、手术、感染、寒冷、摄入高蛋白和高嘌呤食物等为常见诱因。

(3)初次发作常呈自限性,数日内自行缓解,此时受累关节局部皮肤出现脱屑和瘙痒,为本病特有的表现。

(4)可伴高尿酸血症,但部分患者急性发作时血尿酸水平正常。

3.痛风石期

痛风石是痛风的特征性损害,常见于耳轮、趾、指间和掌指关节,常有多关节受累,且多见于关节远端,受累关节可表现为以骨质缺损为中心的关节肿胀、僵硬及畸形,无一定形状且不对称。严重时痛风石处皮肤发亮、菲薄、容易向皮肤表面破溃,并有豆渣样的白色物质排出,瘘管周围组织呈慢性肉芽肿不易愈合,但很少继发感染。

4.肾病变期

(1)痛风性肾病 是痛风特征性的病理变化之一。起病隐匿,早期仅有间歇性蛋白尿,随着病情的发展而呈持续性,伴有肾浓缩功能受损时,夜尿增多,晚期可发展为肾功能不全,表现为水肿、高血压、血尿素氮和肌酐升高,最终可因肾衰竭或合并心血管病而死亡。

(2)尿酸性尿路结石 10%～25%的痛风患者有肾尿酸结石,呈泥沙样,常无症状,结石较大者可发生肾绞痛、血尿。引起梗阻时可导致肾积水、肾盂肾炎、肾积脓。

【医学检查】

1.血尿酸测定

正常血尿酸男性为$150\sim380\mu mol/L$,女性为$100\sim300\mu mol/L$;当男性$>420\mu mol/L$,女性$>350\mu mol/L$时可确定为高尿酸血症。

2.尿尿酸测定

限制嘌呤饮食5天后,每日尿酸排出量超过$3.57mmol/L$,可认为尿酸生成增多。

3.滑囊液或痛风石内容物检查

行关节腔穿刺或结节自行破溃物及穿刺结节内容物,在旋光显微镜下,见白细胞内有双折光现象的针形尿酸盐结晶,是确诊本症的依据。

4.X线检查

急性关节炎期可见非特征性软组织肿胀;慢性期或反复发作后可见软骨缘破坏,关节面不规则,痛风的X线特征性改变为穿凿样、虫蚀样圆形或弧形的骨质透亮缺损。

【治疗原则】

1.一般治疗

(1)调节饮食,控制饮食总热量,适当运动,防止超重、肥胖。

(2)限制饮酒和限制高嘌呤食物,如心、肝、肾等动物内脏的摄入。

(3)多饮水,每天 2000ml 以上,增加尿酸的排泄。

(4)慎用抑制尿酸排泄的药物,如噻嗪类利尿药等。

2.高尿酸血症的治疗

(1)肾功能良好的患者,应用排尿酸药,用药期间应多饮水。

(2)应用碱性药物,可碱化尿液,使尿酸不易在尿中积聚形成结晶。碳酸氢钠口服 3~6g/d。

3.急性痛风性关节炎期的治疗

绝对卧床,抬高患肢,避免受累关节负重。

(1)秋水仙碱　是治疗急性痛风性关节炎的特效药物。

(2)非甾体抗炎药　常用药物有吲哚美辛、双氯芬酸钠、布洛芬、罗非昔布等。

(3)糖皮质激素　上述药物常规治疗无效、因严重不良反应不能使用秋水仙碱和非甾体抗炎药时或治疗无效时可考虑使用。

4.发作间歇期和慢性期的处理

治疗目的是维持血尿酸正常水平。

(1)排尿酸药　适合肾功能尚好的患者,主要是抑制近端肾小管对尿酸盐的重吸收,增加尿酸的排泄,从而降低尿酸水平。常用药物有苯溴马隆、丙磺舒、磺砒酮(苯磺唑酮)。

(2)抑制尿酸生成药物　主要有别嘌呤醇,是通过抑制黄嘌呤氧化酶,使尿酸的生成减少,适用于尿酸生成过多者或不适合使用排尿酸药物者,较大痛风石或经皮溃破者可手术剔除。

【护理诊断/问题】

(1)疼痛:关节痛　与尿酸盐结晶、沉积在关节引起炎症反应有关。

(2)躯体活动障碍　与关节受累、关节畸形有关。

(3)知识缺乏:缺乏与痛风有关的饮食知识。

【护理措施】

1.休息与活动

急性关节炎期,患者表现关节红、肿、热、痛和功能障碍。发热,应绝对卧床休息,抬高患肢,避免受累关节负重。也可在病床上安放支架支托盖被,减少患部受压。待关节痛缓解 72 小时后,逐渐恢复活动。

2.病情观察

(1)观察关节疼痛的部位、性质、间隔时间,有无午夜因剧痛而惊醒等情况,观察患者受累关节局部有无红、肿、热和功能障碍。

(2)了解患者有无饱餐或食用高嘌呤饮食、饮酒、过度疲劳、寒冷、潮湿、紧张、脚扭伤等诱发因素。

(3)观察患者有无痛风石的体征,了解痛风石存在的部位及有无症状。

(4)观察患者的体温变化,有无发热等。

(5)监测血尿酸、尿尿酸的变化。

3.饮食护理

(1)饮食宜清淡、易消化,忌辛辣和刺激性食物。每天热量应限制在 5020~6276kJ/d (1200~1500kcal/d)。蛋白质控制在 1g/(kg·d),碳水化合物占总热量的 50%~60%。

（2）避免进食高嘌呤食物,如动物内脏、鱼虾类、蛤蟹、肉类、菠菜、蘑菇、黄豆、扁豆、豌豆、浓茶、饮酒等。

（3）指导患者进食碱性食物,如牛奶、鸡蛋、马铃薯、各类蔬菜、柑橘类水果,使尿液的 pH 在 7.0 或以上,减少尿酸盐结晶的沉积。

（4）多饮水,每天应饮水 2000ml 以上,最好饮用矿泉水,碱化尿液,促进尿酸排泄。

4.用药护理

指导患者遵医嘱服药,严格按医嘱剂量、按时执行,观察药物疗效,及时处理不良反应。

5.局部护理

手、腕或肘关节受累时,为减轻疼痛,可用夹板固定制动,也可在受累关节给予湿敷,发病 24 小时内可使用冰敷或 25％硫酸镁湿敷,减少局部炎性渗出,消除关节的肿胀和疼痛。24 小时后可使用热敷,促进局部组织渗出物的吸收。痛风石严重时,可能导致局部皮肤破溃发生,故要注意维持患部清洁,避免发生感染。

6.心理护理

患者常表现情绪低落、忧虑、无望,护士应宣教痛风有关知识,讲解饮食与疾病的关系及控制高血尿酸症的方法,帮助患者树立控制疾病的信心,并给予精神上的安慰和鼓励。

【健康教育】

1.知识宣教

向患者和家属讲解本病是一种终身性疾病,但经积极有效治疗,患者可维持正常生活和工作。教育患者生活要有规律;肥胖者应减轻体重;应防止受凉、劳累、感染、外伤等。指导患者严格控制饮食,避免进食高蛋白和高嘌呤的食物,忌饮酒,每天至少饮水 2000ml,特别是在用排尿酸药时更应多饮水,有助于尿酸随尿液排出。

2.运动指导

教育患者在日常生活中要适度运动,注意保护关节。①运动后疼痛超过 1～2 小时,应暂时停止此项运动。②使用大肌群,如能用肩部负重者不用手提,能用手臂者不要用手指。③交替完成轻、重不同的工作,不要长时间持续进行重体力工作。④经常改变姿势,保持受累关节舒适,若有局部温热和肿胀,尽可能避免其活动。

（王文刚）

第九节　骨质疏松症患者的护理

骨质疏松症(OP)是以低骨量和骨组织微细结构破坏为特征,导致骨的脆性增加,易于发生骨折的一种全身代谢性骨骼疾病。常见于老年人,尤其是绝经后女性,其发病率居所有代谢性骨病的首位。

【分类】

1.原发性骨质疏松

随着年龄的增长必然发生的一组生理性退行病变。

2.继发性骨质疏松

继发性骨质疏松是由其他疾病或药物等因素所诱发。

3.特发性骨质疏松

多伴有遗传家族史。多见于 8～12 岁的青少年或成人,女性多于男性,妊娠妇女及哺乳期女性所发生的骨质疏松也列入特发性骨质疏松。

【病因及发病机制】

原发性骨质疏松的病因和发病机制尚未完全阐明,目前认为凡可引起骨的净吸收增加,促进骨微结构紊乱的因素都会促进骨质疏松症的发生。

1.骨吸收及其影响因素

(1)妊娠和哺乳　妊娠期饮食钙含量不足,易导致母体 OP 或骨软化症。

(2)性激素　雌激素缺乏使破骨细胞功能增强,加速骨的丢失,是绝经后骨质疏松症的主要原因。

(3)降钙素　当降钙素水平降低时,不利于成骨细胞的增殖与钙在骨基质中沉着,因此可抑制骨吸收,降低血钙。

(4)甲状旁腺素　是促进骨吸收的重要介质。甲状旁腺素分泌增加加速了破骨细胞介导的骨吸收过程。

2.骨形成及其影响因素

(1)遗传因素　决定了 70%～80% 的峰值骨量。

(2)钙摄入量　当钙摄入不足时,可造成峰值骨量下降。

(3)生活方式和生活环境　足够的体力活动有助于提高峰值骨量。吸烟、酗酒、高蛋白和高盐饮食、大量饮咖啡、维生素 D 摄入量不足或光照少等均为 OP 的易发因素。

(4)骨重建功能衰退　可能是老年性 OP 的重要发病原因。

【临床表现】

1.骨痛和肌无力

在无症状的早期,被称为"寂静之病",疼痛是骨质疏松症最常见、最主要的症状。多数患者在严重的骨痛或骨折后才知道,以腰背痛、乏力或全身骨痛多见,占疼痛患者的 70%～80%。通常为弥漫性,无固定部位,仰卧或坐位时疼痛减轻,直立时后伸或久立久坐时疼痛加剧,日间疼痛轻,夜间和清晨醒来时加重,弯腰、肌肉运动、咳嗽、大便用力时加重,不能负重或负重能力下降为其特点。

2.椎体压缩

多见于绝经后骨质疏松,身长缩短、驼背是继腰背痛后出现的重要体征之一。老年人椎体每缩短 2mm 左右,身长平均缩短 3～6cm。随着年龄增长骨质疏松加重,加剧形成驼背。腰椎压缩性骨折常导致胸廓畸形,可出现胸闷、气短、呼吸困难等,严重者还可引起心排出量下降、心血管功能障碍、肺活量下降等。

3.骨折

当骨量丢失超过 20% 以上时,在扭转身体、持物等日常活动中,即使没有较大的外力作用也可发生骨折。骨折发生的部位比较固定。最常见、危害最大的是髋部(股骨颈骨折),病死率可达 10%～20%,致残率达 50%;再发生反复骨折的几率显著增加;患者自理能力下降,处于长期卧床状态,从而加重骨丢失,骨折处极难愈合。

【医学检查】

1.骨量的测定

骨矿含量和骨矿密度测定是判断低骨量、确定骨质疏松的重要手段,是评价骨丢失率和疗效的重要客观指标,包括单光子吸收测定法、双能 X 线吸收测定法等。

2.生化检查测定

血、尿的矿物质及相关生化指标有助于判断骨代谢状态及骨更新率的快慢,对骨质疏松的鉴别诊断有重要意义。

3.X 线检查

X 线检查是一种较易普及的检查骨质疏松症的方法。

【治疗原则】

1.病因治疗

(1)适当运动　运动类型、方式和运动量根据患者具体情况而定,避免肢体制动。

(2)合理膳食　补充足够蛋白质有助于骨质疏松的治疗。老年人增加含钙丰富食物的摄入,同时增加富含维生素及铁的食物,以利于钙的吸收。少饮酒、咖啡和浓茶,不吸烟。

(3)补充钙剂和维生素 D。

2.药物治疗

(1)性激素补充疗法　雌激素是女性绝经后骨质疏松症的首选药物。如无禁忌可应用雌激素替代治疗 5 年。雄激素可用于男性老年患者。

(2)骨吸收抑制药物　二膦酸盐能抑制破骨细胞生成和骨吸收,增加骨密度,缓解骨痛。常用制剂有依替膦酸二钠、帕米膦酸钠和阿伦膦酸钠。

(3)介入治疗　适用于有疼痛症状的新鲜或陈旧性骨质疏松性椎体压缩性骨折。

【护理诊断/问题】

(1)有受伤的危险　与骨质疏松导致骨骼脆性增加有关。

(2)疼痛:骨痛　与骨质疏松症有关。

(3)健康维护能力低下　与日常体力活动不足有关。

(4)躯体活动障碍　与骨骼变化引起活动范围受限有关。

(5)活动无耐力　与逐步衰老、骨质疏松性骨折有关。

【护理措施】

1.休息与活动

注意保暖及寒冷刺激,平时洗用水宜温;冷暖交替时,注意衣服的添减,睡卧时盖好衣被,避免风寒侵袭;多走平地,勿持重物。睡硬板床,鼓励患者多进行户外活动,多晒太阳,保证环境安全,注意减少和避免患者受伤的可能性。如因骨痛需暂时卧床,也应鼓励在床上尽可能进行四肢和腹背肌肉的主动或被动运动。疼痛改善后,应早日争取起床行走锻炼。

2.病情观察

观察疼痛发生的部位、性质、程度和持续时间等。介入手术治疗者应注意观察创口疼痛、渗液情况;观察患者下肢远端感觉和运动功能,逐步进行肢体功能锻炼。

3.饮食护理

应进食高蛋白、高能量、高纤维素、高维生素饮食,摄入足够的钙。老年人一般每日摄入钙应不少于850mg。若已发生了骨质疏松症,则每日应不少于1000～2000mg。

4.用药护理

遵医嘱服药,注意药物的疗程和不良反应。①服用钙剂时注意增加饮水量,同时加用维生素D。②服用二膦酸盐时,应指导患者空腹服用,同时饮清水200～300ml,服药后至少半小时内不能进食或喝饮料,也不能平卧,应采取立位或坐位,以减轻对食管的刺激。③性激素必须在医生指导下使用,剂量准确。④服用降钙素应注意观察不良反应,如食欲减退、恶心、颜面潮红等。

5.疼痛护理

①为减轻疼痛,可使用硬板床,取仰卧位或侧卧位,卧床休息数天到1周,疼痛可缓解。②使用骨科辅助物:必要时使用背架、紧身衣等。③物理疗法:对疼痛部位给予湿热敷,可促进血液循环、减轻疼痛,也可借助超短波、微波疗法、低频及中频电疗法。

6.预防并发症的护理

对于卧床的患者要保持床单位整洁,定时翻身防止发生压疮;鼓励患者做深呼吸和扩胸运动以防肺部感染;保持会阴部清洁,鼓励多喝水,以防泌尿系感染。对于患有股骨颈或股骨粗隆骨折的患者患肢置于外展中立位,防止外旋和内收。

7.心理护理

针对不同患者和家属的具体病情,给予必要安慰,减轻思想负担,减少对患者康复治疗不利的心理因素。

【健康教育】

1.提高对本病的认识

养成良好的生活习惯,戒烟酒、避免咖啡因的摄入,少喝碳酸饮料,少吃糖及食盐等。多吃含钙、蛋白质和维生素丰富的食物。

2.加强体育锻炼

多进行步行、游泳、慢跑等户外运动,避免剧烈、有危险的运动。

3.促进体内钙的吸收

增加户外活动、多晒太阳可促进肠钙吸收及肾小管对钙、磷的重吸收,有利于防止骨质疏松症。

（刘晓亭　王　雪）

第七章　风湿性疾病患者的护理

第一节　概　述

风湿性疾病是泛指病变累及骨、关节及其周围软组织,如肌肉、滑膜、肌腱、筋膜、神经等的一组疾病。其主要临床表现是关节疼痛、肿胀、活动功能障碍,部分患者可发生脏器功能损害,甚至功能衰竭。风湿性疾病属于自身免疫病,且病因复杂,主要与感染、免疫、代谢、内分泌、环境、遗传、退行性变、肿瘤等因素有关,但机制未明。

【分类】

根据发病机制、病理及临床特点不同,风湿性疾病可分为以下几类。

(1)弥漫性结缔组织病　如类风湿性关节炎、系统性红斑狼疮、多发性肌炎、原发性干燥综合征、系统性硬化病和血管炎等。

(2)脊柱关节病　如强直性脊柱炎、银屑病关节炎、炎症性肠病关节炎和雷诺综合征等。

(3)退行性变　包括原发性和继发性,如骨性关节炎。

(4)晶体病　如痛风、假性痛风等。

(5)感染因子相关性　如反应性关节炎、风湿热、腱鞘炎及滑囊炎等。

(6)其他　如纤维肌痛、周期性风湿、骨质疏松等。

【临床特点】

风湿病的共同临床特点如下。

(1)多为慢性起病,病程较长,甚至终身。如类风湿关节炎、骨关节病等,因此心理护理和康复指导对此类患者尤为重要。

(2)病程中发作与缓解交替出现。如系统性红斑狼疮、类风湿关节炎,常表现为渐进性的反复发作,造成严重的身体损害,因此护士的护理行为不单体现在发作期时帮助患者减轻症状,也应体现在缓解期时指导患者预防复发。

(3)同一疾病的临床表现有很大个体差异。以类风湿关节炎为例,有些患者关节症状表现明显,有些患者则表现为多脏器的受损;有些患者能自愈,而有些患者则反复发作而致残。因此,护士应严密观察病情,注意个体差异,给予相应的护理。

(4)有较复杂的生物化学及免疫学变化。

(5)对治疗的个体差异较大。非甾体类抗炎药是抗风湿治疗的主要药物,但个体差异明显,且风湿类疾病多为慢性病,需长期用药,因此护士给药后应密切观察疗效、耐受性及不良反应。

(张少茹)

第二节　风湿性疾病患者常见症状体征的护理

一、关节疼痛、肿胀及功能障碍

【临床特点】

关节及周围肌肉、软组织、神经疼痛是风湿性疾病的主要症状。疼痛有以下几个特点。

（1）除痛风的发作突然急骤外，其余类风湿疾病多为缓慢起病。

（2）疼痛性质、表现各不相同。痛风的关节痛固定于少数关节，剧烈难忍；风湿热的关节痛多呈游走性；类风湿所致膝关节痛活动后减轻；骨关节炎所致膝关节痛于活动后缓解。

（3）疼痛部位对疾病诊断有意义。骨关节炎常累及远端指间关节；类风湿关节炎多影响腕、掌指、近端指间关节，多为对称分布；系统性红斑狼疮受累的关节常是近端指间关节，腕、足、膝、踝关节，对称分布，痛风累及少数或单一关节，通常为拇指和第1趾关节，且疼痛不对称；强直性脊柱炎易累及膝、髋、踝关节，多为不对称。

（4）关节痛的伴随症状及演变对评价预后有价值。风湿热所致关节炎伴红、肿、热，但预后好，无关节破坏，类风湿关节炎随病情进展会有不同程度的关节损伤，甚至关节畸形。类风湿关节炎常伴有发热、乏力、体重减轻；系统性红斑狼疮常有多脏器损害。

除疼痛外，疼痛关节常伴随关节的肿胀、压痛和功能障碍，如膝关节不能完全伸直，手的掌指关节有尺侧偏斜等。

【护理措施】

1. 休息与体位

根据患者的全身情况和关节的病变性质、部位、多少及范围，选择不同的休息方式与体位。如急性期关节肿胀伴体温升高、倦怠等症状时，应卧床休息；帮助患者采取舒适的体位，尽可能保持关节的功能位置，必要时给予固定；为避免疼痛部位受压，可用支架支起床上盖被。应根据患者的具体情况调整休息的时间，必要时应用适当的运动治疗。

2. 对症护理

为患者创造适宜的环境，避免嘈杂、吵闹，或过于寂静，以免患者因感觉超负荷或感觉剥夺而加重疼痛；合理应用非药物性止痛措施，如松弛术、分散注意力、超短波、磁疗等。也可按摩肌肉、活动关节，防止肌肉萎缩和关节活动障碍。遵医嘱应用止痛药物，常用非甾体抗炎药，告知患者服药的重要性和药物不良反应。

3. 功能锻炼

向患者及家属讲解活动对恢复和维持关节功能的作用，鼓励缓解期患者多参与各种力所能及的活动；根据受累关节的不同部位及病变特点，指导患者有规律地进行具有针对性的功能锻炼，特别要注意配合日常居家生活活动的需要。运动的方式要循序渐进，先使用适当的方法减轻关节的疼痛，再慢慢增加关节活动度，然后再做肌力训练，最后再加强耐力训练。

4. 心理护理

鼓励患者说出自身感受，与患者一起分析原因，并评估其焦虑程度，在协助患者认识自身焦虑表现的同时，向患者说明不良情绪对身体状况可能产生的影响，帮助其提高解决问题的能力,重点强调出现焦虑时应采取积极的应对措施。劝导患者家属多给予关心、理解及心理支持。

二、关节僵硬与活动受限

【临床特点】

关节僵硬常在晨起时表现最明显,故又称为晨僵,即造成起床后自觉病变关节僵硬,如胶黏着样感觉,难以达到平时关节活动的范围,日间长时间静止不动也可出现此征象。晨僵是判断滑膜关节炎症活动性的客观指标,其持续时间与炎症的严重程度相一致,临床上出现晨僵持续时间 1 小时以上者意义较大。

【护理措施】

1.活动与休息

夜间睡眠时注意对病变关节保暖,预防晨僵。关节肿痛时,限制活动。急性期后,鼓励患者坚持每天定时进行主动和被动关节活动,以逐步恢复受累关节功能。同时注意加强临近肌肉力量与耐力训练。活动量以患者能够忍受为度,必要时给予帮助或提供适当的辅助工具,避免活动时损伤。

2.病情观察

评估患者的营养状况,注意有无热量摄入不足或负氮平衡;严密观察患肢的情况,并进行肢体按摩,防止肌肉萎缩;卧床患者应鼓励其有效咳嗽和深呼吸,防止肺部感染。加强保护措施,患者活动时应有人陪伴。保持肢体功能位,如用枕头、沙袋或夹板保持足背屈曲,防止足下垂。协助患者定时翻身、适当使用气垫等抗压力器材,以预防压疮。采取预防便秘的措施,如保证足够的液体入量,多食用富含维生素的食物,适当活动等。

3.生活护理

根据患者活动受限的程度,协助洗漱、进食、大小便及个人卫生护理等,鼓励患者从事自我照顾的活动,尽可能帮助患者恢复生活自理能力。

4.心理护理

帮助患者接受活动受限的事实,重视发挥自身残存的活动能力。允许患者以自己的速度完成工作,并予以鼓励,以增进患者自我照顾的能力和信心。

三、皮肤损害

风湿病常见皮肤损害有皮疹、红斑、水肿、溃疡及皮下结节等,多由血管炎症反应引起。

【护理措施】

1.皮肤护理

保持皮肤清洁干燥,每天用温水冲洗或擦洗,忌用碱性肥皂;有皮疹、红斑或光敏感者,指导患者外出时采取遮阳措施,避免阳光直接照射裸露皮肤,忌日光浴;皮疹或红斑处避免涂用各种化妆品或护肤品,可遵医嘱局部涂用药物性软膏;若局部溃疡合并感染者,遵医嘱使用抗生素治疗的同时,做好局部清创换药处理。避免接触刺激性物品,如各种烫发或染发剂、农药等。避免服用容易诱发风湿病症状的药物。

2.饮食护理

鼓励患者摄入足够的蛋白质、维生素和水分,以维持正氮平衡,满足组织修复的需要。

3.用药护理

(1)非甾体抗炎药　本药具有抗炎、解热、镇痛作用,能迅速减轻炎症引起的症状。最主要的不良反应为胃肠道反应,表现为消化不良、上腹痛、恶心、呕吐等,严重者可致出血性糜烂性胃炎。因此,应指导患者饭后服药或同时服用胃黏膜保护剂。

(2)糖皮质激素　可能会引起继发感染、无菌性骨坏死等,长期服用可导致库欣综合征,在服药期间,应给予低盐、高蛋白、高钾、高钙饮食,定期测量血压,监测血糖、尿糖变化。

(3)免疫抑制剂　此类药物可引起白细胞减少、胃肠道反应、溃疡、皮疹、肝肾功能损害、脱发、出血性膀胱炎等。应鼓励患者多饮水,观察尿液颜色,并应做好心理护理。

四、多器官系统的损害症状

风湿性疾病可累及皮肤、肺、胃肠道、肾、心脏、神经、血液等各器官系统,如类风湿关节炎患者可在肘关节附近出现皮下结节;皮肌炎皮损为对称性眼睑、眼眶周围等紫红色斑疹及实质性水肿;系统性红斑狼疮患者多数面部有对称皮疹,部分患者有狼疮性肾炎,还可累及消化道导致吞咽困难、便秘,累及肺而出现呼吸困难等。

（董　博）

第三节　系统性红斑狼疮患者的护理

系统性红斑狼疮(SLE)是病变可以累及全身多个系统的自身免疫性疾病。发病年龄多在20～40岁,育龄女性占患者的90%～95%,典型症状是面部出现蝶形红斑,反复发作,迁延不愈,并伴有多脏器受累。

【病因及发病机制】

系统性红斑狼疮的病因尚不清楚,目前认为在病毒、性激素、环境因素(阳光照射)、药物(普鲁卡因胺、肼屈嗪、氯丙嗪)等因素作用下,易感机体丧失正常免疫耐受性,不能正确识别自身组织,继而出现自身免疫反应,产生多种自身抗体,其中尤以抗核抗体(ANA)为重,体液和细胞免疫紊乱,导致组织炎症性损伤。本病的主要病理改变为结缔组织的纤维蛋白样变性、结缔组织基质黏液性水肿、坏死性血管炎。

【临床表现】

SLE临床表现为病程迁徙,反复发作。起病可为暴发性、急性或隐匿性,开始可为单一器官受累,也可多个系统同时受累,除关节痛、皮疹及脏器受累的相应症状外,常伴有发热、乏力、体重下降等全身症状,几乎所有患者均有不同程度的肾脏损害,肾衰竭和感染是SLE的主要致死原因。

1.发热

无一定热型,起病初期仅有低热,急性活动期可有高热。

2.皮肤黏膜损害

80%患者有皮肤黏膜损害,常见于暴露部位出现对称的皮疹,典型者在双面颊和鼻梁部有深红色或紫红色蝶形红斑,表面光滑,有时可见鳞屑,病情缓解时红斑可消退,留有棕黑色色素沉着。在手掌的大小鱼际、指端及指(趾)甲周围也可出现红斑,这些都是血管炎的表现。活动期患者有脱发、口腔溃疡。

3.关节与肌肉疼痛

90%以上患者有关节受累,大多数关节肿痛是首发症状,受累的关节常是近端指间关节、腕、足部、膝和踝关节。呈对称分布,较少引起畸形。肌痛见于50%患者,有时出现肌炎,但很少引起肌肉萎缩。

4.脏器损害

几乎所有 SLE 患者均有肾脏损害,约半数患者有狼疮性肾炎。表现为肾小球肾炎或肾病综合征,可见不同程度的水肿、血尿、蛋白尿、管型尿、高血压及肾功能不全,一旦发展为尿毒症,则成为患者死亡的常见原因。部分患者有肺部感染,体温升高,听诊有湿啰音。少数可发生各种急腹症,消化系统表现有腹泻、消化道出血、急性腹膜炎、肝脏肿大、黄疸等。20%患者有神经系统损伤。表现为抽搐、偏瘫、昏迷等。出现中枢神经损害常预示病变活动、病情危重、预后不良。血液系统最常见的是慢性正色素细胞性贫血。

【医学检查】

1.一般检查

血常规可表现为全血细胞减少、单纯性白细胞减少或血小板减少;尿常规可有蛋白尿、血尿及各种管型尿;血沉增快;肝肾功能异常等。

2.免疫学检查

(1)抗核抗体(ANA)谱 出现在 SLE 的有抗核抗体、抗双链 DNA 抗体、抗 ENA 抗体等。

1)抗核抗体(ANA):几乎见于所有的 SLE 患者,阳性率达95%,但特异性不高。如多次为阳性,则 SLE 的可能性大。是目前 SLE 首选的筛查项目。但其结果阳性并不能作为 SLE 与其他结缔组织病的鉴别。

2)抗双链 DNA 抗体(抗 dsDNA 抗体):特异性高达95%,敏感性仅70%,对确诊 SLE 和判断狼疮的活动性参考价值大。是诊断 SLE 的标记性抗体之一,多出现在 SLE 的活动期。

3)抗 ENA 抗体谱:是一组临床意义不同的抗体。①抗 Sm 抗体:诊断 SLE 的标记性抗体之一,特异性高达95%,但敏感性低,仅为25%,主要用于早期或不典型患者的诊断与回顾性诊断。②抗 RNP 抗体:对 SLE 诊断特异性不高,往往与 SLE 的雷诺现象和肌炎相关。③抗 SSA 及抗 SSB 抗体:阳性有助于 SCLE 或合并干燥综合征患者的临床诊断。④抗 rRNP 抗体:有助于 SLE 活动的临床判断,且阳性者多提示有 NP-SLE 或其他重要脏器的损害。

(2)其他自身抗体检查。

(3)补体检查 常用的有总补体、C3、C4 检查。

(4)狼疮带试验 阳性代表 SLE 活动性。

3.免疫病理检验

肾穿刺活组织检查对治疗狼疮性肾炎和估计预后有价值。

【治疗原则】

1.一般治疗

活动期患者应注意卧床休息,慢性期或病情稳定者可适当活动,但要注意劳逸结合;注意预防感染,一旦感染应积极治疗;夏天穿长袖衣服,戴帽子,减少暴露部位,避免日晒。

2. 药物治疗

(1)糖皮质激素　是目前治疗 SLE 的首选药,用于急性暴发性狼疮、脏器受损、急性溶血性贫血、血小板缺少性紫癜等。通常采用泼尼松,每日 1mg/kg,根据病情调整剂量。4～6 周病情好转后缓慢逐渐减量,防止反跳。

(2)非甾体抗炎药　均为口服药,主要用于发热,关节、肌肉酸痛,而无明显血液病变的轻症患者,常用的有阿司匹林、吲哚美辛、布洛芬等。

(3)抗疟药　主要治疗盘状狼疮,通常用磷酸氯喹每日 250～500mg,其衍生物排泄缓慢,可在体内蓄积,引起视网膜退行性病变,故应定期查眼底。

(4)免疫抑制剂　应用于易复发但因严重不良反应而不能使用激素者。常用的有环磷酰胺、硫唑嘌呤、长春新碱等。此类药毒性较大,使用中应定期查血象、肝功能。

【护理问题/诊断】

(1)疼痛　与自身免疫反应和免疫复合物沉积于关节、肌肉组织有关。

(2)皮肤完整性受损　与 SLE 导致的皮损有关。

(3)预感性悲哀　与迁延不愈有关。

(4)有感染的危险　与免疫功能紊乱、应用激素和免疫抑制剂有关。

(5)知识缺乏:缺乏自我护理知识。

【护理措施】

1. 休息与活动

急性期及疾病活动期应卧床休息,卧床期间应注意翻身、被动活动,防止压疮。缓解期可适当活动。

2. 病情观察

护士应注意生命体征、意识、瞳孔的变化,注意观察受累关节、肌肉的部位及疼痛的性质和程度。注意观察易感部位如口腔、皮肤的黏膜情况,加强口腔及皮肤的护理。

3. 皮肤护理

患者应避免在烈日下活动,必要时穿长袖衣裤、戴遮阳帽、打伞,禁忌日光浴。保持皮肤的清洁卫生,可用清水冲洗皮损处,每日 3 次用 30℃左右温水湿敷红斑处,每次 30 分钟。忌用碱性肥皂,避免化妆品及化学药品,防止刺激皮肤。保持口腔清洁及黏膜完整,坚持晨起、睡前、餐后用消毒液漱口,防止感染。有细菌感染者,用 1:5000 呋喃西林液漱口,局部涂以碘甘油;有真菌感染者用 1%～4%碳酸氢钠液漱口,或用 2.5%制霉菌素甘油涂敷患处。有口腔溃疡的患者,漱口后用中药冰硼散或锡类散敷。脱发的患者应减少洗头次数,每周 2 次为宜,边洗边按摩,也可用梅花针轻叩头皮,每日 2 次,每次 15 分钟,避免脱发加重。忌染发、烫发、卷发。鼓励患者采用适当方法遮盖脱发,可戴帽子、假发等。

4. 预防感染

SLE 患者抵抗力差,易发生感染。患者宜住单间,减少探视;护士在护理工作中应严格无菌操作,注意观察感染迹象,监测生命体征及白细胞变化,若体温达到 38℃以上,局部皮肤黏膜红肿,出现咳嗽、咳痰、胸痛等征象应报告医生,并协助处理。保持皮肤干燥,注意口腔、皮肤、会阴等易感部位的卫生。

5. 用药护理

指导患者遵医嘱用药,勿随意减药、停药。激素类药物勿擅自停药或减量以免造成疾病治疗"反跳"。非甾体类抗炎药胃肠道反应多,宜饭后服,具有肾毒性,伴肾炎者禁用。抗疟药的衍生物排泄缓慢,可在体内蓄积,引起视网膜退行性病变,故应定期查眼底。免疫抑制剂毒性较大,可导致胃肠不适、脱发、肝病、神经炎、骨髓抑制等,因此使用中应定期查血象、肝功能。

6. 饮食护理

给予高蛋白、富含维生素、营养丰富、易消化的食物,避免食用刺激性食物。忌食含有补骨脂素的食物,如芹菜、香菜、无花果、蘑菇、烟熏食物及辛辣等刺激性食物。肾功能损害者,应给予低盐饮食,适当限水,并记录 24 小时出入量;尿毒症患者应限制蛋白的摄入;心脏明显受累者,应给予低盐饮食,消化功能障碍者应给予无渣饮食。

7. 心理护理

疾病的迁延、反复以及给身体带来的损害会给患者造成很大的心理压力,护士应评估及治疗疾病导致的心理问题,如焦虑、悲哀、失望等。首先应加强与患者的沟通,鼓励患者倾诉悲哀的心情,并给予同情、理解及正确的引导,同时加强护理,防止患者发生意外。适时告知预后,介绍成功病例,增强患者战胜疾病的信心,鼓励亲人朋友多陪伴患者,使其获得感情支持。对疾病和治疗引起的一些容貌改变,适当遮掩,如戴假发等。

【健康教育】

1. 疾病知识指导

向患者及家属解释本病若能及时正确有效治疗,病情可以长期缓解,过正常生活。嘱家属给予患者精神支持和生活照顾,以维持良好的心理状态。在疾病的缓解期,患者可逐步增加活动,参与社会活动和进行日常工作,但要注意劳逸结合,避免过度劳累。避免一切可能诱发或加重病情的因素。

2. 皮肤护理指导

注意个人卫生及皮损处局部清洁,不滥用外用药或化妆品,切忌挤压、抓搔皮疹或皮损部位,预防皮损加重或感染。

3. 用药指导

坚持严格按医嘱治疗,不可擅自改变药物剂量或突然停药,保证治疗计划得到落实。向患者介绍所用药物名称、剂量、用药时间和方法等,并教会其观察药物疗效和不良反应。

4. 生育指导

无中枢神经系统、肾脏或其他脏器严重损害,病情处于缓解期达半年以上者,一般能安全地妊娠并分娩,且须停止使用药物至少 3 个月以上。非缓解期的 SLE 患者应避孕。

(董　博)

第四节　类风湿关节炎患者的护理

类风湿性关节炎是对关节功能破坏最强的疾病之一,是一种以慢性、对称性、周围性多关节炎性病变为主要特征的全身性自身免疫性疾病。本病的基本病理改变是慢性滑膜炎。类风湿性关节炎的特点是,小关节尤其是手关节的对称性关节炎。临床表现为受累关节疼痛、肿胀、功能下降。病变呈持续性、反复发作的过程,最终可致受累关节疼痛肿胀和功能障碍。

我国的发病率是 0.32%～0.36%,发病年龄在 35～50 岁,女性多见,男女比例为 1:(2～3),发病与环境、感染、遗传、性激素和神经精神状态等有关,伴有关节外的系统性损害,累及浆膜、心、肺、眼等器官,70%的患者血清中出现类风湿因子。

【病因及发病机制】

病因不明确,一般认为是某些可疑病原体(细菌、病毒、支原体等)感染人体,在某些诱因(潮湿、寒冷、创伤等)作用下,侵及滑膜和淋巴细胞,引发自身免疫反应,产生一种自身抗体 IgM,称类风湿因子(RF)。RF 作为一种自身抗原与体内变性的 IgM 起免疫反应,形成抗原抗体复合物沉积在滑膜组织上,激活补体,产生多种过敏因素,引起关节滑膜炎症,使软骨和骨质破坏加重。

【临床表现】

1.**全身表现**

多数患者起病缓慢,在明显的关节症状前多有一段乏力,全身不适,发热,食欲减退,手足发冷等全身症状。

2.**关节症状**

(1)晨僵 病变的关节在静止不动后可出现半小时甚至更长时间的僵硬,活动受限,如胶粘着的感觉,适度活动后逐渐减轻,尤以晨起时最明显,称为晨僵。晨僵的程度和持续时间可作为判断病情活动度的指标,晨僵出现在 95%以上的类风湿关节炎患者。

(2)关节疼痛和肿胀 关节痛往往是最早的关节症状,最常出现的部位为腕、掌指关节,近端指关节,大关节亦常受累。多呈对称性、持续性,但时轻时重,常伴有压痛。

(3)关节畸形及功能障碍 关节畸形多见于较晚期患者。急性发作期,由于滑液增加和关节外软组织的肿胀,使关节肿胀呈梭形,特别是近端指间关节,称梭状指。病变后期,因滑膜炎的绒毛破坏了软骨和软骨下的骨质造成关节纤维性或骨性强直畸形,又因关节周围的肌腱、韧带受损使关节不能保持在正常位置,出现手指在掌指关节处偏向尺侧,或有关节半脱位,形成特异性的尺侧偏向畸形,形成关节活动障碍,影响患者生活自理。

(4)关节外表现 类风湿结节是本病较特异的皮肤表现,出现在 20%～30%患者,多位于关节隆突部及受压部位皮下,如上肢鹰嘴突、腕、踝等关节。其大小不一,直径自数毫米至数厘米,黏附于骨膜、肌腱,坚硬如橡皮,无压痛,呈对称分布。类风湿结节的存在提示本病的活动性。类风湿关节炎的关节外表现还有巩膜炎、结膜炎及脉络膜炎;肺部可有胸膜炎、胸腔积液;心脏损害如心包炎;神经系统损害可有周围神经病变。

【医学检查】

1.**血液检查**

有轻至中度贫血。白细胞及分类多正常。血沉增快,是滑膜炎症的活动性指标。

2.**免疫学检查**

C 反应蛋白是炎症过程中出现的急性期蛋白,它的增高说明本病的活动性。类风湿因子(RF)在 80%患者中呈阳性,其滴度与本病活动性和严重性成正比。

3.**关节滑液检查**

在关节有炎症时滑液增多,滑液中的白细胞也明显增多。

4.X 线检查

早期表现为关节周围软组织肿胀,关节附近骨质疏松,稍后关节间隙因软骨的破坏而变得狭窄,晚期则出现关节半脱位和骨性强直畸形。以手指和腕关节的 X 线片最有价值。X 线检查对本病的诊断,对关节病变的分期及判断病情变化均很重要。

【治疗原则】

早期诊断和尽早地进行合理治疗是本病治疗的关键。

1.一般性治疗

急性期关节肿痛、发热、内脏受累,患者应卧床休息给予高蛋白质及高维生素饮食,利于疾病恢复。恢复期进行适当的关节功能锻炼,或做理疗,避免关节畸形。

2.药物治疗

(1)非甾体抗炎药 常用药物有阿司匹林、吲哚美辛、布洛芬。通过抑制体内前列腺素的合成,达到消炎止痛的目的。此类药物在服用后易出现胃肠道不良反应如胃部不适、恶心、反酸,甚至胃黏膜出血。

(2)慢作用抗风湿药 本类药物常用有甲氨蝶呤(MTX)、雷公藤、青霉胺、硫唑嘌呤、环磷酰胺等。见效时间比非甾体抗炎药缓慢,有控制病程进展的作用,临床上常与非甾体抗炎药联合应用。本类药物的不良反应是胃肠道不适、黑便、头痛、口腔溃疡、肝功异常和骨髓抑制。

(3)肾上腺皮质激素 常用药物有泼尼松,每日量为 30～40mg,症状控制后递减,以每日 10mg 维持,逐渐以非甾体抗炎药代替。本药抗炎作用强,可使关节炎症状得到迅速缓解,但不良反应多,停药后易复发,适用于有关节外症状者。

3.外科手术治疗

关节置换术适用于较晚期有畸形并失去正常功能的大关节,术后可改善关节功能。滑膜切除术可以使病情在一定程度上缓解。

【护理问题/诊断】

(1)疼痛 与关节肿胀、肌肉痉挛有关。

(2)生活自理能力缺陷 与关节疼痛、变形等有关。

(3)功能性悲哀 与关节功能丧失、缺乏亲属理解等有关。

(4)个人应对无效 与疾病迁延、自理能力缺陷等有关。

【护理措施】

1.休息与活动

活动期发热或关节肿胀明显时应卧床休息,并保持正确的体位,勿长时间维持抬高头部和膝部的姿势,以免屈曲姿势造成关节挛缩致残。病情缓解时指导患者进行功能锻炼,可做关节的被动活动。也可训练日常生活技能,如穿脱衣服、进食、如厕等,保持生活自理能力。锻炼过程中应注意量要适当,循序渐进,不可操之过急,运动后可用热敷、热水浴、红外线等理疗方法改善血液循环,缓解肌肉挛缩。当病变发展至关节强直时,应保持关节的功能位置,必要时用夹板固定,以保持一定的生活自理能力。

2.病情观察

观察患者关节疼痛的强度,肿胀畸形的程度、活动情况及患者自理能力,如个人卫生、穿衣,进食、如厕等,并进行评估,制订适宜的帮助计划。注意观察患者的心理状况,以便有针对性地进行心理护理。观察药物疗效和不良反应,评估用药效果。

3. 疼痛的护理

关节肿胀,疼痛剧烈时,遵医嘱给予消炎止痛剂,缓解期指导患者功能锻炼。采取解除或减轻疼痛的措施,如每日清晨起床时进行 15 分钟温水浴或用热水泡手。也可用谈话、听音乐等形式分散疼痛注意力。

4. 保持患者自理能力

评估自理能力后需制订可行的护理计划。改善类风湿关节炎患者的生活环境,为使患者自理创造条件,如穿防滑的鞋子、起床活动时提供拐杖以保证安全;提供稍高的轮椅,减少患者起立坐下时膝、髋关节的受力;在厕所内放置较高的马桶或便器,方便患者如厕,物品的码放应方便患者取用等;患者在改变体位时应先活动一下关节。对已经造成关节功能障碍的患者,在指导关节锻炼的同时,应有针对性地进行日常生活能力的训练。

5. 用药护理

类风湿关节炎是一种慢性病,用药时间长。药物不良反应多,应指导患者按照治疗计划定时、定量服药,不可随意加、减药量,或者停药。用药期间应密切观察药物副作用,如消化道出血、白细胞减少等。使用金制剂和青霉胺时应观察有无皮疹、蛋白尿、血尿,并定期做血尿常规检查。

6. 心理护理

以友好乐观的态度与患者交流,对其表示同情与理解:介绍疾病基本知识,强调虽然病程较长,但进展缓慢,合理的治疗与锻炼可延缓致残,介绍疗效显著的成功病例,并鼓励患者间的交流,鼓励患者自强;指导患者自我调整心理状态,保持乐观情绪;鼓励亲朋多关心、理解、照顾患者,使其获得感情上的支持与生活上的需求。

【健康教育】

(1)向患者及家属介绍疾病的性质、病程和治疗方案。避免感染、寒冷、潮湿、过劳等各种诱因,注意保暖。强调休息和治疗性锻炼的重要性,养成良好的生活方式和习惯,在疾病缓解期每天有计划地进行锻炼,增强机体的抗病能力,保护关节功能,延缓功能损害的进程。

(2)介绍服药知识,指导患者用药方法和注意事项,遵医嘱用药,不要自行停药、换药、增减药量,坚持规则治疗,减少复发。严密观察疗效及不良反应,定期监测血、尿常规及肝、肾功能等,一旦发现严重的不良反应,应立即停药并及时就医。

(3)指导患者做好疼痛护理,减轻关节疼痛症状。

(4)指导患者功能锻炼,保持关节适当活动,提高患者自理能力。

(董 博)

第八章　神经系统疾病患者的护理

第一节　神经系统解剖生理

神经系统按解剖结构分为中枢神经系统和周围神经系统。中枢神经系统由脑和脊髓构成，分别位于颅腔和椎管内；周围神经系统由脑神经和脊神经构成。根据神经系统功能的不同可分为躯体神经和内脏神经，前者分布于体表、骨关节和骨骼肌内，后者分布于内脏、心血管、平滑肌和腺体内。

一、中枢神经系统

1. 脑

位于颅腔内，由大脑、间脑、脑干和小脑四部分构成。大脑由大脑半球、基底核和侧脑室组成。大脑表面为大脑皮质所覆盖，大脑半球主要包括额叶、顶叶、颞叶、枕叶、岛叶和边缘系统，各部位有着不同的功能定位。间脑由丘脑和下丘脑构成，位于大脑半球与中脑之间。脑干是人体重要的生命中枢，自上而下分为中脑、脑桥和延髓。小脑主要功能为维持身体平衡，控制姿势步态和协调随意运动。

2. 脊髓

位于椎管内，是中枢神经的低级部分。上端与脑干相连接，成人下端平第1腰椎下缘，新生儿约平第3腰椎下缘。脊髓主要包括传导功能和运动功能。①传导功能：主要传导周围到脑的神经冲动，将各种感觉和兴奋传到效应器和大脑半球。②反射功能：当大脑发生病变，失去脑部控制时，仍能完成简单的反射如牵张反射、浅反射等。

二、周围神经系统

1. 脑神经

脑神经共有12对，包括嗅神经（Ⅰ）、视神经（Ⅱ）、动眼神经（Ⅲ）、滑车神经（Ⅳ）、三叉神经（Ⅴ）、展神经（Ⅵ）、面神经（Ⅶ）、听神经（Ⅷ）、舌咽神经（Ⅸ）、迷走神经（Ⅹ）、副神经（Ⅺ）、舌下神经（Ⅻ）。除Ⅰ、Ⅱ对脑神经进入大脑以外，其他10对脑神经均与脑干相连。

2. 脊神经

脊神经共31对，其中颈神经8对、胸神经12对、腰神经5对、骶神经5对、尾神经1对。每对脊神经包括前根和后根，前根由运动纤维组成，后根由感觉纤维组成。

三、脑与脊髓的被膜

脑和脊髓的表面有三层膜，由外向内依次为硬膜、蛛网膜和软膜。蛛网膜与软脊膜间的腔隙称蛛网膜下腔,内含脑脊液。脑脊液是由各脑室的脉络丛产生的无色透明的液体,于脑室及蛛网膜下腔内流动,通过脑脊液循环处于相对平衡状态。脑脊液具有运输营养物质、排除代谢产物、调节颅内压力以及减缓外力对脑的冲击等作用。

四、神经调节

神经调节的基本方式是反射。反射是指在中枢神经系统参与下,机体对内外环境刺激的规律性反应。反射的结构基础为反射弧,由感受器、传入神经、神经中枢、传出神经和效应器五部分组成。神经调节以短暂、快速、局限、准确为特征。反馈调节分为负反馈和正反馈,负反馈是指当机体生理活动增强时,通过反馈调节抑制或减弱该生理活动;相反,正反馈指通过反馈调节使机体生理活动进一步加强的调节方式。

神经系统在人体功能调节中起主导作用,它联络和调节体内各器官、系统的功能,完成机体的统一整体活动,以保持内外环境的平衡与稳定。

（刘　曼）

第二节　神经系统疾病患者常见症状体征的护理

一、头痛

头痛是指从眉以上至下枕部之间的头颅疼痛,为临床常见症状之一。其发生机制是头部以及相邻的面部和颈部的痛觉纤维受理化因素刺激所致。大多数的头痛并无特异性,少数头痛性疾病如偏头痛、三叉神经痛,因其临床特殊表现而有诊断意义。某些头痛则可为病情恶化或严重的信号,如高血压动脉硬化患者突然主诉剧烈头痛,特别是伴有呕吐时,须警惕为脑癌的先兆。

【病因】

主要分颅内因素和颅外因素。颅内因素包括感染、血管病变、占位性病变、脑外伤等;颅外因素包括颅脑附近器官或组织病变(五官、颈椎、颈肌)以及全身性疾病,如高血压、高热、缺氧、中毒、肾衰竭、神经衰弱等。以上因素均可刺激头部、面部及颈部痛觉神经而引起头痛。此外精神因素如精神紧张、心理压力过大等也可引起紧张性头痛。

【部位】

注意头痛为单侧性或双侧性、局限性或弥散性。一般颅外病变所致的头痛多位于病灶的附近,较为局限与表浅;颅内病变所致的头痛常较弥散与深在(如脑膜炎、脑炎、脑肿瘤),并可向病灶同侧的外表放射。

【时间】

注意头痛是持续性还是间歇性,与睡眠、活动、体位变化有无关系。如颅内占位性病变常为晨间加剧的头痛,且进行性加重;鼻窦炎所致头痛常为晨起后明显而午后减轻;头痛呈周期性反复发作,持续数小时或数天是偏头痛的特点;长年累月不断,波动性与易变性较大的头痛以神经官能症居多。

【性质】

因引起头痛的原因不同,其性质各种各样,如电击样、烧灼样或针刺样头痛以神经痛为多;搏动性跳痛常见于血管性头痛;神经官能症头痛性质不一,部位不定,且与情绪波动密切相关。

【程度】

与病情轻重通常无平行关系,而与患者对痛觉的敏感性有关。以三叉神经痛、偏头痛及脑膜刺激所致的疼痛最为剧烈,有时神经官能症也可相当剧烈;五官病变引起的头痛一般呈中等程度;脑肿瘤的头痛在一个相当长时间内可能为轻度。

【护理措施】

1.休息与活动

居室保持安静,光线暗淡,温湿度适宜。对于器质性头痛者应绝对卧床休息,头部减少活动。对于非器质性头痛者休息或睡眠后头痛症状可减轻。脑梗死患者头部禁用冷敷及冰袋,以免影响脑部供血;脑出血患者可头部降温,起到减少脑组织耗氧量,减轻脑水肿保护脑细胞作用;头部冷敷也可以缓解因血管扩张引起的头痛。

2.心理护理

长期反复发作的头痛患者,可能会出现焦虑、紧张情绪,护士应理解并耐心解释,适当引导。指导患者进行缓慢深呼吸、听轻音乐、引导式想象等方法,使身心放松。

3.病情观察

观察头痛性质、强度的变化,是否伴有其他症状或体征,如呕吐、视力下降、肢体抽搐或瘫痪,及时通知医生进行处理。若患者出现头痛、喷射性呕吐、视乳头水肿,提示可能出现颅内压增高。当颅内压增高患者出现瞳孔不等大、意识变化、呼吸不规律等脑疝先兆时,应及时通知医生并快速滴入 20% 甘露醇以降低颅内压。

4.用药护理

告知患者止痛药的不良反应,了解药物成瘾性的特点。偏头痛患者遵医嘱口服麦角胺制剂,头痛可缓解。

二、感觉障碍

感觉是机体对外界刺激的一种感受或体验。人体感觉分为浅感觉(痛觉、温度觉、触觉)、深感觉(位置觉、振动觉、平衡觉)和复合感觉(两点辨别觉、实体觉)等。各种感觉都有各自的传导通路。从神经末梢、周围神经、后角细胞、传导束至大脑皮质感觉区的传导通路上,任何一处受损均可引起感觉异常,称为感觉障碍。

【病因】

感觉障碍主要由感染、脑血管病、脑外伤、药物及中毒、脑肿瘤、尿毒症、糖尿病等引起。

【临床表现】

1.末梢型(末梢神经)

肢体远端对称性呈手套袜子样感觉障碍,常见于多发性神经炎。

2.节段型(后根)

呈节段性带状分布,常见于脊髓外肿瘤、椎间盘脱出、结核、外伤等。

3.半身型(脊髓)

横贯性病变受损平面以下全部感觉缺失,常伴有截瘫或四肢瘫,大小便功能障碍。

4.交叉型(脑干)

延髓外侧病变产生交叉性感觉障碍(同侧面部和对侧身体痛温觉消失),见于小脑后下动脉闭塞。

5.内囊型

出现对侧偏身感觉障碍,并伴有偏瘫和偏盲称为"三偏征"。

6.皮质型

因皮质感觉范围广,病变只损害其中一部分,故只出现对侧单肢体感觉障碍。

【护理措施】

1.休息与活动

深感觉障碍者外出行走特别是在晚间要有人陪伴及搀扶,防止患者发生意外。

2.心理护理

对患者抱以同情、关怀的态度,加强与患者的沟通,耐心解释病情,从而减少患者焦急情绪。

3.生活护理

由于患者对损伤无保护性反应,容易受到损害,因此对患者应注意保暖,特别要防止烫伤,对有感觉障碍患肢不使用暖水袋保暖,患者洗澡时应注意水温。对偏瘫有感觉障碍的患者避免局部长期受压,防止压疮的发生。衣服应柔软宽松以减少对皮肤刺激,避免搔抓重压以防皮肤损伤及感染,学会用健肢对患肢擦浴、按摩、处理日常生活。

4.感觉训练

(1)本体感觉训练 ①对患者进行肢体的拍打、按摩、理疗、针灸、被动运动。②冷、热、电刺激。③在感觉训练中让患者注视患肢并认真体会其位置、方向及运动感觉。

(2)上肢运动感觉训练 ①使用木钉盘,如使用棉布、毛织物等缠绕在木钉外侧,当患者抓木钉时,通过各种材料对患者肢体末梢的感觉刺激,提高中枢神经的感知能力。②上肢的负重训练。

三、瘫痪

人体运动功能受限(过少或消失)称为瘫痪。运动功能的执行是由上运动神经元和下运动神经元两部分组成。上、下运动神经元损害时所引起的随意运动功能障碍,分别称为上、下运动神经元瘫痪。

【病因】

感染、脑血管病变、肿瘤、外伤、中毒、脑先天畸形及寄生虫病均可导致瘫痪。

【性质】

上运动神经元瘫痪无肌萎缩、肌张力增强、腱反射亢进、病理反射阳性。下运动神经元瘫痪有明显肌萎缩、肌张力减退、腱反射消失、无病理反射。

【病变部位】

(1)内囊病变 表现为一侧上、下肢瘫痪,称为偏瘫。

（2）一侧脑干病变　表现为一侧脑神经下运动神经元瘫痪及对侧上、下肢上运动神经元瘫痪，称为交叉瘫。

（3）脊髓横贯性损伤　表现为双下肢瘫痪，称截瘫。

（4）颈段脊髓横贯性损伤　表现为双侧上、下肢均瘫痪，称四肢瘫。

（5）肌肉病变　是单肌或一组肌肉瘫痪，称肌肉性瘫痪。

【程度】

0级　完全瘫痪。

1级　肌肉轻微收缩，但无肢体运动。

2级　肢体能在床上移动，但不能对抗地心引力，不能抬起。

3级　肢体可抬离床面，不能对抗阻力。

4级　能够对抗阻力的运动，但肌力弱。

5级　正常肌力。

【护理措施】

1.休息与活动

为患者提供安静、整洁、舒适的病房环境，病室保持良好的通风，温湿度适宜。

2.生活护理

评估患者生活自理能力缺陷的程度，向患者提供生活支持，包括洗漱、大小便、饮食、坐轮椅，以满足患者基本生活需要；病情稳定后，鼓励患者用健侧肢体取物、洗漱、移动身体等。对卧床患者要保持床褥清洁、干燥，每2小时协助患者翻身1次，患侧肢体应放置功能位置，对突出容易受压部位用气垫或气圈保护。注意保暖，鼓励患者多咳嗽，协助患者翻身拍背及时吸出气管内不易咳出的分泌物。做好口腔护理、防止吸入性肺炎。

3.饮食护理

给予患者高热量、高蛋白、易消化营养丰富的食物。进食应该缓慢、防止呛入气管，吞咽困难时用鼻饲。

4.对症护理

排尿困难的患者可按摩膀胱以助排尿，训练患者自主解小便，留置尿管的患者每4小时开放1次，每天用消毒棉球擦洗尿道口1~3次；每天使用1∶5000的呋喃西林冲洗膀胱，并保持外阴尿道口清洁、干燥；鼓励患者多饮水，每日饮水达2000ml以上，多排尿，达到自行冲洗；每周给患者更换导尿管1次；如已有膀胱感染者应遵医嘱使用药物进行膀胱冲洗；便秘者应添加含纤维素多的食物，每天应按摩腹部，养成定时排便习惯，必要时可遵医嘱使用开塞露或缓泻剂。

5.康复护理

向患者及家属说明进行锻炼能改善肢体功能，根据患者肢体瘫痪程度，与家属及患者讨论制订功能锻炼计划，强调合理、适度、循序渐进、主动运动与被动运动相结合的原则。急性期后（发病1周左右）肌张力开始增强，患肢出现屈曲痉挛，应尽早对患侧肢体进行被动运动及按摩，可促进自主神经的恢复，改善患部血液循环及营养状况，被动运动还可对患者大脑形成反馈刺激；出现自主运动后，鼓励患者以自主运动为主，辅以被动运动，以健肢带动患肢在床上练习起坐、翻身和患肢运动，患肢肌肉恢复到一定程度时应及时协助患者离床行走，逐步锻炼直到恢复运动功能,此时应避免碰伤、坠床。当自主运动恢复后,尽早对患者进行生活自理能力的训练。

6.心理护理

护士对家属应给予同情和理解,告知患者功能锻炼对肢体功能康复的重要性,并耐心解释,增强患者战胜疾病的信心。

四、昏迷

昏迷是一种严重的意识障碍,主要是大脑皮质与中脑的网状结构发生高度抑制的一种病理状态。

【病因】

可分为脑部病变及全身性病变两大类。

1.脑部病变

包括中枢神经系统炎症如脑炎、脑膜炎、脑血管意外(如脑出血、脑梗死等);大脑占位病变如脑肿瘤、颅内血肿等。

2.全身性疾病

包括中毒性肺炎、败血症、心血管病(高血压脑病、肺性脑病、阿-斯综合征)、内分泌及代谢病(糖尿病昏迷、肝性脑病、尿毒症)、中毒(CO 中毒、农药中毒、巴比妥等中毒)等。

【程度】

1.浅昏迷

随意运动消失,对声、光等刺激毫无反应,但强刺激,患者可有痛苦表情、呻吟及下肢防御反射等。

2.深昏迷

对各种刺激均无反应,各种反射消失,意识全部丧失。

【伴随症状及体征】

1.呼吸

糖尿病或尿毒症所致的代谢性酸中毒表现为深而快的库氏呼吸;鼾声呼吸并伴有一侧面肌瘫痪,提示脑出血;颅内压增高者呼吸减慢;呼吸过慢并伴有叹息样呼吸,常提示为吗啡类药物中毒;呼吸急促多为感染性疾病。

2.脉搏慢而洪大

常见于脑出血、酒精中毒。

3.偏瘫

脑血管病、脑外伤、脑部感染、脑部占位等可引起偏瘫。凡上运动神经元瘫痪者均有病理反射,如巴宾斯基征阳性。

4.颈强直

颈强直是各种脑膜炎与蛛网膜下腔出血的常见体征。

5.瞳孔

昏迷患者最重要的体征之一是瞳孔的变化,脑疝患者可出现瞳孔不等大、对光反应消失。癫痫发作时,瞳孔散大、对光反应消失。双眼向病灶侧注视,常见于脑出血患者。

【护理措施】

1.生活护理

昏迷患者如有不安表情及轻微躁动应考虑有便意,可提供便器。如便秘 3 天可使用开塞露或缓泻剂,保持大便通畅,以防患者排便用力时导致颅内压高。大便失禁时随时做好肛门及会阴部清洁,涂保护性润滑油,并保持床铺干净平整。

2.饮食护理

应注意防止患者营养不良,给予鼻饲高蛋白、高维生素流质饮食,保证每天热量供应。不能经口进食者鼻饲饮食。

3.病情观察

密切观察患者生命体征、昏迷程度、瞳孔变化、肢体有无瘫痪、有无脑膜刺激征及抽搐等。若体温增高、脉搏减弱减慢、呼吸不规律、血压波动、瞳孔散大表示病情严重。以上各项观察均应详细记录,随时分析,及时通知医生并进行相应处理。

4.并发症预防护理

(1)预防压疮   由于患者无自主运动,长期受压部位如骶尾部、髋部、足跟、外踝等受压部位易发生压疮,做到每 2 小时翻身 1 次,进行局部按摩。翻身动作应轻柔,避免拖、拉、推等动作。肢体关节应放置于功能位,受压部位可放置气圈、棉垫,如皮肤已有红、肿、热等现象应及时采取措施。床铺保持平整、清洁、干燥。有大小便失禁、呕吐、出汗时应及时擦洗干净,保持皮肤清洁干燥。

(2)预防坠积性肺炎   应随时观察患者体温、呼吸及痰的性质、量、颜色的变化,发现异常及时与医生联系或采取相应措施;确保呼吸道通畅,患者取平卧位,肩下垫高并使颈部伸展,防止舌根后坠,以免阻塞气道;头偏向一侧防止呕吐物被误吸入呼吸道;准备好吸引器,痰多时应随时吸痰,以免发生窒息;做好气管切开和使用呼吸机的准备。

(3)预防泌尿系感染   对尿失禁患者勤换尿布,会阴部及时擦洗干净,长期尿潴留或尿失禁患者应留置导尿管,每次更换导尿管时,应检查导尿管是否通畅。记录尿量、尿色。意识清醒后及时撤掉导尿管并诱导患者自行排尿。

5.对症护理

张口呼吸的患者应将蘸有温水的三层纱布盖在口鼻上。可在翻身同时拍背吸痰,吸痰时严格执行无菌操作。每次气管吸痰不超过 15 秒。口腔溃疡可涂溃疡膏或锡类散。

五、言语障碍

【分类】

1.失语症

失语症是在意识清楚、无发音和构音障碍的状态下,由于大脑语言中枢的病变使患者的听、说、读和写能力丧失或残缺。根据对患者口语表达、听语理解、口语复述、匹配命名、阅读及书写能力等观察将失语症分为 Broca 失语、Wernicke 失语、传导性失语、命名性失语、完全性失语、失写、失读七种类型。

(1)Broca 失语(运动性失语/表达性失语)   口语表达障碍为其突出的临床特点。表现为不能说话或只能讲一、二个简单字,且不流畅,但患者心里明白,能理解。

（2）Wernicke 失语（感觉性失语/听觉性失语）　口语理解严重障碍为突出特点。表现为患者发音清楚，语言流畅，内容不正确，听力正常，但不能理解自己和他人说的话。

（3）传导性失语　复述不成比例受损为其最大特点。患者口语清晰，能自发讲出语意完整、语法结构正常的句子，且听理解正常，但不能复述。

（4）命名性失语（遗忘性失语）　患者无法说出物品的名称，但可说出该物品的用途及如何使用，当检查者说出物件的名称时，患者能分辨是否正确。

（5）完全性失语（混合性失语）　患者听、说、读、写等方面均出现严重障碍，其中口语表达障碍较明显。常伴运动障碍、感觉障碍。

（6）失写　患者无手部瘫痪，但不能写字或者写出的句子常有错误，仍保留抄写能力。失写多伴有 Broca 失语或 Wernicke 失语。

（7）失读　患者无失明，但不识文字、词句、图形等。失读和失写往往同时存在。

2. 构音障碍

因神经肌肉的器质性病变，造成发音器官的肌肉功能障碍而无法正常发音，是一种纯言语障碍。

【护理措施】

1. 心理护理

患者经常因为无法表达自己的需求而焦虑烦躁，护士应耐心解释，关心、体贴患者；鼓励克服自卑心理，大声说话，当患者经过努力成功时及时给予赞扬；鼓励家属、朋友多与患者交流，并耐心解释每一个问题，直至患者理解、满意；告知家属应营造一种和谐氛围和轻松、安静的环境。

2. 沟通方法

指导患者可采取多种方式向医护人员或家属表达自己的需求，可借助符号、图画、表情、手势、交流板或 PACE 技术等提供有效的双向沟通方式。PACE 技术是目前国际公认的实用交流训练法，主要是采用更接近实用交流环境的图片，尽量调动患者残存能力，以获得实用化交流技能。对于运动性失语的患者，护士应尽量提一些简单的问题，让患者回答"是"、"否"或点头、摇头；与患者沟通时说话速度宜慢；对于听力障碍的患者可利用图片进行简单的交流，对于有一定文化素质、无书写障碍的患者可采用文字书写法。当与感觉性失语患者沟通时，应减少外界干扰，除去患者视野中不必要的物体，和患者面对面交谈等。

3. 语言康复训练

脑卒中所致失语症患者，由卒中单元小组成员对患者进行评估，制定个体化的全面言语康复训练计划，并组织实施；构音障碍的康复多以发音训练为主，遵循由简单到复杂的原则。在语言治疗师指导下，护士可协助患者进行床旁训练。

（1）肌群运动训练　指进行唇、齿、舌、软腭、咽、喉等肌群运动，如缩唇、叩齿、卷舌、伸舌、鼓腮、咳嗽等活动。

（2）发音训练　先训练张口诱发唇音（a、o）、唇齿音（b、p）、舌音，再反复发单音节音（pa、da），当能够完成单音节发音后，让患者说简单句，如老～老师～老师好。

（3）复述训练　复述单词和词句，让患者每次复述 3～5 遍，反复训练。

（4）命名训练　让患者说出物件名称及家人姓名等。

（5）刺激法训练　用患者熟悉常用内容进行刺激，要求词汇长短、语速、语调等合适；刺激后应诱导患者回答;反复多次刺激,且不宜过早纠正错误;此外还可运用相关刺激和环境刺激,如指图、指物等。

附:腰椎穿刺术的护理

腰椎穿刺术是在第 3～4 腰椎或第 4～5 腰椎间隙穿刺进入蛛网膜下腔放出脑脊液的技术。

【目的】

(1)测脑脊液压力,检查椎管有无阻塞现象,检查脑脊液成分,以协助中枢神经系统疾病的病因诊断。

(2)向鞘内注射药物,治疗中枢神经系统感染、恶性肿瘤等。

(3)腰麻。

【禁忌证】

(1)穿刺部位皮肤软组织或脊柱有感染者。

(2)颅底骨折有脑脊液漏出者。

(3)颅内有占位性病变,伴有颅内压增高,尤其有脑疝迹象者。

(4)高颈位脊髓病变,如肿瘤或脊髓外伤急性期等。

(5)病情危重或有躁动者。

【术前准备】

(1)评估患者的生命体征、瞳孔、意识状态等,并向患者说明穿刺目的、过程、注意事项及穿刺时所采取的特殊体位,消除患者的恐惧心理,征得患者和家属的同意。

(2)做好普鲁卡因过敏试验。

(3)备好穿刺包、压力表包、无菌手套、所需药物、氧气等。

(4)穿刺前嘱患者排尿便,在床上静卧 15～30 分钟。

【方法】

1.体位

患者取侧卧位,背部接近床沿;头部垫枕、俯屈,使其贴近胸部;双手紧抱膝部,使其紧贴腹部,脊背弯成弓形使椎间隙增大,便于穿刺。协助患者摆放体位时动作应轻柔,勿过度弯曲以免影响患者呼吸。

2.穿刺点

腰椎穿刺一般取第 3～4 腰椎棘突间隙或第 4～5 腰椎间隙作为穿刺点。首先确定第 4 腰椎棘突(两侧髂嵴最高点连线与脊柱中线相交处),其上为第 3～4 腰椎间隙,其下为第 4～5 腰椎间隙。

3.方法

打开无菌包,术者戴无菌手套,常规消毒穿刺部位皮肤(范围 10cm×10cm),铺洞巾,行局部麻醉。当术者进针时护士协助患者保持上述正确体位,防止乱动,以免发生断针、软组织损伤及手术野被污染。穿刺针由穿刺点垂直于脊平面刺入 4～6cm(儿童 2～3cm)深度时,可感到阻力突然消失,表明已穿过硬脊膜进入蛛网膜下腔,此时拔出针芯,脑脊液可自动滴出。如需测脑脊液压力,应嘱患者全身放松,自然侧卧,然后协助术者接上测压管进行测压。如压力明显增高,则针芯不应完全拔出,使脑脊液缓慢滴出,以防脑疝形成。若脑压不高,可拔出针芯放出脑脊液 3~5ml 做检查。如怀疑椎管梗阻,可协助术者做脑脊液动力学检查。方法是在测出脑脊液初压后,先分别压迫患者左右侧颈静脉,然后同时压迫双侧颈静脉共 15 秒钟,此时脑回心的血流受阻,致颅内压上升,测压管水柱上升。若椎管内无梗阻,压双侧颈静脉时测压管水柱立即上升一倍,松压后于 20 秒内降至原来水平,如压双侧颈静脉时测压管水柱不升为椎管完全梗阻,如升降均缓慢为不全梗阻。在整个操作过程中应随时观察患者面色、呼吸及脉搏等,如有异常立即告知医师做出处理。放液及测压完毕后,插入针芯,拔出穿刺针,穿刺点消毒后覆盖无菌纱布,用胶布固定。

【术后护理】

(1)术后去枕平卧 4~6 小时,最好 24 小时内勿下床活动,不可抬高头部。

(2)鼓励患者多进饮料,以防穿刺后反应如头痛、恶心、呕吐、眩晕等发生,但颅内压较高者则不宜多饮水。

(3)严格卧床的同时应密切观察意识、瞳孔及生命体征的变化,以及早发现脑疝前驱症状,如意识障碍、剧烈头痛、频繁呕吐、呼吸深慢、血压上升、体温升高等。

(4)保持穿刺部位的纱布干燥,观察穿刺部位有无渗液、渗血,24 小时内不宜淋浴。

(何彩云)

第三节 脑血管疾病患者的护理

脑血管病是由于脑血管发生病变或血流障碍而发生的局限性或弥漫性脑功能障碍疾病。按症状持续时间的不同分为短暂性脑缺血发作和脑卒中,短暂性脑缺血发作症状持续时间短,最多不超过 24 小时,脑卒中症状持续时间至少 24 小时以上;按病变性质可分出血性脑血管病和缺血性脑血管病两大类。前者包括脑出血、蛛网膜下腔出血;后者包括有短暂性脑缺血发作、脑梗死(包括脑血栓形成、脑栓塞)。

一、短暂性脑缺血发作

短暂性脑缺血发作(TIA)又称小中风,是由脑或视网膜一过性供血不足引起的短暂性神经功能障碍。症状一般持续 10~15 分钟,一般不超过 1 小时,最长不超过 24 小时,不遗留神经功能缺损体征,无责任病灶证据,但可反复发作,是脑卒中重要的危险因素。

【病因及发病机制】

1.血流动力学改变

短暂性脑缺血发作主要病因是脑动脉硬化,脑血管在脑动脉粥样硬化或管腔狭窄的基础上,血压急剧波动导致病变血管的血流减少,出现一过性脑缺血症状;当血压回升时,局部脑部供血恢复正常,TIA 的症状可消失。此型 TIA 的临床症状较轻,反复发作,每次发作持续时间短,多不超过 10 分钟。

2.微血栓

微栓子主要来源于颈部和颅内大动脉,尤其是动脉分叉处的粥样硬化不稳定斑块和破碎脱落的附壁栓子等。微栓子脱落后通过血液循环进入颅内,引起相应动脉闭塞而产生临床症状。当微栓子自发溶解或移向远端时,局部血流恢复,临床症状缓解。此型 TIA 临床症状多变,每次发作持续时间长,若超过 30 分钟,提示微栓子较大。

【临床表现】

TIA 好发于中老年人,男性较多见,多伴有高血压、高血脂、动脉粥样硬化、糖尿病等脑血管疾病的高风险因素。多为突然起病,症状持续时间短,不遗留后遗症。可出现偏身感觉障碍、偏瘫或单瘫、单眼失明、眩晕、短暂性遗忘、跌倒发作等症状,多在 24 小时内恢复正常。本病可反复发作,每次发作表现大致相同。

【医学检查】

1.影像学

CT 或 MRI 多正常。MRI 有时可见颅内动脉血管狭窄;数字减影血管造影可明确颅内外动脉的狭窄程度;发作时弥散加权 MRI 和正电子发射体层显像(PET)可见小片状缺血病灶。

2.彩色经颅多普勒(TCD)

可见动脉狭窄、粥样硬化改变。

3.其他

血常规、血流变、血脂、血糖和同型半胱氨酸等,有助于鉴别病因。

【治疗原则】

1.病因治疗

应积极查找病因,主要针对可能存在的危险因素进行治疗,如降低血压、控制血脂和血糖、治疗心律失常等。

2.药物治疗

(1)抗血小板聚集　可减少微栓子的发生,预防 TIA 复发。非心源性栓塞性 TIA 采用抗血小板治疗,常用药物有阿司匹林、双嘧达莫、氯吡格雷和奥扎格雷等。

(2)抗凝　抗凝治疗不推荐为 TIA 的常规治疗。心源性栓塞 TIA 推荐抗凝治疗。常用药物主要包括肝素、低分子肝素和华法林。短期使用肝素后改为口服华法林或低分子量肝素钠腹壁皮下注射。

(3)钙拮抗剂　能防止血管痉挛,增加局部血流量。常用药物有尼莫地平和盐酸氟桂利嗪等。

(4)扩容治疗　纠正低灌注状态,血流动力型 TIA 推荐扩容治疗。

(5)中药治疗　常用药物有丹参、红花、三七、葛根等。

3.手术和介入治疗

常用方法包括动脉血管成形术(PTA)和颈动脉内膜切除术(CEA)等。颈内动脉狭窄＞70%或药物治疗无效者可考虑行 PTA 或 CEA 治疗。

【护理诊断/问题】

(1)有跌倒的危险　与突发眩晕、平衡失调和一过性失明有关。

(2)潜在并发症:脑卒中。

(3)知识缺乏:缺乏疾病的防治知识。

【护理措施】

1.休息与活动

发作时卧床休息,枕头不应过高,以 15°~20°为宜。头部转动时幅度不应太大。反复频繁发作者避免重体力劳动,沐浴和外出应有家人看护,以防发生跌倒和外伤。可进行有氧运动,如散步、慢跑、踩脚踏车等。

2.用药护理

指导患者遵医嘱正确规律服药,向患者讲解药物的不良反应。抗血小板药物主要不良反应有恶心、呕吐、腹泻等消化道症状和皮疹,偶可发生严重但可逆的粒细胞减少症,用药期间定期检查血常规、凝血功能等。肝素、华法林等抗凝药物可导致出血,用药期间应注意观察有无出血倾向、消化道出血、大便颜色等。

3.病情观察

对频繁发作者,应观察和记录每次发作的持续时间、发作表现和伴随症状等;观察患者肢体无力或麻木等症状有无减轻或加重,有无头痛、头晕等脑功能受损的表现,警惕患者是否发生脑卒中。

【健康教育】

(1)告知患者吸烟、饮酒、肥胖等与 TIA 的发生密切相关。指导患者低盐、低脂、高维生素饮食,忌食辛辣刺激食物和暴饮暴食。

(2)指导患者保持心态平和、情绪稳定,注意劳逸结合,避免情绪紧张引起血压过高,加速疾病的进程。

(3)告知患者积极治疗高血压、高血脂、糖尿病等原发病。

(4)告知患者 TIA 为脑卒中重要的危险因素,也是脑卒中发作前的先兆。应定期复查,出现肢体麻木无力、眩晕等症状时应及时就医。

二、脑梗死

脑梗死又称缺血性脑卒中,指由于缺血、缺氧等原因发生脑部血液循环障碍导致局部脑组织缺血性坏死或软化。脑梗死是脑卒中最常见的类型,约占 70%~80%。临床以脑血栓形成和脑栓塞多见。脑血栓形成是在动脉粥样硬化或其他因素导致的动脉壁病变的基础上,脑动脉主干或分支管腔狭窄、闭塞形成血栓,造成局部脑血流中断而发生缺血、缺氧性坏死,引起相应的神经症状和体征,好发部位以颈内动脉、大脑中动脉最为多见。脑栓塞是指血液中的各种栓子随血流进入颅内,导致血管急性闭塞,引起相应供血区域脑组织缺血缺氧、软化坏死,出现局灶性神经功能缺损的症状和体征。

【病因及发病机制】

1.脑血栓形成

脑动脉硬化是脑血栓形成最为常见原因,动脉粥样硬化斑块形成脱落后,血小板黏附聚集,形成血栓,致动脉管腔闭塞。所有导致心排血量减少、血压下降、血流缓慢的因素(睡眠状态、心力衰竭、心律失常、脱水等)均可促进血栓形成。此外,脑动脉炎症、真性红细胞增多症、血小板增多症等也可导致脑血栓形成。

2.脑栓塞

根据栓子来源不同,脑栓塞可分为心源性、非心源性和来源不明性三种。脑栓塞最常见病因为心源性栓子栓塞,引起脑栓塞常见的心脏疾病有心房颤动、心脏瓣膜病、感染性心内膜炎、心肌梗死、二尖瓣脱垂等;非心源性栓子引起的脑栓塞,常见原因有动脉粥样硬化斑块脱落性栓塞、脂肪栓塞、空气栓塞、癌栓塞等;部分患者查不到栓子来源。不同来源的栓子随血液循环进入颅内,堵塞脑血管,造成脑血管闭塞,产生脑缺血、缺氧性坏死,从而引起局灶性或弥漫性神经系统功能缺损的表现。

【临床表现】

1.脑血栓形成

多见于 50 岁以上中老年人,常有粥样硬化、高血压、高血脂、糖尿病史。常在安静状态发病,症状多在发病后 10 小时或 1~2 天达高峰。部分患者在发作前有肢体麻木、无力等 TIA 前驱症状。临床表现常以偏瘫、失语、偏身感觉障碍和共济失调等局灶定位症状为主。患者一般意识清楚,多无意识障碍,当发生大面积梗死时,可出现意识障碍,甚至危及生命。

2.脑栓塞

任何年龄均可发病,以青壮年多见。安静和活动状态下均可发病,以活动状态下发病多见,起病急骤,在数秒或数分钟内症状发展到最高峰,为脑血管疾病中起病最快的一种。神经系统表现取决于栓塞的血管部位,以偏瘫、失语等局灶定位症状为主要表现,有无意识障碍取决于栓塞血管的大小和梗死的部位与范围。此外,临床多有导致脑栓塞的原发病表现,如房颤的第一心音强弱不等、心律失常;肺栓塞的气急、咯血;肾栓塞的腰痛和血尿等。脑栓塞较脑血栓形成更易复发和出血。脑血栓形成和脑栓塞临床特点的区别见表 8-3-1。

表 8-3-1 脑血栓形成和脑栓塞临床特点的区别

项目	脑血栓形成	脑栓塞
好发人群	50 岁以上中老年人	任何年龄均可发病(青壮年多见)
起病缓急	缓慢	急骤
发病状态	安静或休息时发病	安静和活动状态下均可发病,以活动状态下发病多见
进展情况	发病后 10 小时或 1~2 天达高峰	在数秒或数分钟内症状发展到最高峰
先兆	多无	多无
具体表现	偏瘫、失语、偏身感觉障碍和共济失调,多无意识障碍	偏瘫、失语等局灶表现和脑栓塞的原发病表现

【医学检查】

1.影像学检查

(1)头颅 CT 首选检查项目,脑血栓形成和脑栓塞 24 小时内可无影像学改变,24 小时后可出现低密度梗死灶。小病灶、脑干及小脑梗死,CT 检查可为阴性。脑栓塞若发生出血性梗死时,在低密度梗死区可见 1 个或多个高密度影。

（2）MRI　一般病后 3～6 小时可有改变。小病灶、脑干及小脑梗死，均能清楚显示，优于 CT。

（3）经颅多普勒（TCD）　检查颅内血管有无狭窄、闭塞及血液流变学改变。

（4）脑血管造影（DSA）　可发现血管狭窄、闭塞和其他血管病变，如动脉瘤和动静脉畸形等。DSA 是脑血管病变检查的金标准，但由于具有创伤性，不作为临床常规检查项目。

（5）三维 CT（CTA）　作用同 DSA，无损伤。

2.血液检查

血常规、血流变、血糖、血脂、肾功能、凝血功能等，有助于脑血栓形成病因的鉴别诊断。

3.脑脊液检查

此检查为脑梗死慎做的检查项目。脑栓塞大面积梗死时脑脊液压力增高；脂肪栓塞时脑脊液可见脂肪球；出血性梗死时为血性脑脊液。

4.其他

脑栓塞应常规进行心电图、胸部 X 线和超声心电图等，有助于脑栓塞原发病的鉴别诊断。

【治疗原则】

（一）脑血栓形成

1.急性期治疗

主要在卒中单元接受治疗。

（1）早期溶栓　脑血栓形成应在发病后 6 小时以内进行，溶栓治疗可以改善早期神经功能，是目前最重要的恢复血流措施。目前使用的主要溶栓药物：①重组组织型纤溶酶原激活剂 rt-PA 可激活血栓中的纤溶酶原，使之转变为纤溶酶，溶解纤维蛋白。rt-PA 只引起局部溶栓，而不引起全身溶栓状态。②尿激酶 UK 不仅起到局部溶栓作用，也可使全身处于溶栓状态。

（2）调整血压　急性期应维持患者血压于较平时稍高水平，以改善缺血脑组织灌注。通常当收缩压＞220mmHg 或舒张压＞120mmHg，才予以降压治疗（高血压脑病、主动脉夹层分离等特殊情况除外）。一般将血压维持在收缩压＜185mmHg 或舒张压＜100mmHg 较为安全。出现持续性低血压，需补充血容量和增加心输出量。上述措施无效时可应用多巴胺、间羟胺等升压药物。

（3）防治脑水肿　脑血栓形成导致的脑水肿常于发病后 3～5 天达高峰，多见于大面积梗死。严重脑水肿和颅内压增高是脑梗死常见并发症和主要死因。当患者出现剧烈头痛、喷射性呕吐、视乳头水肿等颅内压增高表现时，可用 20％甘露醇 125～250ml 静滴，每 6～8 小时 1 次；心、肾功能不全者可改用呋塞米 20～40mg 静脉注射，每 6～8 小时 1 次。亦可用七叶皂苷钠、白蛋白等。

（4）控制血糖　脑梗死急性期血糖升高较多见。当血糖＞10mmol/L 时，应立即予胰岛素治疗，控制血糖于 7.8～10mmol/L；低血糖时葡萄糖口服或静注。

（5）抗凝和抗血小板聚集　常用药物有肝素、华法林、阿司匹林、氯吡格雷等。未行溶栓治疗的患者应在发病后 48 小时内服用阿司匹林，但溶栓后 24 小时不宜使用，避免出血。急性期过后可改为 100～300mg/d。不能耐受阿司匹林者可口服氯吡格雷。

（6）脑保护治疗　常用药物有胞磷胆碱、钙通道阻滞剂尼莫地平、自由基清除剂依达拉奉、脑蛋白水解物等。

(7)高压氧舱治疗　对呼吸正常,无抽搐以及血压正常的脑血栓形成患者,宜尽早配合高压氧舱治疗。高压氧舱治疗可提高血氧供应,使脑组织有氧代谢增强,加速代谢产物的清除,促进神经组织的再生和神经功能的恢复。

(8)中医中药治疗　常用药物有丹参、三七、葛根素、银杏叶制剂等。

(9)外科或介入治疗　包括开颅降压术、脑室引流、动脉内膜切除术、血管成形术等。

(10)早期康复治疗　患者病情平稳,即可进行早期康复治疗,目的是减少并发症和纠正功能障碍,如良肢位的摆放、加强呼吸道管理和皮肤的管理、进行肢体被动或主动运动等。

2. 恢复期治疗

目的为促进神经功能恢复。可采用功能锻炼、理疗、体疗、针灸等方法,使患者尽早回归家庭与社会。

(二)脑栓塞

脑栓塞治疗基本与脑栓塞相同,但由于本病易复发和出血,在溶栓时需严格掌握适应证。

1. 栓子来源治疗

对于感染性栓塞应用抗生素,禁忌溶栓,防止感染在颅内扩散;心源性栓塞因易复发,急性期应卧床数周,避免活动过大;脂肪栓塞时可应用肝素、低分子右旋糖酐、脂溶剂等溶解脂肪。

2. 原发病治疗

脑栓塞患者常有原发病。对于心瓣膜病者可手术或介入治疗;心房颤动者,积极纠正;骨折者,稳定骨折部位,避免过多活动。

【护理诊断/问题】

(1)躯体活动障碍　与运动中枢损害致肢体瘫痪有关。

(2)语言沟通障碍　与语言中枢损害有关。

(3)吞咽障碍　与意识障碍或延髓麻痹有关。

【护理措施】

1. 休息与活动

(1)为患者提供安静、舒适的环境,避免外界的各种刺激,护理操作应集中进行。

(2)急性期绝对卧床休息,24～48 小时避免搬动。

(3)头部禁用冰袋或冷敷,以免血管收缩使脑血流量减少。

2. 饮食护理

(1)评估　观察能否进食,进食和饮水时有无呛咳,评估进食的量和程度。

(2)体位选择　能坐者坐位进食,头略前屈;不能坐起者将床头摇起 30°,头下垫枕,头部前屈;禁忌平躺体位进食。

(3)食物选择　选择患者喜欢的营养丰富的食物,食物宜柔软,不易松散,能够变形,不易粘在黏膜上。可将食物调成糊状或勾芡,便于吞咽。

(4)吞咽方法　食物宜从健侧送至舌根处,可采取空吞咽和吞咽食物交替进行、侧方吞咽(吞咽时头偏向健侧,以避免食物残留在梨状窝内)、点头样吞咽(吞咽时头前屈,下颌内收类似点头的动作,主要为了加强对气道的保护,便于食物进入食管)等方法,不能吞咽的患者给予鼻饲饮食。

3.用药护理

(1)遵医嘱静滴低分子右旋糖酐改善微循环,也可应用抗凝剂和溶血栓剂。使用期间应观察全身皮肤黏膜有无出血,密切观察症状和体征有无变化,若出现严重呕吐、头痛、血压升高等,应考虑出现颅内出血,此时应停用溶栓或抗凝药物。

(2)使用甘露醇时应观察患者的尿量和颜色,定期监测肾功能,防止药物对肾脏的损害;观察有无肾衰竭的表现,如少尿、无尿、蛋白尿及血尿素氮升高等。

4.康复护理

(1)首先应消除患者及亲属患肢残废不可逆转、生活自理能力不能恢复的悲观失望的想法。向患者亲属介绍康复知识及功能锻炼计划,说明功能锻炼的重要性,使患者及亲属树立信心,积极参与功能锻炼。

(2)瘫痪肢体关节按摩和被动运动在病情稳定后即可进行,先从近端关节开始,再至远端,指导健侧肢体运动,以防卧床时间过久发生肢体肌肉废用性萎缩。

(3)起坐锻炼:开始练习缓慢抬头,有力后可做仰卧起坐动作,利用健肢主动运动,协助患肢进行功能锻炼。坐稳后,可做双下肢垂在床边取坐位,然后再下地坐椅,如无不适可在监护下做左右、前后倾活动。能稳坐 30~60 分钟后,开始训练站立。锻炼时注意呼吸要自然,不可憋气。

(4)步行锻炼:先做站立训练,开始时护士或亲属扶助站立,或给患者使用适当的支撑物(如双拐),逐步进行。当能稳定地站立 15~30 分钟而无疲劳感时,可做迈步练习。训练中,如出现头晕、眼花、出汗、面色苍白等应立即平卧。

5.病情观察

监测生命体征和意识、瞳孔、神志的变化,注意控制血压,使血压维持在略高于病前的水平,防止血压过低、心动过缓加重缺血。

6.心理护理

应加强与患者交流,多关心体贴患者,向患者耐心讲解疾病的基本知识与有关康复训练的计划,并鼓励家庭成员积极参与康复训练过程中,对患者取得的进步及时给予鼓励和肯定,消除焦虑的情绪。

7.对症护理

有失语的患者可进行肌群运动训练、发音训练、复述训练、命名训练等,提高患者的语言能力。在训练中护士应根据患者的病情和情绪,由少到多、由易到难、循序渐进地进行训练,避免患者出现厌恶情绪,从而坚持锻炼。

【健康教育】

(1)讲解疾病相关知识,指导功能锻炼。

(2)鼓励患者自立,多参加社会活动。

(3)养成良好的生活习惯,克服不良嗜好(戒烟戒酒)。

(4)合理饮食,低盐、低胆固醇,避免辛辣食物。

(5)血黏度高的患者可长期口服小剂量阿司匹林。

(6)积极控制血压,降压不可过低。

(7)积极防治糖尿病、高血脂、冠心病、肥胖症等。

三、脑出血

脑出血又称自发性脑出血,指原发性非外伤性脑实质内的出血,占全部脑卒中的20%~30%,脑出血的发病率低于缺血性脑卒中,但其致死率高,急性期病死率可达30%~40%。

【病因及发病机制】

1.病因

最常见病因是高血压合并细、小动脉硬化,其他病因包括颅内动脉瘤、动静脉畸形、脑动脉炎、血液病(再障、白血病、特发性血小板减少性紫癜、红细胞增多症等)、脑淀粉样血管病(CAA)、脑底异常血管网病、抗凝及溶栓治疗等。

2.发病机制

颅内动脉具有管壁薄弱,中层肌细胞和外膜结缔组织少,无外弹力层的特点。长期高血压可致脑细、小动脉发生玻璃样变性及纤维素性坏死,在血流冲击下可形成微小动脉瘤,当情绪激动、用力过度等因素使血压突然升高时易致脑血管破裂出血。高血压性脑出血的好发部位为基底节区,供应此处的豆纹动脉与大脑中动脉呈直角,在承受压力较高的血流冲击时易导致血管破裂出血,所以又称为出血动脉。非高血压性脑出血,由于病因不同,发病机理也各不相同。

【临床表现】

1.一般表现

脑出血以50岁以上患者多见,多有高血压病史,男性多于女性,寒冷季节高发。起病急,多在白天活动或情绪激动时发病,症状于数分钟至数小时达高峰,多无前驱症状。多有肢体瘫痪、失语等局灶表现和意识障碍、血压明显升高、颅内压增高三主征等全脑表现。

2.不同部位出血表现

取决于出血量和出血部位。

(1)内囊出血 为脑出血最多见的一种。典型表现为"三偏征",即对侧偏瘫、偏身感觉障碍和对侧同向偏盲,主侧优势半球出血可有失语。当清醒后可检出患侧肢体肌张力减弱、腱反射消失(急性期),数天后患侧肢体肌张力增高、腱反射亢进、病理反射阳性,多因大量出血致颅内压增高、短期内发生脑疝而死亡。

(2)脑干出血 脑桥出血常见,起病较急,以一侧出血多见,意识障碍较轻,表现为交叉瘫(出血灶侧周围性面瘫、对侧肢体中枢性瘫痪),双眼对侧同向凝视。当出血波及两侧时患者立即昏迷,瞳孔缩小呈针尖样,重症患者可因下丘脑体温调节中枢及呼吸中枢受损而出现持续性高热和呼吸不规则,多于24小时内死亡。

(3)小脑出血 轻者可出现眩晕、眼球震颤、站立步态不稳和共济失调等,重者在发病12~24小时内即可出现颅内压增高、昏迷、枕骨大孔疝形成而死亡(血肿压迫脑干所致)。

【医学检查】

1.CT、MRI

为首选检查项目。可清晰显示出病变部位、范围和出血数量等,发病后立即出现呈高密度影。MRI优于CT,更易发现脑血管畸形、肿瘤等,能进一步明确诊断。

2.脑脊液检查

脑出血可为均匀血性,压力增高至 200mmH₂O 以上。重者慎做此检查,避免诱发脑疝发生。

3. DSA

可鉴别动脉瘤、血管畸形等。

4. 其他

血常规、血生化、凝血功能、心电图等可进行病因鉴别。

【治疗原则】

主要为降低颅压、调整血压、防止再出血、减轻血肿导致的继发性损害、促进神经功能恢复、加强护理防治并发症。

1. 一般治疗

卧床休息,密切观察生命体征,保持呼吸道通畅,吸氧,保持肢体的功能位,鼻饲,预防感染,维持水、电解质平衡等。

2. 脱水降颅压

目的为控制脑水肿,常用药物有 20% 甘露醇、呋塞米、甘油果糖、人血白蛋白。

3. 调控血压

急性期不予以降压治疗,而以降颅压为基础。当血压≥200/110mmHg 时,才适当降压。

4. 止血和凝血治疗

适用于并发消化道出血或有凝血障碍者,对高血压脑出血无效。常用药物有 6-氨基己酸、对羧基苄氨、氨甲环酸等。

5. 外科治疗

内科治疗无效时考虑外科治疗,包括开颅血肿清除、脑室穿刺引流、经皮钻孔血肿穿刺抽吸等。

6. 康复治疗

早期进行良肢位摆放。病情稳定后宜尽早进行肢体、言语、心理康复治疗,促进神经功能恢复。

【护理诊断/问题】

(1)有受伤的危险　与脑出血导致脑功能损害有关。

(2)潜在并发症:脑疝。

(3)潜在并发症:上消化道出血。

(4)有废用综合征的危险　与肢体瘫痪有关。

(5)焦虑　与突然起病、肢体瘫痪有关。

【护理措施】

1. 休息与活动

(1)应绝对卧床休息,发病 24~48 小时内避免搬动患者。

(2)患者侧卧位,抬高头部,减轻脑水肿。

(3)保持环境安静,严格限制探视,避免各种刺激。

(4)躁动者加床栏,适当约束;避免患者剧咳、打喷嚏或躁动,以防进一步出血。

2.饮食护理

(1)给予高蛋白、高维生素、清淡、易消化饮食,发病24小时禁食,2～3天后病情平稳,鼻饲流食。

(2)每次鼻饲前应抽吸胃液观察,如发现胃液呈咖啡色,及时通知医生进行处理。同时鼻饲液体温度不超过30℃,每日总热量8368kJ。意识清醒后如无吞咽困难,可撤掉胃管,酌情给予易吞咽软食。

(3)根据尿量调整液体及电解质,保持体液及电解质平衡。

(4)注意口腔卫生,防止感染。

3.用药护理

(1)甘露醇 快速静滴,应在15～30分钟内滴完,避免药物外渗。观察患者的尿量和颜色,定期监测肾功、复查电解质,防止药物对肾脏的损害。

(2)H_2受体拮抗剂、铋制剂 主要用于上消化道出血,应注意药物的不良反应,观察牙齿、大便的颜色,监测转氨酶的变化等。

4.病情观察

脑出血患者出现意识障碍,常提示出血量大或继续再出血,护士应密切观察患者生命体征、意识、瞳孔、神志、肢体功能的变化,如有异常应及时通知医生做相应处理。

5.对症护理

昏迷深者放置口咽导管或用舌钳子或肩下垫枕头后仰,以防止舌后坠;随时吸痰,必要时气管切开、气管插管以防止痰堵;平卧位头偏向一侧,或侧卧位以防止误吸;做好口腔护理,预防口腔感染;做好大小便护理,预防便秘,勤翻身预防压疮。

6.并发症护理

(1)脑疝 密切观察脑疝先兆症状,若患者剧烈头痛、频繁呕吐、烦躁不安、意识障碍突然加深、血压进行性升高、脉搏先快后慢、呼吸先快后慢而不规则、瞳孔两侧不等大,常提示脑疝的可能,应立即与医师联系。同时给予吸氧,迅速建立静脉通路,按医嘱给予快速静脉滴注200g/L甘露醇250ml时,以控制脑水肿,降低颅内压。头部放置冰袋或冰帽,以提高脑组织对缺氧的耐受性,防止加重脑水肿。限制每天液体摄入量,一般禁食患者以尿量加500ml液体为宜。

(2)上消化道出血 注意观察患者的呕吐物和大便性状,鼻饲患者于每天喂饲前先抽取胃液观察,并定时做大便潜血试验,若出现呕血、黑便提示上消化道出血,应立即通知医师建立静脉通路,严密观察脉搏、血压,禁食并按医嘱给予止血措施及胃肠外营养。

【健康教育】

(1)保持情绪稳定,避免各种不良刺激。

(2)改变生活习惯,控制体重,饮食宜低盐饮食,避免高胆固醇食物,适当锻炼。

(3)避免过劳、用脑过度、突然用力、便秘,避免洗澡水温过高。

(4)遵医嘱用药,控制高血压。

(5)指导患者及家属进行功能锻炼,防废用。

(6)诊断颅内动脉瘤和脑动静脉畸形者应尽早手术。

四、蛛网膜下腔出血

蛛网膜下腔出血又称原发性 SAH。脑血管破裂后,血液流入蛛网膜下腔引起相应临床症状的一种出血性脑卒中。

【病因及发病机制】

1.病因

(1)颅内动脉瘤　最常见病因(约占 50%～80%),包括先天性动脉瘤(最多见)、高血压和动脉粥样硬化所致动脉瘤。

(2)脑血管畸形　约占 SAH 病因的 10%,主要是动静脉畸形,青少年较为多见。

(3)其他　脑底异常血管网病、夹层动脉瘤、血管炎等。

2.发病机制

(1)动脉瘤　主要由动脉壁先天性肌层缺陷或后天内弹力层变性或两者的联合作用所致。随年龄增长,由于动脉硬化、高血压等原因使动脉壁弹性逐渐减弱,在血流冲击等因素影响下薄弱的管壁向外突出形成囊状动脉瘤,其好发部位为脑底 Willis 环的分支。

(2)脑动静脉畸形　是发育异常形成的畸形血管团,血管壁薄弱,在用力、情绪激动等诱因下易破裂。

【临床表现】

蛛网膜下腔出血可见于各年龄组,但以青壮年多见;起病急,多在活动时起病,有情绪激动、用力咳嗽、排便等诱因而无前驱症状;突发剧烈头痛、呕吐和脑膜刺激征阳性(老年人不典型,精神症状明显);眼底玻璃体下可见片状出血或视网膜出血;发病 2～3 天后可出现低到高热。典型表现为蛛网膜下腔出血三联征:头痛、脑膜刺激征、血性脑脊液。

【并发症】

1.再出血

再出血是在病情稳定或好转时,再次出现剧烈头痛、恶心呕吐、意识障碍加深等原有症状和体征加重。再出血是 SAH 致命性并发症,多于起病 4 周发生,以第 2 周发生率最高。

2.脑血管痉挛

多于病后 3～5 天开始,出现迟发性缺血性损伤,继发脑梗死、局灶神经体征等,是 SAH 死亡和伤残的重要原因。

3.脑积水

主要是由于血液进入蛛网膜下腔和脑室内形成血凝块堵塞脑脊液循环通路,多于出血后 1 周内发生。轻者表现为嗜睡、思维缓慢和近记忆缺损等,重者可出现颅内压增高,甚至脑疝等。亚急性脑积水发生于起病数周后,表现为隐匿性痴呆、步态异常和尿失禁等。

【医学检查】

(1)头颅 CT　首选,蛛网膜下腔出现高密度影像。

(2)脑脊液　最具诊断价值和特征性,CSF 呈血性,压力增高。

(3)脑血管造影 DSA　确诊颅内动脉瘤最有价值的检查方法,应在发病 3 天内或 3 周后进行,避开脑血管痉挛和再出血的高峰期。

【治疗原则】

主要为防治再出血、血管痉挛及脑积水等并发症,脱水降颅压,调整血压,降低死亡率和致残率。

【护理措施】

1. 休息与活动

(1)蛛网膜下腔出血患者绝对卧床休息4～6周。

(2)加强护理,满足日常所需。

(3)为患者提供安静、舒适环境,避免各种刺激,以防止再出血。

2. 避免诱因

告知患者和家属避免如精神紧张、情绪激动、剧烈咳嗽、用力排便、屏气等诱发再出血的各种危险因素,必要时遵医嘱应用镇静剂、缓泻剂等药物,以防止再出血。

3. 病情观察

再出血发病率高,应密切观察患者的生命体征、神志、瞳孔等变化,若病情稳定或好转情况下,再次出现头痛、呕吐甚至意识障碍等,考虑再出血。

4. 对症护理

蛛网膜下腔出血患者常发生剧烈头痛,护士应为患者提供安静、舒适的环境,避免声、光等外界刺激;指导患者缓慢深呼吸、听音乐或引导式想象等,转移患者的注意力;必要时给予药物止痛,并告知止痛药物的不良反应,避免患者产生药物依赖性。

(卜秀梅　刘　曼)

第四节　帕金森病患者的护理

帕金森病又称震颤麻痹,是一种以黑质和黑质纹状体通路变性为主的常见中老年神经系统慢性疾病。临床以静止性震颤、肌强直、运动迟缓和体位不稳为主要临床特征。本病好发于60岁以上的中老年,男性略多于女性。起病缓慢,进行性发展,多不能自动缓解,疾病晚期出现的各种并发症为该病的主要死因。脑炎、肿瘤、中毒、脑动脉硬化及服用吩噻嗪类药物产生的震颤、肌强直等症状,称为帕金森综合征。

【病因及发病机制】

病因尚不明确,目前认为非单因素引起,可能为多因素共同参与所致。

1. 年龄老化

本病多见于60岁以上中老年人,在活体或尸检中均证实纹状体中的多巴胺含量明显减少,多巴胺D1受体和D2受体逐年下降,提示年龄老化可能与发病有关。资料显示在30岁以后,随年龄增长多巴胺能神经元在纹状体的含量降低,与黑质细胞的死亡数成正比。当黑质细胞减少至15%～50%,纹状体多巴胺递质减少80%以上时才会出现帕金森病症状。因此生理性多巴胺能神经元退变不足以导致发病,所以神经系统老化仅是帕金森病的促发因素。

2. 环境因素

长期接触杀虫剂、除草剂或工业化学产品可能是帕金森病的危险因素,如环境中存在的分子结构类似甲苯基四氢基吡啶(MPTP为合成阿片的副产物)工业毒物,已引起人们的重视。

3.遗传

约10%帕金森患者有家族史,提示遗传因素与本病相关,包括常染色体显性或常染色体隐性遗传。帕金森病患者的黑质受到破坏,使多巴胺的生成减少,导致神经末梢的多巴胺不足,纹状体失去抑制作用,造成乙酰胆碱的兴奋性相对增强,出现帕金森病症状。

【临床表现】

帕金森病好发于60岁以上中老年人,男性略多于女性。呈慢性进行性发展,静止性震颤为疾病早期的首发症状。

1.静止性震颤

多于一侧上肢远端开始,逐渐蔓延到同侧下肢,再扩展到对侧上下肢,震颤上肢多重于下肢,手指呈现有规律的拇指对掌和余指屈曲的震颤,类似"搓丸样动作"。具有在静止状态时震颤出现且明显,运动时减轻,情绪激动时加重,睡眠时停止的特点。疾病后期下颌、口唇、舌和头部处可出现震颤。少数患者可无震颤,尤其是70岁以上发病者。

2.肌强直

本病的主要特征之一,多从一侧上肢或下肢近端开始,逐渐蔓延至同侧远端、对侧上下肢和全身肌肉。本病肌强直与锥体束受损时的肌张力增高不同,主要表现为"铅管样强直"和"齿轮样强直"。"铅管样强直"是指患者被动运动关节时呈一致性的阻力增高,类似弯软铅管的感觉;"齿轮样强直"是指多数静止性震颤患者在被动活动关节时感到均匀的阻力中出现断续停顿,类似转动齿轮。锥体束受损时的肌张力增高则表现为被动运动关节时开始时阻力明显,随后迅速减弱,呈折刀现象,称"折刀样肌强直"。

3.运动迟缓

随意动作减少、减慢。多表现为开始时手精细动作(如解纽扣、系鞋带等)缓慢,逐渐发展为全面随意运动减少。体检时患者书写字体越写越小,称为"写字过小征";面部表情呆板,双眼凝视,瞬目动作减少,类似"面具脸"。患者日常活动多受限,如不能起立,不能自行翻身;进食困难,独立拿取物品手发抖,不能独立如厕等。

4.姿势步态异常

患者可出现一些特殊姿势,如头前倾,躯干俯屈,上臂、肘、手指关节屈曲内收,腕关节伸直,髋、膝关节略屈曲等。晚期患者行走时起步困难,随后越走越快,且步距小,往前冲,不能及时停止,称为"慌张步态"或"前冲步态"。患者坐位、卧位起立困难,有时行走过程中全身僵住,不能动弹,称为"冻结现象"。

5.其他

患者还可出现便秘、出汗异常、脂溢性皮炎等,严重患者因口、舌等肌肉运动障碍出现流涎,咀嚼无力,咽食时出现发噎或呛咳,甚至吞咽困难,疾病后期可出现排尿不畅、性功能减退等。半数患者多伴有抑郁、焦虑等精神障碍。

【医学检查】

本病缺少有诊断价值的辅助检查。脑脊液中多巴胺的代谢产物高香草酸含量降低,但不具备特异性。

【治疗原则】

以药物治疗为主,必要时手术治疗,辅以康复、心理治疗。对帕金森患者采用综合治疗来减轻症状、减少并发症、提高自理能力、延长患者生命。

1. 药物治疗

早期无需药物治疗,病情加重影响日常生活时,适当药物治疗可减轻症状,延长生命。

(1)抗胆碱能药 适用于震颤明显的年轻患者。常用苯海索(安坦)1~2mg,3 次/日,或选用东莨菪碱、甲硫酸苯扎托品、丙环定等。

(2)复方左旋多巴 是目前治疗帕金森病最基本、有效的药物。左旋多巴是多巴胺的前体,可透过血脑屏障进入脑内,在多巴脱羧酶作用下转变为多巴胺从而发挥治疗作用。常用药物为多巴丝肼,首次剂量为 62.5~125mg,2~3 次/日,根据病情渐增剂量和服药次数至疗效满意,最大剂量不应超过 250mg,3~4 次/日。

(3)多巴胺受体(DR)激动剂 直接刺激纹状体,可减少和推迟并发症的发生。疾病早期可延迟使用左旋多巴和减少左旋多巴量,中、晚期可改善症状和减少大剂量使用复方左旋多巴制剂的副作用。常用药物有普拉克索和吡贝地尔。

(4)金刚烷胺 促进神经末梢释放多巴胺,防止再吸收。

(5)儿茶酚-氧位-甲基转移酶(COMT)抑制剂 主要抑制左旋多巴在外周的分解代谢,增加其入脑量。常用药物为恩他卡明。

(6)单胺氧化酶 B(MAO-B)抑制剂 主要抑制多巴胺的分解代谢,增加多巴胺的浓度。常用药物为司来吉兰。

2. 手术疗法

60 岁以下,症状局限于一侧或一侧较重的患者,且药物治疗无效或出现严重副作用而不能耐受药物治疗者可靠考虑手术治疗。

3. 康复治疗

对患者进行肢体运动、语言、日常生活能力等训练和指导,可提高患者的生存质量,减少并发症的发生。心理治疗与疾病教育也是帕金森病的重要辅助治疗措施。

【护理诊断/问题】

(1)躯体移动障碍 与黑质病变、锥体外系功能受损有关。

(2)自尊紊乱 与身体形象改变和生活不能自理有关。

(3)营养失调:低于机体需要量 与舌、腭及咽部肌肉运动障碍导致的进食减少和肌强直、震颤所致的能量消耗增加有关。

(4)知识缺乏:缺乏本病相关知识。

【护理措施】

1. 生活护理

(1)主动了解患者的需要,提高患者自我护理能力,必要时协助患者洗漱、进食、沐浴等。

(2)对排汗异常的患者,指导其穿柔软、宽松的衣服,勤换被褥,勤洗澡,长期卧床者协助床上擦浴,洗澡困难者指导其家人将水温调节到适宜的温度,洗澡用具放在患者触手可及的地方,并提供安全保护措施。

(3)对如厕有困难者,应去除厕所通道上的障碍物,提供必要的辅助便器,如配备高位坐厕或便桶,卫生间和走廊要有扶手,手纸放在患者触手可及处,鼓励指导患者尽量使用便器。

(4)穿着、修饰能力差的患者,提供隐蔽的穿衣环境,鼓励患者独立更衣、修饰打扮,必要时给予帮助,指导患者在轮椅或椅子上更衣,以便患者有依靠,建议患者穿无需系带的鞋。

2.饮食护理

指导患者合理饮食有助于改善营养状况。

(1)饮食评估　进食前告知患者导致营养低下的原因、饮食原则和目的;评估患者的吞咽能力包括有无口腔肌肉活动的能力,是否存在饮水呛咳,能否吞咽唾液等;准备有效的吸引装置。

(2)饮食原则　遵循"三高、两低、两避免、一适量"原则,即高热量、高维生素、高纤维素、低盐、低脂、适量优质蛋白饮食,蛋白不宜食用过多,以免影响左旋多巴类药物的疗效。因槟榔和维生素 B_6 影响药物疗效,因此应避免食用槟榔与维生素 B_6。

(3)进食内容和方法　①为患者安置正确的体位,抬高床头,保持坐位或半坐位。餐前和餐后让患者坐在椅子或床沿上,保持 $10\sim15$ 分钟。②从小量食物开始,让患者逐渐掌握进食的每个环节,不要催促患者进食,并注意食物温度,避免出现烫伤。③选用不易打碎的不锈钢餐具,不能持筷者可改用汤勺进食。④尽可能为患者提供便于食用的食物,对咀嚼能力差的患者提供柔软、无刺激的食物或半流质饮食,如稀粥、蒸蛋等精细食物或米糊、藕粉等黏稠不易反流的食物,少量分次吞咽。对进流质、饮水呛咳患者,应及时给予鼻饲,避免出现误吸、窒息或吸入性肺炎等。必要时按医嘱给予静脉维持营养。⑤在实施指导合理饮食和正确进食过程中,注意观察患者营养状况改善和体重变化的情况。

3.用药护理

加强用药护理可减轻药物副作用和对机体的影响。

(1)用药原则　从小剂量开始,缓慢加量;服药期间尽量避免与维生素 B_6、利血平、氯丙嗪等药物同服,以免影响药物疗效。

(2)疗效观察　晚期患者在服药期间可能会出现长期综合征,包括运动并发症和非运动并发症。运动并发症主要包括症状波动和异动症,非运动并发症主要为感觉障碍、精神障碍等。

症状波动:包括"开-关现象"和"剂末恶化"两种形式。"开-关现象"指症状在突然缓解(开期)与加重(关期)两种状态间波动,一般"关期"症状较重,持续数秒或数分钟后突然转为"开期",多与服药时间和剂量无关,无法预料,处理困难,可应用长效 DR 激动剂。"剂末恶化"又称疗效减退,指每次服药后药物作用时间逐渐缩短,可增加服药次数或每次服药量,改用缓释剂或加用雷沙吉兰。

异动症:是指不自主舞蹈症或手足徐动、肌强直或阵挛,可累及头面、四肢和躯干,有时也表现为单调刻板的不自主动作或肌张力障碍。有三种表现形式:①"剂峰异动症"常出现在用药 $1\sim2$ 小时的血药浓度高峰期,与用药过量或多巴胺受体超敏相关,可减少复方左旋多巴的单次剂量并加用 DR 受体激动剂;②"双相异动症"是指剂初和剂末异动症,机制不明确,可增加复方左旋多巴的单次剂量或加用 DR 受体激动剂;③"肌张力障碍"是指足或小腿肌阵挛,多在清晨服药之前发生;可睡前服用复方左旋多巴控释片或起床前服用标准片或弥散型多巴丝肼。

(3)药物不良反应及护理　帕金森病常用药物不良反应和用药注意事项见表 $8-4-1$。

4.康复训练

运动能防止肌肉萎缩及保持良好的关节活动度,运动技巧能提高患者的行走能力及减轻震颤的症状。

表 8 - 4 - 1　帕金森病常用药物的不良反应及用药注意事项

药物	不良反应	用药注意事项
苯海索	恶心、眩晕、口干、视力模糊、便秘	缓慢减量,不能立即停药。合并有前列腺肥大或青光眼者则禁用此类药物
金刚烷胺	恶心、呕吐、失眠、水肿	宜黄昏前服用;心脏病及肾衰者禁用
多巴丝肼	恶心、呕吐、便秘、眩晕、异动症、开-关现象	避免嚼碎药片;出现开-关现象时服药时间为餐前半小时或餐后 1 小时;避免突然停药
普拉克索	恶心、呕吐、体位性低血压、口干、嗜睡、精神障碍	首次用药后卧床休息;宜上午服药,避免开车
恩他卡朋	恶心、呕吐、尿黄、不自主动作	宜与多巴丝肼一起服用
司来吉兰	恶心、呕吐、疲乏无力、不自主动作	宜上午服用;溃疡患者慎用

(1)疾病早期　早期患者主要表现为不自主震颤。告知患者或家属运动训练的目的和意义,并与患者或家属共同制定切实可行的运动训练计划。鼓励患者参与家居活动和有氧活动等多种形式的运动,如散步、打太极拳、体操等,注意关节活动强度及其最大活动范围,每周至少 3 次,每次至少 30 分钟。

(2)疾病中期　对有功能障碍或起坐困难者要进行计划性运动训练。应指导患者在做完每天的一般运动后,反复多次练习起坐动作;起步较困难或步行中突然僵住的患者可给予视觉提示(在患者前面放一个小的障碍物)或听觉提示(播放有节拍的音乐);应引导患者放松心情,尽量跨大步,两腿尽量保持一定距离,双臂尽量摆动;告知患者眼睛注视前方,不要注视地面,不可一边走路一边说话;提醒患者不要在原地转弯,应以弧线形式前移;如需家属协助患者行走时,应指导其不要强行拉着患者走,当患者感觉迈不开步伐无法行走时,可先向后退一步再向前走;在运动锻炼过程中注意活动与休息要交替进行。

(3)疾病晚期　患者因严重的运动障碍不能行走时,应协助患者采取舒适卧位,每日做全关节被动运动,按摩四肢肌肉,并注意动作宜轻柔,避免造成患者疼痛。应为患者配备沙发或坐椅、床栏、手杖、走道扶手等必要的辅助设施,防止患者出现意外。

5.病情观察

应重点观察肌强直、不自主震颤、运动迟缓等临床症状的进展情况,吞咽障碍的程度,每日的进食、饮水量及体重变化,有无肺炎、压疮等并发症发生,若出现异常应及时通知医生。

6.心理护理

患者因不自主震颤、肌强直和运动迟缓、姿势障碍给工作带来不便或困难,因“面具脸”和流涎等自体形象的改变而拒绝参与社会活动,因生活自理能力的缺陷和缺乏社会支持而感到孤独无助、焦虑抑郁、自尊心低下,担心自己成为或即将成为生活不能自理的残疾者。

(1)建立良好的护患关系,细心观察患者的心理反应,鼓励患者表达并注意倾听他们的内心感受,与患者讨论身心健康状况,并及时给予正确的信息引导,避免批评性意见;鼓励患者积极地评价自己,保持乐观心态,尽量维持过去的兴趣爱好,也可帮助患者培养新的兴趣爱好,多与他人交往,不要封闭自己。

(2)指导家属多关心体贴患者,尽量为患者创造轻松和谐的氛围,安排家人和朋友多来探视,增强患者重获角色责任的愿望和能力,有助于减轻心理压力;鼓励患者多走动,避免过度保护患者,也不要对患者提出过多的要求;鼓励患者与有同样经历的人多接触和交往,帮助家属或朋友接受患者的形象变化,以获得社会支持。

(3)指导患者保持衣着整洁和个人卫生,在进行日常活动如起居、饮食和排泄时,为患者提供隐蔽和安全的环境,以尽量维护患者的自身形象,增强患者治疗和生活的信心。

7. 对症护理

顽固性便秘者应高纤维素饮食,多喝水,每天顺时针按摩腹部20～30分钟,必要时给予开塞露、灌肠等。对于有排尿困难的患者应指导其放松心情,给予腹部按摩、听流水声、热敷等诱导排尿;膀胱充盈无法自主排尿时应给予导尿或留置尿管。对于精神障碍的患者应专人守护,严防患者使用危险品,避免自伤和伤人等意外发生。

【健康教育】

(1)指导患者遇事要冷静、沉着应对,告知患者保持乐观的心态,避免情绪紧张、激动,以免病情加重。

(2)鼓励患者坚持适量的活动和体育锻炼,如散步、打太极拳、体操等,应根据病情把握好运动方式、强度与时间,以免运动量过大加重病情;户外活动时应根据天气变化及时增减衣服,以防感冒受凉;卧床患者协助被动活动关节和按摩肢体,保持最大限度的关节活动范围,以防继发性关节挛缩。加强日常生活能力训练、语言障碍康复训练,增强患者的自理能力;养成良好的生活习惯,保证充足的休息与睡眠,有助于患者恢复体能;指导患者合理饮食有助于营养状况及病情的改善。

(3)指导患者按医嘱正确并长期规律用药,告知药物的副作用和处理方法。嘱患者定期复查肝、肾功能,避免药物对肝肾功能的损害。

(4)鼓励患者参加有益身心健康的社会活动,但在外出时要注意安全,防止意外发生。患者在无他人陪伴时应随身携带"安全卡"或佩戴手腕识别牌。

(5)告知患者要注意病情变化和并发症的发生,发现异常及时就诊。

(刘晓亭　刘　曼)

第五节　癫痫患者的护理

癫痫是大脑神经元异常放电所导致的以短暂中枢神经系统功能失常为特征的中枢神经系统慢性疾病,具有短暂性、刻板性、间歇性和反复发作的特点。每次发作的过程叫做痫性发作。癫痫可见于各年龄段,青少年和老年是发病的两个高峰阶段。

【病因及发病机制】

1. 病因

根据有无明确病因将癫痫分为三类。

(1)原发性癫痫　又称特发性癫痫,病因不明,尚未发现脑内器质性病变,与遗传因素密切相关,药物治疗效果较好。

(2)继发性癫痫　又称症状性癫痫,由脑部疾病和全身性疾病所致。脑部疾病包括脑部先天性疾病(小儿头部畸形、脑积水)、颅脑外伤(颅脑产伤、闭合性颅脑损伤)、颅内感染(脑炎、脑膜炎）、脑血管病（脑血管畸形、脑动脉硬化）、颅内肿瘤、脑部变性病等脑部后天性疾病。全身性疾病包括缺氧、中毒（一氧化碳中毒、有机磷中毒、药物或食物中毒）、儿童高热惊厥、肝性脑病等，此类癫痫药物治疗效果较差。

（3）隐源性癫痫　病因不明。临床表现为症状性癫痫，但现有的检查方法未能发现明确病因。

2. 发病机制

癫痫发病机制复杂，至今尚不明确。神经系统具有复杂的调节兴奋和抑制的机制，通过反馈活动，保持神经细胞膜电位的稳定。不同原因引起的癫痫生理改变均为发作时大脑神经元异常高度的同步性放电所致。其原因主要是兴奋过程过盛（谷氨酸和天门冬氨酸等兴奋性递质增加）、抑制过程衰减（抑制性递质减少）和（或）神经膜本身发生改变。癫痫的发作机制可能与异常放电的传播范围不同有关：若异常放电局限在大脑的某一区域，则表现为局灶性发作；若波及双侧脑部，则表现全面性癫痫发作；异常放电扩散到边缘系统，表现为复杂部分性发作。

3. 影响因素

（1）遗传因素　影响癫痫的易患性，为不可控因素。

（2）年龄　特发性癫痫与年龄密切相关。不同年龄段癫痫常见原因不同：0～2岁为围生期损伤、先天性疾病等；2～12岁多为急性感染、热性惊厥等；12～18岁多为颅脑外伤、血管畸形等；18～35岁多为脑肿瘤、特发性癫痫等；35～65岁多为脑外伤、代谢性疾病等；65岁以上多为脑血管病、脑肿瘤等。

（3）睡眠　癫痫发作与睡眠觉醒周期密切相关。强直阵挛性发作多发生在晨醒后；婴儿痉挛多发生在醒后或睡前。

（4）环境因素　①声光刺激：闪光、光源、听音乐等。②精神刺激：情绪激动、过度惊吓等。③高级心理活动：阅读、心算、下棋、玩牌等。④日常生活行为：沐浴、刷牙、洗脸等。⑤月经与妊娠：少数患者在妊娠早期或月经期发作，称为月经期癫痫和妊娠期癫痫。⑥其他：内分泌失调、电解质紊乱、疲乏、睡眠不足、饥饿、饱餐、寒冷、饮酒、便秘等。

【临床表现】

1. 部分性发作

为癫痫最常见的类型。异常放电多起源于一侧脑部。

（1）单纯部分性发作　多为症状性癫痫。发作的起始症状常提示病灶在对侧脑部，发作时程较短，一般不超过1分钟，无意识障碍。①部分运动性发作：常以身体某一局部不自主节律性抽动为特征。若抽搐按大脑皮质运动区的分布顺序移动，发作自手指、腕、前臂、肘、上臂、肩、口、面部扩展，称为Jackson发作。严重患者发作后可有短暂性肢体瘫痪，半小时到36小时内症状可消失，称Todd麻痹。②部分感觉性发作：可出现肢体麻木感和针刺感、坠落感或飘动感、闪光黑矇等。③自主神经发作：可出现面色潮红、多汗、流涎、呕吐等症状。④精神发作：可出现强迫思维、忧郁、愤怒、复杂幻觉等。

（2）复杂部分性发作　病灶主要在颞叶，又称颞叶癫痫。主要特征是意识障碍，多为意识模糊，常出现精神症状和自动症。自动症表现为反复咀嚼、舔舌、吞咽或反复搓手、穿衣、脱衣，也可表现为游走、奔跑、乘车、上船，还可出现自言自语、登高而歌或机械重复原有动作。

（3）部分性发作继发全面性发作　先出现部分性发作表现，继而泛化为全身性发作，单纯和复杂部分发作都可泛化为全身性发作。

2.全面性发作

双侧大脑被激活,在发作初期就有意识丧失。

(1)失神发作　常于儿童起病,过去又称小发作。以短暂的意识障碍为特征,表现为突发性活动中断,呼之不应,两目瞪视,发作后无记忆,继续原有动作。发作持续时间为 5～10 秒。

(2)强直-阵挛发作　临床较常见,过去又称大发作。以意识丧失,全身肌肉抽搐为主要特征。发作前多有瞬间疲乏、恐惧、局部轻微抽动、无意识动作等先兆。发作过程主要分 3 期。①强直期:意识丧失,全身骨髓肌(眼肌、咀嚼肌、呼吸肌等)持续收缩,表现为眼球上翻、先张口后牙关紧闭,可出现舌咬伤、喉部痉挛发出尖叫、上肢屈曲、下肢伸直、呼吸暂停、瞳孔散大等,此期持续时间为 10～20 秒。②阵挛期:全身肌肉呈节律性一张一弛性抽动、阵挛频率逐渐减慢,松弛期逐渐延长,最后一次剧烈阵挛后抽搐突然停止,此期持续时间为 30～60 秒。强直期和阵挛期均可出现心率加快、血压升高、分泌物增多等症状。③发作后期:仍可出现牙关紧闭和大小便失禁。生命体征、意识逐渐恢复正常(呼吸最先恢复)。醒后患者常感头痛、头晕和疲乏无力,对抽搐过程不能回忆,持续时间 5～15 分钟。

(3)肌阵挛发作　可见于任何年龄,表现为突然、快速、短暂触电样肌肉或肌群收缩,多无意识障碍。

(4)强直性发作　常见于儿童,多在睡眠中发作。表现为全身骨骼肌强直性收缩,常伴有面色潮红、多汗、流涎等自主神经症状。

(5)阵挛性发作　仅见于婴幼儿。以全身重复性阵挛性抽搐伴意识障碍为主要特征,恢复较快,持续时间为数分钟。

(6)失张力发作　表现为部分或全身肌肉的张力突然降低,出现张口、点头、肢体下垂或猝然跌倒等表现,持续时间为数秒到 1 分钟,意识障碍不明显,发作后即刻清醒并站起。

3.癫痫持续状态

癫痫持续状态是指一次癫痫发作持续 30 分钟以上,或连续多次发作、发作间期意识未恢复正常。任何类型癫痫都有可能出现癫痫持续状态,但以全面性强直-阵挛发作所致的癫痫持续状态多见。癫痫持续状态多由于突然停用抗癫痫药(最常见)、饮酒、感染、情绪激动等诱发,常伴有高热、脱水和酸中毒,造成多脏器功能衰竭而致患者死亡。

【医学检查】

1.脑电图

脑电图是诊断癫痫最首要的检查方法,且有助于分型、估计预后及手术前定位。典型表现为棘波、尖波、尖-慢波等波形。常规脑电图痫性放电的阳性率只有 49.5%,重复 3 次阳性率可提高至 52%,部分正常人偶尔也可记录到痫性放电。

2.影像学检查

影像学检查包括头颅 X 线平片、脑血管造影、头颅 CT 及 MRI 检查等,有助于继发性癫痫的病因诊断,但不能作为癫痫的诊断依据。

3.血液检查

血液检查包括血常规、血糖、血寄生虫检查等,可了解患者有无贫血、低血糖、寄生虫病等。

【治疗原则】

目前仍以药物治疗为主。

1.病因治疗

对继发性癫痫有明确病因者应积极治疗原发病,如手术清除颅内血肿、控制感染、纠正低血糖等。

2.癫痫发作期

以保持呼吸道通畅、预防外伤、防止并发症为治疗原则,而不是立即用药。

3.癫痫间歇期

服用抗癫痫药物。常用的抗癫痫药包括卡马西平、苯妥英钠、苯巴比妥、丙戊酸钠、氯硝西泮、拉莫三嗪、奥卡西平、左乙拉西坦、加巴喷丁等。

4.癫痫持续状态

以控制发作、处理并发症、维持稳定生命体征、去除病因为治疗原则。以控制发作和处理并发症为治疗的关键。首选地西泮 $10\sim20$mg 静注,注射速度不宜超过 2mg/min,以免出现呼吸抑制,也可在监测血药浓度的同时静注苯妥英钠或异戊巴比妥钠控制发作。

【护理诊断/问题】

(1)有窒息的危险 与癫痫发作时喉痉挛、口和气道分泌物增多、意识障碍有关。

(2)有受伤的危险 与癫痫发作时判断力障碍、意识丧失有关。

(3)知识缺乏:缺乏疾病相关知识。

(4)潜在并发症:脑水肿、中毒及电解质紊乱。

【护理措施】

1.发作时的护理

(1)保持呼吸道通畅 有发作先兆时,迅速将患者就地平放,头偏向一侧;解开衣扣和裤带,取下活动性义齿;床边备吸引器,并及时吸除痰液;不可强行喂食。

(2)防止意外受伤 ①防跌伤:专人守护,加保护性床档,必要时用约束带,扶持、保护患者。②防舌咬伤:牙垫或无纺布包裹压舌板垫在齿间,不可强行硬塞。③防骨折:抽搐时切不可用力按压身体,用棉垫或软垫对跌倒时易擦伤的关节加以保护,在背后垫一卷被防椎骨骨折。④防烫伤:床旁桌上不放置热水瓶、玻璃杯等危险物品。

2.饮食护理

24 小时以上不能进食者,应少量多次鼻饲流食。癫痫患者间歇期宜合理饮食,给予清淡易消化的食物,避免辛辣刺激、产气类的食物。

3.用药护理

(1)用药原则 单一用药、小剂量开始长期规律服药,根据癫痫发作的类型、药物不良反应等选择药物。半年内发作 2 次以上者,确诊后立即用药。首次发作或半年以上发作 1 次者,酌情选用或不用药。

(2)停药时机与方法 能否停药及何时停药取决于癫痫类型、发作控制时间及减量后反应等。一般全面强直-阵挛发作、强直性发作、阵挛性发作停止 $4\sim5$ 年后,失神发作完全控制半年后可考虑停药,且停药是一个缓慢的减量过程,不能突然停药以免发生癫痫持续状态。若复发,重复给药如前。

(3)药物不良反应的观察和处理 苯妥英钠可出现胃肠道反应、毛发增多、肝损害、粒细胞减少等;卡马西平可出现胃肠道反应、嗜睡、皮疹、肝损害、骨髓抑制等;丙戊酸钠可引起肥胖、食欲减退、恶心呕吐、血小板减少、肝损害等；苯巴比妥可出现嗜睡、共济失调、认知障碍、行为异常等。应告知患者长期规律服药的重要性，不能突然停药以免发生癫痫持续状态；多数抗癫痫药物有胃肠道反应，宜饭后服用；服药前应做血常规、尿常规和肝肾功能检查，服药期间定期复查血象和生化检查，必要时做血药浓度的测定，以防药物对血液、肝、肾功能损害。

4.病情观察

严密观察患者生命体征、神志、瞳孔变化；注意发作的类型、持续时间与频率；发作过程有无心率加快、血压升高、呼吸减慢、大小便失禁等；发作停止后是否有头痛、疲乏无力等症状。

5.心理护理

向患者解释所患癫痫的类型、临床特征及可能的诱发因素，帮助患者正确面对现实，正确对待自己的疾病；同情和理解患者，鼓励患者说出害怕及担忧的心理感受，指导患者进行自我调节，以维持良好的心理状态；指导患者承担力所能及的社会工作，督促其与社会接触、交往，并在自我实现中体现自身的价值，积极主动地参与各种社交活动。

6.癫痫持续状态护理

(1)为患者提供安静、舒适的环境，光线宜暗，避免各种刺激。

(2)为防止患者受伤，床旁加床档，关节、骨突处等易损伤处用棉垫加以保护。

(3)迅速建立静脉通路，遵医嘱缓慢静注地西泮、苯妥英钠或异戊巴比妥钠控制发作。

(4)严密观察生命体征、神志、瞳孔等变化，如出现脑水肿、中毒及电解质紊乱等严重并发症应及时报告医生。

(5)连续抽搐者应防止出现缺氧所致脑水肿，严格控制入液量，遵医嘱静滴甘露醇脱水剂，同时给予氧气吸入。

(6)保持口腔清洁和呼吸道通畅，预防口腔感染。

【健康教育】

(1)告知患者充分休息，养成良好的生活习惯，注意劳逸结合。

(2)饮食宜清淡，少量多餐，避免辛辣刺激性食物，戒烟酒。

(3)告知患者避免着凉、劳累、饱餐、饥饿、饮酒、情绪激动、阅读、心算、下棋等，以免诱发癫痫发作。

(4)指导患者应单一用药、小剂量、长期规律服药，不可自行停药或间断不规则用药。定期监测血药浓度和检查肝、肾功能。

(5)鼓励患者参加有益的社会活动，多与他人交往，增强自信心和自尊感，减轻心理压力，保持乐观心态。指导患者可承担力所能及的社会工作，但禁止从事攀高、游泳、驾驶等危险工作。

(6)指导患者平时应随身携带写有患者姓名、地址、所患疾病、家庭联系方式等信息卡，以备发作时及时得到有效的处理。室外活动时应有家属陪伴，佩戴安全帽。

(7)女性患者若有特发性癫痫和家族遗传史，则婚后不宜生育；男女双方若均患癫痫或一方患癫痫，另一方有家族遗传史者不宜婚育。

(刘　曼)

第六节　急性炎症性脱髓鞘性多发性神经病患者的护理

急性炎症性脱髓鞘性多发性神经病又称吉兰-巴雷综合征(GBS),过去称为格林-巴利综合征。本病是一种自身免疫介导性疾病,主要损害脊神经根、脊神经和脑神经,病理改变主要是周围神经广泛的炎症节段性脱髓鞘和周围淋巴细胞、巨噬细胞浸润。临床多为急性起病,2周左右症状达到高峰,以对称性、弛缓性肌无力,感觉障碍及脑脊液蛋白-细胞分离现象为主要临床特征。

【病因及发病机制】

GBS病因及发病机制尚不明确。普遍认为是由自身免疫介导的迟发型超敏反应,流行病学调查显示发病多与细菌、病毒感染有关,如空肠弯曲菌、巨细胞病毒、EB病毒、乙肝病毒及HIV等。此外,较多报告显示白血病、淋巴瘤、器官移植后使用免疫抑制剂或患有自身免疫病(系统性红斑狼疮、桥本甲状腺炎等)常合并GBS。

【临床表现】

任何年龄均可发病,男性略多于女性,四季均可发病。在发病前数日或数周患者多有上呼吸道或消化道感染史。

1.迟缓性瘫痪

四肢对称性无力为首发症状,自远端向近端发展或近端向远端扩展,多从双下肢开始,逐渐向上发展加重,可累及躯干、四肢、脑神经,下肢多重于上肢,近端多重于远端,表现为双侧对称的下位运动神经元瘫痪。严重者累及肋间肌和膈肌造成呼吸麻痹,表现为面色发绀、呼吸困难、咳嗽无力,严重时呼吸暂停,急性呼吸衰竭是本病主要的死亡原因。

2.感觉障碍

起病时多有肢体远端感觉异常,如麻木、针刺感和不适感等,可与瘫痪同时出现。部分患者伴有肌肉酸痛,以腓肠肌压痛多见。感觉缺失症状较轻,部分患者呈手套-袜子样分布的末梢型感觉障碍。

3.脑神经损害

半数以上患者多为双侧脑神经损害。双侧周围性面瘫多见于成人;延髓麻痹为多见于儿童,表现为吞咽障碍、构音障碍、呛咳等。部分患者以脑神经损害为首要症状就诊。

4.自主神经损害

表现为皮肤潮红、多汗、流涎、手足肿胀等。严重时出现心脏损害如心律失常、心动过速、体位性低血压、心肌缺血等,可引起突发死亡。

【医学检查】

1.脑脊液检查

脑脊液蛋白-细胞分离现象是GBS最重要的特征,典型表现为细胞数正常而蛋白质显著增高。部分患者脑脊液有寡克隆区带,是非特征性变化。

2.神经电生理检查

神经传导速度慢,对GBS的诊断有一定价值。

3.血清学检查

部分患者出现肌酸激酶(CK)升高、抗神经节苷脂抗体阳性。少数患者血清可看到空肠弯曲菌抗体、抗巨细胞病毒抗体等。

【治疗原则】

1.保持呼吸道通畅

呼吸麻痹是 GBS 最危险的并发症,因此成功抢救呼吸麻痹是提高本病的治愈率、降低死亡率的关键,正确使用呼吸机是成功抢救呼吸麻痹的重要保证。加强气道管理,定时翻身叩背,及时吸痰,有呼吸困难者及时采取气管插管、气管切开和人工辅助呼吸治疗。

2.免疫治疗

(1)血浆置换(PE)　可直接去除血浆中的致病因子如抗巨细胞病毒抗体、空肠弯曲菌抗体等,减少或避免神经髓鞘损害,促进脱落髓鞘的修复和再生,从而减轻临床症状,减少并发症的发生。每次置换血浆量为 30~50ml/kg,每 1~2 周 3~5 次。

(2)滴注免疫球蛋白　有条件者尽早应用。按每日每千克体重 0.4g 静脉滴注,连用 5 日。

(3)糖皮质激素　近年来的临床研究发现激素治疗的效果不好,国内外对糖皮质激素治疗存在争议,目前不主张应用,但慢性 GBS 应用激素仍有良好效果。对无条件采用血浆置换和滴注免疫球蛋白者可进行激素治疗。一般用地塞米松 10mg/d 静脉滴注,1 个疗程为 7~10 日。

3.抗生素

有空肠弯曲菌感染者,可选用大环内酯类药物治疗。

4.康复治疗

病情稳定后尽早进行康复治疗。可针刺、按摩、主动及被动功能训练等,以利于瘫痪肢体的功能恢复,预防关节挛缩。

【护理诊断/问题】

(1)低效性呼吸型态　与周围神经受损、呼吸肌麻痹有关。

(2)清理呼吸道无效　与呼吸肌麻痹,咽反射减弱,肺部感染致呼吸道分泌物增多有关。

(3)躯体移动障碍　与周围神经受损导致的肢体瘫痪有关。

(4)吞咽障碍　与脑神经损害导致延髓麻痹,咀嚼肌无力等有关。

(5)潜在并发症:急性呼吸衰竭、心脏损害、深静脉血栓形成。

【护理措施】

1.休息与活动

(1)为患者提供安静舒适的环境,保持病室通风良好,温湿度适宜。

(2)协助患者采取半卧位,鼓励患者深呼吸和有效咳痰,协助患者翻身叩背,及时清除呼吸道分泌物,保持呼吸道通畅,必要时给予持续低流量吸氧。

(3)床旁备有吸痰器、气管切开包等,以备及时抢救。

(4)告知患者家属减少探视,医护人员接触患者时应戴口罩,严格遵循无菌操作原则,预防感染。

2.饮食护理

(1)给予患者高热量、高蛋白、高维生素、高纤维素且易消化的软食,多食新鲜的水果蔬菜,保证充足的水分摄入。

(2)对于有吞咽困难、气管切开或应用呼吸机辅助呼吸者应及时胃管插管,给予鼻饲流质饮食,以保证机体足够的营养供给,维持水、电解质平衡。在鼻饲前后应冲洗胃管,防止食物残渣残留在胃管内;留置胃管患者在进食半小时后应将床头抬高,避免食物反流至气管引起窒息和吸入性肺炎。

3. 康复训练

定时翻身、按摩、被动和主动运动,进行肢体良肢位摆放,保持瘫痪肢体的功能位,以防肩关节外展、足下垂等并发症的发生。对手下垂和足下垂者,可采用"T"型板固定,病情稳定后,及时进行肢体的被动和主动运动,可采用针灸、理疗、运动疗法等加强功能锻炼,促进瘫痪肢体功能的恢复。

4. 用药护理

教会患者遵医嘱正确服药,告知药物的作用、不良反应、使用时间、方法及注意事项。如使用糖皮质激素治疗时可能出现胃、十二指肠溃疡,骨质疏松,水肿等,应观察患者是否有胃部疼痛不适感,记录 24 小时尿量;应用免疫球蛋白治疗时常导致面红发热,减慢输液速度可减轻症状;某些镇静安眠类药物可引起呼吸抑制,不能随意滥用,以免掩盖或加重病情。

5. 病情观察

密切观察患者的生命体征、神志、意识的变化,肺部呼吸音,痰的性状和量,躯体活动能力及皮肤情况,吞咽能力等。如有发绀、烦躁、呼吸困难等缺氧症状,肺活量降至正常的 25%～30%、血氧饱和度降低、动脉血氧分压低于 70mmHg 时,应尽早使用呼吸机。

6. 心理护理

GBS 起病急,进展快,患者常因呼吸困难、害怕呼吸停止而表现为紧张、焦虑躁动不安及依赖心理。护士应及时了解患者的心理状态,向患者及家属解释疾病相关知识,关心体贴患者,多陪伴在患者身旁,帮助患者尽快适应环境,耐心倾听患者的身心感受。为患者提供自我心理调节的方法,使患者情绪稳定、保持乐观积极的心态。告知患者本病经过积极治疗后大多预后较好,帮助患者树立战胜疾病的信心。

7. 对症护理

GBS 因肢体瘫痪、气管切开、呼吸机辅助通气和长期卧床等容易发生肺部感染、压疮、下肢静脉血栓形成、肢体挛缩等并发症。护士应指导和协助患者翻身、叩背、活动肢体、腹部按摩;下肢静脉血栓形成时指导患者穿弹力袜;尿潴留者给予留置导尿。

【健康教育】

(1)指导患者及家属了解本病的病因、表现、常见并发症和预后;告知患者自我心理调节的方法,保持情绪稳定和乐观心态;加强营养,选择高蛋白、高维生素、高热量且易消化食物,多食水果蔬菜,每天摄入充足的水分,以增强体质和机体抵抗力;避免感冒、受凉,防止复发。

(2)指导患者加强肢体功能锻炼和日常生活能力训练,促进肢体功能康复。在肢体被动和主动运动时,关节活动度均应保持在最大范围;在运动锻炼过程中应有家人陪伴,防止跌倒受伤等意外发生。GBS 需要数周或数月恢复,过程较长,家属应关心体贴患者,并督促协助患者坚持康复锻炼。

(3)向患者及家属讲解压疮、下肢静脉血栓形成、肢体挛缩等并发症的表现,当出现腹痛、柏油样便、肢体疼痛、咳嗽、发热、外伤等情况时立即就医。

(刘晓亭　刘　曼)

第七节　三叉神经痛患者的护理

三叉神经痛又称原发性三叉神经痛,是指原因未明的在三叉神经分布区内出现的短暂、反复发作、难以忍受的闪电样剧痛。

【病因及发病机制】

原发性三叉神经痛的病因不明,中枢学说认为三叉神经痛是一种感觉性痫样发作,病变部位可能在三叉神经脊束核内或脑干内;周围学说认为三叉神经痛病变部位可能在半月神经节与脑桥间。近年来由于广泛开展纤维外科技术,多数学者认为三叉神经根被邻近的小团的异常血管压迫造成脱髓鞘性变,相邻轴索纤维伪突触形成而发生"短路",轻微刺激可通过"短路"传入中枢,而中枢的传出冲动也可通过"短路"传入,如此叠加从而引起一阵剧烈疼痛。也可因脑桥小脑角占位性病变、炎症、血管病变、多发性硬化等所致,称继发性三叉神经痛。

【临床表现】

本病多于中年以后发病,女性多于男性,疼痛是突出的临床特点,可缓解,但很少自愈。主要表现为在三叉神经分布区域短暂反复发作剧痛。以面部三叉神经 1 支或 2 支分布区内(多见于上颌支、下颌支)骤然发生的闪电式剧烈面部疼痛为特征,患者常描述为撕裂样、触电样、闪电样、针刺样、刀割样或烧灼样疼痛。疼痛以面颊、上颌、下颌或舌部最为明显。上唇外侧、鼻翼、颊部、舌等处为敏感区,稍加触动即可诱发,故称"扳机点"或"触发点"。

三叉神经痛的发作多无预兆,疼痛历时数秒或 1～2 分钟。突发突止,间歇期正常。重者发作时面肌反复抽搐,洗脸、刷牙、谈话等都可诱发,剧烈疼痛时可有自杀念头。每次发作时间由数秒钟到数分钟不等,夜间发作减轻或停止。一般神经系统检查无阳性体征。患者可因疼痛不敢刷牙、洗脸,患者可出现面色憔悴、色素沉着、情绪低落等。

【治疗原则】

首选药物止痛治疗,无效时考虑神经阻滞或手术治疗。卡马西平为首选药,可抑制三叉神经的病理性神经反射,首次剂量 0.1g,2 次/日,之后每天增加 0.1g,必要时可增至 0.4g,3 次/日,至疼痛控制为止,然后逐渐减量,以 0.2g,3～4 次/日维持。亦可选用苯妥英钠、氯硝西泮、加巴喷丁等。神经阻滞可在三叉神经周围支或半月神经节行酒精或甘油封闭治疗和射频热凝治疗,阻断其神经传导。对顽固病例者,可行三叉神经感觉根切断术,或行三叉神经微血管减压术等。

【护理诊断/问题】

(1)疼痛　与三叉神经受损有关。

(2)焦虑　与面部剧烈疼痛,难以忍受有关。

【护理措施】

1. 休息与活动

为患者提供安静、舒适环境,避免因环境刺激而产生烦躁情绪,加重病情;指导患者建立良好的生活规律,充分休息,以利于减轻疼痛。

2. 饮食护理

合理饮食,选择清淡、易消化、无刺激的软食,忌辛辣、油炸、生硬的食物,严重者可进食流食。

3.用药护理

告知患者服用卡马西平时应从小剂量开始,逐渐加量,疼痛控制后逐渐减量。用药过程中密切观察药物的不良反应(眩晕、嗜睡、恶心呕吐、步态不稳、皮疹、白细胞减少等),轻者可在数日后消失,重者应及时通知医生,给予对症处理。

4.心理护理

向患者讲解疾病的相关知识,耐心解答患者提出的问题,帮助患者树立战胜疾病的信心;在疾病过程中如发现患者不正确的应对方式,应及时、耐心给予纠正。

5.对症护理

剧烈疼痛时,指导患者在洗脸、刷牙、剃须、咀嚼时动作宜轻柔,吃软食、小口咽;鼓励患者适度娱乐,如听轻音乐等;也可鼓励患者运用引导式想象、气功疗法,以利于患者放松身心、转移注意力减轻疼痛。

【健康教育】

(1)向患者讲解三叉神经痛的疾病知识,使患者了解该病有突发突止、反复发作、闪电样剧痛、病情逐渐加重的特点,不适当的洗脸、刷牙、剃须、咀嚼等可诱导发三叉神经痛的发生。向患者和家属介绍减轻疼痛的方法,如洗脸、刷牙时动作宜轻柔,吃软食、小口咽,生活有规律、充分休息、保持情绪稳定和乐观心态等。

(2)指导患者遵医嘱用药,不得随意停药、换药,服用卡马西平期间不得单独外出,不能开车或高空作业。

(3)定期复查,每周查一次血象。

(刘　曼)

第九章　传染病患者的护理

第一节　概　述

传染病是由病原微生物和寄生虫感染人体后产生的具有传染性的疾病。

传染病流行过程的三个基本条件是传染源、传播途径、人群易感性。流行过程本身又受社会因素和自然因素的影响。

传染源是指病原体已在体内生长繁殖并能将其排出体外的人和动物。如正在生病的患者、隐性感染者、病原携带者、受感染的动物。

传播途径是指病原体从传染源体内排出后侵入另一个易感者体内所经历的途径。如空气、飞沫、尘埃是呼吸道传染病的主要传播途径；水、食物、苍蝇是消化道传染病主要传播途径；日常生活接触，既可传播消化道传染病（如痢疾），也可传播呼吸道传染病（如白喉），主要通过接触了被传染源的分泌物和排泄物污染的手或玩具、餐具等日常生活用品而感染；吸血节肢动物是虫媒传播；含有病原体的血液、体液、血制品通过血管进入人体而感染，称为体液传播。

人群易感性是指某一特定人群中对某种传染病的易感程度；对某一传染病缺乏特异性免疫力的人称为易感者。

传染病流行过程中除要具备三个基本条件外，还要受自然因素和社会因素的制约。其中社会因素起主导作用，自然环境中的地理、气候、生态环境等各种因素对流行过程的发生和发展起着重要的作用，而社会因素包括社会制度、经济和生活条件以及文化水平等，对传染病的流行过程有决定性的影响，其中尤以社会制度最为重要。

（王　雪）

第二节　流行性感冒患者的护理

流行性感冒（简称流感）以急起高热、全身疼痛、显著乏力和轻度呼吸道症状为主要表现。流感发病率高、发病突然、蔓延迅速、流行过程短但反复。流行以冬春季节多见，大流行主要由甲型流感病毒引起。本病具有自限性。

【病因、发病机制及流行病学】

患者和隐性感染者是本病的主要传染源。自潜伏期末即可传染，病初 2～3 日传染性最强，排毒时间可长达病后 7 天。病毒存在于患者鼻涕、口涎、痰液中，并随咳嗽、喷嚏排出体外。由于部分免疫，感染后可不发病，成为隐性感染。流感主要经呼吸道空气飞沫传播，也可通过污染食具或玩具接触传播。人群对流感病毒普遍易感。感染后对同一抗原型可获不同程度的免疫力，同型免疫力通常不超过一年，流感病毒不同型别之间无交叉免疫。病毒变异后，人群重新易感,故可反复发病。

【临床表现】

潜伏期一般为 1～3 天,最短数小时,最长 4 天。

1.单纯型流感

常突然起病,畏寒高热,体温可达 39～40℃,多伴头痛、全身肌肉关节酸痛、极度乏力、食欲减退等,常有咽喉痛、干咳,可有鼻塞、流涕、胸骨后不适等症状。颜面潮红,眼结膜外眦轻度充血。如无并发症呈自限性过程,多于发病 3～4 天后体温逐渐恢复正常,全身症状好转,但咳嗽、体力恢复常需 1～2 周。轻症流感与普通感冒相似,症状轻,2～3 天可恢复。

2.肺炎型流感

多见于老年人、儿童、原有心肺疾患的人群。主要表现为高热持续不退,剧烈咳嗽、咯血痰或脓性痰、呼吸急促、发绀,肺部可闻及湿啰音。胸片提示两肺有散在的絮状阴影。痰培养无致病细菌生长,可分离出流感病毒。最终因呼吸循环衰竭而死亡。

3.中毒型流感

表现为高热、休克、呼吸衰竭、中枢神经系统损害及弥散性血管内凝血(DIC)等严重症状,病死率高。

4.胃肠型流感

除发热外,以呕吐、腹痛、腹泻为显著特点,儿童多于成人。2～3 天即可恢复。

5.特殊人群流感

(1)儿童流感:在流感流行季节。一般健康儿童感染流感病毒可能表现为轻型流感,主要症状为发热、咳嗽、流涕、鼻塞及咽痛、头痛,少部分出现肌痛、呕吐、腹泻。婴幼儿流感的临床症状往往不典型,可出现高热惊厥。

(2)老年人流感。

(3)妊娠妇女流感。

(4)免疫缺陷人群流感。

【并发症】

(1)细菌性肺炎:发生率为 5％～15％。流感起病后 2～4 天病情进一步加重。外周血白细胞总数和中性粒细胞显著增多,以肺炎链球菌、金黄色葡萄球菌,尤其是耐甲氧西林金黄色葡萄球菌,肺炎链球菌或流感嗜血杆菌等为主。

(2)其他病原菌感染所致肺炎。

(3)其他病毒性肺炎:常见的有鼻病毒、冠状病毒、呼吸道合胞病毒、副流感病毒等。

(4)Reye 综合征(瑞氏综合征):偶见于 14 岁以下的儿童。

【医学检查】

1.血常规检查

白细胞计数正常或减少,分类正常或淋巴细胞比例增多,嗜酸性粒细胞消失;如合并细菌感染,白细胞显著增多。

2.病原学相关检查

(1)免疫荧光或免疫酶染法检测抗原。

(2)病毒核酸检测。

（3）病毒分离是确定诊断的重要依据。将急性期患者鼻咽分泌物或口腔含漱液接种于鸡胚羊膜囊进行病毒分离。

3.血清学检查

应用血凝抑制试验、补体结合试验等测定急性期和恢复期血清中的抗体,如有 4 倍以上增长,则为阳性,应用中和免疫酶试验测定中和滴度,可检测中和抗体,这些都有助于回顾性诊断和流行病学调查。

【治疗原则】

在一般治疗和对症治疗基础上使用抗生素,防治继发性细菌感染。早期应用抗病毒治疗,一般应在发病 48 小时内使用,如金刚烷胺、奥司他韦、利巴韦林和中草药制剂等。

【护理诊断/问题】

（1）体温过高　与病毒感染有关。

（2）气体交换受损　与病毒性肺炎或合并细菌性肺炎有关。

（3）疼痛:头痛　与病毒感染导致的毒血症、发热等有关。

【护理措施】

1.隔离防护

对疑似和确诊患者做好呼吸道隔离。隔离患者 1 周或至主要症状消失,隔离期间避免外出,如外出需戴口罩。

2.休息和活动

急性期应卧床休息,协助患者做好生活护理。

3.病情观察

观察患者的生命体征,注意体温、脉搏、呼吸的改变。观察患者有无高热不退、呼吸急促、发绀等。协助采集血液、痰液或呼吸道分泌物标本,以明确诊断或发现继发性细菌感染。

4.饮食护理

患者发热时应多饮水,给予易消化、营养丰富的富含维生素的饮食。伴呕吐或腹泻严重者,应适当增加静脉营养的供给。

5.对症护理

患者有咳嗽、咳痰、胸闷、气急、发绀等肺炎症状时,应协助其取半卧位,吸氧,必要时吸痰,及时报告医生处理。

6.心理护理

由于患者被隔离,往往有孤独无助感,易出现焦虑、抑郁、烦躁不安的心理。医护人员应及时与患者沟通,关心安慰患者,有针对性地解决患者存在的心理问题。

【健康教育】

1.预防疾病

锻炼身体,增加机体免疫力。根据天气变化增减衣物。在流感流行期间尽可能避免去人群聚集的公共场所,室内注意通风换气,外出活动应戴口罩。也可接种疫苗,可获得 60%～90% 的保护率。

2.管理疾病

实行呼吸道隔离,保持空气清新。患者用过的食具应煮沸消毒,衣物、手帕等用含氯消毒液消毒或阳光下暴晒 2 小时；对患者住过的房间应用过氧乙酸熏蒸或其他方法进行终末消毒。

（王　雪）

第三节　麻疹患者的护理

麻疹是由麻疹病毒引起的急性呼吸道传染病，以发热、咳嗽、流涕、结膜炎、口腔麻疹黏膜斑及全身皮肤斑丘疹为特征。本病传染性强，易并发肺炎。

【病因、发病机制及流行病学】

麻疹病毒不耐热、对阳光和一般消毒剂敏感，日光照射 20 分钟即可失去致病力。麻疹病毒侵入人体后出现两次病毒血症，引起全身广泛性损害而出现高热、皮疹等一系列临床表现。麻疹患者是唯一的传染源，出疹前 5 天至出疹后 5 天均有传染性，如合并肺炎，传染性可延长至出疹后 10 天。主要通过呼吸道飞沫传播，密切接触者可经污染病毒的手传播。自麻疹疫苗普遍接种以来，发病年龄明显后移，青少年及成人发病率相对上升，全年均可发病。以冬、春季为主，病后可获持久免疫。

【临床表现】

典型麻疹分为 4 期。

1.潜伏期

一般 6～18 天，平均 10 天，潜伏期末可有低热、全身不适。

2.前驱期（出疹前期）

从发热至出疹，一般 3～4 天，以发热、上呼吸道感染和麻疹黏膜斑为主要特征。患儿体温可高达 39～40℃，伴有流涕、咳嗽、流泪等症状。结膜充血、畏光、流泪及眼睑水肿是本病特点。90％以上的患儿于发疹前 24～48 小时出现麻疹黏膜斑，在第一白齿相对应的颊黏膜处，1mm 左右，灰白色，周围有红晕，出疹后 1～2 天消失，具有早期诊断价值。

3.出疹期

多在发热后 3～4 天出现皮疹，初见于耳后发际、颈部，渐至面部、躯干、四肢及手心足底，为淡红色充血性斑丘疹，大小不等，压之褪色，可融合呈暗红色，疹间皮肤正常，3～5 天出齐。出疹时全身中毒症状加重，易并发肺炎、喉炎等。

4.恢复期

出疹 3～4 天后，皮疹按出疹的先后顺序消退，可有麦麸样脱屑及浅褐色色素沉着，7～10 天消退。体温随之下降，其他症状也随之好转。

5.常见并发症

可并发支气管肺炎、喉炎、心肌炎、脑炎等，并能使结核病恶化。

【医学检查】

1.血常规检查

白细胞总数减少，淋巴细胞相对增多。淋巴细胞严重减少，提示预后不良，中性粒细胞增多提示继发细菌感染。

2.血清学检查

出疹 1～2 天内即可从血中检出特异性 IgM 抗体，有早期的诊断价值。

3.病原学检查

从呼吸道分泌物中分离出麻疹病毒可做出特异性诊断。

【治疗原则】

麻疹无特异疗法,以加强护理、对症治疗、预防感染为治疗原则。有并发症的给予相应治疗。补充维生素 A 可减少并发症的发生。

【护理诊断/问题】

(1)体温过高　与病毒血症、继发感染有关。

(2)有皮肤完整性受损的危险　与皮疹有关。

(3)有感染的危险　与机体免疫力低下有关。

(4)潜在并发症:肺炎、喉炎、脑炎等。

【护理措施】

1.隔离防护

采取呼吸道隔离至出疹后 5 天,有并发症者延至出疹后 10 天,接触的易感儿隔离观察 21 天。

2.休息与活动

卧床休息至皮疹消退、体温正常。保持室内空气新鲜,温湿度适宜,衣被清洁、合适。

3.病情观察

麻疹并发症多且重,为及早发现,应密切观察病情,一旦出现相关并发症表现,应及时通知医生予以相应处理。

4.饮食护理

以清淡、易消化的流食或半流食为宜,少量多餐。鼓励多饮水,以利排毒、退热、透疹。恢复期应添加高蛋白、高维生素的食物,无需忌口。

5.用药护理

使用退热剂降温时应避免急骤退热,特别是在出疹期。

6.对症护理

(1)降温护理　处理麻疹高热时需兼顾透疹。不宜用药物或物理方法强行降温,尤其禁用酒精擦浴、冷敷。体温超过 40℃时可用小量的退热剂,以免发生惊厥。

(2)皮肤护理　保持皮肤清洁和床单的干燥、整洁,勤剪指甲,防止抓伤皮肤导致继发感染。及时评估透疹情况,如透疹不畅,可用鲜芫荽煎水服用并擦身,帮助透疹。

(3)口腔、眼、耳、鼻部的护理　保持口腔、眼、耳鼻部清洁,加强口腔护理,多喂白开水,用生理盐水或 2% 硼酸溶液洗漱口腔;眼部应避免强光刺激,并用生理盐水清洗双眼,再滴入抗生素眼液或眼膏,并加用鱼肝油预防干眼症;防止呕吐物或眼泪流入耳道引起中耳炎;鼻腔分泌物多时易形成鼻痂,可用生理盐水将棉签润湿后轻轻拭除以保持鼻腔通畅。

7.心理护理

麻疹并发症较多,传染性较强,家长应注意心理安慰,使其能积极配合治疗。

【健康教育】

(1)向家长介绍麻疹的病程、隔离时间、并发症和预后,使其有充分的心理准备,积极配合治疗。无并发症的患儿可在家中治疗护理,指导家长做好消毒隔离、皮肤护理及病情观察,防止继发感染。

（2）教育家长流行期间不带易感儿童去公共场所，病室通风换气，空气消毒，患儿衣被及玩具等在阳光下暴晒2小时，减少不必要的探视。医务人员接触患儿后，须在日光下或流动空气中停留30分钟以上，才能再接触其他患儿或健康易感者。

（3）对8个月以上未患过麻疹的小儿应接种麻疹疫苗。7岁时进行复种。易感儿接触麻疹后5日内注射免疫球蛋白，可免于发病。

（王 雪 董 博）

第四节 水痘患者的护理

水痘是由水痘-带状疱疹病毒引起的急性传染病。临床特征为皮肤和黏膜相继出现并同时存在斑疹、丘疹、疱疹和结痂，全身症状轻微。病后可获持久免疫。

【病因、发病机制及流行病学】

水痘患者是唯一的传染源。病毒存在于患儿上呼吸道鼻咽分泌物及疱疹液中，经飞沫或直接接触传播，出疹前1～2日至疱疹结痂为止均有传染性。一年四季均可发病，冬春季高发。病毒经口、鼻进入人体后在呼吸道黏膜细胞中复制，而后进入血流，形成病毒血症。在单核-吞噬细胞系统内再次增殖后释放入血，形成第二次病毒血症。由于病毒入血是间歇性的，故临床表现为皮疹分批出现，且各类皮疹同时存在。皮肤病变仅限于表皮棘细胞层，愈后不留瘢痕。

【临床表现】

1. **典型水痘**

潜伏期约2周，前驱期仅1天左右。症状轻微，表现为低热、全身不适、咳嗽等。常在起病当天或次日出现皮疹，特点是：①皮疹分批出现，初始为红色斑疹或斑丘疹，迅速发展为清亮、椭圆形小水疱，周围伴有红晕。疱液先透明而后混浊，疱疹易破溃，常伴瘙痒。2～3天开始干枯结痂。不同性状的皮疹同时存在是水痘皮疹的重要特征。②皮疹为向心性分布，躯干多，四肢少，是水痘皮疹的又一特征。③黏膜疱疹可出现在口腔、咽、结膜和生殖器等处，易破溃形成溃疡。④水痘为自限性疾病，一般10日左右自愈。

2. **并发症**

常见为皮肤继发性细菌感染。也可并发水痘肺炎、脑炎等。

【医学检查】

白细胞总数正常或稍高，血清特异性抗体检查滴度增高4倍以上可确诊，疱疹刮片可见多核巨细胞及核内包涵体。

【治疗原则】

水痘是自限性疾病，无合并症时以一般治疗和对症处理为主。

1. **抗病毒治疗**

阿昔洛韦是目前首选药物，在水痘发病后24小时内应用才有效。

2. **对症治疗**

皮肤瘙痒可局部应用炉甘石洗剂或口服抗组胺药，高热时给予退热剂。皮质激素可导致病毒播散，一般不宜使用。有并发症时进行相应对症治疗。

【护理诊断/问题】

(1)有皮肤完整性受损的危险　与水痘病毒引起的皮疹及继发感染有关。

(2)体温过高　与病毒血症有关。

(3)潜在并发症:肺炎、脑炎等。

【护理措施】

1.隔离防护

无并发症的患儿多在家隔离治疗,隔离至疱疹全部结痂或出疹后 7 日止。易感儿接触后应隔离观察 3 周。

2.休息与活动

卧床休息至热退、症状减轻。保持室内空气新鲜,温湿度适宜,定时空气消毒。衣被清洁,不宜过厚,以免患儿不适而增加皮肤瘙痒感。

3.病情观察

水痘临床过程一般顺利,注意观察患儿病情变化,及早发现异常通知医生予以相应的治疗。

4.饮食护理

给予富含营养的清淡饮食,多饮水,保持机体足够的营养。

5.对症护理

(1)皮肤护理　衣被清洁干燥,剪短指甲,婴幼儿可戴并指手套,以免抓伤皮肤引起继发感染或留下瘢痕。皮肤瘙痒难忍时,可分散其注意力,或用温水洗浴、局部涂炉甘石洗剂或 5% 碳酸氢钠溶液,亦可遵医嘱口服抗组胺药物。疱疹破溃、有继发感染者局部用抗生素软膏,或遵医嘱给抗生素口服控制感染。

(2)降低体温　可用物理降温,忌用阿司匹林,以免增加 Reye 综合征的危险。卧床休息,饮食清淡,多饮水。

6.心理护理

向患儿家长介绍水痘患儿隔离时间,使其有充分思想准备,以免引起焦虑情绪。

【健康教育】

加强预防知识教育,如流行期间少带儿童去公共场所。向家长介绍水痘隔离时间,使家长有思想准备,以免引起焦虑。指导家长给予患儿足够的营养和水分,饮食宜清淡。为家长示范皮肤护理方法,防止继发感染。

(王　雪　孙晓婷)

第五节　流行性腮腺炎患者的护理

流行性腮腺炎是由腮腺炎病毒引起的急性呼吸道传染病,以腮腺肿大、疼痛为特征,多伴发热和咀嚼受限,可累及其他腺体和器官。

【病因、发病机制及流行病学】

人是腮腺炎病毒的唯一宿主,存在于患者唾液、血液、尿及脑脊液中。病毒经口、鼻侵入人体后,在局部黏膜上皮细胞中增殖。引起局部炎症和免疫反应,然后入血产生病毒血症,进而扩散到腮腺和全身各器官,由于病毒对腺体组织和神经组织具有高度亲和性,可使多种腺体如腮腺、颌下腺、舌下腺、胰腺、性腺等发生炎症改变,因此腮腺炎是一种系统的、多器官受累的疾病。全年均可发病,以冬春季为主。在儿童机构容易造成流行。感染后可获持久免疫。患者和隐性感染者为本病传染源。自腮腺肿大前1天至消肿后3天均具传染性。病毒主要通过飞沫、直接接触传播,亦可经唾液污染的食具、玩具等途径传播。好发于5~15岁的儿童及青少年,无免疫力的成人亦可发病。

【临床表现】

1. 典型病例

以腮腺炎为主要表现。潜伏期14~25天,平均18天。前驱期很短,可有低热、头痛、乏力、纳差等。腮腺肿大常是疾病的首发体征。通常先起于一侧,2~3天内波及对侧,也有双侧同时肿大或始终限于一侧者。肿大以耳垂为中心,向前、后、下发展,边缘不清,表面发热但不红,有疼痛及触痛。张口、咀嚼特别是食酸性食物时胀痛加剧。腮腺管口红肿,但无分泌物。腮腺肿大3~5天达高峰,一周左右逐渐消退。严重者颌下腺、舌下腺、颈淋巴结可同时受累。

2. 其他症状

腮腺炎病毒常侵入神经系统、其他腺体或器官而产生下列症状。

(1)脑膜脑炎 常在腮腺肿大前、后或同时发生,表现为发热、头痛、呕吐、颈项强直等症状。脑脊液呈无菌性脑膜炎样改变。大多预后良好。重者可留有后遗症或死亡。

(2)睾丸炎 是男孩最常见的并发症,多为单侧受累,睾丸肿胀疼痛,约半数病例可发生萎缩,双侧萎缩者可导致不育症。

(3)急性胰腺炎 较少见。常发生于腮腺肿胀数日后,表现为上腹疼痛,有压痛,伴发热、寒战、呕吐等。

(4)其他 可有心肌炎、肾炎等。

【医学检查】

(1)血常规检查 白细胞总数正常或稍低,淋巴细胞相对增多。

(2)血清尿淀粉酶测定 发病早期增高,第2周左右恢复正常。

(3)血清抗体检测 血清特异性IgM抗体阳性提示近期感染。

(4)病毒分离 患者的唾液、尿液、脑脊液、血中可分离出病毒。

【治疗原则】

本病是自限性疾病,无特殊疗法,主要是对症和支持治疗。可采用中医中药内外兼治。发病早期可使用利巴韦林静滴,重症患儿可短期应用肾上腺激素治疗。

【护理诊断/问题】

(1)疼痛 与腮腺非化脓性炎症有关。

(2)体温过高 与病毒感染有关。

(3)潜在并发症:脑膜脑炎、睾丸炎、胰腺炎等。

【护理措施】

1. 隔离防护

无并发症的患儿一般在家中隔离治疗,采取呼吸道隔离,隔离至腮腺肿大完全消退后3天为止。对患儿的呼吸道分泌物及其污染的物品应进行消毒。

2. 休息与活动

发热伴有并发症者应卧床休息至体温正常。

3. 病情观察

注意患儿有无脑膜脑炎、睾丸炎、急性胰腺炎等临床征象,发现异常及时通知医生并采取相应护理措施。

4. 饮食护理

给予清淡、易消化的半流质饮食或软食。忌酸、辣、硬而干燥的食物,以免引起唾液分泌增多,肿痛加剧。

5. 对症护理

(1)减轻疼痛 局部冷敷可减轻炎症充血和疼痛。可用茶水或食醋调中药如意金黄散外敷患处,药物应保持湿润,以发挥药效并防止干裂引起疼痛。鼓励患儿多饮水、勤漱口,防止继发感染。睾丸炎可用丁字带托起阴囊消肿或局部间歇冷敷以减轻疼痛。

(2)控制体温 高热者给予物理或药物降温。

6. 心理护理

做好患儿和家长的心理护理,介绍减轻疼痛的方法,使患儿配合治疗。

【健康教育】

向家长讲解腮腺炎的护理和隔离知识。指导家长做好隔离、用药、饮食、退热等护理,学会观察病情。流行期间应加强幼儿园与学校的晨检,及时发现并隔离患儿。易感儿接种麻疹、风疹、腮腺炎三联疫苗,能起到良好的保护作用。有接触史的易感儿应观察 3 周。

(王 雪 孙晓婷)

第六节 病毒性肝炎患者的护理

病毒性肝炎简称肝炎,是由多种嗜肝病毒引起的以肝脏损害为主的全身性疾病。肝炎病毒有甲型、乙型、丙型、丁型及戊型,近年还发现了新的肝炎病毒,如庚型肝炎病毒。各型病原不同,但临床表现基本相似。甲型及戊型主要表现为急性肝炎。而部分乙型、丙型及丁型可转化为慢性肝炎并可发展为肝硬化,且与肝癌的发生有密切的关系。

【病因、发病机制及流行病学】

由各种嗜肝病毒感染所致。主要经粪-口途径传播的有甲型肝炎和戊型肝炎。污染的水源或食物可引起暴发流行,有季节性,甲型肝炎以儿童发病率高,而戊型肝炎则主要发生于青壮年,孕妇罹患戊型肝炎后则较易发展为重型肝炎。

主要经血液途径传播的有乙型肝炎、丙型肝炎及丁型肝炎。通常在半年内曾接受输血、血液制品及消毒不严格的药物注射、免疫接种、针刺治疗或与患者有密切接触史等。

母婴传播也是乙型肝炎重要传播途径,而丙型肝炎患者血液中的丙型肝炎病毒含量却很低,故母婴传播在丙型肝炎传播中意义较小。丁型肝炎病毒为缺陷病毒,它的复制需 HBsAg 的存在,故它与乙型肝炎的发病不论是同时或先后发生,病情均较重。

【临床表现】

潜伏期:甲型肝炎 5～45 天,平均 30 天;乙型肝炎 30～180 天,平均 70 天;丙型肝炎 15～

150 天,平均 50 天;丁型肝炎 28～140 天;戊型肝炎 10～70 天,平均 40 天。

1. 急性肝炎

急性肝炎分为两型:急性黄疸型肝炎和急性无黄疸型肝炎。

(1)急性黄疸型肝炎　典型的临床表现分三期。

1)黄疸前期:平均 5～7 天。表现为食欲减退、厌油、恶心、呕吐、腹胀、腹痛和腹泻等消化系统症状,同时还可有畏寒、发热、疲乏及全身不适等。甲型及戊型肝炎起病较急,常有 38℃以上的发热。乙型肝炎起病较缓慢,多无发热或发热不明显。部分乙型肝炎病例可出现荨麻疹、斑丘疹、血管神经性水肿和关节痛等。

2)黄疸期:可持续 2～6 周。尿色加深如浓茶样,巩膜和皮肤黄染,而黄疸前期的症状好转。黄疸可逐渐加深,约 2 周达到高峰。部分患者可有短暂粪便颜色变浅、皮肤瘙痒、心动过缓等肝内阻塞性黄疸的表现。

体征:常见肝大,质地软,有轻度压痛及叩击痛。部分患者有轻度脾大。

3)恢复期:本期平均持续 4 周。上述症状消失,黄疸逐渐消退。肝脾回缩,肝功能逐渐恢复正常。

(2)急性无黄疸型肝炎　较黄疸型肝炎多见。主要表现为消化道症状,此类型常不易被发现,成为容易被忽略的重要传染源。

2. 慢性肝炎

病程超过半年者。常见乙、丙、丁型肝炎。通常无发热,症状类似急性肝炎。体征以面色灰暗、蜘蛛痣、肝掌、肝脾大为主要表现。

3. 重型肝炎

重型肝炎是一种最为严重的临床类型。各型肝炎均可引起,病死率可高达 50%～80%。

(1)重型肝炎分型　可分三种类型,以慢性重型肝炎最为常见。①急性重型肝炎:起病较急,早期即出现重型肝炎的临床表现。尤其是病后 10 天内出现Ⅱ度以上肝性脑病、肝脏明显缩小、肝臭等。②亚急性重型肝炎:急性黄疸型肝炎起病 10 天以上,出现重型肝炎的临床表现。肝性脑病多出现在疾病的后期,腹水往往较明显。此型病程可长达数月,易发展成为坏死性肝硬化。③慢性重型肝炎:在慢性肝炎或肝炎后肝硬化基础上发生的重型肝炎。

(2)重型肝炎的诱因　①病后劳累。②感染,常见胆系感染、原发性腹膜炎等。③长期大量酗酒或病后酗酒。④服用对肝脏有损害的药物。⑤合并妊娠。

(3)临床表现　主要表现为肝衰竭:①黄疸迅速加深,血清胆红素高于 $171\mu mol/L$。②肝脏进行性缩小,出现肝臭。③出血倾向,凝血酶原活动度(PTA)低于 40%。④迅速出现腹水、中毒性鼓肠。⑤精神神经系统症状,早期可出现计算能力下降、定向障碍、精神行为异常、烦躁不安、嗜睡、扑翼样震颤等,晚期可发生昏迷,深反射消失。⑥肝肾综合征,出现少尿甚至无尿,电解质酸碱平衡紊乱,血尿素氮升高等。

4. 淤胆型肝炎

以肝内胆汁淤积为主要表现,又称毛细胆管炎型肝炎。自觉症状较轻,而黄疸较深,伴全身发肤瘙痒,粪便颜色变浅或灰白色。

5. 肝炎后肝硬化

在肝炎基础上发展为肝硬化,表现为肝功能异常及门静脉高压。

【医学检查】

1.血清酶检测

丙氨酸氨基转移酶(ALT)在肝功能检测中最为常用,是判定肝细胞损害的重要指标。急性黄疸型肝炎常明显升高;慢性肝炎可持续或反复升高;重型肝炎时因大量肝细胞坏死,ALT随黄疸迅速加深而下降,称为胆-酶分离。天门冬氨酸氨基转移酶(AST)升高。

2.血白蛋白检测

白蛋白(A)下降、球蛋白(G)升高和 A/G 比值下降,见于慢性肝病。

3.血清和尿胆红素检测

黄疸型肝炎时,血清直接和间接胆红素均升高。淤胆型肝炎则以血清直接胆红素升高为主。黄疸型肝炎尿胆原和尿胆红素明显增加,淤胆型肝炎时尿胆红素增加,而尿胆原减少或阴性。

4.凝血酶原活动度(PTA)检查

PTA 与肝损程度成反比,可用于重型肝炎临床诊断及预后判断。重型肝炎 PTA 常<40%,PTA 愈低,预后愈差。

5.血氨浓度检测

若并发肝性脑病,可有血氨升高。

6.肝炎病毒病原学(标志物)检测

(1)甲型肝炎　①血清抗-HAV-IgM:是甲型肝炎病毒(HAV)近期感染的指标,是确诊甲型肝炎最主要的标志物。②血清抗-HAV-IgG:见于甲型肝炎疫苗接种后或既往感染HAV 的患者,为保护性抗体。

(2)乙型肝炎　①表面抗原(HBsAg)与表面抗体(抗-HBs 抗体):HBsAg 阳性见于乙肝病毒(HBV)感染者。HBV 感染后 3 周血中首先出现 HBsAg。抗-HBs 阳性主要见于预防接种乙型肝炎疫苗后或过去感染 HBV 并产生免疫力的恢复者。②e 抗原(HBeAg)与 e 抗体(抗-HBe 抗体):HBeAg 一般只出现在 HBsAg 阳性的血清中。HBeAg 阳性提示 HBV 复制活跃,传染性较强。③核心抗原(HBcAg)与其抗体(抗-HBc 抗体):HBcAg 主要存在于受感染的肝细胞核内,如检测到 HBcAg 表明 HBV 有复制,因检测难度较大,故较少用于临床常规检测。④乙型肝炎病毒脱氧核糖核酸(HBV DNA)和 DNA 聚合酶(DNAP):均位于 HBV 的核心部分,是反映 HBV 感染最直接、最特异和最灵敏的指标。两者阳性提示 HBV 的存在、复制、传染性强。HBV DNA 定量检测有助于抗病毒治疗病例选择及判断疗效。乙型肝炎病毒病原学(标志物)检测结果分析见表 9-6-1。

(3)丙型肝炎　①丙型肝炎病毒核糖核酸(HCV RNA):在病程早期即可出现,而于治愈后很快消失,因此可作为抗病毒治疗病例选择及判断疗效的重要指标。②丙型肝炎病毒抗体(抗-HCV):是丙肝病毒(HCV)感染的标志物。抗-HCV-IgM 见于丙型肝炎急性期,病愈后可消失。

(4)丁型肝炎　血清或肝组织中的 HDV Ag 和(或)HDV RNA 阳性有确诊意义。

(5)戊型肝炎　常检测抗-HEV-IgM 及抗-HEV-IgG。近期感染指标,需结合临床进行判断。

表 9 - 6 - 1　乙型肝炎毒病原学(标志物)检测结果分析

HBsAg	HBeAg	抗－HBs	抗－HBe	抗－HBc	结果分析
＋	－	－	－	－	HBV 急慢性感染或无症状携带者
＋	＋	－	－	＋	急性或慢性乙型肝炎(大三阳)
＋	－	－	＋	＋	急性感染趋向恢复(小三阳)
－	－	＋	＋	＋	既往感染恢复期
－	－	＋	＋	－	既往感染恢复期
－	－	－	－	＋	既往感染期或"窗口期"
－	－	＋	－	－	既往感染或接种过疫苗

【治疗原则】

病毒性肝炎目前仍无特效治疗。治疗原则为综合性治疗,以休息、营养为主;辅以适当药物治疗;避免使用损害肝脏的药物。

1.隔离

甲、戊型肝炎按肠道传染病隔离 3～4 周;乙、丙、丁型肝炎按血源性传染病及接触性传染病隔离,乙、丁型肝炎急性期应隔离到 HBsAg 转阴;恢复期仍不转阴者,按 HBsAg 携带者处理;丙型肝炎急性期隔离至病情稳定。乙型肝炎表面抗原携带者需要随诊,可以工作(但不应从事饮食、自来水、血制品等工作,且不能献血并应严格遵守个人卫生)。为阻断母婴传播,对新生儿最适宜的预防方法是应用乙肝疫苗联合高效价乙肝免疫球蛋白注射。

2.休息

急性肝炎的早期,应住院或卧床休息。慢性肝炎适当休息,病情好转后应注意动静结合。恢复期逐渐增加活动,但要避免过劳,以利康复。

3.饮食

急性肝炎应进易消化、维生素含量丰富的清淡食物。若呕吐者,可静脉滴注葡萄糖及维生素 C。慢性肝炎患者宜高蛋白饮食(肝性脑病时,应限制蛋白入量),但应注意不要摄食过多,以防发生脂肪肝等。

4.药物治疗

(1)急性肝炎　主要是支持疗法和对症治疗。可选用西药或中草药进行治疗。乙型肝炎应区别是真正的急性乙肝还是慢性乙肝急性发作,前者处理同甲型,后者按慢性乙肝治疗。

(2)慢性肝炎(包括乙型、丙型、丁型)　应根据患者的具体情况采取抗病毒、调整免疫、保护肝细胞;防止纤维化、改善肝功能、改善微循环等中西医结合治疗措施。

(3)重型肝炎　应加强护理,进行监护,密切观察病情。采取阻断肝细胞继续坏死、促进肝细胞再生,改善肝脏微循环,预防和治疗各种并发症等综合措施并加强支持疗法。

【护理诊断/问题】

(1)活动无耐力　与肝功能受损、能量代谢障碍有关。

(2)营养失调:低于机体需要量　与食欲不振,恶心呕吐有关。

(3)有皮肤完整性受损的危险　与胆盐沉着刺激皮肤神经末梢引起瘙痒;肝衰竭大量腹水形成、长期卧床有关。

（4）有感染的危险　与免疫功能低下，营养不良有关。

（5）潜在的并发症：出血。

（6）潜在的并发症：肝性脑病、肾衰竭。

【护理措施】

1.隔离防护

甲肝、戊肝的患者要进行消化道隔离，嘱患者注意个人卫生，餐前、便后要洗手；乙肝、丙肝和丁肝患者要进行血液体液隔离。需注意以下几点。

（1）患者单位要有隔离标记，设立泡手桶、泡器械桶等消毒设施。

（2）患者餐具要固定，与其他患者分开消毒或使用一次性餐具。

（3）排泄物要使用5%含氯消毒剂消毒后再倾倒。

（4）单独使用体温表、血压计、听诊器、止血带等，隔离解除后要使用含氯消毒剂或过氧乙酸进行终末消毒。

（5）被污染的物品可在0.5%的含氯消毒剂中浸泡30分钟或沸水煮30分钟消毒。

（6）使用一次性注射器，妥善处理好污染的锐利的医疗器械，避免伤人。

（7）医护人员进行有创检查或操作应注意做好自我防护，一旦出现针刺伤，要挤出伤口的血，并用流动水冲，边挤边冲，检查病毒的抗原与抗体，根据自身情况注射高效的免疫球蛋白，以后3个月、半年复查病毒的抗原与抗体。

2.休息与活动

急性肝炎、慢性肝炎活动期、重型肝炎的患者应卧床休息，以降低机体代谢率，增加肝脏的血流量，有利于肝细胞修复。需协助做好病情严重患者进餐、沐浴、如厕等生活护理。待症状好转、黄疸减轻、肝功能改善后，逐渐增加活动量，以不感疲劳为度。肝功能正常1～3个月后可恢复日常活动及工作，但仍应避免过度劳累和重体力劳动。

3.病情观察

（1）观察有无精神或神志的改变，警惕肝性脑病的发生。

（2）观察有无出血倾向，皮肤有无出血点，有无黑便、呕血等。

（3）观察黄疸有无消退或加重；观察水肿有无消退或加重。

（4）监测肝功能，重症患者应注意有无胆-酶分离。

（5）对于肝性脑病者应监测生命体征。

4.饮食护理

（1）肝炎急性期：宜进食清淡、易消化、富含维生素的流质饮食。如进食量太少，不能满足生理需要，可遵医嘱静脉补充葡萄糖、脂肪乳和维生素。

（2）黄疸消退期：可逐渐增加饮食，避免暴饮暴食，少食多餐。注意调节饮食的色、香、味，保证营养摄入。补充蛋白质，以优质蛋白为主，如牛奶、瘦猪肉、鱼等；碳水化合物300～400g/d，以保证足够热量；脂肪以耐受为限，多选用植物油；多食水果、蔬菜等含维生素丰富的食物。

（3）肝炎后肝硬化、重型肝炎：血氨偏高时的饮食要求参照"肝性脑病"的饮食要求。

（4）要避免长期摄入高糖高热量饮食，尤其有糖尿病倾向和肥胖者，以防诱发糖尿病和脂肪肝。腹胀者可减少产气食品如牛奶、豆制品等的摄入。禁饮酒。

5.干扰素治疗的护理

（1）用药前宣教　说明干扰素治疗目的、意义、不良反应及持续时间，使患者有心理准备，坚持治疗。

(2)用药期间　不良反应与剂量有关。嘱患者在医生指导下用药，不能自行停药或加量，用药不当易引起病毒变异或药物不良反应增加。

(3)常见不良反应及处理　①发热反应:注射干扰素最初3~5次发生,以第一次注射后的2~3小时发热最明显,低热至高热不等,可伴头痛、肌肉和骨骼酸痛、疲倦无力等。反应随疗程次数增加而减轻。嘱患者多饮水,卧床休息,可在睡前注射,或在注射干扰素同时服用解热镇痛药。②胃肠道反应:对症处理,严重者停药。③脱发:部分患者在疗程中、后期出现脱发,但停药后可恢复。④肝功能损害:出现黄疸、ALT升高等,继续治疗或停药。⑤神经精神症状:如忧郁、焦虑等,严重者减量或停药。⑥血象改变:白细胞降低常见。若WBC$>3.0\times10^9$/L应坚持治疗,可遵医嘱给予升白细胞药物。若WBC$<3.0\times10^9$/L或中性粒细胞$<0.75\times10^9$/L或血小板$<50\times10^9$/L时,可减少干扰素剂量,甚至停药。

6.对症护理

(1)皮肤护理　①保持周围环境清洁:为缓解或控制患者的皮肤瘙痒感可用温水或患者适宜的温度水擦拭,着棉质、宽松、透气衣物。②保护皮肤的完整性:避免抓伤皮肤。保持指甲平整,必要时戴手套,防干裂,用润肤油或乳液外涂皮肤,选用中性肥皂或浴液清洁皮肤,暂时不用化妆品。③预防感染:保持皮肤清洁,注意个人卫生,勿搔抓皮肤,避免皮肤受伤。

(2)水肿的护理　腹水患者给予半卧位,准确记录24小时出入量,监测体重或腹围,防止皮肤压疮,遵医嘱静脉补充白蛋白,补充优质高蛋白饮食。

7.心理护理

经常与患者沟通,建立良好的护患关系。鼓励患者宣泄悲伤和孤独等情绪,并为患者保密。向患者讲解疾病的治疗、自我保健及预后,使患者正确了解自身的传染性,树立患者积极的人生观,使其保持乐观情绪和战胜疾病的信心。

【健康教育】

1.疾病知识指导

向患者及家属宣传病毒性肝炎的家庭护理和自我保健知识。慢性患者和无症状携带者应做到:①正确对待疾病,保持乐观情绪。②生活规律,劳逸结合,恢复期患者可参加散步、体操等轻微体育活动,待体力完全恢复后参加正常工作。③加强营养,适当增加蛋白质摄入但要避免长期高热量、高脂肪饮食,戒烟酒。④不滥用药物,以免加重肝损害。⑤实施适当的家庭隔离,如患者的食具、用具和洗漱用品应专用,患者的排泄物、分泌物可用3%漂白粉消毒后弃去。患者应自觉注意卫生,养成良好卫生习惯,防止唾液、血液及其他排泄物污染环境。家中密切接触者,可行预防接种。⑥定期复查肝功能、病毒的血清学指标,以指导调整治疗方案。

2.疾病预防指导

甲型和戊型肝炎应预防消化道传播,重点在于加强粪便管理。保护水源,严格饮用水的消毒,加强食品卫生和食具消毒。乙、丙、丁型肝炎预防重点则在于防止通过血液和体液传播。对供血者进行严格筛查,做好血源监测。凡接受输血、大手术及应用血制品的患者,定期检测肝功能及肝炎病毒标记物,以便早期发现由血液和血制品所致的各型肝炎。生活用具应专用。接触患者后用肥皂和流动水洗手。

3.预防接种

甲型肝炎和乙型肝炎易感者可接种甲型肝炎疫苗和乙型肝炎疫苗,对接触者可接种人血清免疫球蛋白,以防止发病。

(卜秀梅　王　雪)

第七节　艾滋病患者的护理

艾滋病又称获得性免疫缺陷综合征(AIDS),是由人免疫缺陷病毒(HIV)所引起的传染病,主要通过性接触和血液传播。

HIV 在外界的抵抗力不强,对热敏感,56℃、30 分钟就可灭活,25％以上浓度的酒精、0.2％次氯酸钠和漂白粉都能将其灭活,但对 0.1％甲醛、紫外线、γ 射线不敏感。

【病因、发病机制及流行病学】

由 HIV 感染所致。患者和 HIV 无症状病毒携带者是本病的传染源,病毒主要存在于血液、精液、子宫和阴道分泌物中,其他体液如唾液、眼泪和乳汁也有传染性。

传播途径包括:①性接触传染,是艾滋病的主要传播途径。②共用针头注射及血源途径。③母婴传播。④其他途径:如应用 HIV 感染者的器官移植或人工授精,被污染的针头刺伤或破损皮肤意外受感染。

高危人群为男性同性恋者、多个性伴侣者、静脉药物依赖者和血制品使用者。

【临床表现】

本病潜伏期长,一般认为约 2～10 年可发展为艾滋病。

1.分期

艾滋病可以分为 4 期。

(1)急性感染期(Ⅰ期)　此期症状常较轻微,易被忽略。感染 HIV 后,部分患者出现轻微发热、全身不适、头痛、畏食、肌肉关节疼痛以及淋巴结肿大等。检查可见血小板减少,CD_8^+T 淋巴细胞升高。感染后 2～6 周,血清 HIV 抗体可呈阳性反应。症状持续约 3～14 天后自然消失。

(2)无症状感染期(Ⅱ期)　无任何症状。可检出 HIV 以及 HIV 核心蛋白和包膜蛋白的抗体。此期持续 2～10 年或更长。

(3)持续性全身淋巴结肿大期(Ⅲ期)　表现为除腹股沟淋巴结以外,全身其他部位两处或两处以上淋巴结肿大,质地柔韧,无压痛,能自由活动。肿大一般持续 3 个月以上,无自觉症状。活检可见淋巴结反应性增生。

(4)艾滋病期(Ⅳ期)　是艾滋病病毒感染的最终阶段。此期临床表现复杂,易发生机会性感染及恶性肿瘤,可累及全身各个系统及器官,常有多种感染和肿瘤并存,常有以下表现:①发热、乏力不适、盗汗、体重下降、厌食、慢性腹泻、肝脾大等。②神经系统症状如头痛、癫痫、下肢瘫痪、进行性痴呆。③感染如原虫、真菌、结核杆菌和病毒感染。④肿瘤如常见卡波西肉瘤和非霍奇金淋巴瘤。⑤继发其他疾病,如慢性淋巴性间质性肺炎等。

2.各系统的临床表现

(1)呼吸系统　肺孢子菌肺炎最为常见,是本病机会性感染死亡的主要原因。念珠菌、疱疹和巨细胞病毒、结核杆菌、卡波西肉瘤均可侵犯肺部。

(2)消化系统　念珠菌、疱疹和巨细胞病毒引起口腔和食管炎症或溃疡最为常见,表现为吞咽疼痛和胸骨后烧灼感。胃肠黏膜常受到疱疹病毒、隐孢子虫、鸟分枝杆菌和卡波西肉瘤的侵犯，引起腹泻、体重减轻。

（3）中枢神经系统　①HIV 直接感染中枢神经系统：引起艾滋病痴呆综合征、无菌性脑炎。临床可表现为头晕、头痛、癫痫、进行性痴呆、脑神经炎等。②机会性肿瘤：如原发性脑淋巴瘤和转移性淋巴瘤。③机会性感染：如脑弓形虫病、隐球菌性脑膜炎、巨细胞病毒脑炎等。

（4）皮肤黏膜　卡波西肉瘤可引起紫红色或深蓝色浸润或结节。白色念珠菌或疱疹病毒所致口腔感染等。外阴疱疹病毒感染、尖锐湿疣均较常见。

（5）眼部　巨细胞病毒、弓形虫引起视网膜炎、眼部卡波西肉瘤等。

【医学检查】

1.血常规检查

不同程度贫血，血小板减少，红细胞沉降率加快，白细胞计数降低。

2.免疫学检查

T 细胞绝对值下降，CD_4^+ T 淋巴细胞计数下降，CD_4^+/CD_8^+ 比值<1.0。此检查有助于判断治疗效果及预后。

3.血清学检查

①HIV-1 抗体检查：p24 和 gp120 抗体，用 ELISA 法连续两次阳性，经免疫印迹法或固相放射免疫沉淀法证实阳性可确诊。②HIV 抗原检查：可用 ELISA 检测 p24 抗原。

4.HIV RNA 的定量检测

HIV RNA 的定量检测既有助于诊断，又可判断治疗效果及预后。

【治疗原则】

目前仍缺乏根治 HIV 感染的药物，多采用综合治疗，抗 HIV 病毒治疗，预防和治疗机会性感染，增加机体免疫功能，支持疗法以及心理方面的关怀。其中以抗病毒治疗最为关键。

1.抗 HIV 病毒治疗

强效联合抗病毒治疗（HAART）俗称"鸡尾酒"疗法。国内抗反转录病毒治疗（ARV）药物有核苷类反转录酶抑制剂（NRTIs）、非核苷类反转录酶抑制剂（NNRTIs）、蛋白酶抑制剂（PIs）和整合酶抑制剂四类，共 12 种。注意：①在开始 HAART 前，如果患者存在严重的机会性感染或既往慢性疾病急性发作期，应在控制病情稳定后，再开始治疗。②HIV 在抗病毒治疗过程中易发生突变，从而产生耐药性，因而主张联合用药。③需终身治疗。

2.中医中药

中药既有抗病毒的作用，更有提高免疫力的作用。

3.机会性感染的治疗

（1）卡氏肺孢子菌肺炎　复方磺胺甲噁唑、喷他脒、克林霉素与伯氨喹啉合用。糖皮质激素的使用。

（2）弓形虫病　首选乙胺嘧啶与磺胺嘧啶联合治疗；次选乙胺嘧啶与克林霉素联合治疗。

（3）巨细胞病毒感染　更昔洛韦或阿昔洛韦。

（4）鸟分枝杆菌感染　克林霉素、阿奇霉素等。

（5）隐球菌脑膜炎　应用氟康唑或两性霉素 B。

4.支持及对症治疗

输血、补充维生素及营养物质，明显消瘦者可给予甲地孕酮改善食欲。

【护理诊断/问题】

(1)有感染的危险　与免疫功能受损有关。

(2)营养失调:低于机体需要量　与纳差、慢性腹泻及艾滋病期并发各种机会性感染和肿瘤消耗有关。

(3)恐惧　与艾滋病预后不良、疾病折磨、担心受到歧视有关。

(4)腹泻　与并发胃肠道机会感染和肿瘤有关。

(5)活动无耐力　与 HIV 感染,并发各种机会性感染和肿瘤有关。

(6)社交孤立　与艾滋病患者实施强制性管理,采取严格的血液和体液隔离,被他人歧视有关。

(7)潜在并发症:各种机会性感染。

【护理措施】

1.隔离防护

艾滋病期患者应在执行血液/体液隔离的同时实施保护性隔离。

2.休息与活动

急性感染期和艾滋病期卧床休息,无症状期正常工作,避免劳累。病室安静、舒适、空气清新。

3.病情观察

观察患者的一般情况,有无疲乏、消瘦、盗汗等。每日测体温、脉搏、呼吸及血压 2～4 次,每周测体重 1～2 次,如有病情变化,酌情测量。观察患者精神状态的变化,如近期记忆缺失,活动能力受损,认知能力减退,行为改变,定向力障碍,精神恍惚,判断障碍等。观察患者神经系统的变化,如癫痫发作、头痛、呕吐、步态不稳。观察患者有无咳嗽、咳痰、胸痛及呼吸困难等呼吸道症状,注意痰液的性状,认真按规定和要求留取痰标本。了解患者有无腹泻,排便的次数、量和性状,并做好粪便标本的留取。观察患者的皮肤、口腔和生殖道黏膜的病损情况,如口腔黏膜白斑、溃疡,皮肤的斑丘疹、疱疹、瘀点、瘀斑、结节病变的存在与演变。

4.饮食护理

给予高热量、高蛋白、高维生素、富有营养且易消化饮食。绿叶蔬菜和橘黄色蔬菜及水果对预防感染有良好的效果。同时注意少量多餐,增进患者食欲。呕吐者,饭前 30 分钟给予止吐药,每餐之间或餐后 30～40 分钟内进食流质食物。腹泻者,给予少渣、少纤维素、高热量的流质或半流质饮食,鼓励患者多饮水防止脱水。多摄入含钾丰富的食物,如橙汁、香蕉、马铃薯,多摄入肉汤和其他汤类以摄取钠。忌煎炸、生冷、刺激食物。不能进食、吞咽困难者给予鼻饲,必要时静脉补充营养和液体。

5.用药护理

用药期间监测全血细胞计数,以防止出现中性粒细胞减少症。

6.对症护理

(1)预防感染　医护人员在接触患者前、后,要认真洗手。在换药和做管道护理时,要严格执行无菌操作原则,做好接触性隔离,认真做好口腔、眼、鼻腔、肛周及外阴部的护理。

(2)生活护理　鼓励患者独立完成自我生活护理,以增强患者的自我价值感。但当患者不能独立完成自理时,应及时给予辅助。做好卧床患者的洗漱、进食、大小便、个人卫生等生活护理。

7.心理护理

HIV/AIDS患者同常人一样,都需要自尊和被人尊重,需要爱和温暖,需要实现自我。因此,护理人员应该根据患者的实际情况,想方设法地创造条件,尽量满足患者的需要。工作当中要注意一些细节问题,因为HIV/AIDS患者往往敏感、多疑,可能一点不经意的疏忽,就带给他们很大的伤害。所以,护理人员要取得患者的信任,平时要注意沟通技巧,操作中要稳重、敏捷,并且帮助患者正确认识疾病,积极配合诊断治疗,激发患者潜在的生存意识,以提高机体的抗病能力。引导患者树立良好的生活愿望,正视现实,战胜自我,对疾病的治疗充满希望。

【健康教育】

(1)教给患者抗病毒药、抗真菌药和预防用药方面的知识,包括药物剂量、服用时间和可能出现的副作用等。

(2)告诉患者门诊预约和治疗安排。告诉患者患艾滋病、条件致病菌感染和并发肿瘤后会出现的症状与体征,并告诉患者应咨询与报告的医疗部门。

(3)告知患者艾滋病的传播途径。已感染HIV的育龄妇女应避免妊娠、生育,以防止母婴传播。HIV感染的哺乳期妇女应人工喂养婴儿。

(4)告诉患者安全性行为和使用安全套。

(5)教会患者如何应用含氯消毒剂或漂白粉等消毒液,进行血、排泄物和分泌物的消毒。

(6)制订合理的饮食计划,保证营养和热量,食物要易于消化。

(7)建议患者每日做好个人清洁卫生;不吸烟、不饮酒;每日刷牙2次;每日至少吃2次水果、蔬菜;经常锻炼。

(王 雪 董 博)

第八节 流行性乙型脑炎患者的护理

流行性乙型脑炎简称乙脑,是由乙型脑炎病毒引起,以脑实质炎症为主要病变的中枢神经系统急性传染病。

【病因、发病机制及流行病学】

乙脑是人畜共患的自然疫源性疾病。人和动物感染乙脑病毒后,可发生病毒血症,成为传染源。其中猪是乙脑主要传染源及中间宿主。蚊虫是乙脑主要传播媒介。流行区的小儿为易感人群,非流行区任何年龄人群均对本病易感,以隐性感染最为常见,感染后可获持久免疫力。患者多为10岁以下小儿。夏秋季流行,呈高度散发性,与气温、雨量和蚊虫滋生密度高峰有关。

【临床表现】

本病分为5期、4型。

1.分期

(1)潜伏期 4~21日,一般为10~14日。

(2)前驱期 一般1~3日,起病多急骤,体温在1~2日内高达39~40℃,伴头痛、恶心和呕吐。

（3）极期　持续 7 日左右。主要表现为脑实质受损症状。

1）高热：体温高达 40℃ 以上，持续 7～10 日。

2）意识障碍：程度不等，包括嗜睡、谵妄、昏迷或定向力障碍等，持续 1 周左右。

3）惊厥：可有局部小抽搐、肢体阵挛性抽搐、全身抽搐或强直性痉挛，持续数分钟至数十分钟不等，均伴有意识障碍。

4）呼吸衰竭：多发生在重症病例，主要由于脑实质炎症、脑水肿、颅内压增高、脑疝和低血钠脑病所致。

高热、惊厥及呼吸衰竭是乙脑极期的严重症状，三者相互影响，呼吸衰竭常为致死的主要原因。

5）颅内高压：颅内压增高表现为剧烈头痛、喷射性呕吐、血压升高和脉搏变慢；脑膜刺激征阳性；婴幼儿常有前囟隆起。严重患者可发展为脑疝。

6）其他神经系统表现：多在病程 10 日内出现。主要有：①浅反射减弱、消失。深反射先亢进后消失。②肢体强直性瘫痪、肌张力增强、巴宾斯基征等阳性。③可有不同程度的脑膜刺激征。④根据其病变损害部位不同，出现失语、听觉障碍、大小便失禁或尿潴留等症状。

（4）恢复期　此期体温逐渐下降，神经、精神症状好转，一般 2 周左右。

（5）后遗症期　指恢复期神经系统残存症状好转超过 6 个月尚未恢复者。主要表现为意识障碍、痴呆、失语、肢体瘫痪、扭转痉挛以及精神障碍等。

2.分型

（1）轻型　体温在 38～39℃，神志清楚或有轻度嗜睡，头痛、呕吐不明显，无惊厥、呼吸困难。病程 5～7 日，多无后遗症。

（2）中型　体温 39～40℃，头痛、呕吐，嗜睡或浅昏迷，惊厥，脑膜刺激征阳性。病程 7～10 日，恢复期有轻度神经或精神症状。

（3）重型　体温 40～41℃ 左右，昏迷、反复惊厥，颅内压增高，脑膜刺激征明显。病程 10～14 天，多留有后遗症。

（4）极重型　体温 41℃ 以上，深昏迷，常出现呼吸衰竭和脑疝。病死率高，存活者有明显后遗症。

【医学检查】

1.血常规检查

WBC 总数轻度升高$(10～20)×10^9/L$，病初中性粒细胞>80%，有别于其他病毒感染。

2.脑脊液检查

为无菌性脑膜炎改变。外观无色透明或稍浊，压力高，白细胞多在$(50～500)×10^6/L$，个别高达 $1000×10^6/L$ 以上，分类早期以中性粒细胞为主，后淋巴细胞增多。糖正常或偏高，氯化物正常，蛋白质轻度增高。

3.血清学检查

特异性 IgM 抗体在病后 3～4 日即可出现，2 周达到高峰，有早期诊断价值。

【治疗原则】

全面支持和对症治疗。处理好高热、惊厥、呼吸衰竭是抢救乙脑患者的关键。

【护理诊断/问题】

(1)体温过高　与病毒血症及脑部炎症有关。

(2)急性意识障碍　与中枢神经系统损害有关。

(3)焦虑(家长)　与预后差有关。

(4)潜在并发症:惊厥、呼吸衰竭。

【护理措施】

1. 隔离防护

应有防蚊和降温设备,隔离至体温正常,控制室温在30℃以下。

2. 起居护理

卧床休息持续至热退1周,之后避免体力活动至少2周。环境安静,防止声音、强光刺激患者。避免各种治疗和护理操作刺激诱发惊厥或抽搐。避免瘫痪肢体受压或外伤,将瘫痪肢体置于舒适的功能位置。

3. 病情观察

密切观察患儿病情,记录生命体征、意识、瞳孔等的变化。备好急救药品及抢救器械,以便随时投入抢救。

4. 饮食护理

初期和极期应给予清淡流质饮食,如西瓜汁、绿豆汤、菜汤、牛奶等。高热期以碳水化合物为主。昏迷及有吞咽困难者给予鼻饲或静脉输液保证每日入量1500～2000ml,注意水分及电解质平衡。恢复期逐渐增加营养,给予高热量饮食。

5. 对症护理

(1)降低体温　观察和记录体温,及时采取有效降温措施,高热患儿头部放置冰帽、冰枕,腋下、腹股沟等大血管处放置冰袋或酒精擦浴、冷盐水灌肠。遵医嘱给予药物降温或采取亚冬眠疗法。降温过程中注意观察生命体征。

(2)保持呼吸道通畅　鼓励并协助患儿翻身、拍背;痰液黏稠者给予超声雾化吸入,必要时吸痰;给氧;减轻脑损伤。

(3)控制惊厥　及时发现烦躁不安、口角或指(趾)抽动、两眼凝视、肌张力增高等惊厥先兆。①脑水肿所致者,以脱水治疗为主,20%甘露醇脱水30分钟内输完。记录出入量,维持水、电解质平衡,注意患者的心脏功能,防心功能不全。补液时注意输液量不宜过多。②脑实质病变所致者,遵医嘱用镇静剂和抗惊厥药物,注意镇静药对呼吸的抑制作用。③呼吸道分泌物阻塞所致者,让患儿取仰卧位,头偏向一侧,松解衣服和领口,清除口腔分泌物,吸痰、吸氧,氧流量4～5L/min迅速改善脑组织缺氧。如有义齿取下,用缠有纱布的压舌板或开口器从臼齿处放入,以防舌咬伤。舌后坠者用缠有纱布的舌钳拉出后坠舌体,使用简易口咽通气管,必要时气管切开。④注意安全,防止窒息及坠床等外伤,必要时加床档或约束带约束。

6. 心理护理

多陪护患者,与患者及家属有效沟通,使其与医护人员合作,共同战胜疾病。

【健康教育】

大力开展防蚊、灭蚊工作,防止蚊虫叮咬;加强家畜管理;对10岁以下小儿和从非流行区进入流行区的人提前进行乙脑疫苗接种;对有后遗症的患儿做好康复护理指导,教会家长切实可行的护理措施及康复疗法,如肢体功能锻炼、语言训练等;坚持用药,定期复诊。

(王 雪)

第九节 肾综合征出血热患者的护理

肾综合征出血热,既往也称为流行性出血热,简称出血热。其是由汉坦病毒引起的、以鼠类为主要传染源的自然疫源性疾病。临床上以发热、充血、出血、低血压休克和急性肾衰竭为主要表现。流行于亚、欧和非洲,我国是重疫区。

【病因、发病机制及流行病学】

出血热的病原体为汉坦病毒,不耐酸、不耐热,对紫外线和一般消毒剂均敏感。鼠类是主要传染源。传播途径包括五种。①呼吸道传播:是出血热的主要传播途径。②消化道传播:摄入被鼠排泄物污染的食物或水而致病。③接触传播:被鼠咬伤或破损皮肤、黏膜接触带病毒鼠类血液、排泄物可感染致病。④母婴传播。⑤虫媒传播:鼠类身上的寄生虫革螨、恙螨叮咬人体传播。人群对本病普遍易感,隐性感染率低,感染后即发病,病后可获得稳固而持久的免疫。本病有明显流行季节,农区以11月至次年1月为高峰,城区以3~5月为高峰,林区以夏秋季为高峰。以男性青壮年农民和工人多见。

【临床表现】

本病分为6期。

1. **潜伏期**

4~46天,一般为1~2周。

2. **发热期**

(1)发热 急性起病;突然畏寒发热,体温39~40℃;稽留热和弛张热多见,一般持续3~7天。

(2)全身中毒症状 ①全身关节肌肉酸痛,头痛、腰痛、眼眶痛("三痛"),疼痛原因与相应部位充血和水肿有关。②胃肠道症状突出:多数患者出现食欲减退、恶心、呕吐、腹痛、腹泻等。③精神、神经症状:部分可有烦躁不安、嗜睡及谵妄等。

(3)毛细血管损伤 ①充血:颜面、颈、胸部潮红(皮肤"三红"),眼结膜、软腭、咽部充血(黏膜"三红"),重者酒醉貌。②出血:皮肤出血多在腋下、胸背部;黏膜出血可见于眼结膜和软腭。③渗出与水肿:球结膜水肿。

(4)肾损害 起病后2~4天出现,主要表现为蛋白尿和管型等。

3. **低血压休克期**

主要表现为低血压和休克。轻者血压略有波动,持续时间短;重者血压骤然下降,甚至不能测出。若休克长时间不能纠正,可并发DIC、脑水肿、ARDS和急性肾衰竭。

4. **少尿期**

多发生于病后5~8天,持续2~5天。持续时间长短与病情轻重成正比。主要以少尿或无尿、尿毒症,水和电解质、酸碱平衡紊乱为特征。

5. **多尿期**

多发生于病程的第9~14天,持续7~14天。①移行期:尿量500~2000ml/d。②多尿早期:尿量超过 2000ml/d。③多尿后期:尿量 3000ml/d 以上。

6.恢复期

尿量逐渐减至 2000ml/d 或以下,可持续一至数月。

【医学检查】

1.血常规检查

白细胞计数增多,早期以中性粒细胞为主,病后 4～5 天出现较多异型淋巴细胞。血红蛋白和红细胞明显升高。血小板下降。

2.尿常规检查

显著蛋白尿为本病主要特征之一。

3.血液生化检查

血尿素氮、血肌酐升高,休克期及少尿期可出现代谢性酸中毒。血钾在发热期和休克期处于低水平,少尿期升高,多尿期又降低。

4.免疫学检查

血清中特异性 IgM 抗体阳性和 IgG 抗体阳性,相隔 1 周双份血清效价 4 倍以上升高有诊断价值。

【治疗原则】

目前尚无特效疗法。治疗原则为"三早一就"即早发现、早休息、早治疗和就近治疗。在各个时期进行对症治疗,积极防治休克、肾衰竭和出血是治疗本病的关键。

【护理诊断/问题】

(1)组织灌注量改变　与全身广泛小血管损害、血浆外渗、出血、后期并发 DIC 有关。

(2)体温过高　与病毒血症有关。

(3)体液过多　与肾损害有关。

(4)潜在并发症:心力衰竭、肺水肿、出血。

【护理措施】

1.隔离防护

采用呼吸道隔离。患者自发病起隔离至热退。接近时戴口罩,接触时穿隔离衣戴手套。

2.休息与活动

早期应绝对卧床休息。过多活动可加重血浆外渗和组织脏器的出血。

3.病情观察

(1)密切观察生命体征及意识状态的变化。

(2)观察充血、渗出及出血的表现。

(3)了解化验结果:若有血小板进行性减少,凝血酶原时间延长,常预示患者出现 DIC,多预后不良。

(4)记录 24 小时出入量。

4.饮食护理

(1)高热期给予高热量、清淡易消化饮食。如粥、细面条、蛋汤等。呕吐严重者给予禁食。

(2)少尿、氮质血症患者给予低钠盐、低钾、低蛋白、高糖类、高维生素饮食。蛋白质<20g/d,食盐<2g/d。记录 24 小时出入液量。

（3）多尿期患者补液最好以口服为主。应予以营养丰富易消化的食物。多食含钾丰富的食物,如香蕉、橘子、牛奶、豆类等。根据 BUN 和 Cr 结果,递增高蛋白饮食;如实验室结果接近正常且合并低蛋白血症时给予高蛋白饮食。

5. 配合抢救,防止并发症

（1）给予吸氧,注意保暖。

（2）迅速建立静脉通道,快速补充血容量,纠正休克。

（3）遵医嘱纠正酸中毒、补碱,使用血管活性药等。

（4）快速扩容时,应注意观察心功能,有无急性肺水肿的临床表现。

6. 心理护理

医护人员应了解患者的心理困惑,有针对性地进行解释、劝导,鼓励其增强信心,积极参与康复治疗。

【健康教育】

加强卫生宣传教育,灭鼠和防鼠是预防本病的关键;可用灭鼠药(磷化锌、华法林等)、捕鼠等措施。同时灭螨防螨,可用杀虫剂、敌敌畏、乐果等。野外作业、疫区工作人员应加强个人防护,不用手直接接触鼠类或鼠的排泄物。改善卫生条件,防止鼠类排泄物污染食物和水。对于重点人群,应指导其注射沙鼠肾细胞疫苗或地鼠肾细胞疫苗预防接种,提高人群特异性免疫力。

（王 雪）

第十节 猩红热患者的护理

猩红热是由 A 组乙型溶血性链球菌引起的急性传染病,临床以发热、咽峡炎、草莓舌、全身弥漫性鲜红色皮疹和退疹后片状脱皮为特征。

【病因、发病机制及流行病学】

A 组乙型溶血性链球菌是本病的致病菌,链球菌及其毒素侵入机体后,主要产生 3 种病变。①化脓性病变:引起咽峡炎、化脓性扁桃体炎等。②中毒性病变:引起发热等全身中毒症状及出现典型猩红热皮疹。③变态反应性病变:病后 2~3 周,少数患儿出现心脏、肾脏及关节的非化脓性炎症。患者及带菌者为传染源,自发病前 24 小时至疾病高峰传染性最强。主要通过空气飞沫直接传播,也可由食物、玩具、衣服等物品间接传播。人群普遍易感,以 3~7 岁儿童发病率高。四季皆可发病,以春季多见。

【临床表现】

1. 发热

多为高热,伴头痛、乏力、全身不适等。

2. 咽峡炎

咽部、扁桃体充血、肿胀,表面有脓性渗出物。

3. 皮疹

多在发热后第 2 日出现;始于耳后、颈部及上胸部,迅速波及全身。皮疹特点为针尖大小的充血性皮疹,压之褪色,触之有砂纸感,疹间无正常皮肤,有痒感。肘窝、腹股沟等处皮疹密集,易摩擦出血呈紫红色线状,称为"帕氏线"。面部仅有充血而无皮疹,口鼻周围充血不明显,相比之下略显苍白,称为"口周苍白圈"。病初舌被覆白苔,3～4日后白苔脱落,舌乳头红肿突起,称为"杨梅舌"。皮疹于48小时达高峰,持续1周左右,按出疹顺序消退伴脱皮。躯干为糠皮样脱屑,手掌足底可见大片状脱皮,呈"手套"、"袜套"状,无色素沉着。

4.常见并发症

为变态反应性疾病,主要有急性肾小球肾炎、风湿病等。

【医学检查】

白细胞总数增高,中性粒细胞占80％以上,取咽拭子或其他病灶分泌物培养,可检测到溶血性链球菌。

【治疗原则】

青霉素为首选药物。对青霉素过敏或耐药者可用红霉素或第一代头孢菌素治疗。

【护理诊断/问题】

(1)体温过高　与感染、毒血症有关。
(2)舒适度减弱:咽痛、头痛、皮肤瘙痒　与炎症反应及皮疹有关。
(3)有皮肤完整性受损的危险　与细菌产生的毒素有关。
(4)潜在并发症:急性肾炎、风湿热。

【护理措施】

1.隔离防护

隔离至症状消失后1周,连续咽拭子培养3次阴性。有化脓性并发症者应隔离至治愈为止。

2.休息与活动

急性期绝对卧床,病情缓解逐渐增加活动量。

3.病情观察

密切观察尿量、尿色变化,警惕急性肾炎的发生,观察患儿有无关节肿痛等风湿热的迹象,发现异常及时通知医生给予相应治疗。

4.饮食护理

给予营养丰富、富含维生素且易消化的流质、半流质饮食,禁忌酸、辣、干、硬食物。鼓励患儿多饮水,以利散热及排泄毒素。

5.用药护理

遵医嘱及早使用青霉素治疗,青霉素过敏者可选用红霉素治疗。

6.对症护理

(1)发热的护理　给予适当物理降温及药物降温,忌用冷水或酒精擦浴。
(2)保持皮肤、黏膜完整　保持口腔清洁,可用盐水漱口。勤换内衣,温水洗浴。脱皮时可涂凡士林或液体石蜡,有大片脱皮时嘱患儿不要用手强行撕脱,须用消毒剪刀剪掉,以防感染。

7.心理护理

评估患儿及家长的心理状态,多与家长沟通,提供心理支持。

【健康教育】

向家长讲解猩红热的治疗和护理知识,指导家长做好隔离、饮食、皮肤护理等,学会观察病情。本病流行时避免带患儿去公共场所。室内通风换气或用紫外线照射进行消毒,被患儿分泌物污染的食具、玩具、衣被等采用消毒液浸泡、擦拭、蒸煮或日光暴晒等措施。密切接触者需观察 7 天。

（孙晓婷　王　雪）

第十一节　中毒型细菌性痢疾患者的护理

细菌性痢疾是由志贺菌属引起的肠道传染病。中毒型细菌性痢疾是急性细菌性痢疾的危重型,临床以突发高热、嗜睡、反复惊厥、迅速发生休克和昏迷为特征。

【病因、发病机制及流行病学】

细菌性痢疾的病原菌为痢疾杆菌,志贺菌属。对外界抵抗力较强,耐寒、耐湿,但不耐热和阳光,常用的各种消毒剂均可将其灭活。患者和带菌者是主要传染源,主要通过消化道传播。

多见于平素体格健壮、营养状况好的小儿。发病季节以夏秋多见。中毒性痢疾的发病机制尚不十分清楚,可能和机体对细菌毒素产生异常强烈的过敏反应(全身炎性反应综合征)有关。中毒性痢疾肠道病变轻微,但全身病变重。病变在脑组织中最为显著,可发生脑水肿甚至脑疝,出现昏迷、抽搐和呼吸衰竭,是死亡的主要原因。

【临床表现】

潜伏期 1～2 天。起病急骤,突然高热,在肠道症状出现前即反复发生惊厥,短期内即可出现呼吸衰竭、休克症状。肠道症状往往在数小时或数十小时后出现,常被误诊为其他热性疾病。临床表现分 4 型。

1.休克型

主要表现为感染性休克。患儿面色苍白、四肢厥冷、脉搏细速、血压下降,后期伴有心、肺、肾等多器官功能障碍。

2.脑型

以颅内压增高、脑水肿、脑疝和呼吸衰竭为主。患儿剧烈头痛、呕吐、血压增高、反复惊厥及昏迷,严重者呼吸节律不齐,双瞳孔不等大、对光反射迟钝或消失。此型病死率高。

3.肺型

主要表现为呼吸窘迫综合征。

4.混合型

同时或先后出现以上两型或三型的表现,极为凶险,死亡率更高。

【医学检查】

1.血常规检查

白细胞总数和中性粒细胞增高。

2.便常规检查

黏液脓血便,镜检可见大量脓细胞、红细胞及巨噬细胞。

3.病原学检查

便培养分离出痢疾杆菌是确诊的最直接的证据。送检标本应做到尽早、新鲜。选取黏液脓血部分多次送检,以提高检出率。如当时患儿尚无腹泻,可用冷盐水灌肠取便,必要时重复进行。

【治疗原则】

包括降温止惊,治疗循环、呼吸衰竭,预防脑水肿,应用抗生素控制感染,通常选用对痢疾杆菌敏感的阿米卡星、头孢噻肟钠、头孢曲松钠等静脉滴注,病情好转后改口服。

【护理诊断/问题】

(1)体温过高　与毒血症有关。

(2)组织灌注无效　与微循环障碍有关。

(3)焦虑(家长)　与病情危重有关。

(4)潜在并发症:脑水肿、呼吸衰竭等。

【护理措施】

1.隔离防护

对患儿采取肠道隔离至临床症状消失后 1 周或连续 3 次便培养阴性为止。

2.休息与活动

应绝对卧床休息,专人监护,保暖,平卧或中凹卧位;小儿去枕平卧,头偏向一侧。症状减轻后或症状不重者可适当活动。

3.病情观察

监测患儿生命体征,密切观察神志、面色、瞳孔、尿量的变化,准确记录 24 小时出入尿量。观察患儿排便次数及大便性状。准确采集大便标本送检。

4.饮食护理

严重腹泻伴呕吐者暂禁食,静脉补充营养。能进食者,给予高热量、高维生素、高蛋白、少渣、少纤维素,易消化、清淡流质或半流质饮食,如面条、稀饭等。少量多餐,忌生冷、多渣、油腻或刺激性食物。嘱患者多饮水及含钾、钠高的果汁及饮料。病情好转逐渐过渡到正常饮食。

5.用药护理

遵医嘱给予抗生素、镇静剂、脱水剂、利尿剂等,控制惊厥,降低颅内压,保持呼吸道通畅,准备好各种抢救物品。

6.对症护理

(1)维持正常体温　监测体温,综合使用物理降温、药物降温,必要时采用亚冬眠疗法,控制体温在 37℃ 左右。

(2)维持有效血液循环　对休克患儿适当保暖以改善周围循环。迅速建立并维持静脉通路,遵医嘱抗休克治疗。

7.心理护理

向患者解释腹痛、腹泻、里急后重等发生的原因,介绍主要治疗措施及效果,提供心理支持,减轻家长焦虑情绪。

【健康教育】

对家长讲解该病的相关知识,指导家长与患儿养成饭前便后要洗手的良好卫生习惯,注意饮食卫生,不吃生冷、不洁、变质食物等。认真贯彻执行"三管一灭"(即管好水源、食物和粪便,消灭苍蝇、蟑螂),严格贯彻、执行各种卫生制度。

(王　雪)

第十二节　伤寒患者的护理

伤寒是由伤寒杆菌引起急性细菌性消化道传染病。临床以持续性发热、相对缓脉、神经系统和消化道中毒症状、肝脾肿大、玫瑰疹及白细胞减少等为主要表现。

【病因、发病机制及流行病学】

伤寒的病原体为伤寒杆菌,属于肠道杆菌沙门菌属,对外界抵抗力较强,但对光、热、干燥及消毒剂的抵抗力较弱。患者与带菌者是主要传染源。主要通过消化道传播。人群对本病普遍易感,以儿童及青壮年居多,病后可获得持久性免疫力。发病季节以夏秋季多发。主要病理改变为全身单核-巨噬细胞系统的增生性反应,以回肠下段淋巴组织病变最明显。在本病极期和缓解期可出现肠出血、肠穿孔等严重并发症。

【临床表现】

1.分期

典型伤寒分为 5 期。

(1)潜伏期　3～60 天,一般为 10～14 天。

(2)初期　为病程第 1 周。缓慢起病,发热是最早症状,体温呈阶梯状上升,伴有畏寒、全身不适、头痛、乏力、四肢酸痛、食欲不振、咳嗽等。

(3)极期　为病程第 2～3 周。

1)高热:持续高热 10～14 天,为稽留热,少数呈弛张热或不规则热。

2)神经系统中毒症状:可出现表情淡漠、反应迟钝、耳鸣、听力减退。重者可有谵妄、昏迷或脑膜刺激征等中毒性脑病表现。

3)循环系统症状:相对缓脉或有时出现重脉是本病特征之一。重症患者出现脉搏细速、血压下降、循环衰竭。

4)玫瑰疹:病程第 7～14 天,部分患者前胸、腹部、肩背等皮肤分批出现淡红色斑丘疹,直径达 2～4mm,压之褪色,散在分布,量少,一般 10 个以内,多在 2～4 天内消退。

5)肝脾大:起病 1 周前后脾肿大,质软,有压痛;部分患者肝脏亦肿大,质软,有压痛。并发中毒性肝炎多见,表现为转氨酶增高、黄疸等。

6)消化系统症状:腹胀、腹部不适、右下腹压痛、便秘或腹泻等。

(4)缓解期　为病程第 3～4 周。体温下降,各种症状逐渐减轻,肝脾开始回缩。但仍有发生肠出血及肠穿孔的危险。

(5)恢复期　为病程第 5 周。体温恢复正常,临床症状消失,一般约需 1 个月完全康复。

2.复发和再燃

(1)复发　患者进入恢复期热退 1～3 周后,发热等临床表现又出现,血培养再度阳性,与胆囊或单核-吞噬细胞系统中的潜伏的病菌大量繁殖,再度侵入血液循环有关。

(2)再燃　当伤寒患者进入缓解期,体温波动下降,但尚未达到正常时,热度又再次升高,血培养阳性,持续 5～7 天后退热,与菌血症仍未被控制有关。

【并发症】

1.肠出血

肠出血为最常见的并发症。发生于病程的第 2～4 周。从大便隐血至便血。少量出血无症状或仅有轻度头痛、脉搏增快；大量出血时体温骤降，脉搏细速，有头晕、面色苍白、烦躁、出冷汗、血压下降等休克表现。

2.肠穿孔

肠穿孔为最严重的并发症。多见于病程的 2～4 周，好发于回肠末段，穿孔前有腹胀、腹泻或肠出血等先兆。穿孔时表现突发右下腹剧痛，伴恶心、呕吐、冷汗、脉搏细速、呼吸急促、体温血压下降，体温再度上升并出现腹膜炎表现，X 线膈下有游离气体。

【医学检查】

1.常规检查

血常规示白细胞和中性粒细胞计数减少，嗜酸性粒细胞减少或消失。尿常规可出现轻度蛋白尿和少量管型。粪便检查示腹泻者有少量白细胞，肠出血时血便或隐血试验阳性。

2.细菌学检查

血培养为最常用确诊方法，发病第 1～2 周采血阳性率可达 80%～90%，以后阳性率下降，复发时再度阳性。骨髓培养全病程均可获较高的阳性率，且较少受抗菌药物的影响，适合于已用抗菌药物治疗而血培养阴性者。

3.免疫学检查

肥达试验即伤寒"O"抗体效价在 1∶80 以上及"H"抗体效价在 1∶160 以上有辅助诊断价值。

【治疗原则】

伤寒的治疗原则为病原治疗同时配合对症治疗，积极防治各种并发症。第三代喹诺酮类抗菌药为首选药物，对伤寒杆菌(包括耐氯霉素菌株)有较强抗菌作用，体内分布广，组织渗透性强，体液及细胞内药物浓度高，可达有效抑菌和杀菌浓度，有利于彻底消灭患者吞噬细胞和胆囊内的伤寒杆菌，减少复发和降低病后带菌率，从而达到治愈目的，同时，还能降低肠出血、肠穿孔等严重并发症的发生率。但因其影响骨骼发育，孕妇、儿童、哺乳期妇女慎用，可选用第三代头孢菌素类药物。

【护理诊断/问题】

(1)体温过高　与伤寒杆菌感染、释放大量内源性致热原有关。

(2)营养失调：低于机体需要量　与高热、纳差、腹胀有关。

(3)便秘　与长期卧床、无渣饮食、中毒性肠麻痹和毒血症引起肠蠕动减慢有关。

(4)腹泻　与内毒素释放致肠道功能紊乱有关。

(5)潜在并发症：肠出血、肠穿孔。

【护理措施】

1.隔离防护

体温正常后 15 日，或每隔 5～7 日做粪便培养 1 次，连续 2 次阴性后方可解除隔离。

2.休息与活动

发热期患者绝对卧床休息至退热后 1 周，以减少热量和营养物质消耗，避免肠道并发症发生。恢复期无并发症者可逐渐增加活动量。

3.病情观察

定时监测患者生命体征，观察意识状态的变化，观察患者的发热程度、热型及体温的升降特点。密切注意患者有无黑便、隐血试验结果,有无明显腹部不适或突发剧烈腹痛等表现,以排除肠出血、肠穿孔的可能。

4.饮食护理

以高热量、高蛋白、高维生素的饮食为主,科学合理地指导饮食,可有效避免肠出血、肠穿孔等并发症的发生。

(1)患者发热期间予以流质或无渣半流饮食,少量多餐,热退后以软食为主,热退后2周可逐渐恢复正常饮食。

(2)如病程进入第2~3周,尤其应注意加强饮食指导,嘱患者少量多餐,不宜过饱,避免生、冷、硬、粗等食物,并观察进食后胃肠道反应,避免肠出血、肠穿孔的发生。若已发生肠出血,患者在出血期间应禁食,静脉补充营养,待出血停止后,可依照流质、半流质、软食的顺序逐渐恢复正常饮食。

(3)鼓励患者少量多次饮水,促进内毒素排出。成人液体摄入量应保证每天2000~3000ml,儿童为60~80ml/(kg·d)。如因病重不能进食者可以静脉补充营养。

5.对症护理

(1)腹胀的护理:注意少量多餐,饮食以清淡易消化为主,避免牛奶、豆浆等易产气食物;腹胀严重者,可用松节油热敷腹部或用肛管排气,但禁用新斯的明或腹部按摩,以免引起剧烈肠蠕动,诱发肠出血或肠穿孔。

(2)腹泻/便秘的护理:腹泻患者应选择低糖低脂肪的食物,可进行腹部冷敷,减轻腹部充血,但禁止在冷敷过程中对腹部施压。便秘患者忌用力排便、使用泻药或高压灌肠,可使用开塞露或生理盐水300~500ml低压灌肠。

6.肠出血、肠穿孔的护理

(1)避免诱因:伤寒病程进入极期和缓解期,患者常因饮食不当(如饮食过饱、饮食中含纤维渣滓过多等)、活动过多、腹泻、排便过度用力、治疗性灌肠不当等发生肠出血或肠穿孔。应对患者及其家属进行必要指导,同时注意避免医源性操作不当。

(2)若已经发生肠出血或肠穿孔时,患者应绝对卧床休息,保持病室安静,必要时给予镇静剂。严密监测生命体征、排便情况及听诊肠鸣音,早期发现休克征象,并做好配合抢救准备和措施。期间应注意安慰患者,避免紧张情绪,以防加重病情。

7.心理护理

伤寒病程较长,患者易出现消极、焦虑情绪,护士应鼓励患者树立战胜疾病的信心,关心和体贴患者,消除不良反应,主动积极地配合治疗和护理。

【健康教育】

加强卫生宣传教育,做好"三管一灭"即管理饮食卫生、管理水源、管理粪便和消灭苍蝇、蟑螂。高危人群定期普查、普治。对与带菌者密切接触或伤寒流行区的老人、儿童及免疫力低下的易感者可注射伤寒Vi菌苗,注射后抗体产生率可达90%,保护效果可达60%~70%;也可预防性口服复方磺胺甲噁唑,2片/次,2次/日,连续服用3~5日。教育患者养成良好的饮食与卫生习惯,坚持饭前、便后洗手,不饮生水,不吃不洁食物等。

(王　雪)

第十三节　霍乱患者的护理

霍乱是由霍乱弧菌所致的烈性肠道传染病。临床以剧烈腹泻、呕吐、严重脱水、肌肉痉挛、循环衰竭伴严重电解质紊乱与酸碱失衡,甚至急性肾衰竭。

【病因、发病机制及流行病学】

霍乱的病原体为霍乱弧菌,革兰染色阴性,在普通培养基中生长良好,兼性厌氧菌;碱性培养基中生长繁殖更快,pH 8.4~8.6 碱性蛋白胨水中,可以快速增菌,并抑制其他细菌生长。霍乱弧菌在自然环境中存活时间较长,对干燥、热、酸和一般消毒剂均敏感。患者与带菌者是主要传染源。主要通过消化道传播。人群对本病普遍易感,病后可产生一定免疫力,但可再次感染。热带地区无明显季节性,常年发病。温带地区以夏秋季多发,高峰期为 7~9 月。霍乱弧菌产生的霍乱肠毒素能引起剧烈腹泻,主要病理改变为严重脱水。

【临床表现】

1.分期

典型霍乱分为 4 期。

(1)潜伏期　数小时至 7 天,平均为 1~3 天。

(2)泻吐期　持续数小时至 1~2 天。先泻后吐,无发热、腹痛和里急后重。大便次数可从每日数次至数十次,甚至大便失禁,难以计数;量多,每次可超过 1000ml;性质初为泥浆样或黄色稀水样,有粪质,迅速成为"米泔水"样,无粪臭,含大量片状黏液。呕吐喷射状或连续性,初为胃内容物,继而呈米泔水样。

(3)脱水期　一般为数小时至 2~3 天。

1)脱水:①轻度脱水:皮肤黏膜干燥,弹性稍差,失水 1000ml,儿童 70~80ml/kg。②中度脱水:皮弹性差,眼窝凹陷,血压下降,尿量减少,失水 3000~3500ml,儿童 80~100ml/kg。③重度脱水:皮肤干皱,指纹干瘪,极度无力,声音嘶哑,舟状腹,尿量减少,血压下降,神志改变,周围循环衰竭,失水 4000ml,儿童 100~120ml/kg。

2)周围循环衰竭:严重失水导致低血容量性休克。

3)肌肉痉挛:严重低血钠引起腓肠肌和腹直肌痉挛性疼痛,且肌肉呈强直状态。

4)低钾综合征:表现为肌张力减低,腱反射消失,鼓肠,心动过速、心律失常。

5)代谢性酸中毒:表现为呼吸增快,严重者可出现意识障碍,甚至昏迷。

(4)恢复期或反应期　症状逐渐消失,生命体征恢复正常,尿量增多,体力逐步恢复。部分患者可出现反应性低热,体温一般波动在 38~39℃之间,持续 1~3 天后自行下降,尤以儿童多见。

2.分型

临床上通常分为轻、中、重三型。此外,尚有非典型和暴发型霍乱。

3.并发症

(1)急性肾衰竭　最严重并发症,常见死亡原因。表现为少尿、无尿和氮质血症。

(2)急性肺水肿　快速补液导致。

【医学检查】

1. 一般检查

血常规示红细胞及血红蛋白增高,白细胞高达$(10\sim30)\times10^9/L$,中性粒细胞和大单核细胞增高。血生化检查示血清钾、钠、氯、碳酸氢盐降低,血肌酐、尿素氮增高。尿常规可出现少量蛋白、红细胞、白细胞和管型,尿比重在$1.010\sim1.025$之间。粪便检查示部分患者可见黏液,镜检可见少数白细胞和红细胞。

2. 病原学检查

(1)粪便涂片染色 可见革兰阴性弧菌,鱼群状排列。

(2)粪便悬滴检查 新鲜粪便做悬滴,在暗视野镜检,可见运动活跃呈穿梭状的弧菌。

(3)制动试验 滴入O_1群多价免疫血清后,由于抗原抗体作用使运动停止,可作为O_1群霍乱弧菌的初筛诊断;如不能制止运动,应再用O_{139}血清重做试验。

(4)粪便增菌培养 为确诊依据。粪便留取应在抗菌药物之前,且应尽快送检培养。增菌培养基一般用pH8.4的碱性蛋白胨水,$36\sim37℃$培养$6\sim8$小时后做分离培养。

【治疗原则】

霍乱的治疗原则为严密隔离、及时补液、辅以抗菌和对症治疗。以静脉补液为主,应遵循早期、迅速、足量,先盐后糖,先快后慢、纠酸补钾的原则,输液量及速度应根据失水程度而定。

【护理诊断/问题】

(1)腹泻 与霍乱肠毒素作用于肠道有关。

(2)组织灌注无效 与频繁剧烈的泻吐导致严重脱水、循环衰竭有关。

(3)疼痛 与泻吐使钠盐大量丢失导致腹直肌、腓肠肌痉挛有关。

(4)活动无耐力 与频繁泻吐导致电解质丢失有关。

(5)恐惧 与突然起病、病情发展迅速、严重脱水导致极度不适,实施严密隔离有关。

(6)潜在并发症:急性肾衰竭、急性肺水肿、电解质紊乱。

【护理措施】

1. 隔离防护

确诊患者就地按甲类传染病进行严密隔离。疑似病例应分别隔离,彻底消毒泻吐物。待患者症状消失后6天,并隔日粪便培养1次,连续3次为阴性方可解除隔离。

2. 休息与活动

急性期患者卧床休息,限制活动,便器放于床边便于拿取。协助患者床边排便,以减少体力消耗。

3. 病情观察

严密监测生命体征和神志变化,每$0.5\sim1$小时记录1次。观察并记录呕吐及排便的次数、量、性状,并及时采集泻吐物送检。严格记录24小时出入液量。根据皮肤黏膜弹性、血压、脉搏、尿量、神志等变化判断脱水程度。结合实验室检查结果评估水、电解质和酸碱平衡情况。

4. 饮食护理

剧烈泻吐时应暂禁食,使肠道得到充分休息。待症状好转可给予少量多次饮水。病情控制后逐步过渡到温热低脂易消化的流质饮食,如淡盐水、果汁、藕粉等,尽量避免饮用牛奶、豆浆等容易产生肠胀气的食物。

5.用药和补液治疗的护理

遵医嘱及时补充液体和电解质是治疗本病的关键。迅速建立至少两条静脉通路,用较粗的针头选择易于固定的大血管进行穿刺,必要时可应用输液泵保证液体及时准确输入,有条件可作中心静脉穿刺,输液同时监测中心静脉压的变化。根据脱水程度和病情轻重确定输液量和速度。大量快速输液或加压输液时,应适当加温至 37～38℃,以免出现不良反应。在输液过程中,经常观察患者脉搏、血压、皮肤弹性及尿量等变化,以评估输液效果,并注意有无输液反应。观察患者有无烦躁不安、胸闷、咳嗽和气促等表现,警惕急性肺水肿的发生。若患者循环好转后出现四肢无力、鼓肠、脉率不齐等情况,应考虑发生低钾血症,需做好补钾准备。

6.心理护理

本病属于烈性肠道传染病,加重患者思想负担,给患者带来极度恐惧。护士应积极、主动帮助患者树立治疗信心和增强安全感,与其进行有效沟通,让患者充分表达自己的情感,以了解患者的顾虑和困难,予以精心护理。

【健康教育】

加强对传染源的管理是控制霍乱流行的重要环节。开设肠道门诊,健全疫情报告制度,对腹泻患者进行登记并采便培养是发现霍乱患者的重要方法。对密切接触者应严密检疫 5 天,留粪便培养并服用预防性药物。改善环境卫生,加强"三管一灭"即管理饮食、饮水、粪便和消灭苍蝇、蟑螂等,特别做好水源保护和饮用水消毒。向公众解释霍乱早期症状,指导公众养成良好卫生习惯,不饮生水、不食生冷或变质食物,饭前便后要洗手。严禁使用未经无害化处理的粪便施肥。霍乱流行期间,大力宣传,自觉停止一切宴请聚餐,有吐、泻症状者及时到医院肠道门诊就医。霍乱流行期间,有选择地为疫区人群接种霍乱菌苗,如 B 亚单位-全菌体菌苗或减毒口服活菌苗。

（王 雪）

第十四节　流行性脑脊髓膜炎患者的护理

流行性脑脊髓膜炎是由脑膜炎球菌引起的化脓性脑膜炎。临床表现为突发高热、剧烈头痛、频繁呕吐、皮肤黏膜瘀点和瘀斑及脑膜刺激征阳性。严重者可有败血症休克和脑实质损害,常可危及生命。部分患者暴发起病,可迅速致死。

【病因、发病机制及流行病学】

脑膜炎球菌属奈瑟菌属,为革兰阴性双球菌。本菌对外界抵抗力弱,对寒冷、热、干燥、阳光、紫外线、一般消毒剂均敏感,在体外易自溶死亡。带菌者和患者是本病的传染源,主要通过飞沫由呼吸道直接传播。人群普遍易感,儿童发病率高,以 5 岁以下尤其是 6 个月至 2 岁儿童发病率最高。感染后可获得持久免疫力。本病终年散发,冬春季节可引起流行,一般发生在11月至次年 5 月,3、4 月份为高峰期。

【临床表现】

1.分型

(1)普通型　最常见,占 90% 以上。

1)潜伏期:1～7 天,一般为 2～3 天。

2)前驱期:多数无症状,部分患者有低热、咽痛、咳嗽、鼻咽炎等上呼吸道感染症状。持续 1～2 天。

3)败血症期:患者突发寒战、高热,伴头痛、肌肉酸痛、食欲减退及神志淡漠等毒血症症状。婴幼儿发作多不典型,表现为哭闹不安、惊厥以及因皮肤感觉过敏而拒抱。70％以上患者有皮肤黏膜瘀点或瘀斑,直径 1mm 至 2cm,严重者瘀斑迅速扩大,其中心皮肤呈紫黑色坏死或大疱,此为本期主要体征。

4)脑膜炎期:主要表现为神经系统症状,如剧烈头痛、频繁呕吐、烦躁不安、血压升高、脑膜刺激征阳性,严重者可出现谵妄、意识障碍及抽搐。

5)恢复期:体温逐渐恢复正常,皮肤瘀点、瘀斑停止发展并大部分被吸收,坏死部位结痂,症状逐渐好转,神经系统检查正常。一般在 1～3 周内痊愈。

(2)暴发型　多见于儿童,起病急,病情凶险,若抢救不及时可在 24 小时内死亡。根据其临床特点可分为 3 型。

1)休克型:突发高热、头痛、呕吐,精神极度萎靡,有不同程度意识障碍。全身皮肤广泛出现瘀点、瘀斑,并迅速融合成片,或继以大片状坏死。循环衰竭是本型主要临床特点,表现为面色苍白、口唇及指端发绀、四肢厥冷、脉搏细速、血压下降甚至不能测出、少尿或无尿,易并发 DIC。脑膜刺激征大多阴性,脑脊液检查大多澄清,细胞数正常或轻度增加。

2)脑膜脑炎型:除有高热、瘀斑外,主要表现为脑实质损害,迅速进入昏迷状态,惊厥频繁,锥体束征阳性。有血压升高、心率减慢、瞳孔忽大忽小或一大一小、视乳头水肿等脑水肿表现。严重者可发生脑疝,致中枢性呼吸衰竭而死亡。

3)混合型:兼有上述两型的临床表现,是最严重的类型,病死率高。

(3)轻型　可见于流脑流行后期,多为成年患者。有上呼吸道感染症状。皮肤黏膜出现瘀点,脑膜刺激征可阳性。脑脊液多无明显变化。咽部培养可检出脑膜炎球菌。

(4)慢性败血症型　此型少见,成人患者居多,可迁延数周至数月,主要表现为间歇性寒战、发热,皮肤瘀点或皮疹,常伴关节痛、脾大、白细胞增多,血液培养可为阳性。

2.婴幼儿及老年人流脑特点

(1)婴幼儿流脑的特点　临床表现不典型,除高热、拒食、吐奶、烦躁和尖声哭叫外,惊厥、腹泻和咳嗽较成人多见,而脑膜刺激征不明显,前囟门未闭者大多突出,少数患儿因频繁呕吐、出汗导致失水反而可见前囟门下陷。

(2)老年人流脑的特点　暴发型多见。上呼吸道感染症状明显,病程长。意识障碍明显,瘀点、瘀斑发生率高。预后差、病死率高。

【医学检查】

1.血常规检查

白细胞总数多在 $20×10^9/L$ 以上,中性粒细胞超过 80％。并发 DIC 时,血小板减少。

2.脑脊液检查

脑脊液检查是确诊的重要方法。典型脑膜炎期脑脊液外观混浊,白细胞数可达 $1000×10^6/L$ 以上,以中性粒细胞为主;蛋白质显著增高;糖及氯化物明显减少。

3.细菌学检查

细菌学检查是确诊的重要手段。使用抗菌药物前,取瘀斑组织液、血或脑脊液进行涂片或培养。

【治疗原则】

流脑的治疗原则为呼吸道隔离、病原治疗和对症治疗。早期、足量应用细菌敏感并能透过血脑屏障的抗菌药物。一旦高度怀疑流脑,应在 30 分钟内给予抗菌治疗。

【护理诊断/问题】

(1)体温过高　与脑膜炎双球菌感染导致败血症有关。

(2)组织灌注量改变　与内毒素导致微循环障碍有关。

(3)意识障碍　与脑脊髓膜炎症及颅内压升高有关。

(4)营养失调:低于机体需要量　与高热、呕吐致丢失过多,昏迷导致营养摄入不足有关。

(5)有皮肤完整性受损的危险　与意识障碍、内毒素损伤皮肤小血管有关。

(6)潜在并发症:脑疝、呼吸衰竭。

【护理措施】

1.隔离防护

对患者采取呼吸道隔离,直至症状消失后 3 天,且不少于发病后 7 天。

2.休息与活动

绝对卧床休息,治疗及护理操作集中进行,尽量减少搬动患者,避免惊厥的发生。

3.病情观察

严密监测生命体征、意识状态,记录 24 小时出入量。注意全身皮肤有无瘀点、瘀斑。观察瞳孔是否等大等圆,对光反应是否存在。一旦发现意识障碍、烦躁不安、剧烈头痛、喷射状呕吐、血压升高等,应及时通知医生。

4.饮食护理

给予高热量、高蛋白、多种维生素、易消化的、营养丰富的流质和半流质饮食。必要时静脉补充营养。

5.用药护理

(1)青霉素 G 使用前注意过敏反应,不可静脉推注;静脉滴注时每 100ml 液体中不可超过 240 万 U,以免短时间内引起高钾,导致心律失常。

(2)磺胺类药应鼓励患者多饮水,每天饮水至少 2000ml,且保证尿量在 1000ml/d 以上,或遵医嘱使用碱性药物碱化尿液,避免肾损害。

(3)甘露醇等脱水剂要求快速滴注,同时监测电解质平衡状况。颅内压增高者行腰椎穿刺前先脱水治疗,以免诱发脑疝。

(4)强心剂使用时,严格掌握给药方法、剂量、间隔时间,观察心律、心率变化。

(5)肝素治疗 DIC 时,注意用药剂量、用法、间隔时间,观察有无过敏反应及出血。

6.皮肤护理

(1)重点保护瘀点、瘀斑部位,病变局部不宜穿刺。

(2)大片瘀斑未破溃前避免受压和摩擦,瘀点、瘀斑在吸收过程中常有刺痒感,应修剪并包裹患者指甲,避免抓破皮肤。

(3)水泡破溃时,可用无菌生理盐水清洗,禁用肥皂水擦洗。涂抗生素软膏保护,防继发感染。

（4）昏迷患者防止压疮发生,可用气垫、空心圈等加以保护。

（5）保持床褥清洁、平整,内衣裤应柔软,勤换洗,防止大小便后浸渍。

7. 心理护理

多陪护患者,与患者及家属有效沟通,使其与医护人员合作,共同战胜疾病。

【健康教育】

流行前期有计划地开展群众性卫生运动,减少大型集会,居室常通风,勤晒衣被和儿童玩具,避免携带儿童到人多拥挤的公共场所。流脑流行季节前应用脑膜炎球菌多糖菌苗对流行区 6 个月至 15 岁的易感人群进行预防接种。流行单位的密切接触者及家庭内密切接触者可用药物预防,如复方磺胺甲噁唑。体质虚弱者做好自我保护,如外出时戴口罩等。

（孙晓婷）

第十五节　疟疾患者的护理

疟疾是由雌性按蚊叮咬人体而感染疟原虫所引起的寄生虫病。临床表现为间歇性、反复发作的寒战、高热、出汗、退热,久则出现贫血、脾肿大。恶性疟还能引起严重的、甚至致命的凶险发作。

【病因、发病机制及流行病学】

疟原虫属于真球虫目、疟原虫科、疟原虫属。感染人类的疟原虫有间日疟原虫、三日疟原虫、恶性疟原虫、卵形疟原虫及娄勒疟原虫 5 种,分别引起间日疟、三日疟、恶性疟、卵形疟和猴疟疾。疟原虫的生活史可分为人体内的无性生殖(裂体增殖)和在蚊体内的有性生殖(孢子增殖)两个阶段,人是中间宿主,蚊是终末宿主。患者和带虫者是本病的传染源,主要通过蚊虫叮咬传播。人群普遍易感,感染后获得一定免疫力,但免疫力不持久,可多次反复感染。儿童发病率高,夏秋季流行。

【临床表现】

1. 发作类型

（1）典型发作　最常见,占 90% 以上。

1）潜伏期:间日疟、卵形疟 13~15 天,最长 6 个月;三日疟 24~30 天,恶性疟 7~12 天。

2）畏寒及寒战期:急性畏寒、先为四肢末端发凉,迅速觉得背部、全身发冷。皮肤起鸡皮疙瘩,面色苍白、口唇、指甲发绀,全身肌肉关节酸痛。伴头痛、恶心、呕吐等,持续 10 分钟至 2 小时。

3）发热期:面色转红,发绀消失,体温迅速上升至 40℃ 以上。结膜充血,脉搏有力,伴剧烈头痛、全身酸痛、乏力、恶心、口渴、烦躁不安,重者出现谵妄、甚至抽搐或意识丧失;尿少呈深黄色。此期约 2~6 小时,个别长达 10 小时多。

4）出汗期:高热后先是颜面、手心微汗,随后全身大汗淋漓,衣服湿透,此时患者自觉明显好转,但部分患者感疲倦、乏力、头痛、肌肉酸痛、食欲减退等。一觉醒来,精神轻快,食欲恢复,又可照常工作。此后进入间歇期。

（2）凶险发作　常由恶性疟疾引起。起病急缓不一,热型多不规则,可有稽留热、弛张热、间歇热型,每天或隔天发作,但常无明显的缓解间歇。恶性疟的凶险发作常见于以下 4 型。

1)脑型：最常见且病死率高，90%为恶性疟原虫感染所致。急性高热或超高热，伴剧烈头痛，恶心呕吐。2~5天后出现抽搐、不同程度意识障碍、脑膜刺激征及病理反射。

2)超高热型：起病急，体温迅速上升至41℃以上并持续不退，患者皮肤灼热、呼吸急促，烦躁不安、谵妄，抽搐，常发展为深度昏迷而死亡。

3)厥冷型：患者肛温在38~39℃以上，软弱无力、皮肤苍白或轻度发绀、体表湿冷，常有频繁呕吐，水样腹泻，继而血压下降、脉搏细弱，多死于循环衰竭。

4)胃肠型：除疟疾典型症状外，患者常有恶心、呕吐、腹痛、腹泻，粪便先为黏液水便，每天数十次，后可有血便、柏油样黑便，伴下腹痛或全腹痛，无明显腹部压痛。吐泻重者发生休克、肾衰竭而死亡。

（3）特殊类型疟疾　包括输血疟疾和婴幼儿疟疾。

1)输血疟疾：常发生于输入含疟原虫血液后7~10天，临床表现同典型发作，因无肝内迟发型子孢子，故治疗后无复发。

2)婴幼儿疟疾：胃肠道症状明显，发热不规则，可有弛张热或稽留热型，脾大显著，贫血，易发展为凶险型，预后差。

2.再燃和复发

（1）再燃　是由血液中残存的疟原虫引起。多见于病后1~4周出现，且可多次出现。

（2）复发　病愈半年后再次发作，称为复发，与肝细胞内的迟发型孢子经休眠后发育为裂殖子有关。

【并发症】

1.黑尿热

黑尿热是一种恶性疟引起的急性血管内溶血，并引起血红蛋白尿及溶血性黄疸，表现为急性寒战、高热、腰痛、恶心、呕吐、肝脾迅速增大，进行性贫血、黄疸、尿量骤减、排酱油色尿，严重者发生急性肾衰竭。

2.疟疾性肾病

免疫介导引起的肾损害，临床表现为肾炎、肾病综合征和急性肾衰竭，主要由三日疟、四日疟和恶性疟引起。

【医学检查】

1.血常规检查

外周血白细胞计数一般正常，但单核细胞相对增多。疟疾多次发作后，可出现红细胞减少和血红蛋白降低的贫血表现，以恶性疟贫血尤为明显。

2.疟原虫检查

疟原虫检查是确诊的重要方法。外周血涂片和骨髓穿刺涂片均可获得较高阳性率。

3.血清学检查

主要用于流行病学调查，抗疟抗体在感染后3~4周才出现，4~8周达高峰，以后逐渐下降。

【治疗原则】

疟疾治疗包括杀灭疟原虫、控制疟疾凶险发作、对症支持治疗三个环节。其中抗疟治疗应根据疟原虫种类、抗疟药的敏感性与耐药性、宿主的免疫力3个方面选择。

【护理诊断/问题】

(1)体温过高　与疟原虫感染、大量致热原释放入血有关。

(2)活动无耐力　与红细胞大量破坏导致贫血有关。

(3)潜在并发症:惊厥、脑疝。

(4)潜在并发症:黑尿热。

(5)潜在并发症:急性肾小球肾炎、肾病综合征、急性肾衰。

【护理措施】

1.隔离防护

病房应有纱窗、纱门、蚊帐等防蚊设施。同时应进行血液/体液隔离。进入疟区,特别是流行季节,在高疟区必须服药预防。一般自进入疟区前2周开始服药,持续到离开疟区6~8周。曾到疟疾流行区旅游的人,在3年内不可输血给他人。

2.休息与活动

发作期嘱患者绝对卧床休息,减少体力消耗,协助做好一切生活护理。保持病室清洁安静。

3.病情观察

严密监测生命体征,尤其注意热型、体温的升降方式,定时记录体温变化。观察面色,评估疲乏程度和贫血征象。观察小便颜色及小便量,以及早发现黑尿热。同时监测患者有无剧烈头痛、抽搐、昏迷等凶险发作征象。

4.饮食护理

能进食者给予高热量、高蛋白、清淡易消化流质或半流质饮食。呕吐或不能进食者,遵医嘱静脉补液。发作间歇期,给予高热量、高蛋白、高维生素、含铁丰富食物,补充消耗,纠正贫血。

5.用药护理

遵医嘱使用抗疟药,注意观察疗效及不良反应。①口服氯喹可引起头晕、头痛、眼花、食欲不振、恶心、呕吐、腹痛、腹泻、皮肤瘙痒、耳鸣、烦躁等。指导患者饭后服用,减少胃肠道刺激。反应大多较轻,停药后可消失。氯喹还可损害听力,妊娠妇女大量服用可造成小儿先天性耳聋、智力迟钝、脑积水、四肢缺陷等,应禁用。②奎宁每日用量超过1g或连用较久,常致金鸡纳反应,与水杨酸反应大致相似,有耳鸣、恶心、呕吐、食欲减退、疲乏、头昏,严重者产生暂时性耳聋,停药后常可恢复;24小时内剂量大于4g时,可直接损害神经组织并收缩视网膜血管;奎宁致死量约8g;少数恶性疟患者使用小剂量奎宁可发生急性溶血致死;妇女月经期、哺乳期慎用,孕妇可致流产。③联合应用伯氨喹应注意有无头晕、恶心、呕吐、发绀等不良反应及急性血管内溶血表现。一旦出现严重毒性反应,立即报告医生停药,嘱患者多饮水或静脉补液,促进药物排泄。

6.黑尿热的护理

①立即停用可能诱发溶血的抗疟药物如奎宁、伯氨喹等。②卧床休息至急性症状缓解后10天,防止发生心力衰竭。③吸氧。④遵医嘱应用氢化可的松、5%碳酸氢钠等药物以控制溶血反应,保护肾脏。⑤贫血严重者输新鲜血。

7.心理护理

据不同疾病类型患者的不同心理表现进行心理指导。加强巡视,耐心倾听,向患者解释病因、临床表现、治疗方法和预后,使其能主动配合治疗和护理。

【健康教育】

预防以灭蚊、防蚊为重点。消灭幼蚊滋生场所,如倒除缸罐积水、填平坑道等;农村稻田可考虑采用间歇灌溉。在有蚊季节应使用蚊帐,户外活动时使用防蚊制剂涂布暴露部位的皮肤。房内喷洒杀蚊剂。同时对患者进行疾病知识教育,指导患者坚持服药,以求彻底治愈。治疗后定期随访,有反复发作时,应速到医院复查。对1~2年内有疟疾发作史及血中查到疟原虫者,在流行季节前1个月,给予抗复发治疗,以后每3个月随访1次,直至2年内无复发为止。

(王　雪)

下 篇

临床案例解析

病例一 支气管扩张症并发感染

陈××,男,33岁,个体公司职员。咳嗽、咳痰8年,痰为黄色,清晨起床后较多。近年来常咯血,缓解期能正常工作。近5天因受凉后出现发热,咳嗽加剧,痰液增多,每日达150ml,恶臭味,每日咯血约200ml。患者已婚,有一子,配偶及儿子均体健,家庭关系融洽,经济拮据,自费,性格开朗、健谈,能积极配合治疗护理。

护理体检:T 37.8℃,P 92次/分,R 22次/分,BP 100/70 mmHg,消瘦,表情紧张不安,呼吸急促,左下肺呼吸音减弱,有大量湿性啰音。杵状指明显。

医学检查:血常规示 WBC $12 \times 10^9 / L$,N 85%;X线检查示左下肺野纹理紊乱呈蜂窝状改变,可见小的液平面。

试分析:

(1)该患者目前主要的护理诊断是什么?

(2)针对首优护理问题,列出主要护理目标。

(3)针对首优护理问题,列出主要护理措施。

 解析

(一)主要护理诊断

(1)清理呼吸道无效 与呼吸道分泌物增多、患者咳嗽无效有关。

(2)潜在并发症:大咯血窒息。

(3)体温过高 与细菌感染有关。

(二)护理目标

患者痰液变稀,易咳出。在护士指导下能够正确运用体位引流等方法排出痰液。

(三)主要护理措施

1. **对症护理**

帮助患者实施体位引流,利用重力作用促使呼吸道分泌物流出气管、支气管排出体外。引流前向患者解释体位引流的目的、过程和注意事项,测量生命体征,肺部听诊,引流前可雾化或给支气管舒张药。根据病变部位选择引流体位,本患者应选择头低足高俯卧位,身体稍向右侧卧。每日1~3次,每次15~20分钟,引流时配合叩背及鼓励患者咳嗽,引流后常规评价,并记录。

2. **病情监测**

观察痰液的量、颜色、性质、气味和与体位的关系,痰液静置后是否分层,记录24小时痰液排出量。观察咯血的颜色、性质及量。病情严重者需观察患者缺氧情况,是否有发绀、气促等表现。

3. 用药护理

遵医嘱使用抗生素（厌氧菌感染用甲硝唑）、祛痰剂和支气管舒张剂,指导患者掌握药物的疗效、剂量、用法和不良反应。

4. 休息与活动

患者应卧床休息,给予半卧位,保持室内空气流通,维持适宜的温湿度,注意保暖。

5. 饮食护理

提供高热量、高蛋白质、富含维生素的饮食,避免冰冷食物诱发咳嗽,少食多餐。指导患者在咳嗽咳痰后及进食前后用清水或漱口液漱口,保持口腔清洁,促进食欲。鼓励患者多饮水,每天 1500ml 以上,以提供充足的水分,使痰液稀释,利于排出。

6. 心理护理

安慰患者及家属,消除不良的心理因素。

（董　博）

病例二　肺炎链球菌性肺炎

李××,男,22岁,2天前淋雨后寒战,高热达40℃,伴咳嗽,咳铁锈色痰。

护理体检:神志清楚,呈急性病容,面色潮红,呼吸急促伴咳嗽咳痰,T 39.7℃,P 102次/分,R 32次/分,BP 100/70 mmHg,右下肺部闻及管状呼吸音。

医学检查:X线示右下肺大片状阴影,呈肺段分布;痰涂片可见肺炎球菌。

试分析:

(1)该患者目前主要的护理诊断是什么?

(2)针对首优护理问题,列出主要护理目标。

(3)针对首优护理问题,列出主要护理措施。

 解析

(一)主要护理诊断

(1)体温过高　与细菌感染有关。

(2)气体交换受损　与呼吸面积减少,通气、换气功能障碍有关。

(3)清理呼吸道无效　与呼吸道分泌物过多,疲乏、胸痛致无效咳嗽有关。

(二)护理目标

患者体温下降,舒适感增加。

(三)主要护理措施

1.**对症护理**

采用温水擦浴、冰袋、冰帽等物理降温措施,以逐渐降低体温为宜,防止虚脱,患者出汗时,及时协助擦拭和更换衣服,避免受凉,同时注意补充水分。

2.**保持呼吸道通畅**

保持良好温湿度(室温18~20℃,湿度50%~60%),做好口腔护理,保持口腔清洁,及时帮助患者清除气道的分泌物,教给患者深呼吸和有效咳嗽的方法。

3.**休息与活动**

保持气道通畅、卧床休息,以减少氧耗量,缓解头痛、肌肉酸痛等症状。给予半卧位。

4.**病情观察**

监测并记录生命体征尤其是体温,观察热型随时记录病情变化。

5.**饮食护理**

鼓励多饮水,1~2L/d,提供足够热量的流质或半流质饮食。

6.**用药护理**

遵医嘱使用退热药和抗生素,观察疗效和不良反应,如常见的临床抗生素有喹诺酮类、氨基糖苷类、头孢菌素类、青霉素类等。

7. 心理护理

安慰患者及家属，消除不良的情绪。

（董　博）

病例三 支气管哮喘重度发作

李××,男,18岁,高中生。2小时前游园时突然张口喘息、大汗淋漓。患者自幼常于春季发生阵发性呼吸困难,其母患有支气管哮喘。家庭关系融洽,经济状况良好。患者性格随和,入院后积极配合治疗。

护理体检:T 36.5℃,P 130次/分,R 32次/分,BP 110/70mmHg,神志恍惚,仅能说单字,表情紧张,端坐位,口唇发绀,双肺叩诊过清音,呼气明显延长,双肺野闻及广泛哮鸣音,有奇脉。

医学检查:血常规示 WBC $14.4 \times 10^9/L$,RBC $4.22 \times 10^9/L$,Hb 128g/L,嗜酸性粒细胞增多,动脉血气分析显示 pH 7.124,PaO_2 50mmHg,$PaCO_2$ 30mmHg。

试分析:

(1)该患者目前主要的护理诊断是什么?

(2)针对首优护理问题,列出主要护理目标。

(3)针对首优护理问题,列出主要护理措施。

 解析

(一)主要护理诊断

(1)气体交换受损 与呼吸道痉挛,有效呼吸面积减少有关。

(2)有体液不足的危险 与哮喘持续发作、患者消耗大量液体有关。

(3)恐惧 与呼吸困难,缺氧有关。

(二)护理目标

患者自述呼吸困难程度减轻。

(三)主要护理措施

1.休息与活动

提供安静、舒适、温湿度适宜的环境,保持室内清洁,空气流通。保持气道通畅、卧床休息,给予端坐位(用小桌支撑)以减少体力消耗。

2.用药护理

建立静脉通路,遵医嘱使用抢救药品,应用支气管扩张剂及糖皮质激素等,注意药物疗效及不良反应,如 β_2 受体激动剂会出现心悸、骨骼肌震颤、低血钾等不良反应,茶碱类静脉注射时浓度不宜过高,速度不宜过快。糖皮质激素在用药过程中不能随意减量或停药。缓解期指导患者和家属掌握正确的药物吸入技术及相关不良反应处理措施。

3.病情监测

专人护理,密切观察病情,给予心电监护,动脉血气监测,监测生命体征、意识状态、呼吸频率、节律、深度,尿量,是否有辅助呼吸肌参与呼吸运动等,监测呼吸音、哮鸣音的变化,了解病情和治疗效果。尤其应注意夜间及凌晨病情变化。

4.饮食护理

急性发作应禁食,鼓励患者多饮水,每日饮水量 2500～3000ml,以补充丢失的水分,稀释痰液。病情缓解后提供清淡、易消化、足够热量的饮食,避免进食硬、冷、油煎的食物,同时避免食用容易导致哮喘发作的食物。

5.对症护理

遵医嘱给予鼻导管或面罩吸氧,氧流量为每分钟 4～6L,为避免气道干燥和寒冷气流的刺激而导致气道痉挛,吸入的氧气应尽量温暖湿润。必要时可气管插管或气管切开,进行机械通气,以清除痰栓,减少死腔。帮助患者有效清除痰液。

6.心理护理

缓解紧张、惊恐不安的情绪,应专人护理患者,耐心解释,给予心理疏导和安慰。

(董　博)

病例四 COPD 并发 Ⅱ 型呼吸衰竭与肺性脑病

秦××,男,70岁,退休工人。反复咳嗽、咳痰20余年,逐渐加重,10年前开始气促,冬季病情发作时常有呼吸困难,不能平卧,咳黄痰,偶有下肢水肿。5天前因感冒病情加重,咳嗽加剧,痰呈黄色,不易咳出,尿少,不思饮食。既往吸烟40年。已婚,育有两子,配偶健在。

护理体检:T 37.2℃,P 116 次/分,R 32 次/分,BP 124/80mmHg,呼吸音粗,口唇发绀,皮肤温暖。球结膜充血水肿,颈静脉怒张,桶状胸,肺肝界第七肋间,双肺可闻及散在湿性啰音,剑突下见心脏搏动,心律齐,下肢轻度水肿,

医学检查:血常规示 WBC $14.5 \times 10^9/L$。动脉血气分析 PaO_2 43mmHg,$PaCO_2$ 70mmHg。

试分析:

(1)该患者目前主要的护理诊断是什么?

(2)针对首优护理问题,列出主要护理目标。

(3)针对首优护理问题,列出主要护理措施。

 解析

(一)主要护理诊断

(1)气体交换受损 与呼吸道痉挛、呼吸面积减少、换气功能障碍有关。

(2)清理呼吸道无效 与呼吸道分泌物过多,痰液黏稠滞留呼吸道或患者疲乏、胸痛、意识障碍导致咳嗽无效、不能或不敢咳嗽有关。

(3)低效性呼吸型态 与不能进行有效呼吸有关。

(二)护理目标

患者自述呼吸困难程度减轻。

(三)主要护理措施

1.休息与活动

保持病室环境安静舒适、空气洁净和温湿度适宜,安置在监护病房。卧床休息,给予半卧位或端坐位,以增加肺容积,缓解呼吸困难。

2.保持呼吸道通畅

湿化气道,协助患者清除呼吸道分泌物,及时帮助患者缓解支气管痉挛。

3.对症护理

持续低流量鼻导管吸氧,1～2L/min,避免吸入氧浓度过高而引起二氧化碳潴留。鼓励患者采取缩唇呼吸、腹式呼吸等有效呼吸方式。必要时行机械通气。

4. 用药护理

建立静脉通路,遵医嘱应用抗生素、支气管舒张药及祛痰药,必要时应用呼吸兴奋剂(尼可刹米、洛贝林等),注意观察药物疗效及不良反应。

5. 病情监测

监测生命体征尤其是呼吸频率及呼吸困难症状,给予心电监护,密切观察用氧疗效及不良反应,记录吸氧时间、方式及浓度。定时监测动脉血气分析及水、电解质、酸碱平衡。

6. 饮食护理

提供高热量、高蛋白、高纤维素饮食,少食多餐,避免餐前大量饮水或食用大量产气食品。

7. 心理护理

缺氧会使患者产生烦躁不安、焦虑甚至恐惧等不良情绪反应,从而加重呼吸困难,应安慰患者及家属,陪伴患者并给予心理支持以增强其安全感,使其保持情绪稳定。

(董　博)

病例五　　急性心力衰竭

张××，女，35 岁，某餐厅服务员。因劳累后心悸、气短 7 年，咳嗽、痰中带血 1 个月，下肢水肿 4 天入院。7 年前患者每于劳累或登楼时出现心悸、气短，休息后减轻，当时未加注意。近 3 年，轻微体力活动时即感心悸、气短，休息后不能很快缓解，经常咳嗽，咳白色泡沫样痰，夜间喜睡高枕，曾到当地医院检查，诊断"风湿性心瓣膜病，二尖瓣狭窄"。1 月前因过度劳累、着凉后，出现咽痛，咳嗽、痰中带血，心悸，气短，不能平卧，在当地卫生所治疗，应用"止咳药""青霉素"及"地高辛"等药物，症状未见明显好转。近 4 天上述症状加重，并出现下肢水肿，遂急诊入院。询问病史 20 岁时曾患"风湿热"。

护理体检：T 37.3℃，P 90 次/分，R 30 次/分，BP 112/76mmHg。神志清楚，两颊暗红，口唇发绀，咽部充血，颈静脉怒张，双肺底闻及少量湿性啰音，心率 110 次/分，心音强弱不等，心律绝对不齐，心尖部闻及舒张期隆隆样杂音和收缩期吹风样杂音。肝右肋缘下 4cm，质韧，表面光滑。双下肢轻度凹陷性水肿。

医学检查：X 线示左心房、左心室扩大，见双侧肺门高密度蝶状影。心电图示心房颤动。

试分析：

(1)该患者目前主要的护理诊断是什么？

(2)针对首优护理问题，列出主要护理目标。

(3)针对首优护理问题，列出主要护理措施。

 解析

(一)主要护理诊断

(1)气体交换受损　与左心衰致肺淤血有关。

(2)活动无耐力　与心排血量下降有关。

(3)体液过多　与右心衰致体静脉淤血、水钠潴留有关。

(二)护理目标

患者呼吸困难明显改善，发绀消失，肺部啰音减少，血气分析指标恢复正常。

(三)主要护理措施

1.休息与活动

绝对卧床，端坐位，双腿下垂，减少静脉回心血量。待病情缓解，根据心功能分级情况循序渐进提高运动耐量。活动中注意安全，防跌倒受伤，一旦胸闷、心悸、气短等不适，立即停止通知医生。做好基础护理和日常生活护理。

2.氧疗

予高流量 6～8L/min 鼻导管吸氧，湿化瓶中加入 20％～30％酒精湿化，降低肺泡表面张力。

3.心理护理

医护人员在抢救中沉着镇定,操作熟练,使患者产生信任与安全感。护士向患者简明扼要介绍疾病相关知识及冠心病监护病室(CCU)环境,必要时留一亲属陪伴,与患者和亲属密切接触,提供情感支持。

4.饮食护理

低盐清淡易消化饮食,少量多餐。限制钠盐如避免腌制品等,每日食盐在 5g 以下,补充含钾丰富食物如香蕉、柑橘等,防低钾。

5.用药护理

迅速建立两条以上静脉通路,遵医嘱正确用药,观察药物疗效及不良反应。

(1)静注吗啡,镇静以减少躁动,扩张小血管减轻心脏负荷。观察患者有无呼吸抑制、心动过缓、血压下降等。

(2)西地兰(毛花苷 C)稀释缓慢静推,观察洋地黄类药物中毒反应,如消化系统、心血管系统和神经系统的表现,及时处理。

(3)呋塞米缓慢静推,监测尿量、血压及电解质变化。

(4)硝普钠或硝酸甘油静滴,以减轻心脏前后负荷。使用硝普钠过程中,应用生理盐水引路、现用现配、避光、溶液连续使用不应超过 24 小时,防氰化物中毒,根据血压调滴速,防低血压。

(5)氨茶碱缓慢静滴,以解除支气管平滑肌痉挛,滴速过快易致血压骤降、严重心律失常甚至心脏骤停。

6.病情观察

(1)予心电监护,观察神志、生命体征、尿量、血氧饱和度、皮肤温度及黏膜色泽等。

(2)观察心电图、血电解质、血气分析、肺部啰音情况。

(3)记录 24 小时出入液量。

(王文刚)

病例六　急性心肌梗死

李××,男,65岁,离休干部。于2小时前搬重物时,突然感觉到胸骨后压榨性剧痛,伴出汗、恶心、呕吐、恐惧和濒死感,经休息和舌下含服硝酸甘油后不缓解,立即呼叫120急救车送往医院急诊。既往有心绞痛反复发作病史5年。已婚,育有二子,配偶健在。

护理体检:T 37.8℃,P 110次/分,R 30次/分,BP 90/60mmHg。意识清楚,表情痛苦,面色苍白,冷汗,口唇轻度发绀。双肺呼吸音正常,无干湿啰音。叩诊心界不大,心率100次/分,律齐,心音低钝,各瓣膜听诊区无病理性杂音。腹平软,肝脾未触及,双下肢无水肿。

医学检查:血常规示白细胞 10×10^9/L,中性粒细胞67%,淋巴细胞23%。心电图示 $V_1\sim V_3$ 导联ST段弓背向上抬高,并有深而宽的Q波。

试分析:

(1)该患者目前主要的护理诊断是什么?

(2)针对首优护理问题,列出主要护理目标。

(3)针对首优护理问题,列出主要护理措施。

 解析

(一)主要护理诊断

(1)疼痛:胸痛　与心肌缺血坏死有关。

(2)活动无耐力　与心肌氧供需失调有关。

(3)恐惧　与剧烈疼痛伴濒死感有关。

(4)潜在并发症:猝死、心源性休克、心力衰竭。

(二)护理目标

患者主诉疼痛程度减轻或消失。

(三)主要护理措施

1.休息与活动

胸痛发作12小时以内绝对卧床,保持环境安静,限制探视,护士操作集中且动作轻柔,减少心肌耗氧。向患者讲解限制活动和合理运动的重要性及注意事项,循序渐进增加活动量,提倡有氧运动。活动中出现胸痛、心悸等不适,立即停止并及时通知医生。

2.氧疗

予鼻导管吸氧,氧流量2~5L/min,增加心肌氧供,适当缓解胸痛症状。

3.心理护理

胸痛发作时专人陪伴,护士向患者简明扼要介绍疾病相关知识及CCU环境,必要时遵医嘱予镇静药如地西泮。

4.饮食护理

胸痛急性期暂禁食,发作4~12小时以内予流食,待病情平稳逐步过渡到低脂、低胆固醇清淡饮食,宜少量多餐,补充膳食纤维丰富的食物,防便秘。

5.用药及再灌注疗法护理

(1)用药护理　遵医嘱予硝酸甘油等药物,以扩张冠状动脉增加心肌氧供,观察有无血压降低;遵医嘱静推吗啡或肌注哌替啶等止痛药,并观察有无呼吸抑制。

(2)再灌注疗法护理　对于行溶栓或介入治疗的患者,胸痛3~6小时内再通成功率高,做好相应术前、术中、术后的护理。

6.病情观察

(1)给予心电监护,观察神志、生命体征、尿量、血氧饱和度、皮肤温度及黏膜色泽等,了解组织灌注情况,密切观察心电图,注意有无心律失常,如出现频发室早、多源性室早、成对或连续室早、RonT或严重房室传导阻滞,及时遵医嘱予利多卡因或阿托品等抗心律失常药物,防止室颤发生,备好抢救药品及仪器设备。

(2)观察疼痛发作的部位、性质、诱因、持续时间、缓解方法和伴随症状等。

(3)遵医嘱抽血化验并观察心肌酶谱如CK-MB、TnI/TnT、LDH等的变化。

(王文刚)

病例七　胃溃疡并发上消化道出血

王××,男,48 岁,长途客运车司机。因反复发作上腹部疼痛 8 年,加重 3 天伴呕血、黑粪入院。8 年前因饮食不当,逐渐出现上腹部疼痛,伴反酸、嗳气,多在餐后 1 小时出现,于当地诊为"胃溃疡",治疗后症状缓解。以后每于气候变化、饮食不当时又发作,自行服药缓解。3 天前饮酒后上述症状再发,伴恶心、呕吐,呕吐物为胃内容物。6 小时前呕血 4 次,呈暗红色,总量约 900ml,排黑粪 2 次,约 500g。自觉头晕和心慌,疲乏无力,皮肤湿冷,大汗,遂急诊入院。已婚,育有一子,均体健,家庭关系融洽,经济状况较好,有医疗保险,个性较开朗,积极配合。家属不断询问病情。

护理体检:T 37.8℃,P 120 次/分,R 28 次/分,BP 80/50mmHg,神志清楚,惊恐,面色苍白。双肺无异常,心率 120 次/分,律齐。腹软,上腹部轻度压痛,肝脾未触及,双下肢无水肿。

医学检查:血常规示血红蛋白 80.7g/L,血细胞比容 20.8%。急诊胃镜检查示胃窦、胃体有数个不规则溃疡散在分布,最大约 0.9cm×1cm,基底覆白苔,周围见少量鲜红色血迹,边缘充血。

试分析:
(1)该患者目前主要的护理诊断是什么?
(2)针对首优护理问题,列出主要护理目标。
(3)针对首优护理问题,列出主要护理措施。

 解析

(一)主要护理诊断
(1)体液不足　与上消化道出血有关。
(2)活动无耐力　与失血后贫血有关。
(3)营养失调:低于机体需要量　与急性期禁食及贫血有关。
(4)有窒息的危险　与血液或分泌物反流入气管阻塞气道有关。
(5)有受伤的危险　与体位性低血压致晕厥有关。

(二)护理目标
患者生命体征稳定在正常范围,无口渴、尿少、皮肤弹性减退等表现,血生化指标正常。

(三)主要护理措施
1.休息与活动
取平卧位头偏一侧,防窒息或误吸,下肢略抬高,保证脑部供血,必要时负压吸引清除气道内分泌物、血液或呕吐物,保持气道通畅。大出血时绝对卧床,注意保暖,做好基础护理和日常生活护理,协助患者定时变换体位,限制探视,护理操作集中,病情平稳后循序渐进增加活动量,劳逸结合。

2.氧疗

予高流量间断吸氧,保证血氧饱和度在95%以上。

3.饮食护理

大出血时禁食,胃溃疡少量出血无呕吐时进温凉流食,以减少胃收缩运动并中和胃酸,促进溃疡愈合,出血停止后逐步过渡到高营养、易消化、无刺激性半流食、软食,少量多餐。

4.心理护理

大出血时陪伴患者,护士向患者简明扼要介绍疾病相关知识及CCU环境,与患者和亲属接触减轻疑虑,及时清除呕血或黑便后的血迹、污物,减轻不良刺激。医护人员在抢救中沉着镇定,操作熟练,经常巡视,使患者产生信任与安全感。

5.用药护理

迅速建立两条静脉通路,遵医嘱准确实施输血输液、止血用药等抢救措施,观察药物疗效及不良反应。

(1)输血输液 立即验血型,抽血,做交叉配血试验,以生理盐水引路,遵医嘱输血。扩容输液开始宜快,必要时测定中心静脉压以调整输液量和速度。准备好急救用品和药物。

(2)止血用药 ①全身用药:遵医嘱予抑酸药如奥美拉唑或法莫替丁等,以提升胃液pH值,增强血小板黏附促进凝血;也可予生长抑素类药物静点,以减少内脏器官血容量止血。②局部用药:遵医嘱口服凝血酶原、氢氧化铝凝胶等药物以局部止血。③对行内镜下止血治疗的患者,对局部出血灶喷洒去甲肾上腺素、凝血酶等止血药或注射硬化剂、激光光凝、高频电凝、微波止血等,护士应做好术前、术中、术后的护理。

6.病情观察

(1)给予心电监护,观察神志、生命体征、血氧饱和度、皮肤温度及黏膜色泽、电解质和血气分析等。

(2)记录24小时出入液量,疑有休克,留置导尿,测定尿量,保证尿量>30ml/h。

(3)观察呕吐物和粪便的量、色、性状;复查红细胞计数、血红蛋白浓度、血细胞比容、网织红细胞计数,血尿素氮变化,以判定出血是否停止。

(卜秀梅)

病例八　肝炎后肝硬化

李××,男性,53 岁,高中文化,公务员。有乙肝病史十多年。因乏力、纳差近 1 年,症状加重伴腹胀、少尿及双下肢水肿 2 个月余而前来医院就诊。起病以来,自觉皮肤干燥、粗糙;每于进食稍油腻食物后,发生腹泻;无呕血、黑便;睡眠尚可。已婚,育有一子,配偶及儿子均体健,家庭关系融洽,经济状况良好,个性开朗、豁达。患者及家属对所患疾病的有关知识了解较少。

护理体检:T 37℃,P 92 次/分,R 26 次/分,BP 117/80mmHg。身高 174cm,体重 64kg。神清合作,反应性及定向力好。活动稍受限,尚可平卧。慢性肝病面容,体形消瘦。全身皮肤干燥、粗糙,皮肤和巩膜轻度黄染,颈部及前胸部可见数个蜘蛛痣,肝掌征阳性。双肺呼吸音清;心率 92 次/分,律整。腹部膨隆呈蛙状,未见脐疝,腹围 105cm,阴囊水肿;腹壁皮肤紧张,无压痛及反跳痛,肝脾触诊不满意,移动性浊音(+),肠鸣音正常。双下肢水肿(++)。

医学检查:血常规示血红蛋白 89g/L,红细胞 3.6×10^{12}/L,白细胞 4.6×10^9/L,血小板 160×10^9/L。尿常规示尿蛋白(-),尿胆原(±),尿胆素(+)。大便常规示隐血试验(-)。肝功能检查示 ALT 56U/L;白蛋白 21.4g/L,白蛋白/球蛋白 0.8。肾功能检查示血尿素氮 8mmol/L。胃镜检查示食管下段静脉曲张(轻度);门脉高压性胃病(中度)。

试分析:

(1)该患者目前主要的护理诊断是什么?

(2)针对首优护理问题,列出主要护理目标。

(3)针对首优护理问题,列出主要护理措施。

 解析

(一)主要护理诊断

(1)体液过多　与肝功能减退、门静脉高压引起水钠潴留有关。

(2)营养失调:低于机体需要量　与肝功能减退、门静脉高压引起食欲减退、消化和吸收障碍有关。

(3)活动无耐力　与营养不良和大量腹水有关。

(二)护理目标

患者和家属能叙述腹水和水肿原因、配合治疗,水肿减轻,无皮肤破损或感染。

(三)主要护理措施

1.休息与活动

卧床休息为主,增加肝肾流量,促进肝细胞修复,适量活动减轻消化不良和不佳情绪。半卧位,使横膈下降增加肺活量。注意避免腹内压骤增因素,如剧烈咳嗽、打喷嚏、用力排便等以免诱发出血或脐疝。

2. 皮肤护理

臀部、阴囊、下肢等受压部位可用棉垫托起,经常给予热敷和按摩,以促进血液循环,预防压疮发生。抬高下肢,用托带托起水肿的阴囊,以消退水肿。沐浴时水温不可过高,不用刺激性皂类、沐浴液,沐浴后用性质柔和润肤品。使用热水袋水温为40～50℃。严格无菌任何侵入性操作。保持床铺干燥平整,患者穿宽松衣裤,用系带而不用松紧带。

3. 饮食护理

饮食原则为高热量、高蛋白质、高维生素、适量脂肪、清淡、易消化软食,应忌酒及避免食入粗糙或刺激性食物,并根据病情变化及时调整。限制水钠摄入,补充含钾、维生素丰富食物。每天摄入钠盐500～800mg,进水量控制在1000ml左右。以植物性蛋白为主,血氨偏高时限制或禁食蛋白质。以复合碳水化合物为主供应充足热量,维持在2000～2500kcal/d。咽下食团宜小且光滑,少量多餐,定时定量、细嚼慢咽。

4. 氧疗

予中流量鼻导管吸氧,保证血氧饱和度在95%以上。

5. 心理护理

向患者及家属介绍疾病有关知识,解释腹水和水肿原因、各种治疗与护理措施目的,取得配合。强调肝硬化为慢性病程,疾病反复是诱因造成的,这些诱因可控制,关键在于坚持正确治疗和良好的自我保养。帮助患者分析并发症的诱因,树立战胜疾病的信心,保持乐观。

6. 用药护理

遵医嘱用药,观察药物疗效及不良反应。

(1)利尿剂:排钾类和保钾类利尿剂可联合或交替使用,利尿不可过猛,否则致水电解质紊乱,以每天体重减轻0.8～1kg或每周体重减轻不超过2kg为宜,避免诱发肝性脑病、肝肾综合征。服用期间监测体重及血生化指标,及时补充氯化钾。

(2)导泻:利尿剂治疗无效可应用甘露醇等导泻药,通过肠道排出水分。

(3)每周定期输注新鲜血或白蛋白、血浆,以恢复肝功能和消退腹水。

(4)配合医生完成腹腔穿刺放液术,并做好术前、术中、术后观察和护理。

7. 病情观察

(1)监测生命体征、腹水、下肢及阴囊水肿消长情况,血电解质、酸碱平衡的变化。

(2)每天测量尿量、体重、腹围,记录24小时出入量。

(3)观察皮肤黏膜有无黄染、尿色有无异常。

(4)观察皮肤黏膜有无瘀点、紫癜、瘀斑,有无牙龈出血、鼻出血等。

(卜秀梅)

病例九　急性胰腺炎

张××,女性,65 岁,小学文化,退休工人。因突发性上腹部疼痛伴恶心、呕吐、发热 1 天而来医院就诊。患者于 1 天前晚饭聚餐后突感上腹部胀痛不适,初始呈阵发性,逐渐加重呈持续性并向左侧腰部放射,伴剧烈呕吐,呕吐物开始为胃内容物,后转为黄绿色液体,总吐出物量约 2000ml。患者 2 年前因"胆囊炎、胆石症"行"胆囊切除术"。无烟酒嗜好。

护理体检:T 38℃,P 110 次/分,R 35 次/分,BP 120/70mmHg。神志清,精神差,急性病容,屈膝卧位,查体合作。皮肤黏膜未见黄染及出血点,浅表淋巴结无肿大,五官及心肺检查均正常。腹部稍膨隆,轻度腹壁紧张,全腹压痛,无明显反跳痛,未见肠型及腹部包块,麦氏点无压痛,肝脾未触及,无叩击痛,移动性浊音(一)。肠鸣音减弱,双下肢无水肿。

医学检查:血常规示血红蛋白 112g/L,红细胞 $3.9×10^{12}$/L,白细胞 $17.2×10^9$/L,中性粒细胞 88%,伴中性粒细胞核左移,血小板 $102×10^9$/L。血淀粉酶 567 U/L,尿淀粉酶 697 U/L,血清脂肪酶 1.7U/L(Cherry-Crandall 法)。腹部 B 超示胰腺增大,伴少量腹水。

试分析:

(1)该患者目前主要的护理诊断是什么?

(2)针对首优护理问题,列出主要护理目标。

(3)针对首优护理问题,列出主要护理措施。

 解析

(一)主要护理诊断

(1)疼痛:腹痛　与胰腺及其周围组织炎症、水肿或出血坏死有关。

(2)营养失调:低于机体需要量　与急性期禁食及呕吐有关。

(3)潜在并发症:血容量不足。

(二)护理目标

患者主诉疼痛程度减轻或消失,血淀粉酶恢复正常。

(三)主要护理措施

1.**饮食护理**

(1)遵医嘱急性发作期暂时禁饮食,行胃肠减压,并向患者及家属解释禁饮食的意义,做口腔护理。

(2)待疼痛减轻、白细胞计数及血淀粉酶降至正常,先予少量无脂流食。

(3)加强营养支持,遵医嘱从早期 TPN 逐步过渡到 EN(禁食禁饮超过一周以上者实施经鼻置空肠营养管),以增强肠道黏膜屏障,防感染。

(4)腹痛缓解后,从低糖无脂饮食过渡到低糖低脂饮食,定时定量、少量多餐,避免刺激性强、产气多、高脂肪、高蛋白食物，戒除烟酒。

2.休息与活动

绝对卧床休息，保证睡眠，促进胰腺组织修复。协助患者取弯腰、前倾坐位或屈膝侧卧位，缓解疼痛。对疼痛辗转不安者，防止坠床，移除周围危险品。病情缓解后增加活动量，劳逸结合。

3.氧疗

中等流量鼻导管吸氧，保持呼吸道通畅。

4.心理护理

指导患者行深呼吸、听音乐疗法等方法减轻疼痛。

5.用药护理

遵医嘱用药，观察药物疗效及不良反应。

(1)静点生长抑素类药物，减少胰酶分泌；予奥美拉唑等药抑酸，从而减少胰液分泌。

(2)肌注哌替啶等药止痛，防成瘾；禁用吗啡，以免引起 Oddi 括约肌痉挛，加重病情。

(3)抗生素静点，观察疼痛缓解情况。

(4)禁食期间，按医嘱输注液体、血浆或全血，补充血容量，禁食期间，保证每天液体入量≥3000ml。

6.病情观察

(1)给予心电监护，观察神志、生命体征、血氧饱和度、皮肤温度及黏膜色泽和弹性。

(2)观察呕吐物和引流液的量、色、性状，准确记录 24 小时出入液量，作为补液依据。

(3)观察疼痛部位(有无放散)、性质、诱因、持续时间、缓解方法以及与体位、进食、排便的关系等。

(4)遵医嘱抽血化验并监测血、尿淀粉酶、脂肪酶、血糖、电解质等的变化，做好动脉血气分析。

（卜秀梅）

病例十　肾病综合征

王××,女,57岁,小学文化,已退休。6个月前发现尿中有泡沫,未予重视。近一周来眼睑及双下肢水肿并进行性加重,伴明显乏力,遂来院就诊。发病以来,食欲较差,睡眠尚可,排便正常。与配偶、儿子同住,家庭和睦,经济状况较好,缺乏该病相关知识。

护理体检:T 36.6℃,P 90 次/分,R 22 次/分,BP 120/80mmHg。神志清楚,皮肤黏膜无出血及黄染。右下肺呼吸音减低,触觉语颤减弱,叩诊呈浊音。腹部膨隆,腹围 95cm;肝脾肋下未触及,移动性浊音(+),肠鸣音正常。四肢明显凹陷性水肿。

医学检查:尿常规示尿蛋白(+++),尿蛋白 7.8g/d。血液检查:红细胞 $3.2×10^{12}$/L,血红蛋白 105g/L,白蛋白 18g/L,胆固醇 11.0mmol/L,甘油三酯 8.4mmol/L。肾功检查:血肌酐 58μmol/L,血尿素氮 7.8mmol/L。X 线胸片:右侧少量胸腔积液。

试分析:

(1)该患者目前主要的护理诊断是什么?

(2)针对首优护理问题,列出主要护理目标。

(3)针对首优护理问题,列出主要护理措施。

 解析

(一)主要护理诊断

(1)体液过多　与低蛋白血症致血浆胶体渗透压下降等有关。

(2)营养失调:低于机体需要量　与大量蛋白尿、摄入减少及吸收障碍有关。

(3)有感染的危险　与机体抵抗力下降、应用激素和(或)免疫抑制剂有关。

(二)护理目标

患者水肿程度减轻或消失。

(三)主要护理措施

1.休息与活动

嘱患者卧床休息,以增加肾血流量和尿量,缓解水钠潴留。取半坐卧位,抬高下肢,以增加静脉回流,减轻水肿。

2.饮食护理

指导患者合理安排每天食物的含盐量和饮水量,给予低盐(<3g/d)饮食;限制水的摄入,每天入水量不超过前一天 24 小时尿量加上 500ml。给予 0.8~1.0g/(kg·d)的优质蛋白质饮食,如鱼、肉、鸡蛋、牛奶等。补充足够的热量,摄入热量不应低于 30kcal/(kg·d),以免引起负氮平衡。同时注意补充各种维生素。

3.病情观察

监测生命体征、尿常规、肾小球滤过率、血肌酐、血尿素氮、血浆蛋白、血清电解质等；监测尿量变化，记录 24 小时出入量；观察水肿的消长情况，定期测量体重和腹围。

4.用药护理

建立静脉通路，遵医嘱给予利尿剂，如呋塞米 20～40mg，1 次/日，口服或静脉注射，必要时 6～8 小时追加 20～40mg，直至出现满意利尿效果。同时注意观察药物疗效及不良反应，长期使用呋塞米观察有无低钾血症、低钠血症、低氯性碱中毒的发生。

5.皮肤护理

嘱患者应注意衣着柔软、宽松；长期卧床者应嘱其经常变换体位，防止压疮发生；患者卧床休息时需协助其翻身或用软垫支撑受压部位；同时协助患者做好全身皮肤清洁，防止感染，清洗时勿过分用力，避免损伤皮肤。此外，护理操作时应注意避免发生医源性损伤，尽量避免肌注，静脉注射拔针后用无菌棉球按压穿刺部位，以防进针口渗液而发生感染。

6.心理护理

安慰患者及家属，使其掌握疾病的相关知识，避免引起肾功能进行性损害的各种因素如防治上呼吸道感染、禁用肾毒性药物等。

（王　雪）

病例十一 慢性肾衰竭

刘××,女,68岁,退休职员。因发现肾功能异常5年,胸闷、气急5天入院。患者于5年前因乏力、纳差就诊于当地医院,检查发现 Cr 223μmol/L,B超提示双肾缩小,诊断为"慢性肾衰竭",给予饮食疗法,控制高血压,纠正水、电解质、酸碱平衡紊乱等治疗。5天前出现胸闷、气急,夜间无法平卧,遂急诊入院。既往有高血压史30年,糖尿病史23年。患者已婚,育有一子,体健,家庭关系融洽,经济状况较好,有医疗保险,现患者情绪不稳,非常担心病情加重。

护理体检:T 36.2℃,P 96 次/分,R 28 次/分,BP 160/100mmHg,身高 167cm,体重45kg。神志清楚,贫血貌,双侧颈静脉充盈,两肺底可闻及少量湿啰音,腹软,无压痛,肝脾肋下未触及,肠鸣音正常。双下肢凹陷性水肿。

医学检查:RBC 2.9×10^{12}/L,Hb 77g/L,Cr 589μmol/L,BUN 16.5 mmol/L。B超示双肾缩小,声像改变符合慢性肾衰。心脏彩超示左心房扩大,左心室肥厚,心包积液。

试分析:

(1)该患者目前主要的护理诊断是什么?

(2)针对首优护理问题,列出主要护理目标。

(3)针对首优护理问题,列出主要护理措施。

 解析

(一)主要护理诊断

(1)体液过多 与肾衰致水钠潴留有关。

(2)气体交换受损 与水钠潴留、高血压有关。

(3)营养失调:低于机体需要量 与食欲减退、消化吸收功能紊乱、长期限制蛋白质摄入及贫血等因素有关。

(二)护理目标

患者水肿程度减轻或消失。

(三)主要护理措施

1. 休息与活动

嘱患者绝对卧床休息,保持安静环境,以增加肾血流量和尿量,缓解水钠潴留。取半坐卧位,抬高下肢,以增加静脉回流,减轻水肿。给予吸氧,氧流量2~4L/min。

2. 用药护理

建立静脉通路,遵医嘱给药,同时注意观察用药后疗效及不良反应。

(1)使用利尿剂如呋塞米,以减轻水肿及降低血压。

(2)嘱患者尽早透析治疗。

3.病情观察

(1)给予心电监护,监测生命体征,尤其是心率、血压的变化;观察其神志变化;注意呼吸频率及呼吸困难症状。

(2)监测尿量变化,记录 24 小时出入量;观察水肿的消长情况,定期测量体重和腹围。

4.对症护理

(1)皮肤护理:嘱患者衣着应柔软、宽松;长期卧床者应嘱其经常变换体位,防止压疮发生;患者卧床休息时需协助其翻身或用软垫支撑受压部位;同时协助患者做好全身皮肤清洁,防止感染,清洗时勿过分用力,避免损伤皮肤。

(2)长期卧床者应指导或帮助其进行适当床上活动如屈伸肢体、按摩四肢肌肉等;指导其家属定时为其进行被动肢体活动,避免发生静脉血栓或肌肉萎缩。

5.饮食护理

指导患者合理安排每天食物的含盐量和饮水量,给予无盐低钠饮食;限制水的摄入,每天入水量不超过前一天 24 小时尿量加上 500ml。同时给予足够热量、低脂、低蛋白饮食,饮食中50％以上蛋白质为优质蛋白,遵医嘱给予必需氨基酸及 α-酮酸改善营养不良。

6.心理护理

安慰患者及家属,使其掌握有关慢性肾衰的治疗知识,避免加速肾功能减退的各种因素,树立战胜疾病的信心。

（王　雪）

病例十二　缺铁性贫血

张××,女,30岁,某公司会计。于半年前不全流产,之后月经不正常,每次持续十余天,月经量多。近一个月来出现头晕、乏力、食欲减退伴腹泻。

护理体检:T 36℃,P 97 次/分,R 23 次/分,BP 110/80mmHg。慢性病容,睑结膜苍白,皮肤干燥,无光泽。双肺无异常。心界不大,心律齐,心尖部可闻及收缩期吹风样杂音。腹平软,无压痛,肝脾肋下未触及。双下肢无水肿。

医学检查:血象示 RBC $3.0×10^{12}$/L,大小不一、中心淡染区扩大,Hb 65g/L,WBC 和 PLT 正常,骨髓铁染色(-),血清铁蛋白 13μg/L。

试分析:

(1)该患者目前主要的护理诊断是什么?

(2)针对首优护理问题,列出主要护理目标。

(3)针对首优护理问题,列出主要护理措施。

 解析

(一)主要护理诊断

(1)活动无耐力　与贫血引起的全身组织缺氧有关。

(2)营养失调:低于机体需要量。

(3)潜在并发症:贫血性心脏病。

(4)有感染的危险　与严重贫血引起营养缺乏和衰弱有关。

(二)护理目标

患者主诉疲乏感及头晕减轻或消失。

(三)主要护理措施

1.休息与活动

根据患者贫血的程度及发生速度制定合理的休息与活动计划,该患者为中度贫血,活动量以不感到疲劳、不加重症状为度,待病情好转逐渐增加活动量。妥善安排各种护理及治疗时间,使患者有充分的时间休息,教会患者在活动中自测脉搏,当脉搏≥100 次/分,应停止活动。

2.用药护理

遵医嘱给予铁剂补充,注意口服和注射铁剂的注意事项,强调按疗程用药,一般在 Hb 恢复正常后还需继续服用铁剂 3~6 个月,以补足贮存铁。

3.病情监测

注意观察患者贫血的症状、体征,评估其活动的耐受能力。了解患者的主要化验结果,以判断贫血程度。

4. 对症护理

严重贫血者可给予氧气吸入,改善组织缺氧症状。

5. 饮食护理

向患者和家属说明进食高蛋白、高维生素、高热量、含铁丰富易消化的饮食的重要性,强调均衡饮食以及适宜的进食方法。多食用如动物心、肝、瘦肉、鸡蛋黄、海带、木耳等丰富的食物。

6. 心理护理

为患者讲解本病的有关知识,介绍缺铁性贫血的常见发生原因,消除患者顾虑,缓解焦虑的情绪。

(董 博)

病例十三 急性淋巴细胞白血病

张××,男,20岁,学生。牙龈出血半个月,2周前自觉受凉后伴全身痛,反复多次发生鼻出血。3天前鼻出血加重伴发热入院。入院后给予化疗,现病情稳定。

护理体检:T 38.5℃,P 80次/分,R 18次/分,BP 100/70mmHg,患者意识清醒,面色苍白,双颈淋巴结肿大,活动,无压痛。胸骨压痛(+),双踝关节略肿胀,有压痛。

医学检查:血象示 Hb 65g/L,RBC 1.8×10^{12}/L,WBC 24.0×10^9/L,PLT 82×10^9/L,见大量幼稚淋巴细胞,骨髓检查示原始淋巴细胞占35%。

试分析:

(1)该患者目前主要的护理诊断是什么?

(2)针对首优护理问题,列出主要护理目标。

(3)针对首优护理问题,列出主要护理措施。

 解析

(一)主要护理诊断

(1)疼痛:胸骨、踝关节疼痛。

(2)体温过高 与感染有关。

(3)有血容量不足的危险 与反复出血,血容量减少有关。

(4)活动无耐力 与化疗、白血病引起代谢增高及贫血有关。

(二)护理目标

患者主诉疼痛程度减轻或消失。

(三)主要护理措施

1.休息与活动

指导患者卧床休息,保证充足的睡眠,维持室温 20～24℃,湿度 55%～60%,适当加强活动,如散步、太极等,增加机体抵抗力。但应限制剧烈的活动,以防皮肤黏膜出血。

2.病情观察

观察患者贫血、出血、感染以及器官组织浸润的症状,化疗期间定期检查白细胞数、血尿酸和尿沉渣,记录 24 小时出入量。

3.对症护理

除使用缓解疼痛药物外,可采用听音乐、放松、按摩等方法缓解疼痛。预防加重出血感染的各种因素,如注意个人卫生,少去人群拥挤的地方,注意保暖,避免受凉,经常检查口腔、咽部有无感染,勿用牙签剔牙、用手挖鼻孔等。鼻腔少量出血时,可用棉球或明胶海绵填塞,无效者可用 1:1000 肾上腺素棉球填塞,局部冷敷。严重出血时,可用凡士林油纱条做鼻腔填塞术。

术后加强口腔护理。

4.用药护理

遵医嘱给予化疗药物及缓解疼痛的药物,注意观察药物的作用及其不良反应,外周静脉输入化疗药物时要注意保护静脉,避免药物外渗。不使用对骨髓造血系统有损害的药物。

5.饮食护理

指导患者饮食应高蛋白、高热量、高维生素,清淡、易消化少渣软食,避免辛辣刺激性食物摄入,防治口腔黏膜损伤。多饮水,多食用蔬菜、水果,以保持大便通畅。

6.心理护理

向患者和家属说明白血病是骨髓造血系统肿瘤性疾病,虽然难治,但目前治疗进展快、效果好,应树立信心。评估患者不同时期的心理反应,帮助患者认识到不良的心理状态对疾病康复不利,指导其正确对待疾病,建立社会支持网络,给予患者物质及精神上的帮助。

（董　博）

病例十四　甲状腺危象

陈××,女,27岁。1天前因精神受刺激后出现发热、恶心、呕吐、腹泻入急诊室救治。1年前患者无明显诱因自感乏力、心悸、怕热多汗及食欲增强,当时未引起重视。半个月前家属发现患者双眼球突出且烦躁易怒,到当地医院检查,诊断为"甲亢",现服用"他巴唑、甲状腺素片"治疗。1天前因精神受刺激后出现发热、恶心、呕吐、腹泻,大便5~6次,遂急诊入院。患者家属非常担心,不断询问其病情,担心预后。

护理体检:T 39.4℃,P 162 次/分,R 24 次/分,BP 110/70mmHg,身高 162cm,体重42kg。意识不清,烦躁不安,皮肤潮湿多汗,双眼球突出,闭合障碍,浅表淋巴结无肿大。甲状腺Ⅱ度肿大,质软,无压痛,无结节,可闻及血管杂音。双肺无异常,心界不大,心率160次/分,律齐,心尖部可闻及 2/6 级收缩期柔和吹风样杂音。腹软,无压痛,肝脾肋下未触及,肠鸣音亢进。双下肢无水肿,腱反射亢进。

医学检查:WBC $10.9×10^9$/L,RBC $6.36×10^{12}$/L,Hb 155g/L,N 0.80,L 0.20,FT_4 10.76 ng/dl,FT_3 22.30 pg/ml,TSH 0.02I U/ml。

试分析:

(1)该患者目前主要的护理诊断是什么?

(2)针对首优护理问题,列出主要护理目标。

(3)针对首优护理问题,列出主要护理措施。

 解析

(一)主要护理诊断

(1)急性意识障碍　与短时间内大量 T_3、T_4 释放进入血液循环有关。

(2)体温过高　与 T_3、T_4 增多导致产热增加有关。

(3)营养失调:低于机体需要量　与代谢率增高导致代谢需求大于摄入有关。

(二)护理目标

住院期间患者甲状腺危象能被及时纠正处理,神志恢复。

(三)主要护理措施

1.休息与活动

急性期绝对卧床休息,保持呼吸道通畅,采取平卧位,头偏向一侧,注意保暖;给予冰敷或酒精擦浴等物理降温。加强安全护理,安置床档,防止坠床;协助其经常变换体位,防止压疮的发生;注意肛周皮肤护理,便后清洗肛门、预防肛周感染。待意识恢复后应指导并协助床上主动和被动运动训练,预防血栓性静脉炎及肌肉萎缩。同时做好生活护理,预防感染,特别注意做好皮肤、口腔护理。

2. 氧疗

给予持续低流量吸氧，氧流量 1～2L/min。

3. 用药护理

迅速建立静脉通路，遵医嘱给药，同时注意观察用药后疗效及不良反应。

(1)给予 PTU、复方碘溶液、β-肾上腺素能受体阻滞剂、氢化可的松等药物。

(2)警惕碘过敏，出现不良反应立即停药，通知医生。

(3)备好抢救药物，如镇静剂、血管活性药物、强心剂等。

4. 病情观察

(1)给予心电监护，监测生命体征及神志变化。

(2)记录 24 小时出入量。

5. 饮食护理

暂给予鼻饲，待意识恢复后嘱患者多饮水，禁碘饮食，给予高热量、高蛋白、高糖及多种维生素饮食，注意少食多餐。

6. 心理护理

安慰患者及家属，使其掌握有关甲状腺危象的预防和治疗知识，避免诱因，树立战胜疾病的信心。

（王　雪）

病例十五　甲状腺功能减退症

李××,女,34岁,初中文化。因畏寒、乏力,嗜睡、纳差,便秘2个月入了院。育有一子,配偶及儿子健在,家庭关系和睦,经济状况一般,患者及家属对疾病相关知识了解不多。

护理体检:T 35.0℃,P 80次/分,R 20次/分,BP 80/50mmHg。患者神志清楚,表情淡漠,皮肤干燥,眉毛稀疏,眼睑水肿,手足皮肤呈姜黄色。

医学检查:甲状腺功能 FT$_4$ 0.43 ng/dl,FT$_3$ 1.12 pg/ml,TSH 141.7 mIU/L。

试分析:

(1)该患者目前主要的护理诊断是什么?

(2)针对首优护理问题,列出主要护理目标。

(3)针对首优护理问题,列出主要护理措施。

 解析

(一)主要护理诊断

(1)便秘　与代谢率降低及体力活动减少引起的肠蠕动减慢有关。

(2)体温过低　与机体基础代谢率降低有关。

(3)潜在并发症:黏液性水肿昏迷。

(二)护理目标

住院期间患者便秘改善。

(三)主要护理措施

1.饮食护理

给予高蛋白、高维生素、低脂肪、高纤维饮食,避免摄取含碘食物,如海带、紫菜等,细嚼慢咽,少量多餐。鼓励患者多饮水,每天饮水量约2000～3000ml。

2.建立正常的排便型态

指导患者每天定时排便,养成规律排便的习惯,并为卧床患者创造良好的排便环境。教会患者促进便意的技巧,如适当按摩腹部或手指进行肛周按摩等。

3.休息与活动

调节室温在22～23℃之间,避免患者病床靠近门窗,注意保暖,如添加衣服、包裹毛毯,睡眠时加盖棉被或热水袋保暖等。指导患者每天进行适度的运动,如散步、慢跑等。

4.用药护理

(1)遵医嘱给予 TH 制剂如优甲乐替代治疗,并根据患者血 TSH 的变化情况调整用药剂量,同时注意观察用药后的疗效及不良反应。替代治疗效果最佳的指标为血 TSH 恒定在正常范围内。如需终身服药不可随意停药或变更剂量,否则可能导致心血管疾病如心肌缺血、心肌梗死或充血性心力衰竭,同时指导患者自我监测甲状腺激素服用过量的症状,如出现多食消瘦、脉搏>100次/分、体重减轻、发热、大汗、情绪激动等情况时,及时报告医师并协助处理。

(2)便秘严重时遵医嘱给予轻泻剂如开塞露等。

5.病情观察

(1)监测生命体征及意识状态,尤其是体温的变化,如发现患者体温低于35.0℃,呼吸减慢、心动过缓、血压下降、嗜睡等表现,应立即通知医师并协助处理。

(2)观察大便的次数、性质和量,观察有无腹胀、腹痛等麻痹性肠梗阻的表现。

6.心理护理

安慰患者及家属,进行甲状腺功能减退症相关防治知识的教育,避免发生黏液性水肿昏迷的诱因,树立战胜疾病的信心。

(王 雪)

病例十六　2型糖尿病

周××,女,62岁,退休干部,从事轻体力劳动。因明显乏力,多饮、多食、多尿、体重减轻2个月,发现血糖升高2天入院。患者自诉有皮肤瘙痒,食欲好,患病以来大便正常,睡眠可。已婚,育有一女,配偶和女儿体健,家庭关系融洽,经济状况良好,个性开朗。

护理体检:T 36℃,P 90 次/分,R 18 次/分,BP 115/80mmHg。身高 159cm,体重 70kg。四肢皮肤有明显抓痕,下肢感觉正常。

医学检查:空腹血糖 8.8mmol/L,餐后 2 小时血糖 13.6mmol/L,糖化血红蛋白 8.2%,甘油三酯、胆固醇升高,高密度脂蛋白胆固醇降低,低密度脂蛋白胆固醇升高。

试分析:

(1)该患者目前主要的护理诊断是什么?

(2)针对首优护理问题,列出主要护理目标。

(3)针对首优护理问题,列出主要护理措施。

 解析

(一)主要护理诊断

(1)营养失调:高于机体需要量　与胰岛素分泌或作用缺陷有关。

(2)有感染的危险　与血糖升高、脂肪代谢紊乱等因素有关。

(3)活动无耐力　与严重代谢紊乱、蛋白质分解增加有关。

(二)护理目标

患者体重逐渐减轻,血糖、血脂达到理想水平。

(三)主要护理措施

1.饮食护理

告知患者饮食治疗的目的与重要性,与患者、家属、营养师共同制定符合治疗需要、且患者能接受的饮食计划并取得患者配合。

(1)制定总热量　根据患者理想体重、工作性质、生活习惯计算每天患者所需总热量。

(2)食物的组成　以低脂肪、适量蛋白质和碳水化合物、高纤维素的清淡饮食为主。碳水化合物约占饮食总热量的 50%～60%,提倡用粗制米、面和一定量杂粮。蛋白质含量一般不超过总热量的 15%,且至少有 1/3 来自动物蛋白。脂肪约占总热量的 30%,饱和脂肪、多不饱和脂肪与单不饱和脂肪的比例应为 1:1:1。每天胆固醇摄入量应在 300mg 以下。多食含可溶血性纤维素高的食物,每天饮食中食用纤维含量 40～60g 为宜,如豆类、蔬菜、粗谷物等,保持大便通畅。

(3)食物的分配　可按每天 3 餐 1/5、2/5、2/5,或各按 1/3 分配。定时、定量进餐,如有剩余食物或有特别要求,及时与营养师联系。

(4)注意事项 告知患者严格限制各种甜食,禁止餐间未经同意自行进食。

2.运动锻炼

告知患者运动锻炼的目的与重要性,与患者、家属、运动治疗师共同制定符合治疗需要、且患者能接受的运动计划并取得患者配合。

(1)运动方式:有氧运动为主,如散步、慢跑、太极拳等。在餐后1小时进行,每次运动时间为20～30分钟,可根据患者情况适当延长,每天1次。

(2)运动前评估血糖控制情况,根据患者具体情况决定运动方式、时间及所采用的运动量。

(3)运动不宜空腹进行,防止低血糖发生。运动时随身携带糖果,当出现低血糖症状时及时食用。身体状况不良时如胸痛、胸闷、视力模糊等应立即暂停运动,及时处理。当血糖＞14mmol/L时,不宜活动。运动时随身携带糖尿病卡以备急需。

3.用药护理

遵医嘱给予降糖药物如二甲双胍、拜糖平等;降脂药物如立普妥,并随时根据患者血糖情况调整用药,同时注意用药后的疗效及不良反应,如二甲双胍可引起腹部不适、恶心、腹泻等,应小剂量开始给药,餐中或餐后服药;拜糖平应与第一口饭同服,且可引起腹部胀气、排气增多等症状,应向患者说明。

4.病情观察

(1)定期监测体重变化,每周测量体重1次,体重未及时减轻则报告医生并协助查找原因,进一步减少饮食总热量。

(2)遵医嘱定时监测血糖、糖化血红蛋白和血脂的变化。

5.皮肤护理

嘱患者应注意衣着柔软、宽松;协助患者做好全身皮肤清洁,防止感染,清洗时勿过分用力,避免损伤皮肤。

6.心理护理

安慰患者及家属,进行糖尿病相关防治知识的教育,树立战胜疾病的信心。

(王　雪)

病例十七 1型糖尿病并发酮症酸中毒

王××,女,20岁,学生。因恶心、呕吐2天,伴头昏、嗜睡2小时入院。患者2天前饮用碳酸饮料2瓶,晚间开始出现食欲减退、恶心及呕吐,未做处理。昨日进食少许白粥。今晨起出现恶心、呕吐加重,2小时前出现头昏、嗜睡,遂急诊入院。患者既往体健,否认消化道疾病史,最近两年患者喜饮水,有多尿。其母有糖尿病史18年,现患者母亲非常担心,不断询问其病情,担心预后。

护理体检:T 37.2℃,P 100次/分,R 25次/分,BP 120/68mmHg。嗜睡,消瘦,呼吸深快,有烂苹果味。皮肤黏膜干燥,浅表淋巴结未触及肿大,甲状腺无肿大。心、肺、腹部、四肢及神经系统检查未见明显异常。

医学检查:血钾3.59mmol/L,血钠135.1mmol/L,血糖26.78mmol/L,糖化血红蛋白17.4%,血pH 7.10。血酮体(+++)。

试分析:

(1)该患者目前主要的护理诊断是什么?

(2)针对首优护理问题,列出主要护理目标。

(3)针对首优护理问题,列出主要护理措施。

 解析

(一)主要护理诊断

(1)急性意识障碍 与血糖增高、严重代谢紊乱有关。

(2)有体液不足的危险 与严重恶心、呕吐有关。

(3)潜在并发症:水、电解质及酸碱平衡失调。

(二)护理目标

住院期间患者糖尿病酮症酸中毒能被及时纠正处理,神志恢复。

(三)主要护理措施

1.休息与活动

急性期绝对卧床休息,采取平卧位,头偏向一侧,注意保暖;加强安全护理,安置床档,防止坠床;协助其经常变换体位,防止压疮的发生;待意识恢复后应指导并协助床上主动和被动运动训练,预防血栓性静脉炎及肌肉萎缩。同时做好生活护理,预防感染,特别注意做好皮肤、口腔护理,保持皮肤清洁,预防压疮。同时注意保持患者外阴部的清洁与干燥。

2.氧疗

给予持续低流量吸氧,氧流量1~2L/min。

3.用药护理

迅速建立两条静脉通路,遵医嘱给药,同时注意观察用药后疗效及不良反应。

(1)补液 在 2 小时内快速输入生理盐水 1000~2000ml,以迅速补充血容量,改善周围循环和肾功能。以后根据血压、心率、尿量、末梢循环、中心静脉压等调节输液量和速度。第 2~6 小时约输入 1000~2000ml。第 1 个 24 小时输液总量约 4000~6000ml。

(2)小剂量胰岛素治疗 遵医嘱给予小剂量短效胰岛素即 0.1U/(kg·h)加入生理盐水中持续静滴或静脉泵入,以达到血糖快速、稳定下降的效果。血糖下降速度一般以每小时 3.9~6.1mmol/L 为宜,每 1~2 小时复查血糖。当血糖下降至 13.9mmol/L 时,改输 5% 葡萄糖并加入短效胰岛素(按每 2~4g 葡萄糖加 1U 胰岛素计算),此时需 4~6 小时复查血糖,调节液体中胰岛素比例。尿酮体消失后,根据患者尿糖、血糖及进食情况调节胰岛素剂量或改为每 4~6 小时皮下注射胰岛素 1 次,待病情稳定后再恢复平时的治疗。

4.病情观察

(1)给予心电监护,监测生命体征及神志变化。

(2)遵医嘱定时监测血糖、糖化血红蛋白、血酮体、动脉血气分析和电解质的变化。

(3)记录 24 小时出入量。

5.饮食护理

暂禁食,必要时遵医嘱给予鼻饲或静脉补充营养和水分。待意识恢复后改为糖尿病半流质或糖尿病饮食。

6.心理护理

安慰患者及家属,进行糖尿病及其并发症等相关防治知识的教育,树立战胜疾病的信心。

(王　雪)